MANUAL PRÁTICO DE ELETROCARDIOGRAMA

DO SETOR DE EMERGÊNCIAS DO INSTITUTO DANTE PAZZANESE DE CARDIOLOGIA

EDITORES

Matheus Kiszka Scheffer

Especialização em Eletrofisiologia Clínica pelo Instituto
Dante Pazzanese de Cardiologia (IDPC). Residência
em Cardiologia pelo Instituto Dante Pazzaneze de Cardiologia (IDPC).
Título de Cardiologista pela Sociedade Brasileira de Cardiologia (SBC).
Residência em Clínica Médica pela Santa Casa de Curitiba/PUC-PR.
Médico pela Universidade Estadual de Ponta Grossa (UEPG).

Louis Nakayama Ohe

Coordenador Médico do Pronto Socorro do Instituto
Dante Pazzanese de Cardiologia (IDPC).
Médico Assistente da Hemodinâmica Instituto Dante Pazzanese
de Cardiologia (IDPC) e do Hospital Edmundo Vasconcelos.

José Nunes de Alencar Neto

Cardiologista Assistente do Pronto Socorro do Instituto
Dante Pazzanese de Cardiologia e Eletrofisiologista pela UNIFESP e
Hospital Santa Cruz, Lisboa (Portugal).

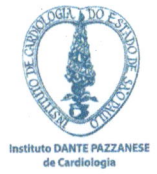
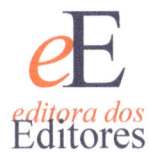
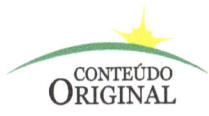

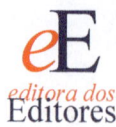

Manual Prático de Eletrocardiograma
do setor de Emergências do Instituto Dante Pazzanese de Cardiologia

Produção editorial Adielson Anselme
Diagramação Adielson Anselme
Capa Adielson Anselme

© 2022 Editora dos Editores

Todos os direitos reservados. Nenhuma parte deste livro poderá ser reproduzida, sejam quais forem os meios empregados, sem a permissão, por escrito, das editoras. Aos infratores aplicam-se as sanções previstas nos artigos 102, 104, 106 e 107 da Lei nº 9.610, de 19 de fevereiro de 1998.

ISBN: 978-65-86098-66-2

Editora dos Editores
São Paulo: Rua Marquês de Itu, 408 – sala 104 – Centro. (11) 2538-3117
Rio de Janeiro: Rua Visconde de Pirajá, 547 – sala 1121 – Ipanema.
www.editoradoseditores.com.br

Impresso no Brasil
Printed in Brazil
1ª impressão – 2022

Este livro foi criteriosamente selecionado e aprovado por um Editor científico da área em que se inclui. A Editora dos Editores assume o compromisso de delegar a decisão da publicação de seus livros a professores e formadores de opinião com notório saber em suas respectivas áreas de atuação profissional e acadêmica, sem a interferência de seus controladores e gestores, cujo objetivo é lhe entregar o melhor conteúdo para sua formação e atualização profissional.
Desejamos-lhe uma boa leitura!

Dados Internacionais de Catalogação na Publicação (CIP)
Angélica Ilacqua CRB-8/7057

Manual prático de eletrocardiograma: do setor de emergências do Instituto Dante Pazzanese de Cardiologia/editores: Matheus Kiszka Scheffer, Louis Nakayama Ohe, José Nunes de Alencar Neto. – São Paulo: Editora dos Editores, 2022.
426 p. : il., color.

Bibliografia
ISBN 978-65-86098-66-2

1. Cardiologia – Manuais, guias 2. Electrocardiografia I. Instituto Dante Pazzanese de cardiologia II. Scheffer, Matheus Kiszka III. Ohe, Louis Nakayama IV. Alencar Neto, José Nunes

22-1221   CDU 612.17

Índices para catálogo sistemático:
1. Cardiologia – Manuais, guias

Autores Colaboradores

Alex Rodrigo Rodrigues de Oliveira
Cardiologista Pediátrico pela BP – A Beneficência Portuguesa de São Paulo. Especialização em Eletrofisiologia Clínica pelo Instituto Dante Pazzanese de Cardiologia (SP).

Alexia Hallack Dreicon
Cardiologista pelo Instituto Dante Pazzaneze de Cardiologia. Residência em Eletrofisiologia Clínica pelo Instituto Dante Pazzanese de Cardiologia. Mestre em Ciências pela USP.

Antonio Tito Paladino Filho
Doutor em Ciências – Universidade de São Paulo – USP. Pesquisa Clínica – Principles and Practice of Clinical Research (PPCR) – Harvard/USA. Especialista em Ecocardiografia – Instituto Dante Pazzanese de Cardiologia – SP e AMB. Fellowship in Cardiac Magnetic Resonance – Alleghenny General Hospital – PA – USA. Área de atuação em Angiotomografia Cardiovascular – Instituto Dante Pazzanese de Cardiologia – SP. Especialista em Cardiologia – Instituto Dante Pazzanese de Cardiologia – SP e SBC. Especialista em Clínica Médica – Hospital Central da Polícia Militar – RJ.

Bruno Normande Colombo
Cardiologista pelo Instituto Dante Pazzanese de Cardiologia. Especialista em Tomografia e Ressonância Cardiovascular pelo Instituto Dante Pazzanese de Cardiologia.

Camila Zangrossi Dezotti
Cardiologista pelo Instituto Dante Pazzanese de Cardiologia. Especialista em ecocardiografia pelo Instituto Dante Pazzanese de Cardiologia.

Autores Colaboradores

Daniela Bruno Conforti
Cardiologista pelo Instituto Dante Pazzaneze de Cardiologia. Especialização em Eletrofisiologia Clínica pelo Instituto Dante Pazzanese de Cardiologia.

Diandro Marinho Mota
Cardiologista e Ecocardiografista titulado pela Sociedade Brasileira de Cardiologia (SBC), com Residências Médicas no Instituto Dante Pazzanese de Cardiologia. Doutor em Ciências Médicas pela Universidade de São Paulo (USP)/IDPC. Fellow em Pesquisa Clínica pela Harvard T.H. Chan School of Public Health. Cardiologista assistente e preceptor da Emergência Cardiovascular do Instituto Dante Pazzanese de Cardiologia. Diretor médico da Healthtech Neomed.

Guilherme Dagostin de Carvalho
Assistente da Seção Médica de Eletrofisiologia do Instituto Dante Pazzanese de Cardiologia. Mestre em Cardiologia pelo Instituto Dante Pazzanese de Cardiologia/Universidade de São Paulo. Especialização em Arritmia Clínica pelo Instituto do Coração do HCFMUSP. Proficiência em Arritmia Clínica pela Sociedade Brasileira de Arritmias Cardíacas. Especialização em Métodos Gráficos pelo Instituto do Coração do HCFMUSP. Cardiologista pelo Instituto Dante Pazzanese de Cardiologia. Título de Especialista em Cardiologia pela Sociedade Brasileira de Cardiologia. Especialista em Medicina Interna pelo Hospital de Clínicas de Porto Alegre. Médico pela Universidade Federal de Santa Catarina.

Hugo Ribeiro Ramadan
Cardiologista pelo Instituto Dante Pazzanese de Cardiologia. Especialista em Eletrofisiologia Clínica Invasiva pelo Instituto Dante Pazzanese de Cardiologia.

Italo Menezes Ferreira
Assistente da unidade de Cardiologia Geral do Instituto Dante Pazzanesse de Cardiologia. Cardiologista pelo Instituto Dante Pazzanese de Cardiologia. Residência de Clínica Médica pela Escola Paulista de Medicina.

Jéssica Laureano Martins
Cardiologista Pediátrica pelo Real Hospital Português (PE). Especialização em Eletrofisiologia Clínica pelo Instituto Dante Pazzanese de Cardiologia (SP). Instrutora do Suporte Básico de Vida e do Suporte Avançado de Vida em Pediatria pela American Heart Association. Mestranda em Saúde Integral pelo Instituto de Medicina Integral Professor Fernando Figueira (IMIP).

João Paulo dos Santos Barenco Pinto
Cardiologista pela Universidade Federal de São Paulo (UNIFESP). Especialização em Eletrofisiologia Clínica pelo Instituto Dante Pazzanesse de Cardiologia (SP).

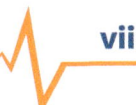

Lara Vilela Euripedes
Cardiologista pelo Instituto Dante Pazzanesede Cardiologia. Residente em Hemodinâmica e Cardiologia Intervencionista pelo Instituto Dante Pazzanesse de Cardiologia.

Manuelle L. B. Barbosa
Cardiologista pelo Instituto Dante Pazzanese de Cardiologia. Especialista em Ecocardiografia pelo Instituto Dante Pazzanese de Cardiologia.

Marcel Enne Corrêa da Silva
Cardiologista pelo Instituto Dante Pazzanese de Cardiologia. Especialista em Métodos Gráficos, Ergometria e Reabilitação Cardíaca pelo Instituto Dante Pazzanese de Cardiologia.

Maria Daniela Carpio Toro
Cardiologista pelo Instituto Dante Pazzanese de Cardiologia. Especialização em Cardiointensivismo pelo Instituto Dante Pazzanese de Cardiologia.

Martha Karina Esparza Rodríguez
Cardiologista pelo Instituto Dante Pazzanese de Cardiologia. Especialista em Métodos Gráficos, Ergometria e Reabilitação Cardíaca pelo Instituto Dante Pazzanese de Cardiologia. Especialista em Arritmia e Eletrofisiologia Clínica pelo Instituto Dante Pazzanese de Cardiología. Doutoranda em Medicina, Tecnologia e Intervenção em Cardiologia pela Universidade de São Paulo/IDPC.

Natália Marcusso Massoni
Cardiologista pelo Instituto Dante Pazzanese de Cardiologia. Especialista em Ecocardiografia pelo Instituto Dante Pazzanese de Cardiologia.

Otávio de Castro Soares
Cardiologista pelo Instituto Dante Pazzanese de Cardiologia. Especialista em Eletrofisiologia Clínica pelo Instituto Dante Pazzanese de Cardiologia.

Otávio Ricardo Muniz Filho
Cardiologista pelo Instituto Dante Pazzanese de Cardiologia. Especialista em Métodos Gráficos, Ergometria e Reabilitação Cardíaca pelo Instituto Dante Pazzanese de Cardiologia.

Rainne André Siqueira
Cardiologista pelo Instituto Dante Pazzanese de Cardiologia e pela AMB. Especialista em Ecocardiografia pelo Hospital de Messejana Dr. Carlos Alberto Studart Gomes (CE). Especialista em Clínica Médica pelo Hospital das Clínicas da FMUSP.

Autores Colaboradores

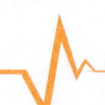

Raquel Silva Brito da Luz

Mestre em Cardiologia pelo Instituto Dante Pazzanese de Cardiologia/Universidade de São Paulo. Especialização em Métodos Gráficos pelo Instituto Dante Pazzanese de Cardiologia. Cardiologista pelo Instituto Dante Pazzanese de Cardiologia. Título de Especialista em Cardiologia pela Sociedade Brasileira de Cardiologia. Especialista em Clínica Médica pelo Hospital Geral de Roraima. Médica pela Universidade Federal de Roraima.

Renan Teixeira Campelo

Cardiologista e Especialista em Eletrofisiologia Clínica e Invasiva pelo Instituto Dante Pazzanese de Cardiologia. Fellow em Estimulação Cardíaca Artificial e Eletrofisiologia Invasiva no Instituto Dante Pazzanese de Cardiologia (IDPC). Mestre em Ciências com ênfase em Eletrofisiologia pela Universidade de São Paulo/IDPC. Especialista em Medicina Interna pela Casa de Saúde Santa Marcelina (São Paulo – SP). Médico pela Universidade Federal do Piauí.

Renato Haviaras Cancellier

Cardiologista pelo Instituto Dante Pazzanese de Cardiologia e pela Associação Médica Brasileira (AMB). Especialista em Ecocardiografia pelo Instituto Dante Pazzanese de Cardiologia e pela AMB.

Rica Dodo Delmar Buchler

Chefe da Seção de Provas Funcionais do Instituto Dante Pazzanese de Cardiologia. Doutora em Ciências pela Faculdade de Medicina da Universidade de São Paulo.

Thaysa Louzada Carvalho

Cardiologista pelo Instituto Dante Pazzanese de Cardiologia. Especialista em Ecocardiografia pelo Instituto Dante Pazzanese de Cardiologia.

Vanessa Puche Salazar

Cardiologista pelo Instituto Dante Pazzanese de Cardiologia. Título de Especialista em Cardiologia pela Sociedade Brasileira de Cardiologia. Especialização em Arritmia Clínica pelo Instituto do Coração do HCFMUSP. Especialista em Medicina Interna pela Casa de Saúde Santa Marcelina, São Paulo. Médico pela Universidade del Zulia, Venezuela.

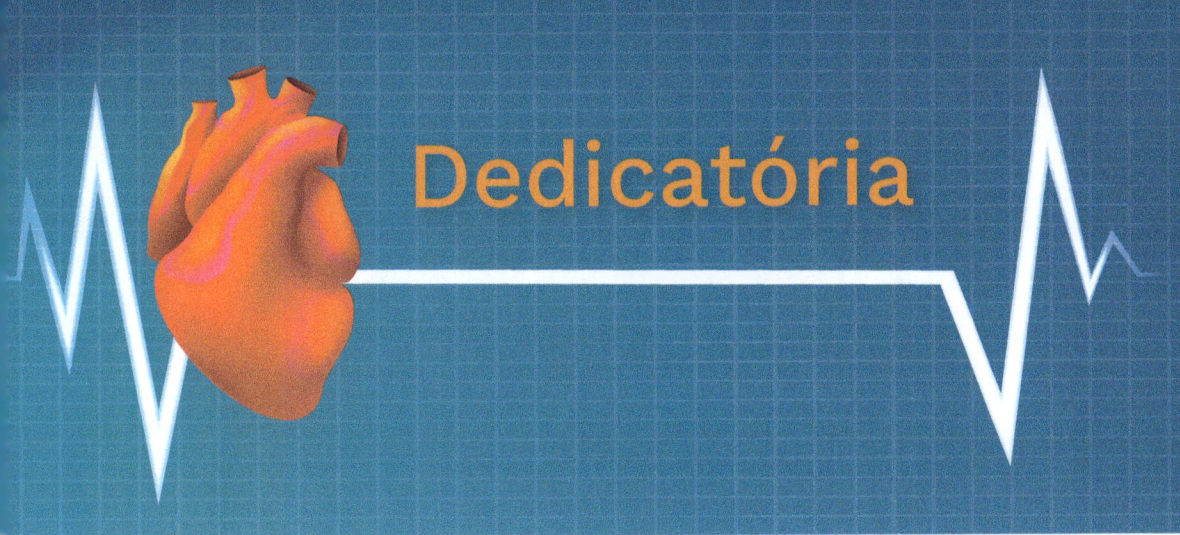

Dedicatória

*Aos meus pais, Antonio e Valéria,
que sempre estiveram ao meu lado.
À memória dos meus avós, Augusto e Lenir,
pelo grande exemplo que foram para mim.*
Matheus Kiszka Scheffer

*Aos meus filhos Heitor, Vinicius e Cecília,
fontes inesgotáveis de alegria
A minha esposa Eugênia, fonte de força
Minha irmã Monique pelo exemplo e minha mãe
Sizuko por nortear minha sabedoria
Ao meu pai e professor Hideki
pela inspiração em ensinar
Ao grande mestre Fausto Feres por
acreditar na minha pessoa e
na loucura dos meus projetos*
Louis Nakayama Ohe

*A Matheus Scheffer e a Louis Nakayama
pela oportunidade.*
José Nunes de Alencar Neto

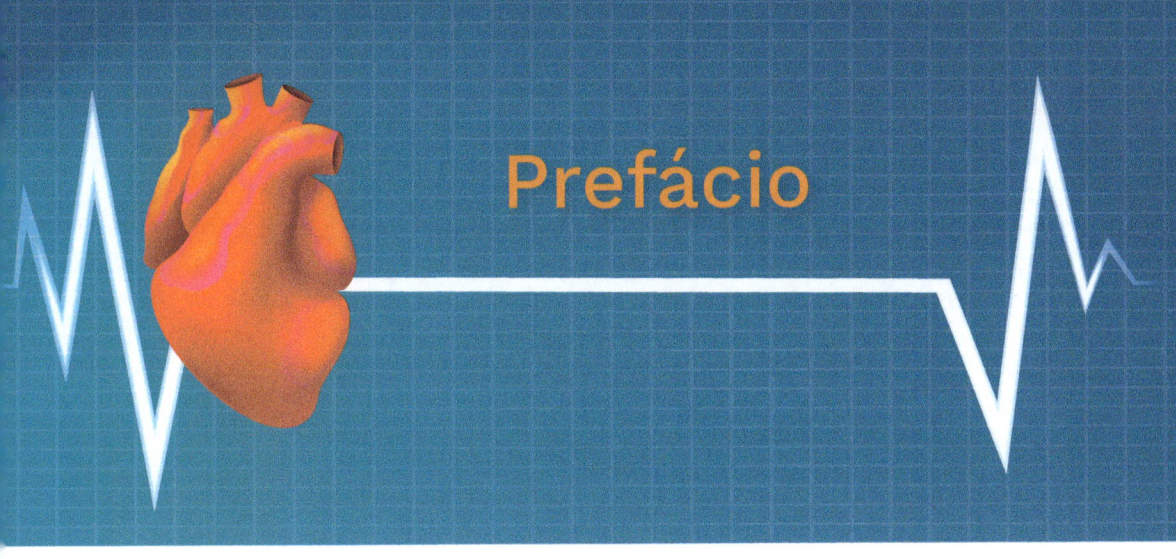

Prefácio

Foi em 13 de janeiro de 1954 a publicação do Diário Oficial do Estado da criação do Instituto de Cardiologia do Estado, que a partir de 1975 passou a ser denominado Instituto Dante Pazzanese de Cardiologia, o nome de seu fundador, o inesquecível e pioneiro Dr. Dante Pazzanese. O Instituto hoje é considerado um dos maiores centros da cardiologia nacional e de suma importância na história da cardiologia internacional.

Um dos setores mais importantes no Dante Pazzanese é o da Eletrocardiografia sendo desenvolvido no setor um sistema de telediagnóstico, o TelECG. Hoje o TelECG possui um dos maiores banco de dados de eletrocardiograma no mundo. Chefiado pelo incansável Dr. Faustino França, mantém nível de excelência técnica aliados a assistência médica diagnóstica prestando serviço para mais de 119 estabelecimentos.

Em dezembro de 2017 recebi convite da Secretaria de Saúde do Estado de São Paulo para assumir o cargo de diretor do Instituto tendo feito desde então mudanças nos mais diversos setores. Um dos locais em que atuei e que mais apresentaram mudanças estruturais foi o setor de Emergências Médicas, o Pronto Socorro. Ao nomear um dos autores deste livro, o cardiologista Louis Nakayama Ohe, como coordenador médico, este conseguiu unir os exames do setor com o banco de dados do TelECG. Um dos frutos é este livro concebido com a sinergia de um dos maiores Pronto Socorro em Cardiologia na América com o TelECG, um dos maiores serviços de diagnóstico em eletrocardiografia do mundo.

Ao falar de ECG, não seria exagero afirmar que o eletrocardiograma é o exame mais importante da prática clínica. A oportunidade de estimar tantos parâmetros da cinética e funcionamento do coração através do registro de sua atividade elétrica é quase como uma dádiva, visto que esse exame é feito sem invadir o paciente, é barato e de fácil acesso. Exatamente por isso, é que seu conhecimento, mesmo que em níveis e graduações diferentes, é importante para praticamente qualquer médico que lida com crianças e adultos.

Nesta obra, nota-se uma preocupação dos Editores com o capricho na concepção gráfica atrelada a um conteúdo prático e de fácil acesso, evitando-se textos longos que poderiam distrair o leitor. Isso se faz pela imensa gama de exemplos e tabelas que trazem um conteúdo enxuto, porém denso, facilitando a compreensão desta ciência que fascina a todos nós, a Eletrocardiografia.

O leitor é, portanto, capaz de apreciar o livro em uma leitura completa, mas que também seja útil para consultas rápidas no dia a dia, pois sua inovadora diagramação permite acesso à informação de forma concisa e ágil.

Fausto Feres
*Diretor do Instituto
Dante Pazzanese de Cardiologia*

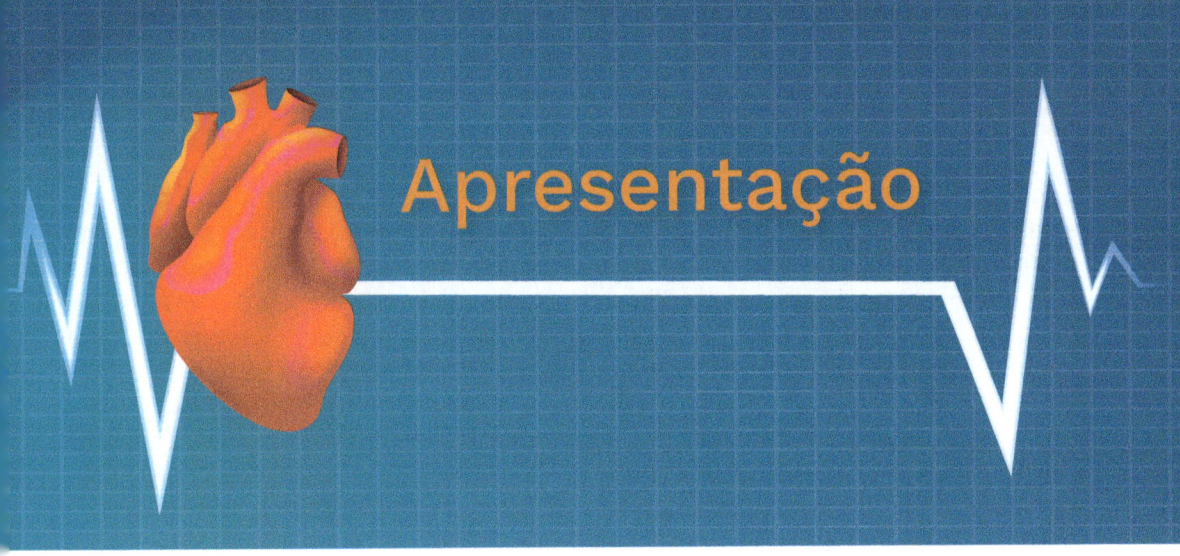

Apresentação

É com grande satisfação que apresento o *Manual Prático de Eletrocardiograma do setor de Emergências do Instituto Dante Pazzanese de Cardiologia*. Esta obra teve como ponto de partida um resumo de eletrocardiograma que elaborei durante o período de residência médica e que rapidamente se difundiu e passou a ser utilizado por muitos colegas residentes. Aliado a isso, havia o interesse do Dr. Louis Nakayama Ohe, coordenador médico do Pronto Socorro do IDPC, em criar uma obra que servisse como manual prático de eletrocardiograma, apresentasse linguagem clara e objetiva e que trouxesse desde informações básicas e conceitos fundamentais de eletrocardiografia até temas mais complexos e avançados, englobando as necessidades de acadêmicos, profissionais de saúde, médicos e especialistas que viessem a utilizá-lo. Nesta tarefa contamos também com a colaboração e entusiasmo do Dr. José Nunes de Alencar Neto.

Ao elaborarmos esta obra, nos preocupamos com cada detalhe, desde a concepção dos textos e forma de apresentação do conteúdo, na organização das tabelas e padronização da nomenclatura, e na criação das imagens e seleção dos ECGs. No decorrer o livro o leitor irá perceber que os principais critérios eletrocardiográficos se encontram destacados do texto, facilitando assim a leitura e possibilitando rápido acesso às informações desejadas. Informações relevantes, mas que não se encontravam nos textos, foram organizadas em BOXs informativos e, quando oportuno, criamos quadros de diagnóstico diferencial (DDX). Além disso, muitos dos critérios eletrocardiográficos estão acompanhados de valores de sensibilidade, especificidade ou VPP, organizados em colchetes e que foram selecionados através de extensa revisão na literatura.

Todas as imagens aqui presentes foram desenvolvidas de modo a expressar as informações contidas nos textos e tabelas de forma clara e didática. Assim como todos os ECGs foram selecionados criteriosamente a partir da base de dados do serviço de TelE-CG com exames realizados no Pronto

Socorro do IDPC. Optamos por separá-los ao final de cada capítulo, criando assim uma espécie de atlas, e elaboramos uma lista de ECGs para facilitar a consulta.

Esta obra contou com a colaboração de diversos cardiologistas formados pelo Instituto Dante Pazzanese, além de médicos do setor de emergências da instituição, cuja dedicação e comprometimento podem ser observados em cada página deste livro.

Por fim, agradeço a Editora dos Editores que acreditou em nossa proposta, aos nossos colegas que contribuíram de forma brilhante com esta obra, e aos demais editores Louis Nakayama Ohe e José Nunes de Alencar Neto pela parceria. Espero que o conteúdo aqui apresentado possa enriquecer e contribuir de alguma forma com o seu aprendizado de eletrocardiograma.

Matheus Kiszka Scheffer

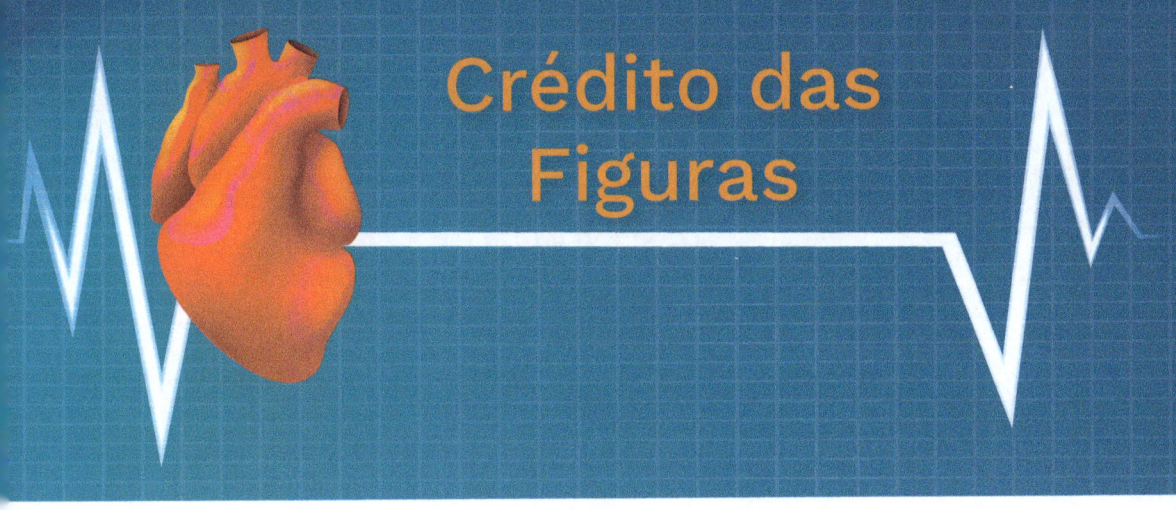

Crédito das Figuras

Eduardo Pereira Cruz

1.1, 1.3, 1.4, 1.5, 1.6, 1.7, 1.8, 1.9, 1.10, 1.11, 1.12, 1.13, 1.14, 1.15, 2.4, 2.6, 9.9, 16.5, 19.1

Matheus Kiszka Scheffer

1.2, 2.1, 2.2, 2.3, 2.5, 2.7, 2.8, 2.9, 2.10, 3.1, 4.1, 4.2, 4.3, 5.1, 5.2, 6.1, 6.2, 6.3, 7.1, 7.2, 8.1, 8.2, 8.3, 8.4, 8.5, 9.1, 9.2, 9.3, 9.4, 9.7, 9.8, 9.10, 9.11, 9.12, 10.1, 10.2, 10.3, 10.4, 10.5, 10.6, 10.7, 10.8, 10.9, 10.10, 10.11, 10.12, 10.13, 10.14, 10.15, 11.1, 11.2, 11.3, 11.4, 11.5, 11.6, 11.7, 11.8, 11.9, 11.10, 11.11, 12.2, 12.3, 12.4, 12.5, 12.6, 12.7, 12.8, 12.9, 12.10, 12.11, 12.12, 12.13, 13.1, 13.2, 13.3, 13.4, 13.5, 13.6, 13.7, 14.1, 14.2, 14.3, 14.4, 14.5, 15.1, 15.2, 15.3, 16.1, 16.2, 16.3, 16.4, 16.6, 16.7, 17.1, 18.1, 18.2, 18.3, 18.4, 18.5, 18.6, 18.7, 18.8, 19.2, 20.2, 20.3, 20.4, 20.5, 20.6, 20.7, 20.8, 20.9, 20.10, 20.12

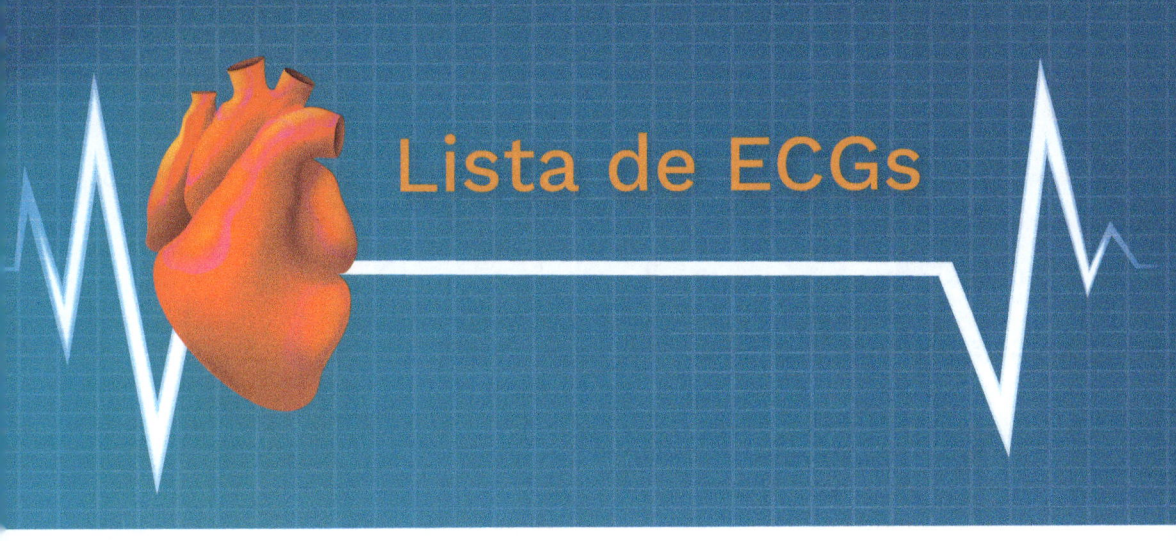

Lista de ECGs

ELETROCARDIOGRAMA NORMAL

- **ECG 2.1.** Eletrocardiograma Normal
- **ECG 2.2.** Variante da Normalidade – Morfologia rsr' em V1
- **ECG 2.3.** Variante da Normalidade – Onda T invertida de V1 a V3 em mulheres
- **ECG 2.4.** Variante da Normalidade – Progressão lenta das ondas R (rotação horária do coração)

ELETROCARDIOGRAMA NORMAL EM CRIANÇAS

- **ECG 3.1.** ECG normal – padrão neonatal
- **ECG 3.2.** ECG normal – padrão infantil
- **ECG 3.3.** ECG normal – padrão infantil
- **ECG 3.4.** ECG normal – padrão adulto

ANORMALIDADES ATRIAIS

- **ECG 4.1.** Sobrecarga atrial direita – p pulmonale
- **ECG 4.2.** Sobrecarga atrial direita – p congenitale
- **ECG 4.3.** Sobrecarga atrial esquerda
- **ECG 4.4.** Sobrecarga biatrial
- **ECG 4.5.** Sobrecarga biatrial
- **ECG 4.6.** Sinais indiretos de sobrecarga biatrial
- **ECG 4.7.** Bloqueio Interatrial de 1º grau

SOBRECARGAS VENTRICULARES

- **ECG 5.1.** Sobrecarga ventricular esquerda (critérios de Sokolow-Lyon e Cornel)
- **ECG 5.2.** Sobrecarga ventricular esquerda (critérios de Sokolow-Lyon, Cornel, Sokolow-AVL e Gubner--Underleiger)

- **ECG 5.3.** Sobrecarga ventricular esquerda (critério de Paguero-Lo Presti)
- **ECG 5.4.** Sobrecarga ventricular esquerda com strain
- **ECG 5.5.** Sobrecarga ventricular esquerda associada a BRD
- **ECG 5.6.** Sobrecarga ventricular esquerda associada a BRE
- **ECG 5.7.** Sobrecarga ventricular esquerda associada a BDAS
- **ECG 5.8.** Sobrecarga ventricular direita
- **ECG 5.9.** Sobrecarga ventricular direita associada a BRD
- **ECG 5.10.** Sobrecarga biventricular

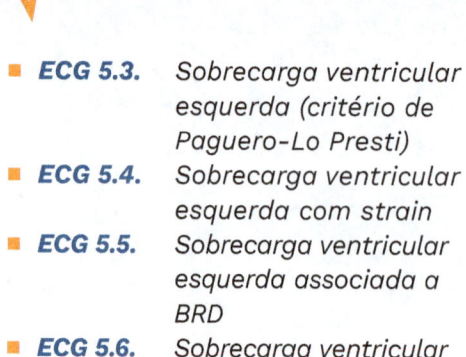

BLOQUEIOS DE RAMO

- **ECG 6.1.** Bloqueio de ramo esquerdo avançado
- **ECG 6.2.** Bloqueio de ramo esquerdo parcial
- **ECG 6.3.** Bloqueio de ramo direito avançado
- **ECG 6.4.** Bloqueio de ramo direito parcial
- **ECG 6.5.** Distúrbio inespecífico da condução intraventricular
- **ECG 6.6.** Bloqueio mascarado

BLOQUEIOS DIVISIONAIS

- **ECG 7.1.** Bloqueio divisional anterossuperior
- **ECG 7.2.** Bloqueio divisional posteroinferior
- **ECG 7.3.** Bloqueio divisional anteromedial
- **ECG 7.4.** Associação de BRD com BDAS
- **ECG 7.5.** Associação de BRD com BDPI
- **ECG 7.6.** Associação de BRD com BDAS e BDAM
- **ECG 7.7.** Associação de BRE com BDAS
- **ECG 7.8.** Associação de BRE com BDPI
- **ECG 7.9.** Bloqueio zonal anterior (subpulmonar) do ramo direito
- **ECG 7.10.** Bloqueio zonal posteroinferior do ramo direito

ALTERAÇÕES DA REPOLARIZAÇÃO

- **ECG 8.1.** Alterações secundárias da repolarização ventricular
- **ECG 8.2.** Onda T negativa

SÍNDROMES CORONARIANAS AGUDAS

- **ECG 9.1.** Infarto anterior extenso
- **ECG 9.2.** Infarto anterior extenso (Tombstone)
- **ECG 9.3.** Infarto anteroapical
- **ECG 9.4.** Infarto lateral
- **ECG 9.5.** Infarto inferior
- **ECG 9.6.** Infarto inferolateral
- **ECG 9.7.** IAM na presença de BRE
- **ECG 9.8.** Ritmo idioventricular acelerado
- **ECG 9.9.** Infarto do ramo 1ª Diagonal da ADA

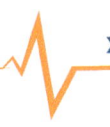

- **ECG 9.10.** Isquemia circunferencial
- **ECG 9.11.** Síndrome de Wellens
- **ECG 9.12.** Área inativa anteroapical
- **ECG 9.13.** Área inativa inferolateral
- **ECG 9.14.** Área inativa inferolateral – R alto em V1 e V2
- **ECG 9.15.** Fragmentação do QRS
- **ECG 9.16.** BRE associado a área inativa anterior
- **ECG 9.17.** BRD associado a área inativa septal

BRADIARRITMIAS

- **ECG 10.1.** Bradicardia sinusal
- **ECG 10.2.** Bloqueio sinoatrial de 2º grau tipo II
- **ECG 10.3.** Parada sinusal
- **ECG 10.4.** Bloqueio atrioventricular de 1º grau
- **ECG 10.5.** Bloqueio atrioventricular de 2º grau Mobitz I (Fenômeno de Wenckbach)
- **ECG 10.6.** Bloqueio atrioventricular de 2º grau Mobitz II
- **ECG 10.7.** Bloqueio atrioventricular 2:1
- **ECG 10.8.** Bloqueio atrioventricular avançado
- **ECG 10.9.** Bloqueio atrioventricular de 3º grau ou total
- **ECG 10.10.** Ritmo de escape juncional
- **ECG 10.11.** Ritmo de escape idioventricular
- **ECG 10.12.** Ritmo atrial ectópico
- **ECG 10.13.** Marcapasso atrial mutável

EXTRASSÍSTOLES

- **ECG 11.1.** Extrassístole atrial isolada
- **ECG 11.2.** Extrassístole atrial bloqueada
- **ECG 11.3.** Bigeminismo atrial
- **ECG 11.4.** Extrassístole juncional
- **ECG 11.5.** Extrassístole supraventricular pareada
- **ECG 11.6.** Extrassístole supraventricular com aberrância de condução
- **ECG 11.7.** Extrassístole ventricular isolada
- **ECG 11.8.** Extrassístole ventricular da via de saída do ventrículo direito
- **ECG 11.9.** Extrassístole ventricular da via de saída do ventrículo esquerdo
- **ECG 11.10.** Extrassístoles ventriculares polimórficas
- **ECG 11.11.** Extrassístoles ventriculares pareadas
- **ECG 11.12.** Bigeminismo ventricular
- **ECG 11.13.** Trigeminismo ventricular

TAQUICARDIAS SUPRAVENTRICULARES

- **ECG 12.1.** Taquicardia sinusal
- **ECG 12.2.** Taquicardia atrial com condução 1:1
- **ECG 12.3.** Taquicardia atrial com condução 3:1
- **ECG 12.4.** Taquicardia atrial com condução AV variável
- **ECG 12.5.** Taquicardia atrial multifocal

- **ECG 12.6.** Fibrilação atrial (oscilações da linha de base)
- **ECG 12.7.** Fibrilação atrial (ondas f)
- **ECG 12.8.** Fibrilação atrial com alta resposta ventricular
- **ECG 12.9.** Fibrilação atrial com baixa resposta ventricular
- **ECG 12.10.** Flutter atrial típico anti-horário com condução 2:1
- **ECG 12.11.** Flutter atrial típico anti-horário com condução AV variável
- **ECG 12.12.** Flutter atrial típico horário
- **ECG 12.13.** Taquicardia por reentrada nodal
- **ECG 12.14.** Taquicardia juncional
- **ECG 12.15.** Taquicardia por reentrada atrioventricular ortodrômica
- **ECG 12.16.** Taquicardia de Coumel

DIAGNÓSTICO DIFERENCIAL NAS TAQUICARDIAS DE QRS LARGO

- **ECG 13.1.** Sugestiva taquicardia ventricular com padrão de BRE e concordância precordial negativa
- **ECG 13.2.** Sugestiva taquicardia ventricular com padrão de BRD e concordância precordial positiva
- **ECG 13.3.** Sugestiva taquicardia ventricular com padrão de BRD e critério morfológicos
- **ECG 13.4.** Sugestiva taquicardia ventricular com padrão de BRE com critérios de Brugada
- **ECG 13.5.** Sugestiva taquicardia ventricular com padrão de BRD, dissociação AV e critérios morfológicos
- **ECG 13.6.** Sugestiva taquicardia supraventricular com BRE
- **ECG 13.7.** Sugestiva taquicardia supraventricular com BRD

TAQUICARDIAS VENTRICULARES

- **ECG 14.1.** Taquicardia ventricular não-sustentada
- **ECG 14.2.** Taquicardia ventricular de via de saída do ventrículo direito
- **ECG 14.3.** Taquicardia ventricular fascicular
- **ECG 14.4.** Taquicardia ventricular em coração estruturalmente doente
- **ECG 14.5.** Taquicardia ventricular bidirectional
- **ECG 14.6.** Torsades de pointes
- **ECG 14.7.** Fibrilação Ventricular

PRÉ-EXCITAÇÃO VENTRICULAR

- **ECG 15.1.** Pré-excitação ventricular – via lateral esquerda

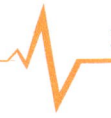

- **ECG 15.2.** Pré-excitação ventricular – via posterosseptal direita
- **ECG 15.3.** Pré-excitação ventricular – via anterosseptal
- **ECG 15.4.** Pré-excitação ventricular – via latera direita
- **ECG 15.5.** Pré-excitação ventricular – via posterior/posteroseptal esquerda
- **ECG 15.6.** Pré-excitação ventricular – via mediosseptal
- **ECG 15.7.** Intervalo PR curto sem onda delta
- **ECG 15.8.** Fibrilação atrial pré-excitada
- **ECG 15.9.** Fibrilação atrial pré-excitada com alto risco de morte súbita

CANALOPATIAS

- **ECG 16.1.** Qt longo
- **ECG 16.2.** Qt curto
- **ECG 16.3.** Padrão de Bugada tipo I
- **ECG 16.4.** Padrão de Brugada tipo II
- **ECG 16.5.** Repolarização precoce

CARDIOMIOPATIAS ARRITMOGÊNICAS

- **ECG 17.1.** Cardiomiopatia arritmogênica do ventrículo direito
- **ECG 17.2.** Doença de Chagas
- **ECG 17.3.** Cardiomiopatia hipertrófica – forma septal assimétrica
- **ECG 17.4.** Cardiomiopatia hipertrófica – forma apical

ECG NAS DOENÇAS CLÍNICAS

- **ECG 18.1.** Hipercalemia
- **ECG 18.2.** Hipercalemia grave
- **ECG 18.3.** Hipocalemia
- **ECG 18.4.** Hipercalcemia
- **ECG 18.5.** Hipocalcemia
- **ECG 18.6.** Hipotermia
- **ECG 18.7.** Lesão cerebral aguda
- **ECG 18.8.** Doença pulmonar obstrutiva crônica
- **ECG 18.9.** Tromboembolismo pulmonar
- **ECG 18.10.** Pericardite aguda
- **ECG 18.11.** Baixa voltagem do complexo QRS
- **ECG 18.12.** Intoxicação digitálica
- **ECG 18.13.** Efeitos da Amiodarona

ECG EM MARCAPASSO

- **ECG 20.1.** Marcapasso comandando átrio
- **ECG 20.2.** Marcapasso seguindo átrio e comandando ventrículo
- **ECG 20.3.** Marcapasso comandando átrio e ventrículo
- **ECG 20.4.** Marcapasso com falha de comando ventricular
- **ECG 20.5.** Marcapasso com falha de sensibilidade ventricular

- **ECG 20.6.** Taquicardia conduzida pelo marcapasso e Wenchbach eletrônico
- **ECG 20.7.** Taquicardia atrial e mudança automática do modo de funcionamento
- **ECG 20.8.** Taquicardia mediada pelo marcapasso

ARTEFATOS E PROBLEMAS TÉCNICOS

- **ECG 21.1.** Tremor na linha de base
- **ECG 21.2.** Artefato eletromagnético
- **ECG 21.3.** Dextrocardia
- **ECG 21.4.** Troca de eletrodos dos membros superiores.
- **ECG 21.5.** Troca de eletrodo do braço esquerdo pela perna esquerda.
- **ECG 21.6.** Troca de eletrodo do braço direito pela perna esquerda
- **ECG 21.7.** Troca de eletrodo do braço direito pela perna direita
- **ECG 21.8.** Troca de eletrodo do braço esquerdo pela perna direita
- **ECG 21.9.** Troca de eletrodo dos braços pelas pernas
- **ECG 21.10.** Mau posicionamento de eletrodos precordiais

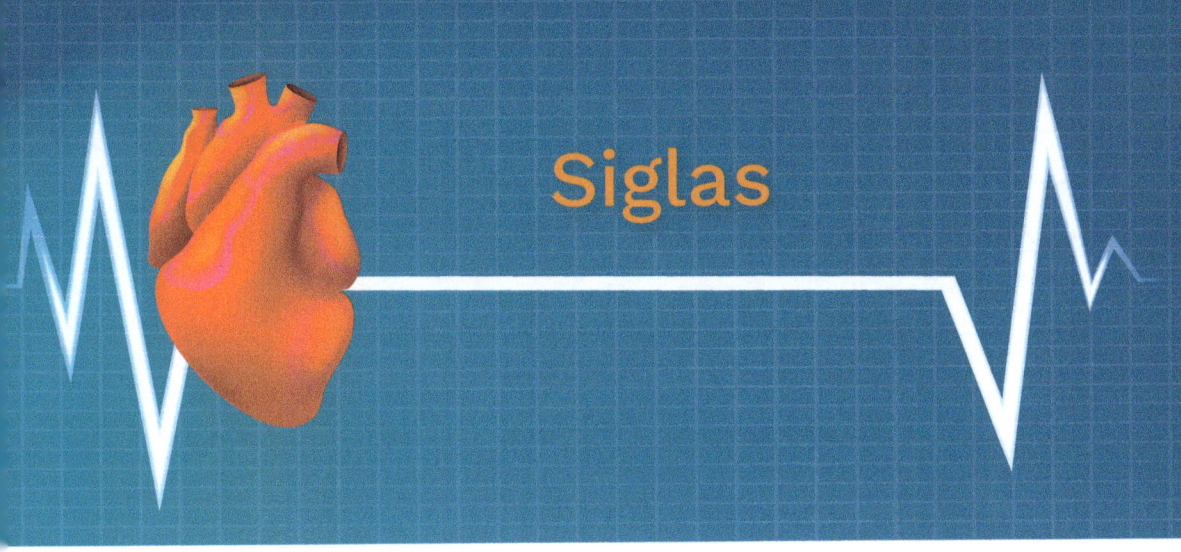

Siglas

ACD	Artéria coronária direita
ACE	Artéria coronária esquerda
ACX	Artéria circunflexa
AD	Átrio direito
ADA	Artéria descendente anterior
ADP	Artéria descendente posterior
AE	Átrio esquerdo
AV	Atrioventricular
BAV	Bloqueio atrioventricular
BAVT	Bloqueio atrioventricular total
BDAM	Bloqueio divisional anteromedial
BDAS	Bloqueio divisional anterossuperior
BDPI	Bloqueio divisional posteroinferior
BIA	Bloqueio interatrial
BRD	Bloqueio de ramo direito
BRE	Bloqueio de ramo esquerdo
BSA	Bloqueio sinoatrial
CAVD	Cardiomiopatia arritmogênica do ventrículo direito
CDI	Cardiodesfibrilador implantável
CIA	Comunicação interatrial
DAC	Doença arterial coronariana
CDEI	Dispositivo cardíaco eletrônico implantável
DM	Diabete melitus
DPOC	Doença pulmonar obstrutiva crônica
ECG	Eletrocardiograma
EEF	Estudo eletrofisiológico
EIC	Espaço intercostal
FA	Fibrilação atrial
FC	Frequência cardíaca
FLA	Flutter atrial

Siglas

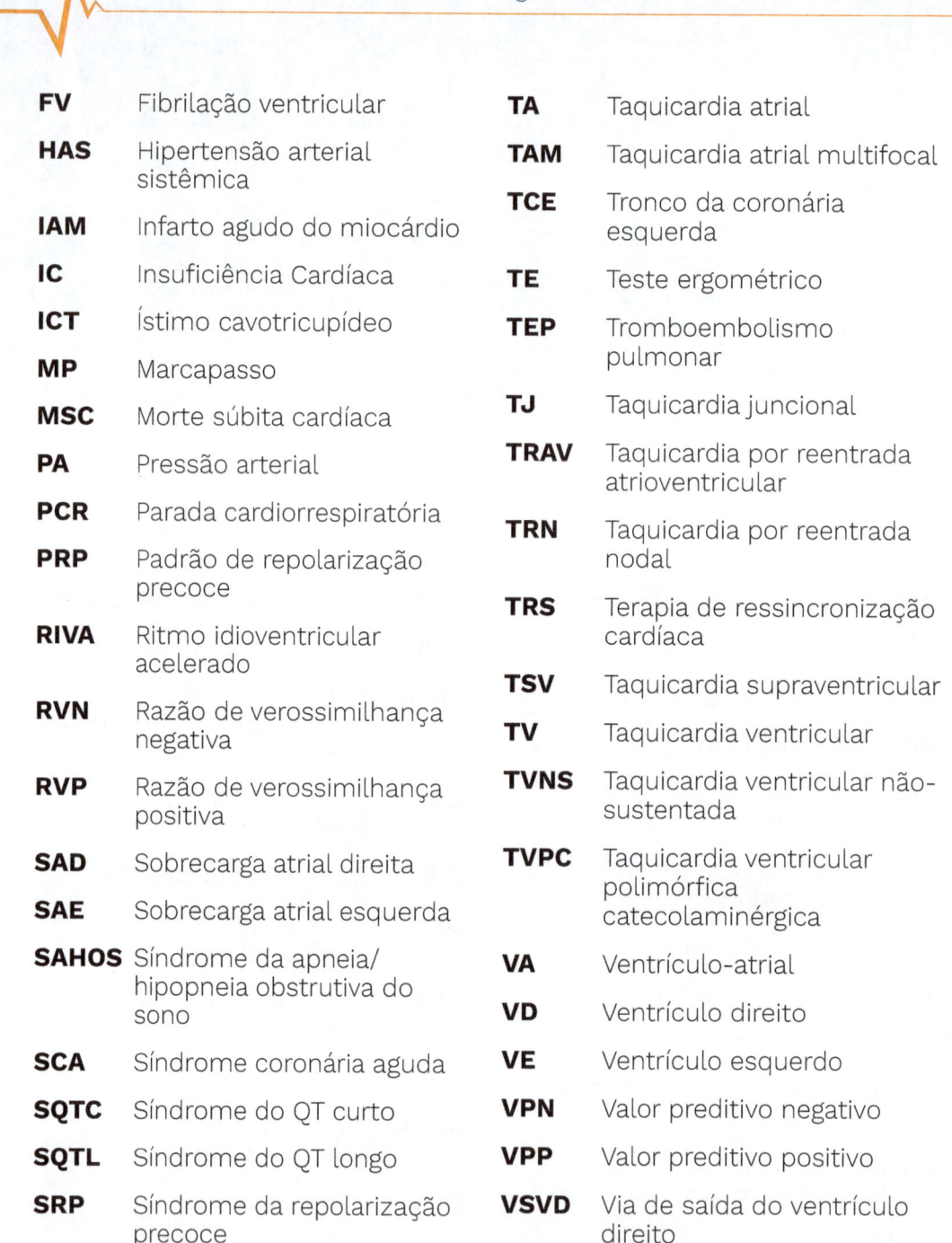

FV	Fibrilação ventricular	**TA**	Taquicardia atrial
HAS	Hipertensão arterial sistêmica	**TAM**	Taquicardia atrial multifocal
IAM	Infarto agudo do miocárdio	**TCE**	Tronco da coronária esquerda
IC	Insuficiência Cardíaca	**TE**	Teste ergométrico
ICT	Ístimo cavotricupídeo	**TEP**	Tromboembolismo pulmonar
MP	Marcapasso		
MSC	Morte súbita cardíaca	**TJ**	Taquicardia juncional
PA	Pressão arterial	**TRAV**	Taquicardia por reentrada atrioventricular
PCR	Parada cardiorrespiratória	**TRN**	Taquicardia por reentrada nodal
PRP	Padrão de repolarização precoce	**TRS**	Terapia de ressincronização cardíaca
RIVA	Ritmo idioventricular acelerado	**TSV**	Taquicardia supraventricular
RVN	Razão de verossimilhança negativa	**TV**	Taquicardia ventricular
RVP	Razão de verossimilhança positiva	**TVNS**	Taquicardia ventricular não-sustentada
SAD	Sobrecarga atrial direita	**TVPC**	Taquicardia ventricular polimórfica catecolaminérgica
SAE	Sobrecarga atrial esquerda		
SAHOS	Síndrome da apneia/hipopneia obstrutiva do sono	**VA**	Ventrículo-atrial
		VD	Ventrículo direito
SCA	Síndrome coronária aguda	**VE**	Ventrículo esquerdo
SQTC	Síndrome do QT curto	**VPN**	Valor preditivo negativo
SQTL	Síndrome do QT longo	**VPP**	Valor preditivo positivo
SRP	Síndrome da repolarização precoce	**VSVD**	Via de saída do ventrículo direito
SVD	Sobrecarga ventricular direita	**VSVE**	Via de saída do ventrículo esquerdo
SVE	Sobrecarga ventricular esquerda	**WPW**	Síndrome de Wolff-Parkinson-White

Sumário

CAPÍTULO 1 — **Conceitos Básicos em Eletrocardiografia** 1
João Paulo dos Santos Barenco Pinto
Diandro Marinho Mota
Louis Nakayama Ohe

CAPÍTULO 2 — **Eletrocardiograma Normal** 17
Matheus Kiszka Scheffer
Louis Nakayama Ohe

CAPÍTULO 3 — **Eletrocardiograma Normal em Crianças** 39
Alex Rodrigo Rodrigues de Oliveira
José Nunes de Alencar Neto

CAPÍTULO 4 — **Anormalidades Atriais** 51
Raquel Silva Brito da Luz
Renato Haviaras Cancellier
Louis Nakayama Ohe

CAPÍTULO 5 — **Sobrecargas Ventriculares** 67
Manuelle L. B. Barbosa
Bruno Normande Colombo
Matheus Kiszka Scheffer

CAPÍTULO 6 — **Bloqueios de Ramo** 87
Camila Zangrossi Dezotti
Otávio de Castro Soares
Louis Nakayama Ohe

CAPÍTULO 7	**Bloqueios Divisionais**	103

Guilherme Dagostin de Carvalho
José Nunes de Alencar Neto

CAPÍTULO 8	**Alterações da Repolarização**	123

Matheus Kiszka Scheffer
Maria Daniela Carpio Toro
Louis Nakayama Ohe

CAPÍTULO 9	**Síndromes Coronarianas Agudas**	133

Maria Daniela Carpio Toro
Matheus Kiszka Scheffer
Louis Nakayama Ohe
José Nunes de Alencar Neto

CAPÍTULO 10	**Bradiarritmias**	165

Lara Vilela Euripides
Vanessa Puche Salazar
Matheus Kiszka Scheffer

CAPÍTULO 11	**Extrassístoles**	187

Jéssica Laureano Martins
Martha Karina Esparza Rodríguez
Matheus Kiszka Scheffer

CAPÍTULO 12	**Taquicardias Supraventriculares**	209

Daniela Bruno Conforti
Hugo Ribeiro Ramadan
Matheus Kiszka Scheffer

CAPÍTULO 13	**Diagnóstico Diferencial nas taquicardias de QRS Largo**	237

Matheus Kiszka Scheffer
José Nunes de Alencar Neto

CAPÍTULO 14	**Taquicardias Ventriculares**	255

Jéssica Laureano Martins
Matheus Kiszka Scheffer

CAPÍTULO 15	**Pré-Excitação Ventricular**	269

Alexia Hallack Dreicon
Matheus Kiszka Scheffer
José Nunes de Alencar Neto

CAPÍTULO 16   **Canalopatias** 291
                         Rainne André Siqueira
                         Guilherme Dagostin de Carvalho
                         José Nunes de Alencar Neto

CAPÍTULO 17   **Cardiopatias Arritmogênicas** 315
                         Natália Marcusso Massoni
                         Antonio Tito Paladino Filho
                         José Nunes de Alencar Neto

CAPÍTULO 18   **ECG nas Doenças Clínicas** 329
                         Thaysa Louzada Carvalho
                         Italo Menezes Ferreira
                         Louis Nakayama Ohe

CAPÍTULO 19   **ECG no Esforço** 349
                         Otávio Ricardo Muniz Filho
                         Marcel Enne Corrêa da Silva
                         Rica Dodo Delmar Buchler
                         Louis Nakayama Ohe

CAPÍTULO 20   **ECG em Marcapasso** 355
                         Renan Teixeira Campelo
                         José Nunes de Alencar Neto

CAPÍTULO 21   **Artefatos e Problemas Técnicos** 383
                         Raquel Silva Brito da Luz
                         Matheus Kiszka Scheffer
                         José Nunes de Alencar Neto

                         Índice Remissivo 399

João Paulo dos Santos Barenco Pinto
Diandro Marinho Mota
Louis Nakayama Ohe

1

Conceitos Básicos em Eletrocardiografia

INTRODUÇÃO

O *Eletrocardiograma* é uma das formas de registro da atividade elétrica do coração. Mais de 100 anos se passaram desde sua invenção e ele permanece como uma das principais ferramentas da prática clínica diária. Os primeiros registros de atividade cardíaca são do final do século XIX, realizados pelo Dr. Augustus D. Waller por meio de experimentos com eletrodos de tubo preenchidos com solução salina e o eletrômetro capilar desenvolvido por Gabriel Lippmann. Em 1901, Willem Einthoven começou a estudar os potenciais de ação animal usando este eletrômetro. Ele aperfeiçoou o método realizando modificações nas quais o registro era realizado avaliando alterações de polaridade. A interação entre um eletroímã com uma corda de quartzo (que conduzia as correntes produzidas pelo coração), resultava em movimentação dessa corda que registrava as deflexões acentuadas do ECG. Dessa forma, Einthoven criou o primeiro eletrocardiógrafo passível de utilização na prática clínica.

Este capítulo aborda alguns conceitos eletrocardiográficos básicos para a compreensão do método.

O REGISTRO ELETROCARDIOGRÁFICO

O eletrocardiógrafo é um galvanômetro que registra a diferença de potencial elétrico captada pelos eletrodos posicionados na superfície corporal. A sequência de sinais elétricos captados é registrada em um papel milimetrado, no qual cada quadrado pequeno apresenta 1 mm². O tempo é representado no eixo horizontal (x) e a voltagem no eixo vertical (y). Durante a aquisição do exame o papel se move a velocidade de 25 mm/s. Sendo assim, *cada quadrado pequeno representa, horizontalmente, 40 ms (25 mm/s x 0,04 s = 1 mm)* e um quadrado grande equivale a 5 quadrados pequenos (5 mm ou 200 ms).

Quanto a avaliação vertical, verificamos a amplitude (ou voltagem), sendo checadas as ondas e deflexões do traçado eletrocardiográfico. *Cada 1 mV capturado produz uma deflexão de 10 mm quando o eletrocardiógrafo está na configuração N* **(Figura 1.1)**. Essa captura pode ser modificada, podendo ser a metade do recomendado (N/2), assim como o dobro (2N), de acordo com o que se quer observar e registrar **(Figura 1.2).**

TEORIA DO DIPOLO

Chama-se de dipolo, em eletricidade, o conjunto formado por duas cargas de um mesmo módulo (valor numérico), porém de sinais contrários, separadas por uma determinada distância.

Estando a célula miocárdica em repouso, sua superfície externa é mais positiva que a interna. Não existe corrente entre os dois meios devido à alta resistência da membrana celular. Quando iniciada a despolarização celular, ocorre o influxo de íons Na^+/Ca^{2+}, levando a uma negatividade na membrana celular. Essa corrente iônica logo se extingue, mas deflagra atividade nas células adjacentes, gerando novos estímulos. *Neste momento em que a membrana celular se torna negativa, forma-se o dipolo da despolarização.* Durante a repolarização, ocorre o efluxo de íons K^+ e no momento em que sua saída se torna maior que

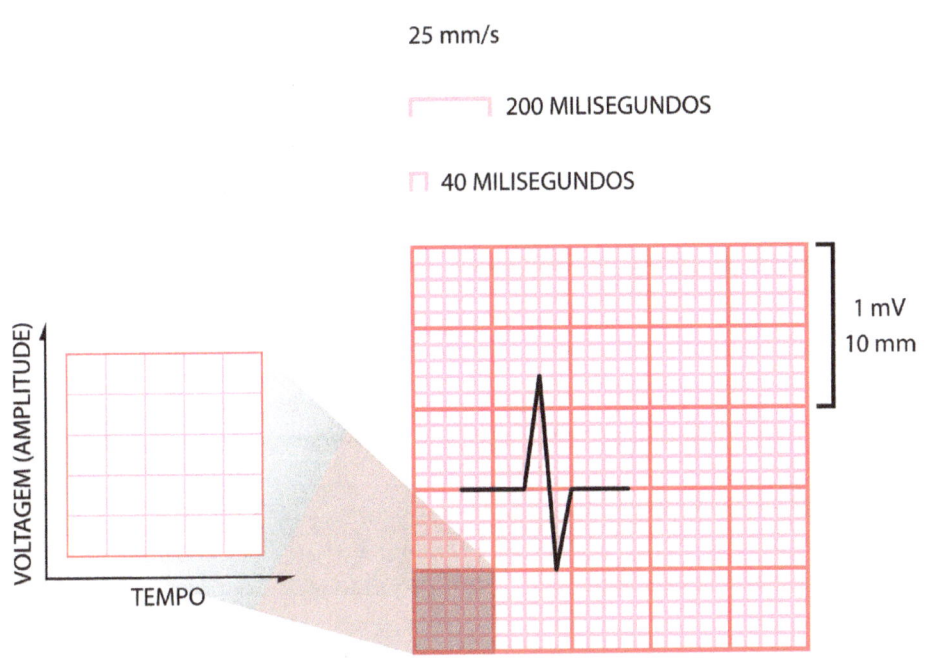

Figura 1.1. Representação do papel milimetrado do ECG. No registro a 25 mm/s e configuração N, cada 10 mm na vertical corresponde a 1 mV (0,1 mV/mm) e um quadrado pequeno na horizontal corresponde a 40 ms.

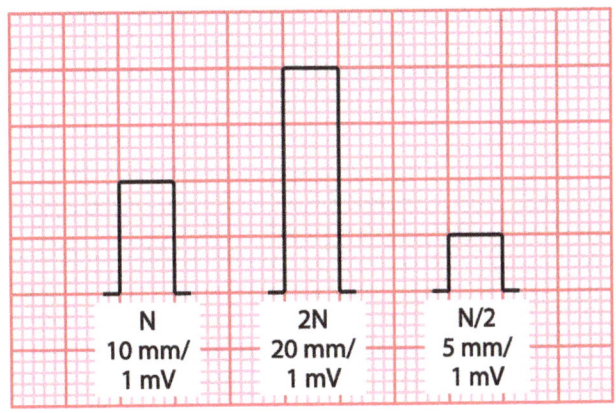

Figura 1.2. Configuração de voltagem: N, 2N e N/2. É representada por um retângulo no registro eletrocardiográfico e sempre deve ser verificada antes da análise do ECG.

a entrada de íons Na^+/Ca^{2+}, *a membrana celular se torna mais positiva, formando o dipolo de repolarização*. O sentido do dipolo progride sempre de cargas negativas para positivas **(Figura 1.3)**.

Os dipolos que se desenvolvem durante a atividade cardíaca podem ser representados por vetores. Para o registro dos vetores, faz-se necessário pelo menos dois eletrodos, um servindo

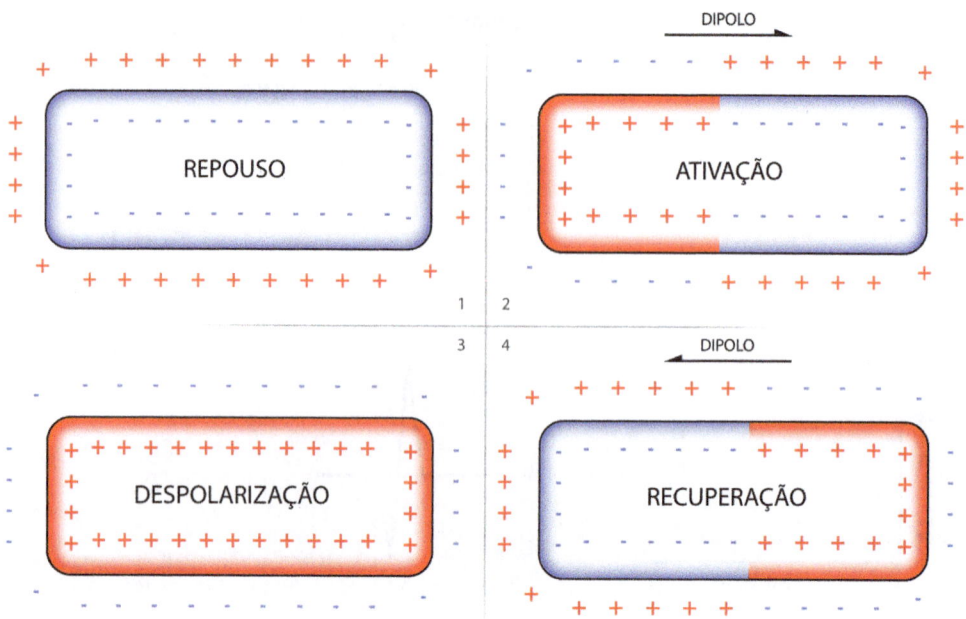

Figura 1.3. Teoria do dipolo. (**1**) Durante o repouso a superfície externa da membrana celular é mais positiva que a interna. (**2**) O estímulo da despolarização, que progride da esquerda para direita, promove então a inversão da polaridade da membrana tornando sua superfície externa mais negativa, momento em que se forma o dipolo da despolarização. (**3**) A célula despolarizada exibirá uma negatividade na sua superfície externa. (**4**) A repolarização também ocorrerá da esquerda para a direita, invertendo novamente as cargas da membrana e formando o dipolo da despolarização, mas com sentido oposto ao da despolarização visto que o dipolo progride sempre no sentido de cargas negativas para positivas.

como referência (polo negativo) e outro como eletrodo explorador (polo positivo). O vetor elétrico que vai no sentido do eletrodo explorador e se afasta do eletrodo de referência provoca o registro de uma deflexão positiva. Por outro lado, quanto o vetor elétrico se afasta do eletrodo explorador e se aproxima do eletrodo de referência é registrada uma deflexão negativa. Uma onda isodifásica (parcialmente positiva e parcialmente negativa) é observada se o eletrodo se encontra em uma posição perpendicular ao vetor elétrico **(Figura 1.4)**.

DERIVAÇÕES ELETROCARDIOGRÁFICAS

As ondas do ECG são registradas de diferentes formas de acordo com o posicionamento dos eletrodos. Como o coração se apresenta de maneira tridimensional no tórax, é necessária a avaliação por mais de um plano (horizontal e frontal), para determinar a posição exata dos vetores formados pela atividade elétrica cardíaca.

O ECG tradicional é composto por 12 derivações, sendo 6 do plano frontal e 6 do plano horizontal, que registram a

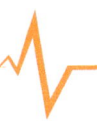

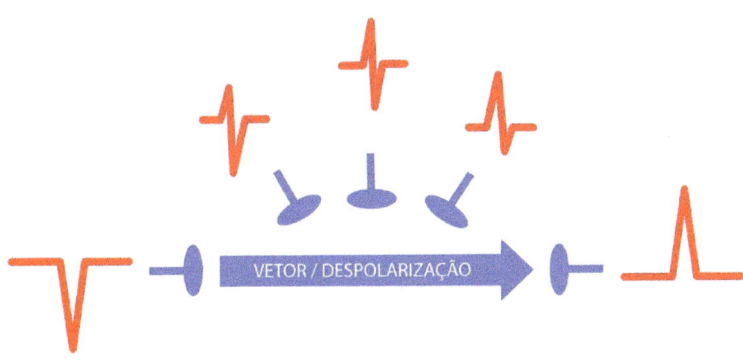

Figura 1.4. Vetores. Uma onda positiva é registrada no ECG sempre que o vetor se desloca no sentido do eletrodo explorador de uma determinada derivação e uma onda negativa é registrada quando o vetor tem sentido contrário a ela. Se a derivação estiver perpendicular ao vetor, será registrada uma onda difásica (positiva e negativa). Estas três leis básicas aplicam-se a ambos os processos de despolarização atrial e ventricular.

atividade elétrica cardíaca por meio de diferentes "ângulos".

Derivações do Plano Frontal

As 6 derivações do plano frontal são: *D1, D2, D3, aVR, aVL e aVF* **(Figura 1.5)**. As derivações D1, D2 e D3 registram a diferença de potencial em duas partes do corpo. Elas foram descritas por Einthoven sendo capturadas por meio de eletrodos colocados nos membros (braços direito e esquerdo e perna esquerda). Essas ligações bipolares revelam a direção e magnitude das forças vetoriais do plano frontal (cima-baixo e direita-esquerda) e representam os lados de um triângulo, chamado de *Triângulo de Einthoven* **(Figura 1.6)**.

Adicionalmente, podemos avaliar o potencial elétrico em um ponto mais específico do corpo. Wilson uniu os vértices do triângulo de Einthoven a uma resistência de 5000 ohm, formando o terminal central de Wilson, e conectou os eletrodos exploradores nos braços direito (R), esquerdo (L) e perna esquerda (F). Essas são chamadas de derivações unipolares dos membros, embora sejam na verdade bipolares, já que estão conectados ao terminal central de Wilson. Goldberg posteriormente modificou o sistema de Wilson para obter melhores voltagens, criando um sistema de derivações aumentadas, surgindo então aVR, aVL e aVF.

As 6 derivações periféricas quando sobrepostas formam o sistema de eixos hexaxial de Bayley, que divide o plano frontal em 12 partes, cada uma com 30° **(Figura 1.7)**.

Derivações do Plano Horizontal

A avaliação do plano horizontal nos adiciona informações quanto as forças elétricas anteriores e posteriores do coração. Os eletrodos exploradores são conectados na parede torácica e a diferença do potencial de ação entre eles e o terminal central de Wilson é registrada durante a ativação cardíaca. Esses eletrodos também são chamados de unipolares (mesmo sendo bipolares). Habitualmente são utilizadas 6 derivações *(V1-V6)* **(Figuras 1.8)**, mas podem ser adicionadas derivações direitas *(V3R-V4R)* e posteriores *(V7-V9)* **(Figuras 1.9).**

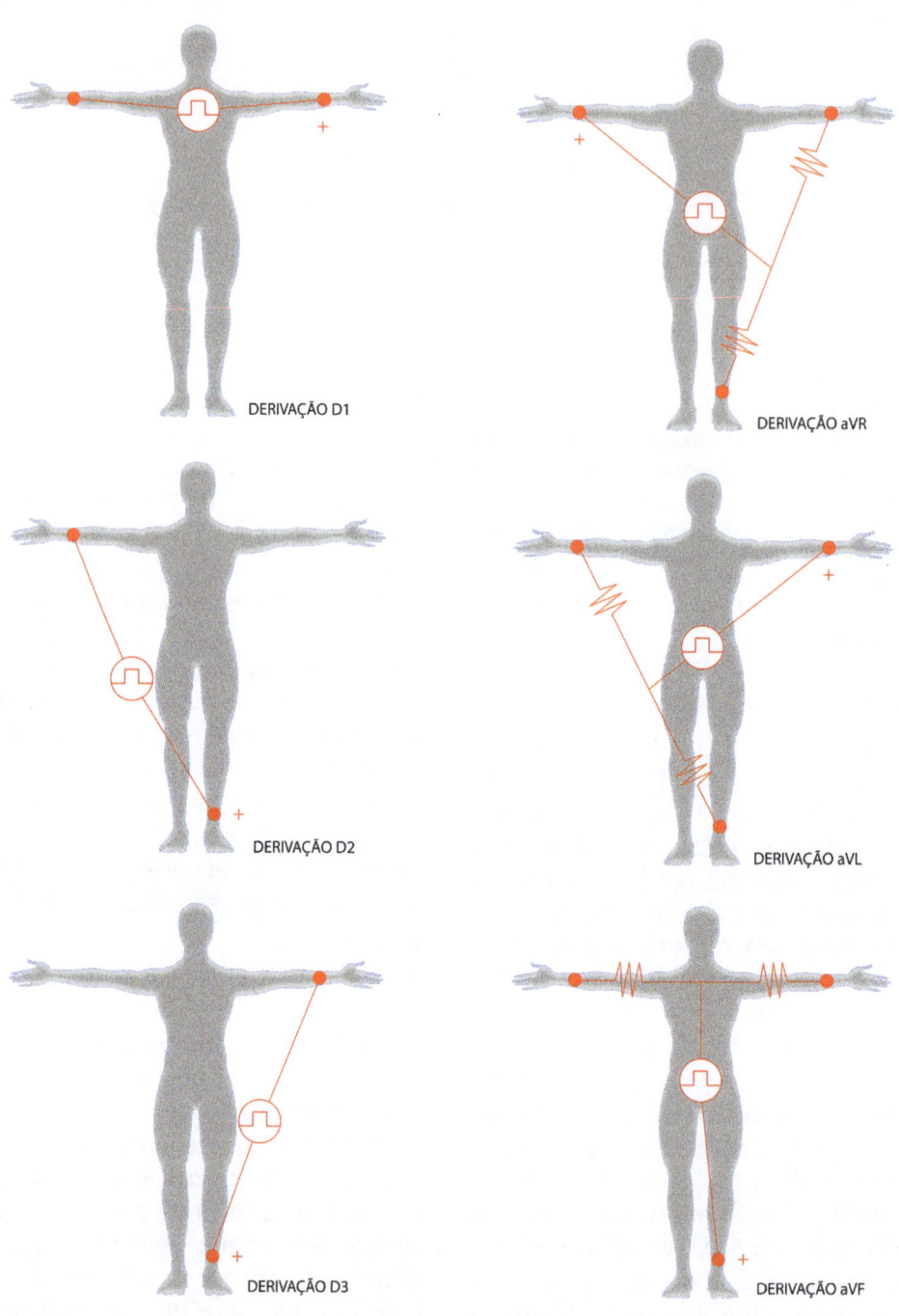

Figura 1.5. Derivações do plano frontal. As derivações D1, D2 e D3 registram a diferença de potencial elétrico entre os membros: D1 entre o braço esquerdo (+) e o braço direito (−), D2 entre a perna esquerda (+) e o braço direito (−) e D3 entre a perna esquerda (+) e o braço esquerdo (−). As derivações aumentadas registram o potencial no braço direito (aVR), braço esquerdo (aVL) e perna esquerda (aVF).

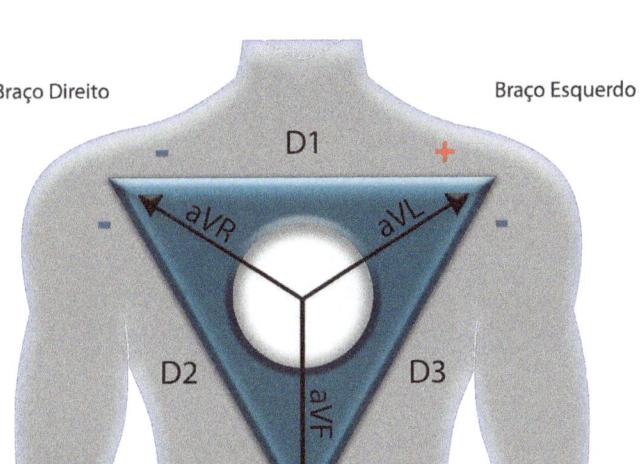

Figura 1.6. Triângulo de Einthoven. É formado pela união das derivações descritas por Einthoven: D1, D2 e D3. Na imagem estão associadas as derivações aumentadas do membros: aVR, aVL e aVF.

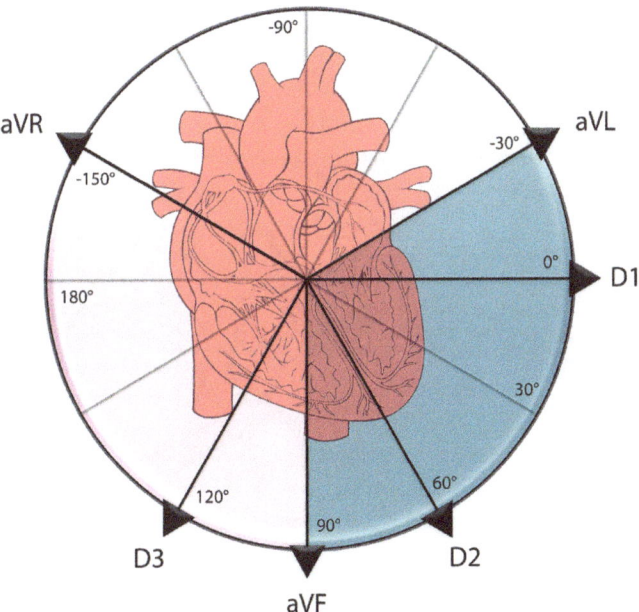

Figura 1.7. Sistema hexaxial de Bailey. As 6 derivações periféricas quando sobrepostas formam o sistema de eixos hexaxial que divide o plano frontal em 12 partes, cada uma com 30°. Cada derivação tem uma designação angular, com o polo positivo de D1 situado em 0°. Todas as derivações acima de D1 tem valores angulares negativos e abaixo, valores positivos. Este sistema é utilizado para determinar o eixo elétrico do QRS no plano frontal.

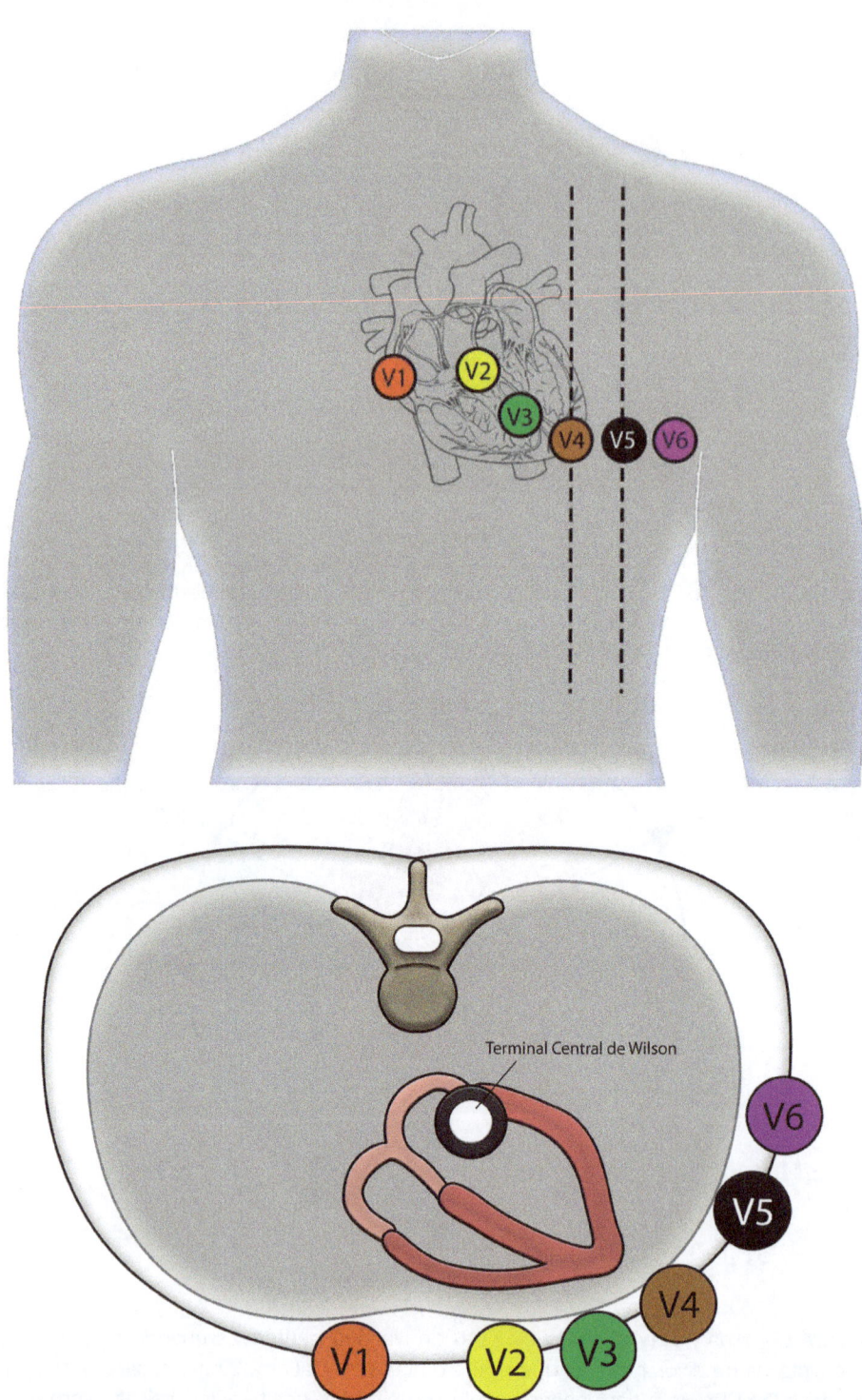

Figura 1.8. Derivações do plano horizontal: V1 a V6.

Conceitos Básicos em Eletrocardiografia

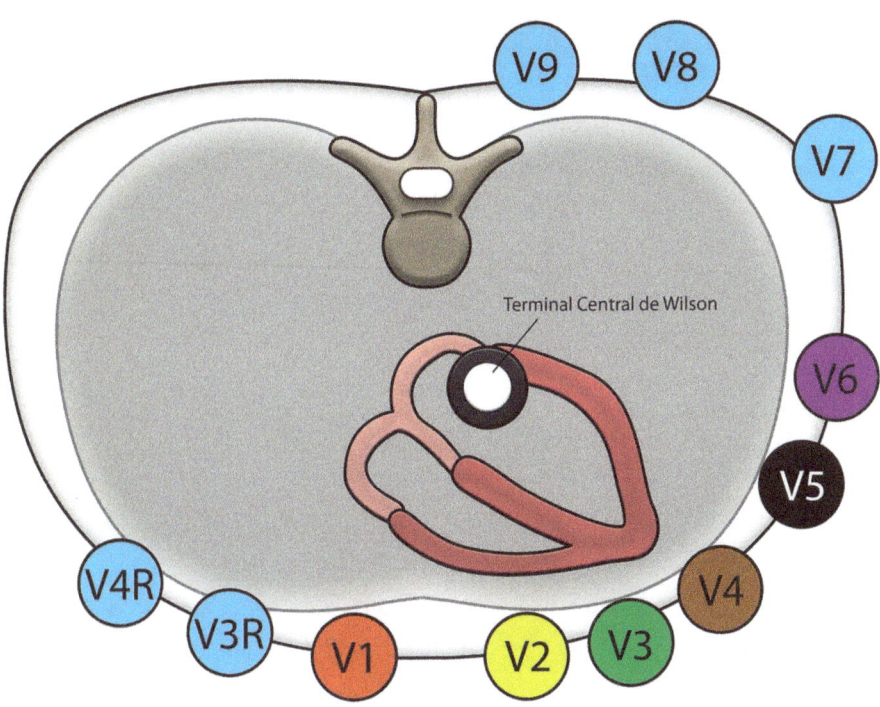

Figura 1.9. Derivações adicionais do plano horizontal. As derivações V3R e V4R são utilizadas quando há a suspeita de infarto do VD e as derivações V7 a V9 são utilizadas quando há a suspeita de infarto lateral do VE.

POSICIONAMENTO DOS ELETRODOS

O posicionamento correto dos eletrodos é fundamental para aquisição de um ECG de qualidade. Posicionamentos incorretos podem levar a diagnósticos equivocados se não forem identificados (ver Capítulo 21 – Artefatos e Problemas Técnicos). A **Tabela 1.1** e a **Figura 1.10** demonstram os locais para o posicionamento adequado dos eletrodos.

DERIVAÇÕES ESPECIAIS

Com o objetivo de melhorar a detecção de ondas específicas, algumas derivações especiais foram propostas. Destacam-se:

- **Derivação de Lewis:** utilizada para melhorar a detecção da atividade atrial. Útil em situações nas quais a onda P apresenta baixa amplitude ou se existe a suspeita de que ela esteja escondida dentro de outra onda **(Figura 1.11)**.
- **Derivação de Fontaine:** utilizada para aumentar a capacidade de detecção de ondas épsilon da CAVD **(Figura 1.12)**.
- **Derivações esofágicas:** podem ser utilizadas para detectar a atividade atrial devido à proximidade do esôfago com o AE.

Tabela 1.1. Posicionamento dos eletrodos	
Eletrodo amarelo*	Braço esquerdo
Eletrodo verde*	Perna esquerda
Eletrodo vermelho*	Braço direito
Eletrodo preto*	Perna direita
V1	4º EIC para-esternal direito
V2	4º EIC para-esternal esquerdo
V3	Ponto médio entre V2 e V4
V4	5º EIC esquerdo na linha hemiclavicular anterior
V5	Linha axilar anterior, na mesma altura de V4
V6	Linha axilar média, na mesma altura de V5
V7	Linha axilar posterior, na mesma altura de V6
V8	Linha hemiescapular posterior, na mesma altura de V7
V9	A esquerda do corpo vertebral, na mesma altura de V8
V3R	Porção análoga ao V3, no hemitórax direito
V4R	Porção análoga ao V4, no hemitórax direito

*Nem sempre a padronização de cores é respeitada por todas os fabricantes de dispositivos, desde modo, é mandatório checar a legenda contida em cada aparelho.

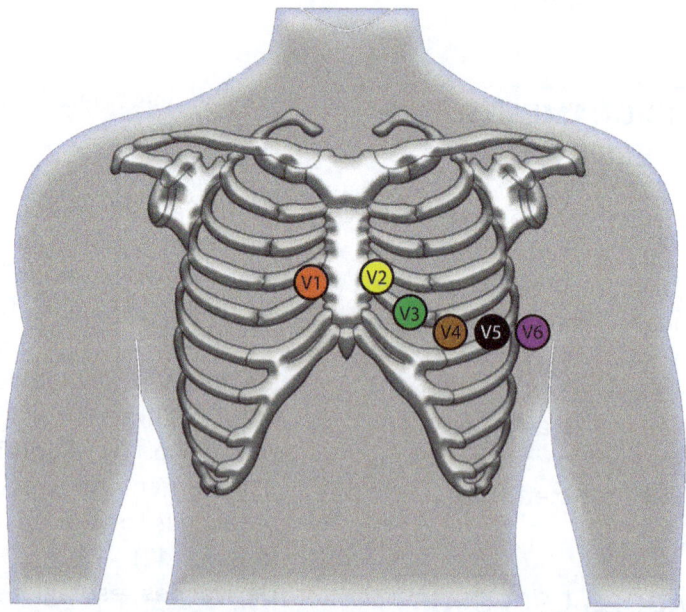

Figura 1.10. Posicionamento correto dos eletrodos precordiais (consultar **Tabela 1.1** para descrição dos locais de posicionamento dos eletrodos do plano horizontal).

Conceitos Básicos em Eletrocardiografia

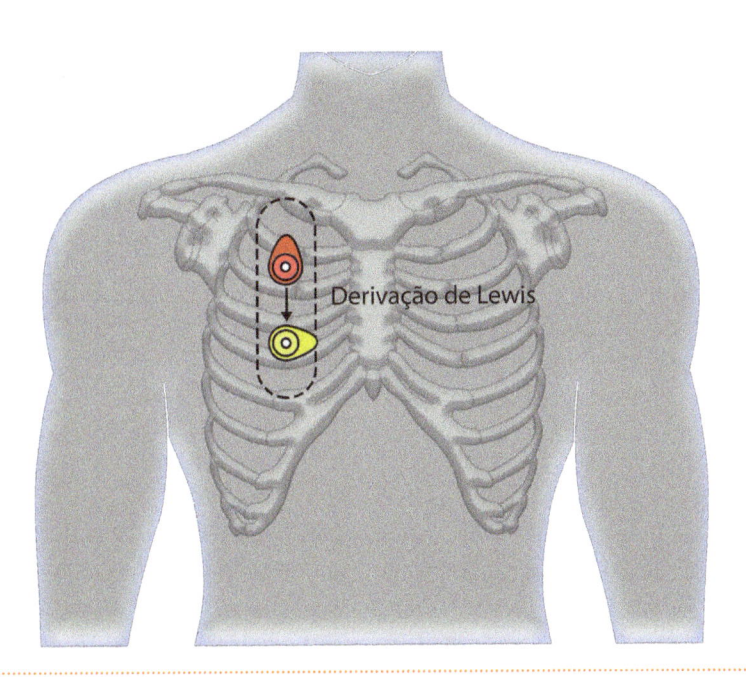

Figura 1.11. Derivação de Lewis. O eletrodo do braço direito (vermelho) é posicionado no 2º EIC direito e o eletrodo do braço esquerdo (amarelo) é posicionado no 4º EIC direito. Registra-se então a derivação D1 longa em diferentes velocidades.

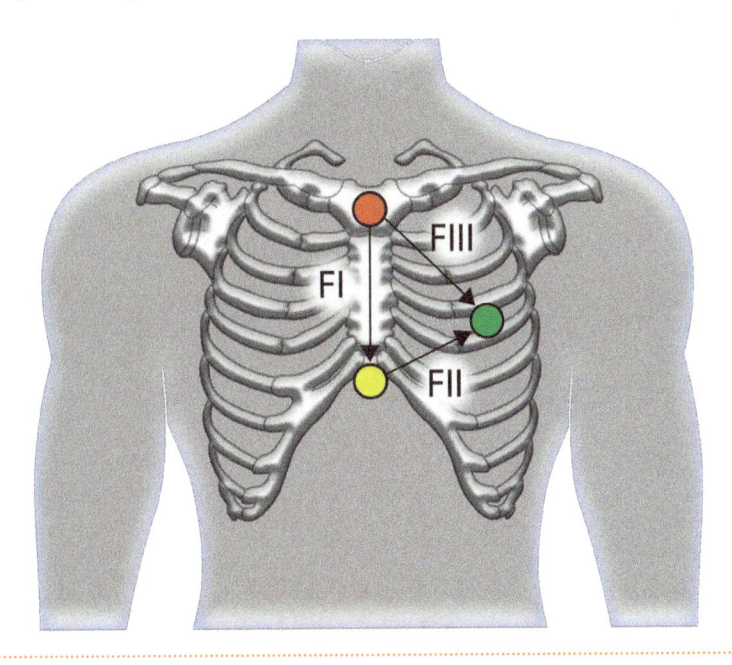

Figura 1.12. Derivação de Fontaine. O eletrodo do braço direito (*vermelho*) é posicionado no manúbrio esternal, o do braço esquerdo (*amarelo*) no apêndice xifóide e o da perna esquerda (*verde*) na posição de V4, com o eletrodo da perna direita posicionado em qualquer lugar. Registra-se então as derivações D1, D2 e D3 com as nomenclaturas de FI, FII e FIII.

ATIVAÇÃO ELÉTRICA DO CORAÇÃO

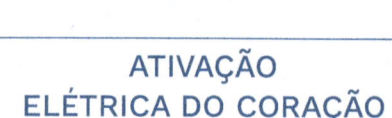

Sistema Excito-condutor

Os componentes do sistema excito-condutor são: o nó sinusal, os feixes de condução internodais, a junção atrioventricular (nó AV) e o sistema de condução intraventricular **(Figura 1.13)**.

O *nó sinusal* corresponde a uma pequena estrutura localizada na junção da veia cava superior com o AD. É composto basicamente por células automáticas (células P) e trata-se do nosso marcapasso dominante. Sua perfusão é garantida pelas ACX e ACD (sem maior prevalência entre as duas). Apresenta inervação de fibras simpáticas e parassimpáticas, sofrendo influência de fatores internos e externos (febre, sono, emoções e exercício).

Os *tratos internodais* são três *Bachmann, Wenckebach* e *Thorel*. São vias que facilitam a condução internodal. A ativação do AE ocorre habitualmente pela passagem do estímulo por sua parte superior e média do septo interatrial, pelo *feixe de Bachmann*.

A *junção AV* é toda a área que abrange o nó AV, desde o AD baixo até o seio coronário. Após essa estrutura, encontra-se o *feixe de His*, com suas fibras retas originando o *ramo direito*. As fibras que se desprendem do feixe de His dão

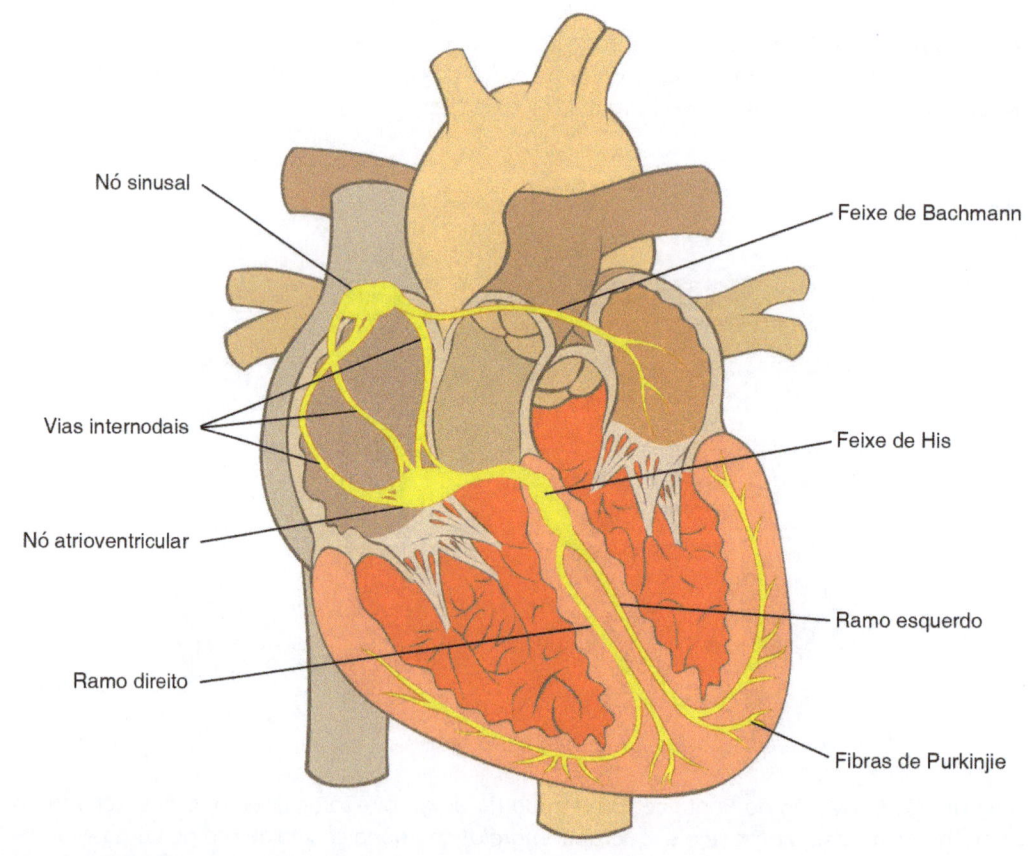

Figura 1.13. Sistema de excito-condutor do coração.

origem ao *ramo esquerdo*. A função da junção é alentecer a condução AV e garantir o tempo de enchimento ventricular durante a diástole. Sua perfusão decorre da ACD (90% das vezes) e sua inervação é predominante vagal.

O ramo esquerdo se divide em dois fascículos: *anterossuperior* (mais longo e fino) e *posteroinferior* (mais curto e largo). O fascículo posteroinferior se insere na base do musculo papilar inferior, sendo uma área de menor estresse hemodinâmico. A perfusão do fascículo anterossuperior e do ramo direito é realizada pela ACE, enquanto o fascículo posteroinferior é perfundido pelas circulações direita e esquerda.

Após esses ramos, a condução é realizada pelas *fibras de Purkinje*, responsáveis pela conexão do sistema de condução com as fibras musculares do subendocárdio ventricular.

Ativação Atrial

A despolarização atrial ocorre na parte mais externa do AD, com a despolarização seguindo para parede anterior do átrio e septo interatrial, e posteriormente para junção AV. Ao mesmo tempo o impulso chega ao AE pela parte alta do septo interatrial, pelo feixe de Bachmann, com a ativação subsequente das suas paredes anterior e posterior. Normalmente a despolarização atrial final (70 – 110 ms) se manifesta no ECG com a onda P, sendo sua porção inicial correspondente ao AD e a sua porção final ao AE. *A ativação atrial forma um vetor de ativação da direita para esquerda e da frente para trás, fazendo com que ocorra um* loop *de ativação* **(Figura 1.14)**.

A repolarização atrial resulta num dipolo contrário ao da despolarização, gerando uma onda de baixa voltagem e longa duração (onda Ta), ocorrendo no mesmo tempo do QRS. São situações que facilitam sua visualização: BAV, infarto atrial, aumento do AD, entre outras.

Ativação Ventricular

A ativação ventricular ocorre após a passagem do estímulo pela junção AV e feixe de His. O impulso chega nos dois ramos, onde ocorre a ativação trifascicular

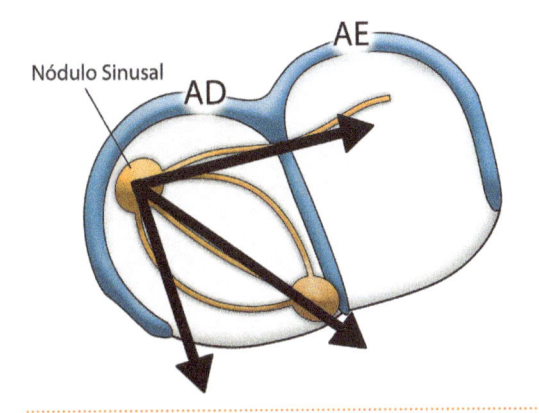

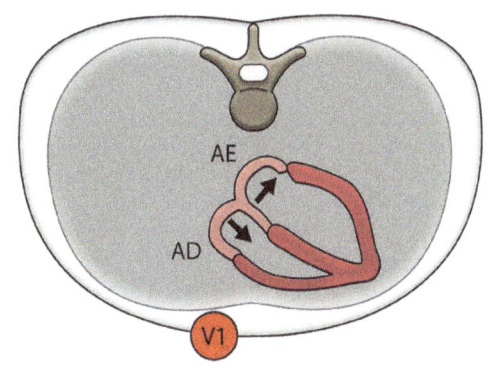

Figura 1.14. Ativação atrial. O vetor resultante da ativação atrial se dirige para esquerda e para baixo no plano frontal, próximo a +60°. No plano horizontal, o vetor de ativação é direcionado inicialmente para frente no AD e progride então para o septo interatrial e AE, direcionando-se para trás.

(2 fascículos do ramo esquerdo e o ramo direito). Dependendo da literatura, outro fascículo pode estar sendo considerado e envolvido na ativação, o fascículo anteromedial (ativação quadrifascicular – ver Capítulo 7). Este processo envolve a presença de 3 vetores e resulta na formação do complexo QRS.

A despolarização ventricular inicial (10 a 15 ms) resulta da união da ativação dos 3 pontos de Durrier, produzindo um pequeno vetor de ativação que tem sentido para direita e para frente – *vetor 1 ou septal médio* – responsável pelo surgimento da onda r em V1 e q em V5 e V6. Posteriormente, a parede livre de ambos os ventrículos é ativada (30-40 ms), resultando em um vetor de grande magnitude com sentido para esquerda, para baixo e para trás devido a maior espessura do VE em relação ao VD – *vetor 2 ou da parede livre do VE*. Este vetor representa a maior parte do QRS, sendo responsável pelas ondas S em V1 e R em V5 e V6. Por último, ocorre a ativação das porções basais dos ventrículos (20-30 ms), gerando um pequeno vetor com sentido para cima, para direita e para trás – *vetor 3 ou basal*. Este vetor tem pouca repercussão eletrocardiográfica, mas pode ser responsável pelo surgimento de ondas s nas derivações precordiais esquerdas e onda r terminal em aVR **(Figura 1.15)**.

A repolarização ventricular é representada pela onda T, ocorrendo em sentidos similares aos do QRS. Ao avaliar somente a repolarização celular, ela apresenta polaridade negativa. Mas ao avaliar a ativação por meio do ECG, apresenta polaridade positiva. Isso decorre devido a isquemia do subendocárdio após a sístole fazendo com que a repolarização ocorra de onde a despolarização terminou, do epicárdio para o subendocárdio.

> **BOX 1.1**
> **Posicionamento inadequado de V1 e V2**
>
> O posicionamento mais alto dos eletrodos V1 e V2, como no 2º EIC, fará com que estas derivações observem a extremidade do terceiro vetor, fazendo com que uma onda r terminal seja registrada.

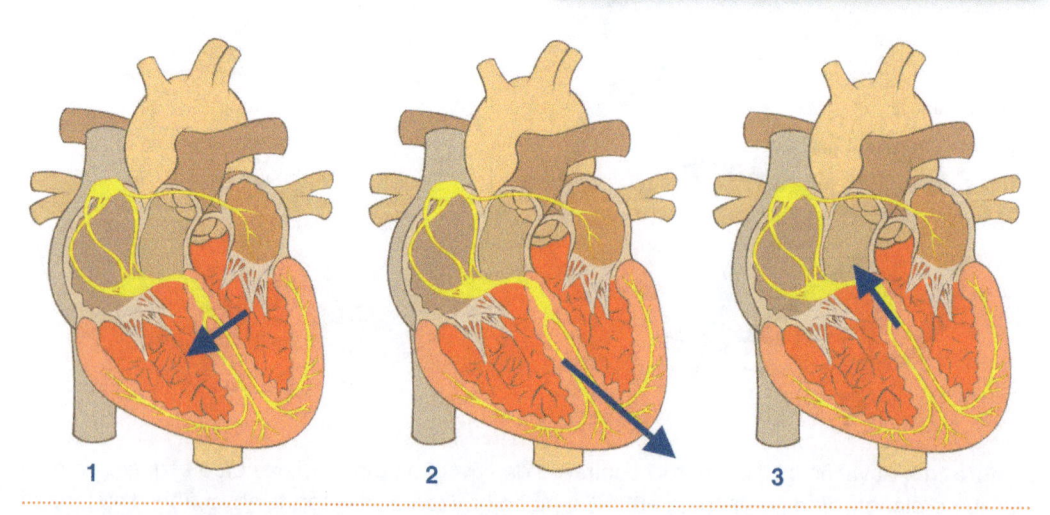

Figura 1.15. Ativação ventricular. Os principais vetores resultantes da despolarização ventricular são: **1.** vetor septal médio; **2.** vetor da parede livre do VE; e **3.** vetor das porções basais.

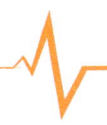

Referências Bibliográficas

1. Bayés de Luna A. Clinical Electrocardiography: A Textbook. 4ª ed. Wiley-Blackwell; 2012. 553 p.
2. Alencar Neto JN de. Manual de ECG. 1ª ed. Salvador: Sanar; 2019. 718 p.
3. Carneiro EF. O eletrocardiograma: 10 anos depois. São Paulo: Livraria Editora Enéas Ferreira Carneiro; 1989.
4. Sanches PCR, Moffa PJ. Eletrocardiograma - Normal e Patológico - Tranchesi. 1ª ed. São Paulo: Roca; 2001. 936 p.
5. Gottschalk B, Gysel M, Barbosa-Barros R, Rocha RP de S, et al. The Use of Fontaine Leads in the Diagnosis of Arrhythmogenic Right Ventricular Dysplasia. Ann Noninvasive Electrocardiol. 2014; 19(3): 279–84.

2

Matheus Kiszka Scheffer
Louis Nakayama Ohe

Eletrocardiograma Normal

INTRODUÇÃO

O conhecimento dos componentes do traçado eletrocardiográfico bem como seus limites normais e possíveis variantes são essenciais para a análise adequada do ECG. As deflexões, segmentos e intervalos **(Figura 2.1)** se correlacionam com os processos eletrofisiológicos de despolarização e repolarização atrial e ventricular abordadas no Capítulo 1.

Este capítulo aborda as características de um ECG normal descritas de uma forma sequencial lógica para sua interpretação, bem como algumas variantes da normalidade. Os demais capítulos deste livro se propõem a descrever os achados anormais.

Elementos do Traçado Eletrocardiográfico

O impulso elétrico originado no nó sinusal se propaga através dos átrios provocando a sua despolarização e o surgimento de uma deflexão positiva denominada *onda P*. O impulso então sofre um pequeno atraso no nó AV, que se expressa por uma linha isoelétrica, o *segmento PR (ou segmento PQ)*. O somatório da duração da onda P com o segmento PR compõem o *intervalo PR* que representa o tempo necessário para o impulso avançar através do átrio, passar pelo nó AV, feixe de His e suas divisões e fibras de Purkinjie até o início da despolarização ventricular.

A despolarização ventricular é responsável pelo surgimento do *complexo QRS*, composto por uma (monofásico), duas (difásico) ou três ondas (trifásico). A primeira deflexão negativa é a *onda Q*, a primeira deflexão positiva é a *onda R* e a deflexão negativa que se segue a onda R é a *onda S* (a denominação das diferentes morfologias do QRS é exemplificada na **Figura 2.8**). Deflexões adicionais podem estar presentes e são designadas de *r'* e *s'*. O QRS é então seguido por uma

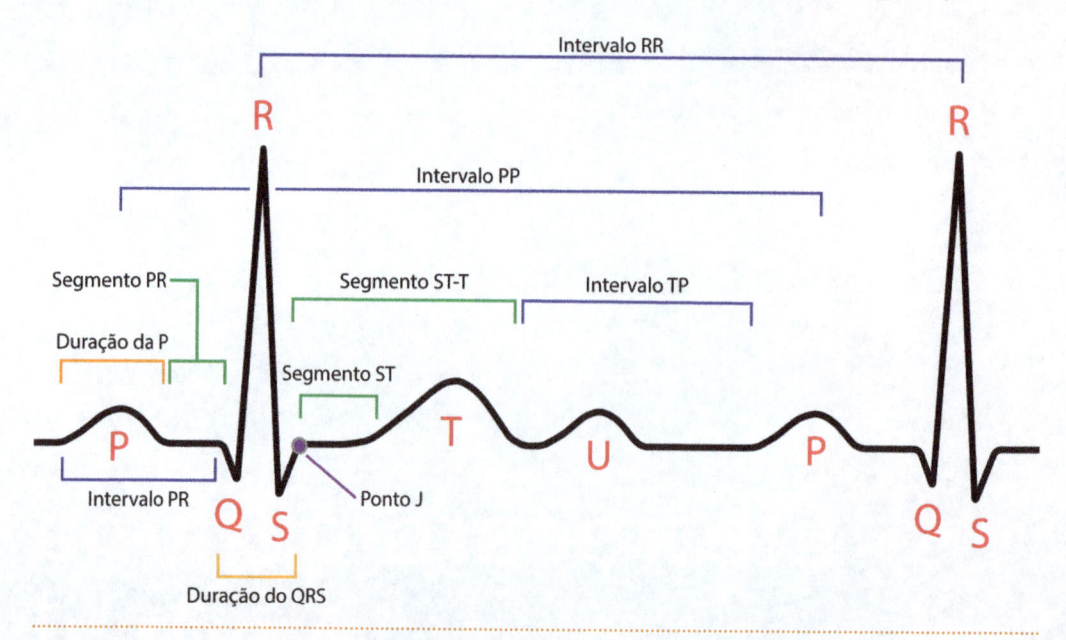

Figura 2.1. Deflexões, intervalos e segmento do traçado eletrocardiográfico.

nova linha isoelétrica, o *segmento ST*, e uma deflexão que acompanha a sua polaridade, a *onda T*. O *ponto J* marca o final do complexo QRS e o início do segmento ST. Tanto o segmento ST, quanto a onda T correspondem ao processo de repolarização ventricular, e o *intervalo QT* engloba toda a despolarização e repolarização, sendo desta forma medido do início do QRS até o final da onda T. Após a onda T, pode-se observar ainda em alguns traçados uma deflexão de pequena amplitude chamada *onda U*, cuja gênese é controversa, podendo corresponder a repolarização das fibras de Purkinjie ou das células M.

Outros intervalos de interesse são: o *intervalo PP*, que mede a distância entre duas ondas P, o *intervalo RR*, que mede a distância entre dois complexos QRS e o *intervalo TP*, medido do final da onda T até o início da próxima onda P.

Palhares *et al* analisaram os parâmetros de quase 500.000 ECGs normais na população brasileira em diferentes faixas etárias e os achados de acordo com o percentil e sexo estão dispostos nas Tabelas 2.7 e 2.8 ao final do capítulo. Estes achados foram de maneira geral compatíveis com os encontrados em outras populações.

Análise Sistemática do ECG

Ao se analisar um ECG, todos os seus componentes devem ser avaliados e para isso uma abordagem sistemática sequencial deve ser aplicada. Inicialmente deve-se checar a padronização e qualidade técnica do exame, evitando-se assim, interpretações equivocadas. O ECG deve ser registrado a velocidade de 25 mm/s e na configuração N. Além disso, informações referentes a idade, sexo e biótipo são imprescindíveis. Depois, avalia-se o ritmo, FC e eixo elétrico. Em seguida, são analisadas a onda P, intervalo PR, complexo QRS, segmento ST, onda T e intervalo QT.

RITMO E FREQUÊNCIA CARDÍACA

Para identificação do ritmo analisa-se a morfologia e polaridade da onda P, sua relação com o complexo QRS e regularidade.

Ritmo Sinusal

- Apresenta onda P positiva em D1, D2, aVF, V5 e V6 e negativa em aVR. Em D3 e V1 pode ser difásica (plus-minus)
- A onda P é seguida por um complexo QRS com intervalo PR fixo, na ausência de pré-excitação ou BAV

> **BOX 2.1**
> **Arritmia Sinusal**
>
> A arritmia sinusal geralmente é fisiológica, depende da atividade do sistema nervoso autônomo e é caracterizada pela variação dos intervalos PP > 120 ou 160 ms dependendo da referência. É comum em crianças e pode ser fásica (relacionada com a respiração) ou não-fásica. Tende a desaparecer com a elevação da FC e se acentuar com sua queda.

Frequência Cardíaca

- Normalmente entre 50 e 100 bpm com pequena variação entre os intervalos RR

Métodos para o Cálculo da FC

- **Método 1:** Dividir 1500 pelo número de quadrados pequenos entre uma onda P e outra ou um complexo QRS e outro

- **Método 2:** Contar o número de quadrados grandes entre duas ondas R para se obter uma FC aproximada (**Tabela 2.1** e **Figura 2.2**)
- **Método 3:** Contar o número de complexos QRS no intervalo de 6 segundos e multiplicar por 10 (para ritmos irregulares)

> **Box 2.2**
> **FC e intervalo RR**
>
> A FC está inversamente relacionada com o intervalo RR. O intervalo RR medido em segundos ou milissegundos pode ser convertido para FC em bpm através das fórmulas:
>
> $$FC = 60/RR\ (s)$$
>
> $$FC = 60.000/RR\ (ms)$$

Tabela 2.1. Cálculo da FC de acordo com o número de quadrados grandes

Número de quadrados grandes (200 ms)	Frequência Cardíaca
1	300
2	150
3	100
4	75
5	60
6	50
7	43
8	37
9	33

EIXO ELÉTRICO

O eixo elétrico cardíaco refere-se ao eixo médio do complexo QRS e é representado pelo vetor resultante das forças geradas pelo processo de despolarização ventricular (ÂQRS). Para o seu cálculo utiliza-se o diagrama hexaxial com a representação das derivações do plano frontal (**Figura 1.7**). É considerado normal quando entre -30° e +90°, ou seja, quando se situar entre aVL e aVF. Na prática também podemos calcular o eixo médio de despolarização atrial (ÂP) e de repolarização ventricular (ÂT) através do mesmo processo.

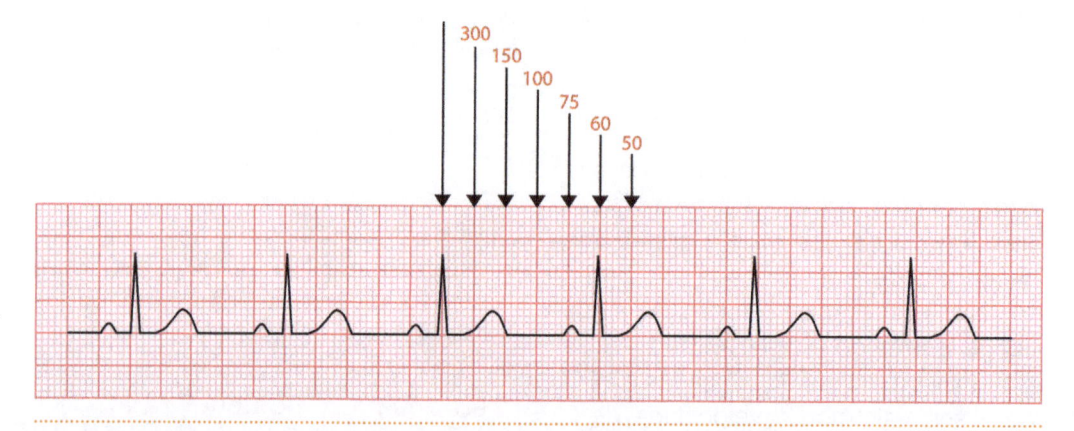

Figura 2.2. Cálculo da FC através no número de quadrados grandes entre duas ondas R. No exemplo acima a FC encontra-se próxima a 60 bpm (5 quadrados grandes).

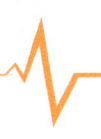

Quadrante Elétrico do Vetor Resultante

Para determinar em qual quadrante encontra-se o vetor resultante devemos checar a polaridade do QRS nas derivações D1 e aVF (**Tabela 2.2** e **Figuras 2.3** e **2.4**).

Método para Cálculo Exato do Eixo Médio Cardíaco

1. Analisar qual derivação apresenta um complexo QRS isodifásico. O vetor resultante estará perpendicular a esta derivação

Tabela 2.2. Quadrante elétrico do vetor resultante do QRS		
D1	aVF	Eixo
+	+	Normal (0° a +90°)
+	-	Possível desvio para a esquerda (0° a -90°)
-	+	Desvio para a direita (+90° a + 180)
-	-	Desvio extremo de eixo (+90° a +180°)

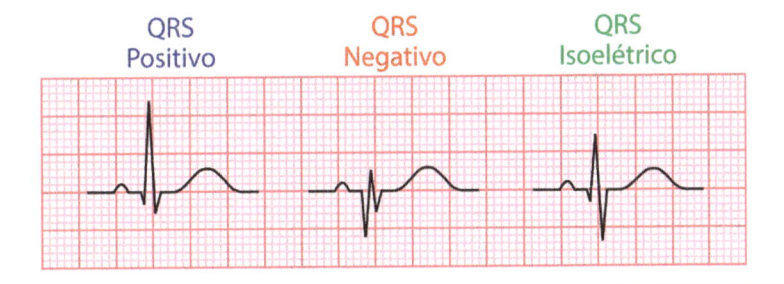

Figura 2.3. Polaridade do complexo QRS.

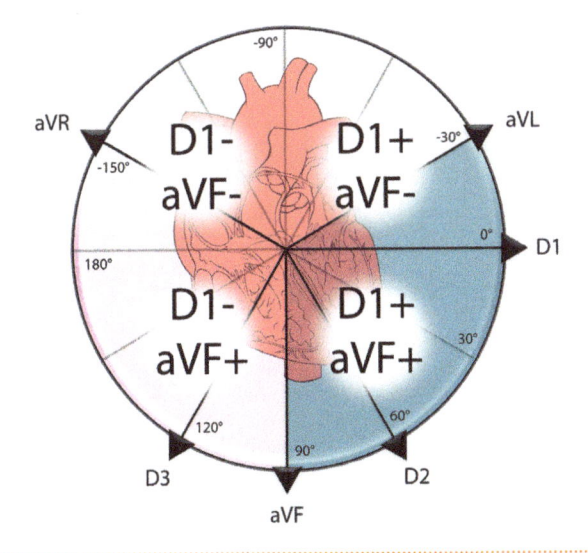

Figura 2.4. Identificação do quadrante elétrico no qual se encontra o vetor resultante do QRS através da análise da polaridade das derivações D1 e aVF.

2. Determinar qual derivação possui o complexo QRS de maior amplitude. O vetor resultante irá na direção desta derivação caso seja positiva ou se afastará dela caso seja negativa
3. Na presença de duas derivações igualmente amplas, o vetor resultante estará entre elas
4. De maneira prática, quando as derivações D1 e D2 forem positivas o eixo elétrico será normal (entre -30° e +90°)
5. O mesmo método pode ser utilizado para o cálculo do eixo elétrico das ondas P e T
6. A **Figura 2.5** exemplifica o cálculo de eixo médio do complexo QRS

> **Box 2.2**
> **Eixo Elétrico Indeterminado**
>
> Em situações raras, nas quais todas as derivações do plano frontal apresentam complexos isodifásicos (QR ou RS) ou em alguns casos de BRD avançado, quando as forças elétricas não apresentam uma direção predominante, o eixo elétrico não pode ser calculado. Um eixo indeterminado pode ocorrer como variante da normalidade ou ser visto em uma variedade de situações patológicas.

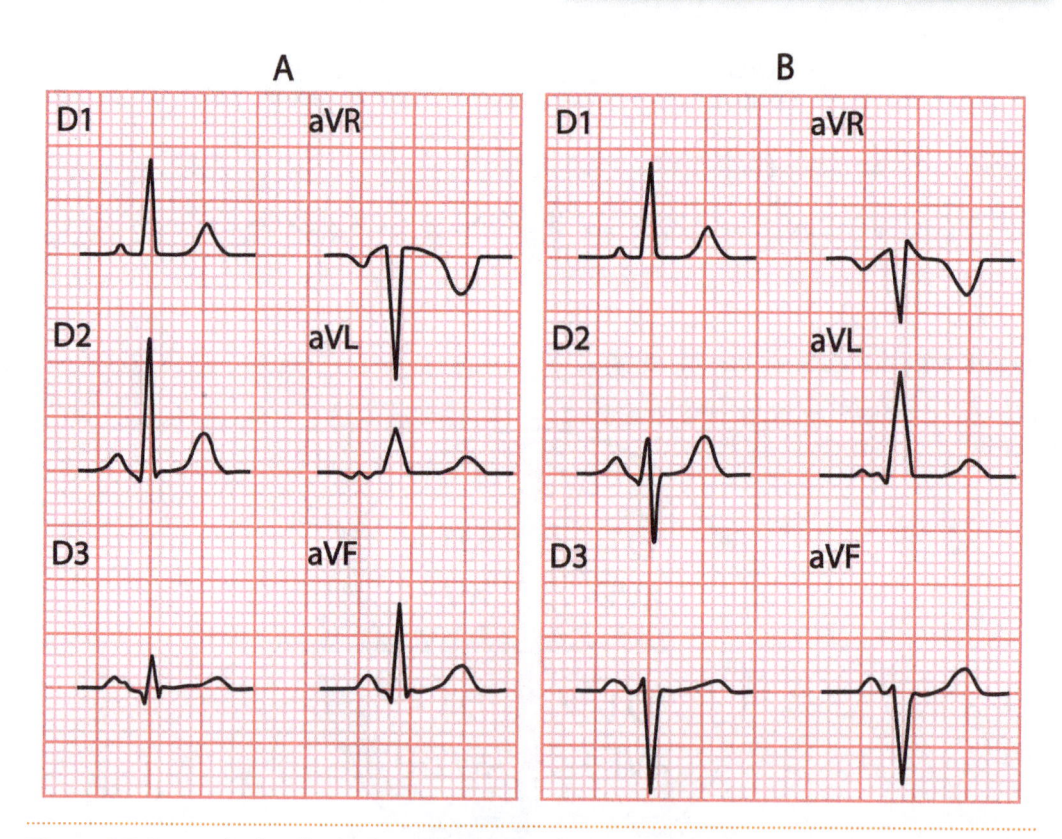

Figura 2.5. Exemplo de cálculo do eixo cardíaco. (**A**) As derivações D1 e aVF são positivas, portanto, o eixo elétrico encontra-se entre 0° e +90° (quadrante inferior esquerdo). Além disso, podemos notar que a derivação D2 apresenta maior amplitude e o eixo estará paralelo a ela em +60°. (**B**) D1 é positiva e aVF negativa indicando que o eixo encontra-se entre 0° e -90° (quadrante superior esquerdo). A derivação aVL é a que apresenta maior amplitude e o eixo estará paralelo a ela em -30°.

Desvios de Eixo

Situações em que o vetor médio do QRS não se encontra entre -30° e +90° configuram os desvios de eixo elétrico. Eles podem ser causados por uma variedade de processos patológicos (ver Capítulo 7) **(Figura 2.6)**.

- **Desvio do eixo para esquerda:** Entre -30° e -90°
- **Desvio do eixo para direita:** Entre +90° e +180°
- **Desvio extremo do eixo:** Entre -90° e +180°

COMPONENTES DO ECG

Onda P
- **Duração:** 80 a 100 ms
- **Morfologia:** Arredondada e monofásica. Ocasionalmente apresenta pequenos entalhes (2 picos com distância < 30 ms entre eles)
- **Amplitude:** Até 2,5 mm em D2. Em V1 pode apresentar porção positiva de até 1,5 mm e negativa de até 1 mm
- **Polaridade:** Positiva, negativa ou difásica **(Figura 2.7)**. A ativação atrial normal aponta para baixo e para esquerda
  - Positiva em D1 e D2
  - Positiva, negativa ou difásica (plus-minus) em D3
  - Geralmente positiva em aVF, mas pode ser difásica (plus-minus) ou isoelétrica
  - Negativa em aVR

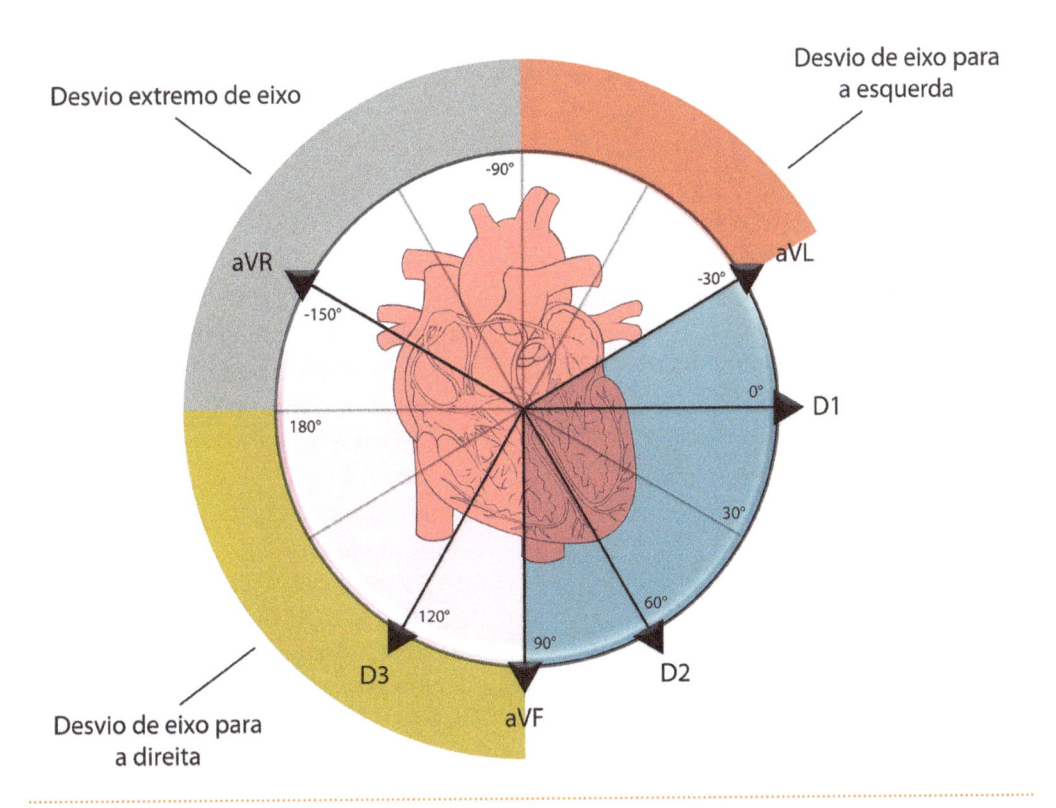

Figura 2.6. Desvios de eixo. O eixo normal do QRS situa-se entre -30° e +90°.

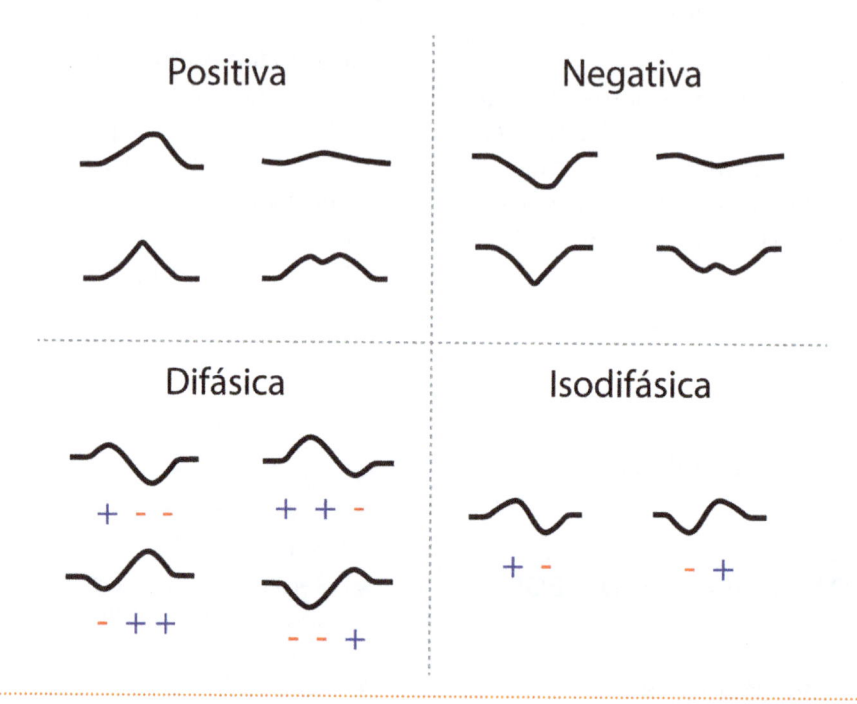

Figura 2.7. Morfologias mais frequentes da onda P. A onda P normal apresenta morfologia arredondada e é positiva em D2, exibindo ocasionalmente pequenos entalhes. Em situações normais ou patológicas pode se apresentar negativa, apiculada ou difásica (plus-minus +- ou minus-plus -+).

- Variável em aVL (quando difásica, apresenta morfologia minus-plus)
- Difásica (plus-minus) em V1 e V2
- Positiva nas demais derivações precordiais
- **Eixo elétrico no plano frontal (ÂP):** +60° (entre +30° e +70° na maioria dos indivíduos). Alguns autores consideram normal entre 0° e +90°. Em longilíneos, observa-se desvio para direita, entre +60° e +80° e em brevelíneos para a esquerda entre 0° e +30°

Intervalo PR e Segmento PR

- **Duração do intervalo PR:** 120 a 200 ms
- **Segmento PR:** Geralmente isoelétrico. Pode apresentar pequenos desnivelamentos (infra < 0,8 mm ou supra < 0,5 mm)

Complexo QRS

- **Duração:** 70 a 100 ms (110 ms às vezes é observado em pessoas saudáveis)
- **Morfologia:** Variável nas diferentes derivações **(Figura 2.8)**
- **Amplitude:** Entre 5 a 20 mm no plano frontal e 10 a 30 mm no plano horizontal
- **Polaridade:** Depende do eixo elétrico. A despolarização ventricular média aponta para trás, para esquerda e para baixo. Assim, registra-se complexos QRS predominantemente positivos nas regiões anterior e posterior esquerda do tórax e complexos predominantemente negativos à direita do precórdio e nas regiões próximas ao ombro direito

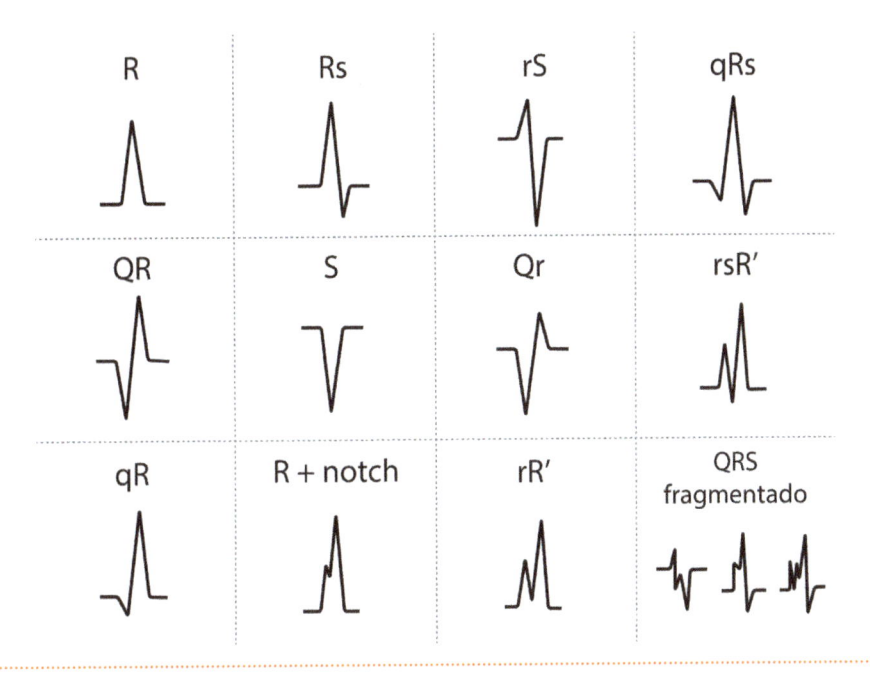

Figura 2.8. Morfologias mais frequentes do complexo QRS e suas denominações. Letras minúsculas são utilizadas para deflexões de pequena amplitude, enquanto letras maiúsculas são utilizadas para deflexões de grande amplitude.

- **Plano frontal**
  - Observa-se a presença de onda q em D1 e aVL quando o eixo apontar na direção horizontal ou em D2, D3 e aVF quando apontar para vertical
  - A onda q é < 30 ms e < 4 mm (com exceção de D3 e aVR)
  - Em aVL pode-se observar complexo QS
  - A onda Q em D3 pode apresentar até 40 ms de duração e 5 mm de amplitude, sendo causa de interpretação errônea de área inativa
  - A amplitude da onda R depende do eixo elétrico, sendo geralmente proeminente em D2
  - A onda S é mais proeminente em aVR
- **Plano horizontal**
  - Observa-se transição da morfologia rS em V1 para qR em V6 com a zona de transição (quando a R se torna maior que a S) em V3 ou V4 (Figura 2.9). A zona de transição se correlaciona com o eixo elétrico no plano horizontal
  - Rotação horária do coração desvia a zona de transição para a esquerda além de V5 ("progressão lenta das ondas R") e rotação anti-horária desvia para a direita de V2
  - A presença de R > S em V1 ou S > R em V5-V6 é anormal
  - A onda q é observada em V5 e V6 e apresenta duração < 30 ms e não excede 4 mm
  - A onda R pode estar ausente em V1 e apresenta maior amplitude em V4 e V5, com R em V6 < V5
  - Ondas S profundas são vistas nas precordiais direitas (V1 e V2), sendo maior em V2

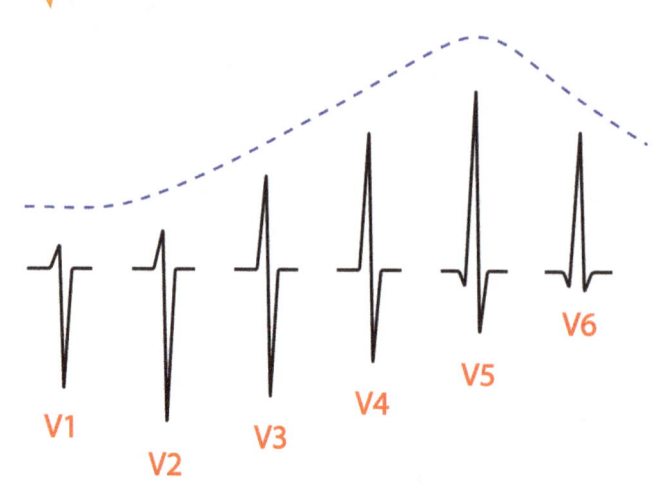

Figura 2.9. Progressão normal da onda R no plano horizontal. A zona de transição habitualmente encontra-se entre V3 e V4, onde a onda R torna-se maior que a onda S.

- **Tempo de ativação ventricular (ou deflexão intrinsecóide):** Medida do início do complexo QRS até o pico da onda R. Representa o momento da despolarização do músculo epicárdico que se encontra abaixo do eletrodo explorador. É < 30 ms nas precordiais direitas e < 40 ms nas precordiais esquerdas
- **Eixo elétrico no plano frontal (ÂQRS):** -30° a +90°

Box 2.3
Baixa Voltagem do QRS

Define-se por baixa voltagem a amplitude do QRS < 5 mm no plano frontal e < 10 mm e no plano horizontal. Pode ser decorrente de uma variedade de situações patológicas (ver Capítulo 18).

Segmento ST

- Habitualmente isoelétrico ou apresenta desnivelamento pequeno < 1 mm
- Pode apresentar supradesnivelamento com concavidade superior, seguido de onda T positiva em D2, V2, V3 e V4, principalmente em indivíduos do sexo masculino e na vigência de vagotonia

Onda T

- **Duração:** Não é medida na prática, ao invés utiliza-se a medida do intervalo QTc
- **Amplitude:** Até 6 mm no plano frontal e 10 mm no plano horizontal. Apresenta cerca de 10 a 30% da amplitude do complexo QRS
- **Morfologia:** Arredondada e assimétrica, sendo a primeira porção mais lenta que a segunda
- **Polaridade:** Depende do eixo elétrico. Geralmente de polaridade igual ao QRS. O vetor de repolarização aponta para esquerda, para frente e para baixo
- **Eixo elétrico no plano frontal (ÂT):** +40° (+15° a +75°)

Intervalo QT

- Geralmente é menor que a metade do intervalo RR
- Historicamente é medido em D2 e os valores de referência foram determinados para esta derivação (Tabela 2.3). Quando a onda T não pode ser facilmente medida em D2, alternativamente as derivações V5, V6 e D1 podem ser utilizadas
- O término da onda T deve ser determinado pelo método da tangente

Tabela 2.3. Valores sugeridos de QTc para o diagnóstico de QT longo baseados na fórmula de Bazett em ms

	1-15 anos	Homens	Mulheres
Normal	< 440	< 430	< 450
Limítrofe	440-460	430-450	450-470
Prolongado	> 460	> 450	> 470

(Figura 2.10). A onda U não deve ser incluída no cálculo
- Deve ser medido preferencialmente durante o ritmo sinusal estável e idealmente considera-se a média obtida de no mínimo 3 batimentos consecutivos
- Seu valor deve ser corrigido pela FC (QTc) através de fórmulas lineares (Framingham e Hodges) ou exponenciais (Bazett e Fredericia) (Tabela 2.4). Para o cálculo, utiliza-se o intervalo RR precedente a onda T
- Atualmente recomenda-se o uso de fórmulas lineares e que a correção não seja tentada quando houver grande variabilidade no intervalo RR, como ocorre por exemplo na FA, ou quando

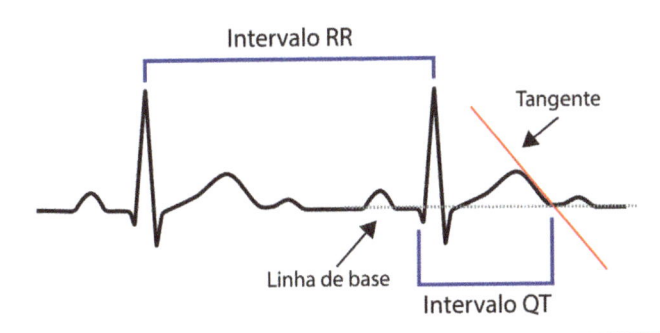

Figura 2.10. Método da tangente para a identificação do final da onda T. A interseção entre a linha de base (segmento PR) e a linha que tangencia a porção descendente da onda T define o final desta onda.

Tabela 2.4 - Fórmulas para Cálculo do QTc

Bazzet*	$QTcB = \dfrac{QT(s)}{\sqrt{RR(s)}}$
Fredericia**	$QTcFri = \dfrac{QT(s)}{\sqrt[3]{RR(s)}}$
Framingham	$QTcFr = QT(s) + 0{,}154 \times [1 - RR(s)]$
Hodges	$QTcH = QT(ms) + 1{,}75 \times (FC - 60)$

*Fórmula mais utilizada na literatura. Utilizar para FC entre 60-100 bpm, pois fora desta faixa acaba perdendo acurácia.
**Apresenta as mesmas limitações da fórmula de Bazett para FC mais baixas, porém é mais acurada para FC elevadas.

não se pode identificar corretamente o final da onda T
- Uma escala proposta com os valores de referência para as alterações do intervalo QTc pode ser observada na **Figura 2.11**.

Onda U
- Pequena e de baixa voltagem
- Segue a polaridade da onda T
- Possui amplitude entre 5 a 25% da onda T
- Geralmente visível em V3 e V4 com ritmo mais bradicárdicos

VARIANTES DA NORMALIDADE

Padrões Morfológicos Variados
- Onda Q isolada em D3
- Padrão QS em V1 e V2 sem outras anormalidades concomitantes
- rSr' em V1

Persistência do "Padrão Juvenil"
- Onda T negativa em V1 e V2
- Lembra o ECG normal de crianças e adolescentes

Rotações do Coração
- Eixo horizontalizado em obesos e brevelíneos, próximo a 0°
- Eixo verticalizado em longilíneos, próximo a +90°
- Rotação horária desvia a zona de transição para a esquerda ("progressão lenta das ondas R")
- Rotação anti-horária desvia a zona de transição para a direita já em V2

Variações de Acordo com o Sexo
- Em mulheres observa-se menor amplitude do QRS no plano horizontal e pode haver ondas T invertidas em V1 e V2
- Em homens jovens pode-se observar elevação côncava do segmento ST de 1 a 3 mm em V2 e V3

Variações de Acordo com a Raça
- Negros podem apresentar inversão de onde T em V1-V3, especialmente as mulheres

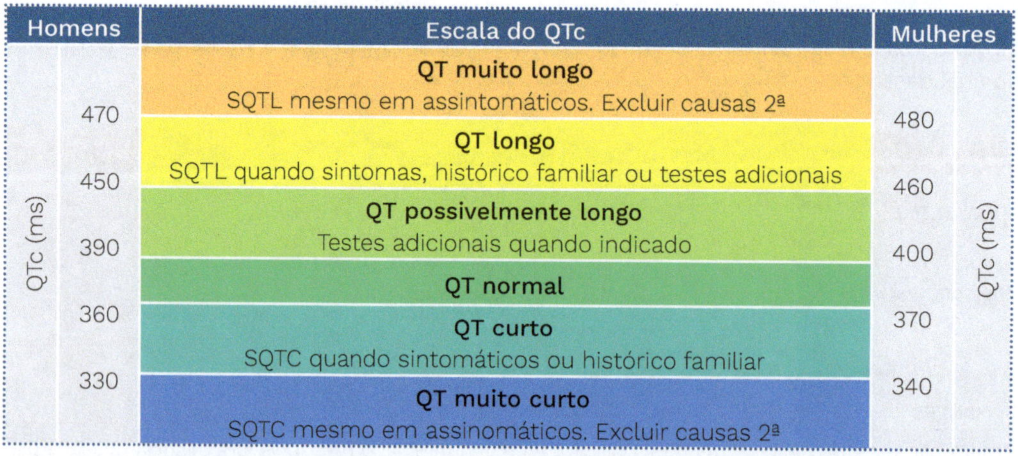

Homens (QTc ms)	Escala do QTc	Mulheres (QTc ms)
470	**QT muito longo** — SQTL mesmo em assintomáticos. Excluir causas 2ª	480
450	**QT longo** — SQTL quando sintomas, histórico familiar ou testes adicionais	460
390	**QT possivelmente longo** — Testes adicionais quando indicado	400
360	**QT normal**	370
330	**QT curto** — SQTC quando sintomáticos ou histórico familiar	340
	QT muito curto — SQTC mesmo em assinomáticos. Excluir causas 2ª	

Figura 2.11. Escala proposta para o intervalo QTc. Adaptado de Viskin S. The QT interval: Too long, too short or just right. Hear Rhythm. 2009;6(5):711–5.

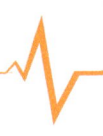

Variações de Acordo com a Idade
- Idosos apresentam menor amplitude e duração do QRS e aumento do intervalo PR

CORAÇÃO DE ATLETA

Alterações eletrocardiográficas normais em atletas são provocadas por adaptações fisiológicas ao exercício regular (Tabela 2.5). Estes achados não requerem maiores investigações em atletas assintomáticos e sem histórico familiar significativo. Os achados limítrofes também não representam doença cardiovascular quando encontrados isoladamente, porém a presença de dois ou mais sinalizam investigação adicional (Tabela 2.6).

Tabela 2.5. Achados Eletrocardiográficos Normais em Atletas	
Bradicardia sinusal	≥ 30 bpm
Arritmia sinusal	Variações da FC com a respiração
Ritmo atrial ectópico	Ondas P de morfologias diferentes da onda P sinusal
Ritmo de escape juncional	Complexos QRS com frequência tipicamente maior que o ritmo sinusal, estreito e < 100 bpm, na ausência de aberrância de condução
BAV 1º grau	Intervalo PR entre 200 a 400 ms
BAV 2º grau Mobitz I	Intervalo PR aumenta progressivamente até surgir uma onde P bloqueada. O intervalo PR seguinte ao bloqueio é menor do que o último intervalo conduzido
BRD parcial	Padrão rSr' em V1 e qRS em V6 com QRS < 120 ms
Aumento de voltagem do QRS	Critérios de voltagem isolado para SVE ou SVD
Repolarização Precoce	Elevação do ponto J, elevação do segmento ST, ondas J ou *sluring* terminal no QRS nas derivações inferiores e/ou laterais
Variante da Repolarização em atletas negros	Elevação do ponto J e elevação do segmento ST convexa seguida de inversão da onda T nas derivações V1-V4
Padrão Juvenil	Inversão da onda T em V1-V3 em atletas < 16 anos

Adaptado de Sharma S, Drezner JA, Baggish A, Papadakis M, et al. International Recommendations for Electrocardiographic Interpretation in Athletes. J Am Coll Cardiol. 2017;69(8):1057-75.

Tabela 2.6. Achados Eletrocardiográficos Limítrofes em Atletas	
Desvio de eixo para esquerda	Entre -30° e -90°
Desvio do eixo para direita	> 120°
SAE	Onda P > 120 ms em D1 ou D2 com porção negativa da onda P ≥ 1 mm e ≥ 40 ms em V1
SAD	Onda P ≥ 2,5 mm D2, D3 e aVF
BRD	Morfologia rSR' em V1 e onda S empastada em V6 com QRS ≥ 120 ms

Adaptado de Sharma S, Drezner JA, Baggish A, Papadakis M, et al. International Recommendations for Electrocardiographic Interpretation in Athletes. J Am Coll Cardiol. 2017;69(8):1057–75.

Tabela 2.7. Parâmetros eletrocardiográficos para pacientes de 1 a 29 anos (1º percentil; 2º percentil; 50º percentil; 98º percentil; 99º percentil)*

Parâmetro	Sexo	1-2	3-4	5-7	8-11	12-15	16-19	20-29
FC (bpm)	Homem	(52; 59; 107; 166; 170)	(67; 70; 97; 132; 139)	(59; 61; 86; 120; 126)	(53; 55; 76; 108; 114)	(47; 49; 69; 101; 107)	(44; 46; 65; 98; 105)	(44; 46; 65; 98; 104)
FC (bpm)	Mulher	(58; 66; 108; 163; 199)	(64; 69; 98; 138; 141)	(62; 64; 88; 124; 133)	(56; 58; 81; 115; 121)	(52; 54; 75; 107; 114)	(51; 53; 73; 105; 112)	(51; 53; 73; 104; 111)
Eixo da P no plano frontal (°)	Homem	(−95; −10; 53; 85; 116)	(−30; −14; 50; 79; 96)	(−34; −22; 44; 74; 81)	(−35; −21; 41; 74; 79)	(−33; −20; 44; 77; 82)	(−32; −21; 54; 81; 85)	(−22; −13; 54; 80; 85)
Eixo da P no plano frontal (°)	Mulher	(−12; −6; 53; 78; 85)	(−30; −10; 51; 76; 90)	(−19; −11; 49; 74; 83)	(−21; −12; 45; 74; 78)	(−21; −13; 48; 76; 80)	(−22; −13; 51; 77; 82)	(−18; −11; 51; 78; 81)
Eixo do QRS no plano frontal (°)	Homem	(−46; −26; 61; 124; 132)	(−21; −9; 61; 99; 111)	(−29; −10; 64; 101; 111)	(−31; −8; 64; 99; 107)	(−28; −11; 66; 101; 107)	(−41; −18; 68; 100; 107)	(−37; −20; 59; 96; 101)
Eixo do QRS no plano frontal (°)	Mulher	(−49; −20; 62; 102; 136)	(−22; −3; 66; 102; 108)	(−9; 0; 67; 100; 109)	(−14; 0; 66; 98; 104)	(−8; 2; 65; 95; 100)	(−13; 0; 63; 95; 99)	(−16; −5; 56; 89; 95)
Eixo da T no plano frontal (°)	Homem	(−9; 2; 43; 70; 73)	(5; 9; 43; 65; 69)	(7; 13; 45; 67; 70)	(7; 12; 46; 68; 71)	(2; 9; 48; 71; 73)	(−3; 3; 47; 72; 75)	(−12; −5; 40; 71; 75)
Eixo da T no plano frontal (°)	Mulher	(8; 12; 43; 73; 77)	(−4; 0; 42; 68; 70)	(4; 9; 44; 68; 71)	(1; 8; 45; 69; 72)	(0; 4; 44; 69; 73)	(−2; 3; 42; 70; 73)	(−7; −1; 38; 68; 72)
Onda P (ms)	Homem	(63; 64; 84; 124; 142)	(64; 70; 86; 112; 124)	(64; 68; 88; 114; 128)	(68; 72; 94; 118; 132)	(68; 72; 98; 124; 134)	(68; 74; 102; 126; 134)	(72; 78; 106; 132; 138)
Onda P (ms)	Mulher	(52; 63; 84; 115; 128)	(64; 68; 86; 115; 127)	(68; 72; 90; 116; 128)	(70; 72; 94; 116; 130)	(72; 76; 98; 124; 132)	(72; 78; 100; 128; 134)	(74; 78; 104; 132; 138)
Intervalo PR (ms)	Homem	(81; 86; 118; 184; 192)	(90; 92; 122; 170; 186)	(90; 94; 124; 174; 188)	(96; 100; 132; 180; 190)	(98; 104; 136; 188; 202)	(102; 106; 142; 196; 206)	(104; 110; 148; 200; 212)
Intervalo PR (ms)	Mulher	(84; 87; 118; 171; 178)	(88; 90; 120; 166; 171)	(90; 94; 124; 166; 173)	(94; 98; 128; 178; 188)	(98; 102; 136; 184; 196)	(98; 104; 138; 188; 198)	(102; 106; 142; 192; 202)

Eletrocardiograma Normal

Complexo QRS (ms)	Homem	(60; 62; 74; 98; 101)	(64; 66; 76; 92; 96)	(66; 66; 80; 99; 102)	(68; 70; 84; 102; 106)	(72; 74; 90; 108; 112)	(74; 76; 94; 114; 116)	(76; 78; 96; 114; 116)
	Mulher	(58; 60; 72; 97; 100)	(62; 62; 74; 90; 94)	(62; 64; 78; 96; 98)	(66; 68; 80; 98; 100)	(68; 70; 84; 102; 106)	(70; 70; 86; 104; 108)	(70; 72; 88; 106; 110)
Intervalo QT (ms)	Homem	(239; 250; 314; 412; 426)	(276; 281; 332; 396; 405)	(294; 300; 356; 412; 423)	(314; 322; 378; 436; 446)	(324; 332; 390; 452; 460)	(320; 328; 390; 454; 462)	(324; 332; 390; 456; 464)
	Mulher	(224; 255; 314; 419; 454)	(271; 278; 332; 396; 412)	(286; 296; 350; 402; 408)	(306; 314; 368; 426; 434)	(314; 322; 380; 440; 450)	(316; 326; 382; 442; 450)	(320; 328; 386; 446; 454)
QTc Hodges (ms)	Homem	(367; 370; 405; 444; 455)	(364; 369; 399; 430; 437)	(370; 375; 403; 436; 441)	(374; 377; 408; 440; 445)	(370; 374; 408; 446; 452)	(364; 368; 400; 442; 450)	(365; 368; 400; 442; 449)
	Mulher	(363; 367; 404; 459; 470)	(369; 371; 401; 436; 440)	(371; 375; 403; 431; 437)	(373; 378; 407; 438; 442)	(375; 379; 409; 443; 449)	(373; 377; 408; 443; 449)	(375; 379; 411; 447; 452)
QTc Bazett (ms)	Homem	(377; 384; 421; 459; 469)	(377; 384; 421; 460; 467)	(381; 388; 425; 463; 469)	(381; 386; 425; 463; 469)	(368; 374; 419; 462; 468)	(358; 364; 406; 452; 458)	(359; 364; 406; 451; 459)
	Mulher	(380; 383; 421; 467; 479)	(382; 388; 424; 464; 470)	(385; 390; 425; 461; 467)	(384; 389; 427; 465; 471)	(382; 387; 426; 466; 471)	(377; 383; 423; 463; 469)	(379; 385; 426; 466; 471)
QTc Fridericia (ms)	Homem	(332; 342; 381; 429; 434)	(349; 358; 389; 427; 432)	(361; 367; 400; 439; 443)	(371; 376; 408; 442; 447)	(368; 372; 408; 447; 453)	(362; 366; 400; 441; 448)	(363; 367; 400; 439; 446)
	Mulher	(332; 339; 383; 445; 453)	(354; 358; 391; 431; 438)	(361; 366; 398; 433; 436)	(369; 374; 406; 440; 444)	(372; 377; 410; 446; 451)	(371; 375; 408; 444; 450)	(374; 378; 411; 448; 454)
QTc Framingham (ms)	Homem	(336; 344; 382; 429; 435)	(355; 361; 390; 426; 430)	(364; 371; 401; 436; 441)	(374; 378; 409; 442; 446)	(368; 373; 409; 446; 452)	(359; 365; 400; 440; 447)	(361; 365; 400; 438; 444)
	Mulher	(332; 345; 382; 441; 448)	(358; 359; 390; 428; 435)	(363; 369; 399; 430; 434)	(372; 376; 406; 439; 444)	(375; 379; 410; 444; 450)	(373; 377; 409; 444; 449)	(375; 380; 412; 447; 453)

*Os Valores considerados normais encontram-se entre o 2º e o 98º percentis

Adaptado de Palhares DMF, Marcolino MS, Santos TMM, et al. Normal limits of the electrocardiogram derived from a large database of Brazilian primary care patients. BMC Cardiovasc Disord. 2017;17(1):152.

Tabela 2.8. Parâmetros eletrocardiográficos para pacientes > 30 anos
(1º percentil; 2º percentil; 50º percentil; 98º percentil; 99º percentil)*

Parâmetro	Sexo	30–39	40–49	50–59	60–69	70–79	80–89	≥ 90
FC (bpm)	Homem	(44; 46; 65; 99; 105)	(44; 46; 66; 98; 104)	(44; 46; 66; 98; 104)	(44; 46; 66; 99; 104)	(45; 47; 66; 99; 105)	(45; 47; 68; 104; 111)	(47; 49; 70; 109; 118)
	Mulher	(50; 52; 72; 102; 107)	(49; 52; 71; 101; 107)	(48; 50; 70; 99; 105)	(48; 50; 70; 101; 106)	(48; 50; 71; 102; 106)	(48; 51; 73; 105; 111)	(50; 52; 76; 111; 120)
Eixo da P no plano frontal (°)	Homem	(–15; –8; 53; 80; 85)	(–13; –5; 55; 80; 85)	(–12; –3; 57; 82; 87)	(–11; –3; 58; 84; 93)	(–12; –5; 60; 86; 95)	(–25; –9; 61; 94; 103)	(–35; –23; 61; 95; 101)
	Mulher	(–15; –8; 52; 78; 82)	(–13; –5; 53; 79; 83)	(–12; –4; 53; 79; 83)	(–12; –5; 54; 80; 85)	(–13; –5; 57; 84; 94)	(–15; –7; 58; 85; 97)	(–45; –13; 59; 85; 99)
Eixo do QRS no plano frontal (°)	Homem	(–41; –28; 47; 90; 96)	(–48; –36; 38; 85; 91)	(–56; –45; 31; 82; 85)	(–61; –51; 23; 80; 84)	(–65; –57; 18; 79; 84)	(–70; –62; 15; 78; 83)	(–69; –62; 15; 84; 98)
	Mulher	(–24; –14; 46; 84; 87)	(–32; –23; 37; 80; 85)	(–41; –33; 28; 77; 82)	(–48; –40; 21; 74; 80)	(–53; –46; 17; 73; 79)	(–58; –51; 15; 72; 78)	(–63; –55; 13; 77; 80)
Eixo da T no plano frontal (°)	Homem	(–18; –10; 35; 71; 75)	(–20; –12; 35; 73; 77)	(–23; –13; 39; 77; 83)	(–26; –15; 43; 81; 88)	(–27; –15; 48; 85; 95)	(–28; –18; 52; 90; 102)	(–37; –14; 55; 95; 99)
	Mulher	(–12; –4; 36; 69; 72)	(–16; –8; 36; 72; 76)	(–18; –9; 38; 77; 83)	(–18; –8; 42; 81; 90)	(–21; –10; 46; 85; 95)	(–23; –12; 50; 89; 99)	(–26; –11; 52; 97; 104)
Onda P (ms)	Homem	(76; 82; 110; 136; 140)	(78; 84; 110; 136; 140)	(78; 84; 112; 138; 144)	(74; 82; 114; 140; 146)	(72; 78; 114; 142; 146)	(68; 74; 114; 146; 150)	(62; 72; 114; 146; 150)
	Mulher	(74; 80; 106; 134; 138)	(76; 80; 106; 136; 140)	(76; 82; 108; 136; 142)	(76; 80; 110; 138; 144)	(72; 78; 112; 142; 146)	(68; 74; 112; 144; 150)	(68; 72; 112; 144; 148)
Intervalo PR (ms)	Homem	(108; 112; 150; 204; 216)	(108; 112; 152; 204; 216)	(106; 114; 152; 208; 220)	(108; 114; 154; 216; 228)	(108; 114; 158; 230; 246)	(108; 114; 164; 246; 268)	(106; 115; 166; 253; 289)
	Mulher	(102; 106; 144; 194; 206)	(102; 106; 144; 194; 204)	(104; 110; 148; 200; 210)	(104; 110; 150; 208; 218)	(106; 110; 154; 214; 230)	(106; 112; 156; 232; 244)	(106; 108; 160; 241; 251)

Eletrocardiograma Normal

Complexo QRS (ms)	Homem	(76; 78; 96; 114; 116)	(76; 78; 94; 114; 116)	(74; 76; 94; 114; 116)	(74; 76; 94; 114; 116)	(74; 76; 94; 114; 116)	(72; 76; 94; 116; 116)	(70; 72; 92; 116; 118)
	Mulher	(70; 72; 88; 108; 110)	(72; 72; 88; 108; 112)	(72; 74; 90; 110; 112)	(72; 74; 90; 110; 114)	(70; 72; 90; 112; 114)	(70; 72; 88; 112; 116)	(66; 70; 88; 110; 112)
Intervalo QT (ms)	Homem	(324; 334; 392; 458; 468)	(328; 336; 396; 460; 472)	(328; 336; 398; 466; 478)	(328; 338; 402; 472; 484)	(326; 336; 404; 474; 486)	(320; 332; 406; 476; 488)	(307; 319; 400; 480; 491)
	Mulher	(326; 334; 392; 452; 460)	(328; 338; 396; 458; 468)	(332; 340; 402; 466; 474)	(330; 338; 402; 470; 480)	(328; 338; 402; 470; 478)	(320; 332; 400; 470; 480)	(309; 319; 394; 473; 480)
QTc Hodges (ms)	Homem	(368; 372; 404; 445; 451)	(371; 375; 407; 450; 456)	(374; 378; 411; 454; 461)	(375; 380; 414; 459; 466)	(377; 382; 417; 462; 468)	(378; 383; 421; 465; 470)	(380; 385; 420; 471; 478)
	Mulher	(379; 383; 414; 452; 458)	(381; 385; 418; 456; 462)	(382; 387; 421; 460; 466)	(383; 388; 423; 464; 470)	(383; 388; 424; 464; 469)	(382; 388; 425; 465; 470)	(381; 385; 423; 465; 470)
QTc Bazett (ms)	Homem	(363; 369; 411; 457; 463)	(367; 372; 414; 462; 468)	(370; 376; 418; 465; 471)	(373; 379; 421; 468; 474)	(375; 382; 426; 472; 478)	(379; 385; 431; 475; 479)	(375; 386; 434; 479; 484)
	Mulher	(382; 388; 429; 470; 476)	(385; 391; 432; 473; 478)	(386; 392; 435; 475; 480)	(386; 393; 437; 476; 481)	(389; 395; 439; 478; 481)	(389; 396; 441; 480; 483)	(383; 397; 442; 483; 485)
QTc Fridericia (ms)	Homem	(367; 371; 404; 443; 449)	(370; 374; 407; 448; 454)	(372; 377; 411; 452; 458)	(374; 378; 414; 456; 461)	(374; 380; 418; 461; 465)	(376; 381; 421; 463; 467)	(377; 380; 420; 471; 473)
	Mulher	(377; 382; 416; 454; 459)	(379; 384; 419; 458; 463)	(381; 386; 423; 461; 465)	(381; 387; 425; 463; 468)	(380; 386; 426; 464; 467)	(380; 386; 426; 465; 469)	(371; 382; 425; 468; 470)
QTc Framingham (ms)	Homem	(365; 370; 404; 442; 448)	(368; 373; 407; 447; 453)	(371; 376; 410; 451; 457)	(373; 378; 414; 455; 460)	(375; 380; 417; 460; 464)	(376; 382; 420; 462; 466)	(375; 380; 420; 470; 473)
	Mulher	(379; 383; 416; 453; 458)	(381; 386; 419; 457; 462)	(382; 387; 423; 460; 464)	(383; 388; 424; 463; 467)	(381; 388; 426; 463; 467)	(380; 386; 426; 465; 468)	(375; 381; 424; 465; 469)

*Os Valores considerados normais encontram-se entre o 2° e o 98° percentis.

Adaptado de Palhares DMF, Marcolino MS, Santos TMM, et al. Normal limits of the electrocardiogram derived from a large database of Brazilian primary care patients. BMC Cardiovasc Disord. 2017;17(1):152.

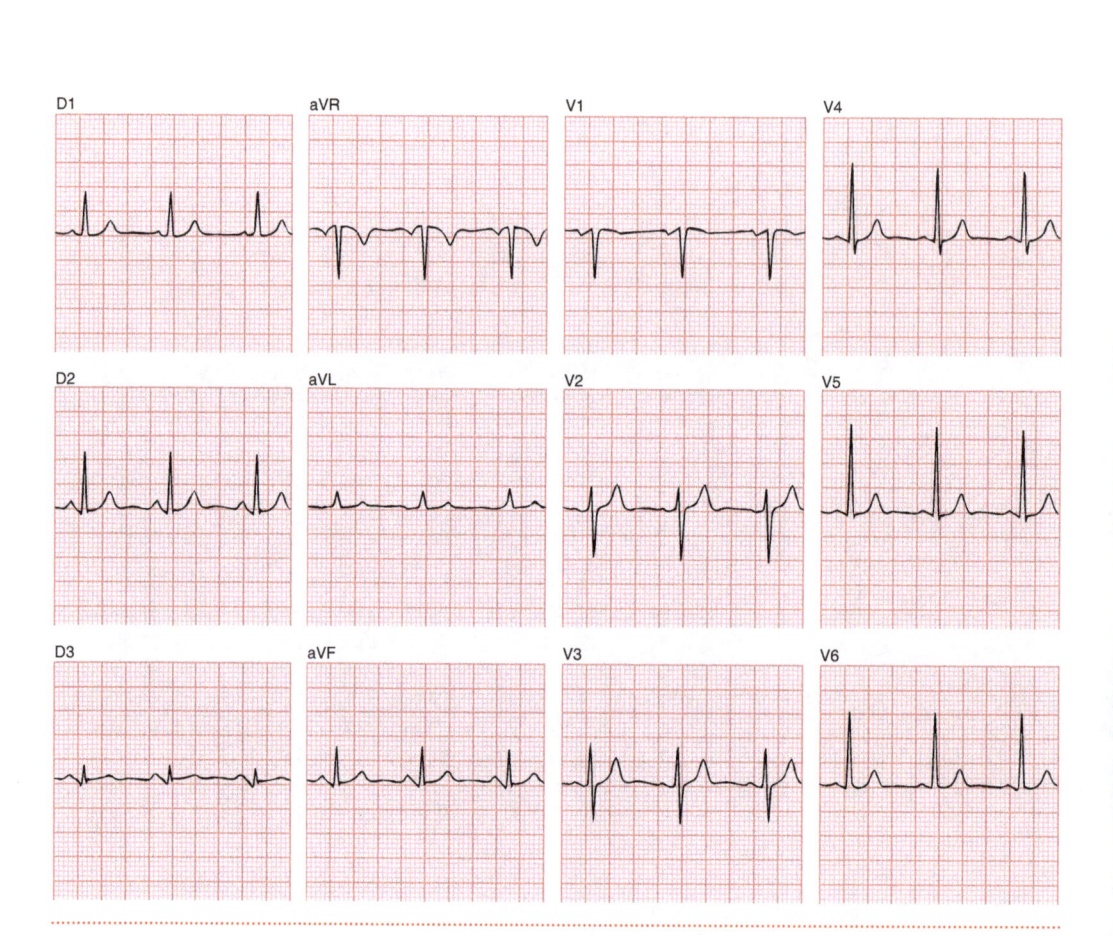

ECG 2.1. Eletrocardiograma Normal.

Eletrocardiograma Normal

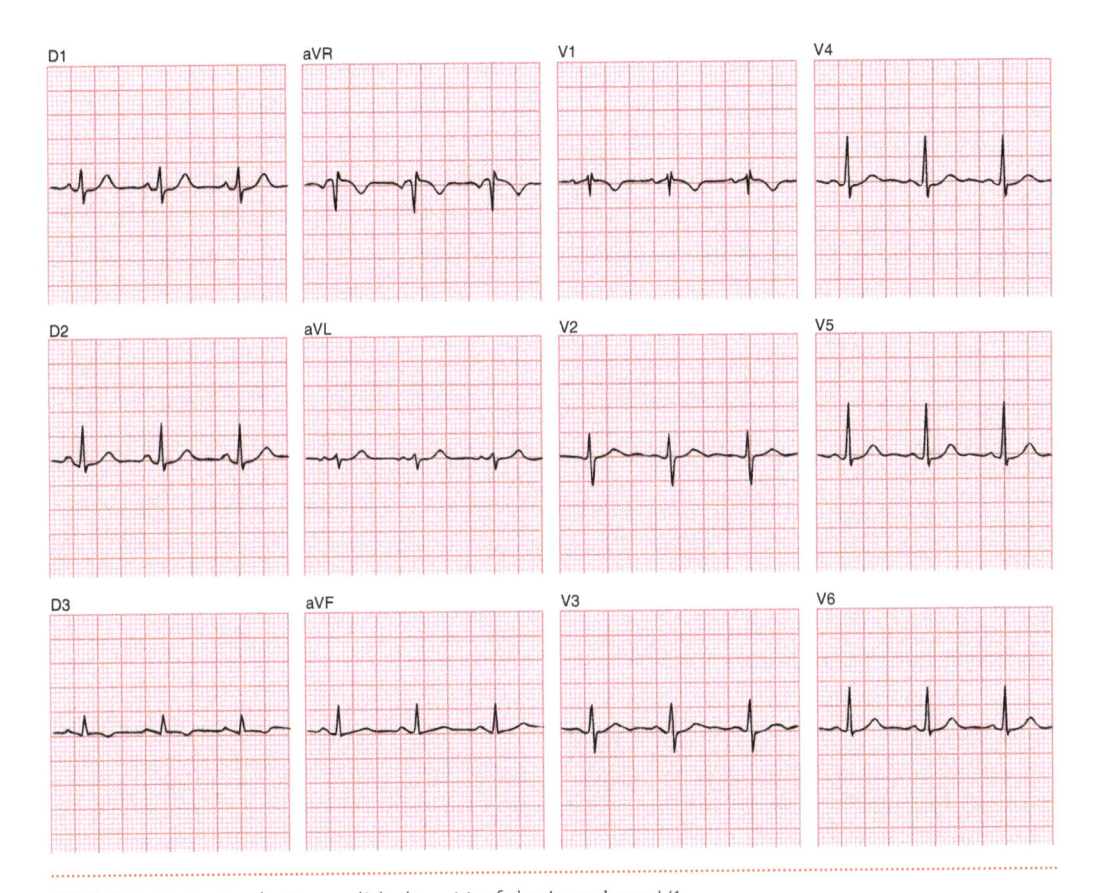

ECG 2.2. Variante da Normalidade – Morfologia rsr' em V1.

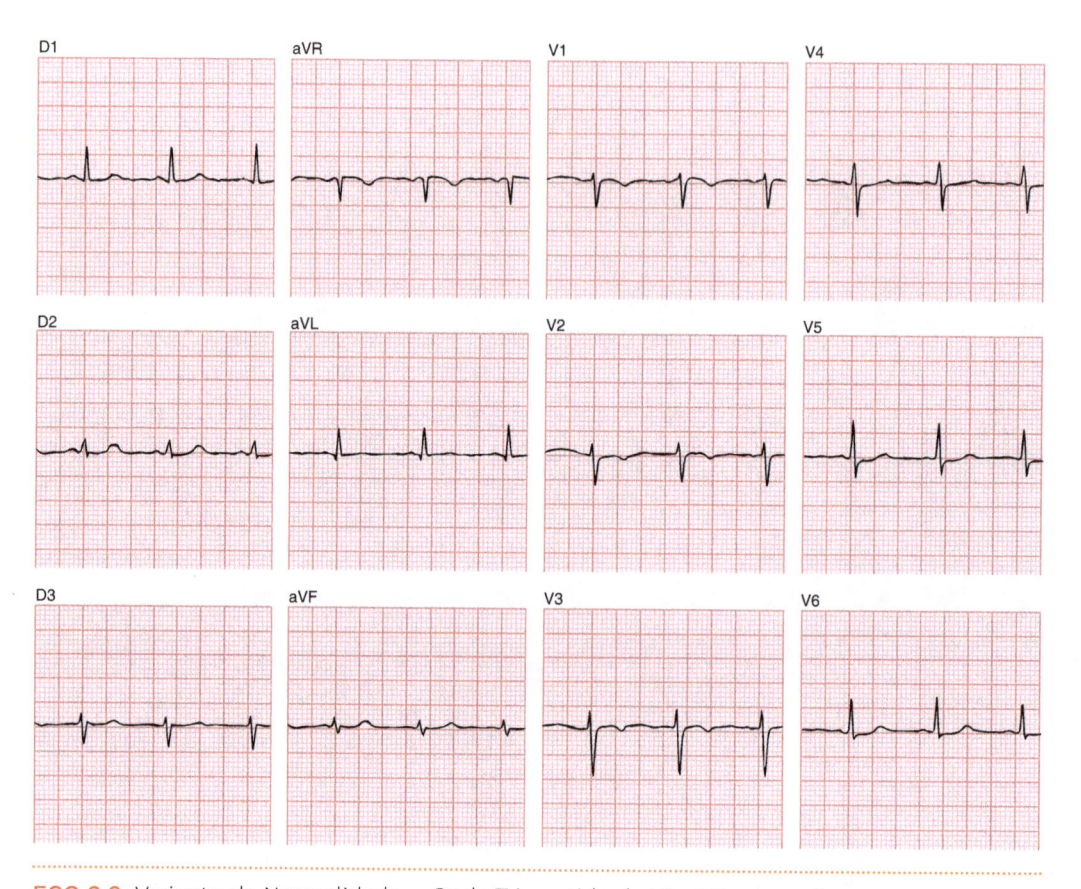

ECG 2.3. Variante da Normalidade – Onda T invertida de V1 a V3 em mulheres.

Eletrocardiograma Normal

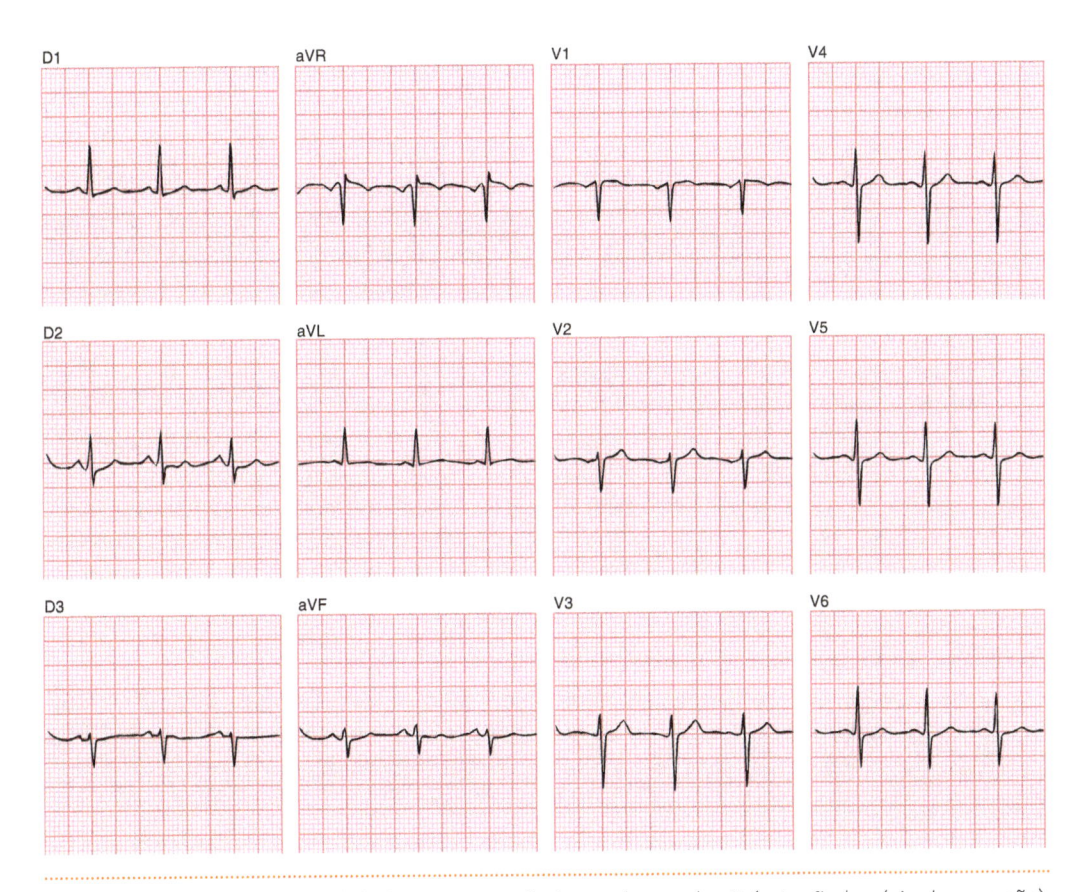

ECG 2.4. Variante da Normalidade – Progressão lenta das ondas R (rotação horária do coração).

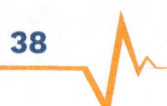

Referências Bibliográficas

1. Sanches PCR, Moffa PJ. Eletrocardiograma - Normal e Patológico - Tranchesi. 1ª ed. São Paulo: Roca; 2001. 936 p.
2. Bayés de Luna A. Clinical Electrocardiography: A Textbook. 4ª ed. Wiley-Blackwell; 2012. 553 p.
3. Alencar Neto JN de. Manual de ECG. 1ª ed. Salvador: Sanar; 2019. 718 p.
4. Surawicz B, Knilans TK. Chou's Electrocardiography in Clinical Practice. 6ª ed. Philadelphia: Elsevier; 2008.
5. Pastore CA, Pinho JA, Pinho C, Samesima N, et al. III Diretrizes da Sociedade Brasileira de Cardiologia sobre análise e emissão de laudos eletrocardiográficos. Arq Bras Cardiol. 2016; 106(4 Supl.1):1–23.
6. Palhares DMF, Marcolino MS, Santos TMM, Silva JLP da, et al. Normal limits of the electrocardiogram derived from a large database of Brazilian primary care patients. BMC Cardiovasc Disord. 2017;17(152):1–23.
7. Postema P, Wilde A. The Measurement of the QT Interval. Curr Cardiol Rev. 2014;10(3):287–94.
8. Goldenberg I, Moss AJ, Zareba W. QT Interval: How to Measure It and What Is "Normal." J Cardiovasc Electrophysiol. 2006;17(3):333–6.
9. Postema PG, De Jong JSSG, Van der Bilt IAC, Wilde AAM. Accurate electrocardiographic assessment of the QT interval: Teach the tangent. Hear Rhythm. 2008; 5(7):1015–8.
10. Vink AS, Neumann B, Lieve KVV, Sinner MF, et al. Determination and Interpretation of the QT Interval. Circulation. 2018;138(21):2345–58.
11. Viskin S. The QT interval: Too long, too short or just right. Hear Rhythm. 2009; 6(5):711–5.
12. MacAlpin RN. Clinical Significance of QS Complexes in V1 and V2 without Other Electrocardiographic Abnormality. Ann Noninvasive Electrocardiol. 2004;9(1):39–47.
13. Bodenheimer MM. Determination of Lead III Q Waves Significance. Arch Intern Med. 1977;137(4):437–9.
14. Wang K, Asinger RW, Marriott HJL. ST-Segment Elevation in Conditions Other Than Acute Myocardial Infarction. N Engl J Med. 2003;349(22):2128–35.
15. Drezner JA, Ackerman MJ, Anderson J, Ashley E, et al. Electrocardiographic interpretation in athletes: the 'Seattle Criteria.' Br J Sports Med. 2013;47(3):122–4.
16. Sharma S, Drezner JA, Baggish A, Papadakis M, et al. International Recommendations for Electrocardiographic Interpretation in Athletes. J Am Coll Cardiol. 2017;69(8):1057–75.

Alex Rodrigo Rodrigues de Oliveira
José Nunes de Alencar Neto

3

Eletrocardiograma Normal em Crianças

INTRODUÇÃO

Embora os princípios básicos da eletrocardiografia sejam os mesmos em todas as idades, a correta interpretação dos achados eletrocardiográficos na população pediátrica pode ser um desafio. A anatomia e fisiologia cardíaca normal ao nascimento e sua evolução natural até a adolescência produzem características que diferem dos achados comuns em adultos. O conhecimento e avaliação específica destas características são essenciais para uma correta análise do ECG.

As mudanças mais drásticas ocorrem do período neonatal até o primeiro ano de vida, refletindo os impactos da transição da circulação fetal para a vida extrauterina. Após este período as mudanças tendem a seguir de forma mais paulatina e linear, representando principalmente as mudanças decorrentes do crescimento e desenvolvimento do bebê até a fase adulta.

A proporção do VE e VD traz os maiores desafios para a avaliação precisa do ECG, em especial no primeiro ano de vida. Ao nascimento a relação VE/VD é de 0,8:1, caracterizando uma relativa hipertrofia do VD secundária ao aumento da resistência pulmonar existente na fase fetal (Padrão Fetal). Esta relação muda de maneira progressiva invertendo-se durante o período neonatal, e ao final do primeiro mês atinge uma relação de 1,5:1, que reflete a queda do padrão fetal e consequente adaptação do VD. Aos 6 meses de vida esta relação é de 2:1, e já se aproxima do padrão encontrado na vida adulta de 2,5:1.

Sendo assim, a interpretação do ECG pediátrico está intrinsicamente relacionada a idade do paciente, tornando-se indispensável a correlação dos achados com uma tabela de valores de normalidade, como a elaborada por Davignon et al **(Tabela 3.3)**. A tabela de Rijnbeek surgiu em 2001 com melhores taxas de amostra **(Tabela 3.4)**.

RITMO, FREQUÊNCIA CARDÍACA E EIXO ELÉTRICO

Ritmo

- Ritmo sinusal: Onda P positiva em D1 e V6 e negativa em aVR
- A arritmia sinusal respiratória (ou arritmia sinusal fásica) ocorre com frequência até a adolescência **(Figura 3.1)**

Frequência Cardíaca

- Os valores normais da FC devem ser correlacionados à idade do paciente utilizando tabelas de referências como a de Davignon ou do Suporte

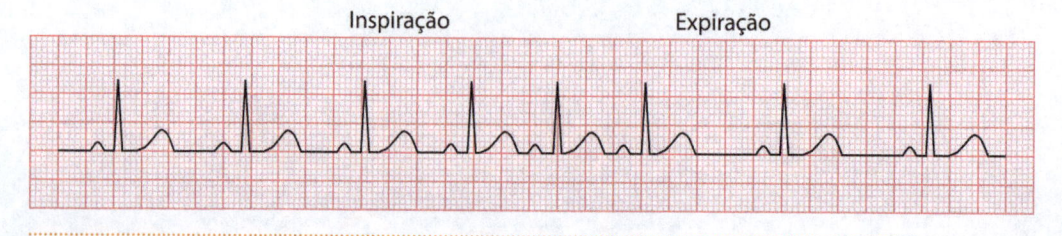

Inspiração Expiração

Figura 3.1. Arritmia sinusal fásica.

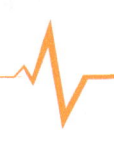

Avançado de Vida em Pediatria (SAVP/PALS) **(Tabela 3.1)**

Tabela 3.1. Valores de normalidade da frequência cardíaca em pediatria

	Vigília	Sono
Recém-nascido	100-205	90-160
Lactentes	100-180	90-160
1ª Infância	98-140	80-120
Pré-Escolar	80-120	65-100
Escolar	75-118	58-90
Adolescente	60-100	50-90

Adaptado de American Heart Association. PALS Provider Manual. 2017.

Eixo Elétrico

- Ao nascimento há desvio do eixo no plano frontal para a direita (+60° a +160°) devido a persistência do padrão fetal, evoluindo de forma gradual para a esquerda ao longo do primeiro ano de vida (0° a +110°)

COMPONENTES DO ECG

Onda P

- Positiva em D1, D2, aVF, V5 e V6 e negativa em aVR
- Em V1 pode ser difásica (plus-minus)
- Podem ser discretamente apiculadas no recém-nascido, principalmente durante a taquicardia
- A duração varia com a idade, já a amplitude não tem mudança significativa, sendo considerada normal em D2 até 2,5 mm em qualquer faixa etária
- Eixo elétrico em +60° demonstra o *situs solitus*

Intervalo PR

- Encontra-se mais curto ao nascimento (100 ms), aumentando progressivamente com a idade
- De maneira geral, a duração nos lactentes é de 70 a 150 ms, em escolares de 100 a 170 ms e nos adolescentes de 110 a 190 ms

Complexo QRS

- Na infância a duração do QRS varia de 50 a 80 ms, em decorrência da menor massa muscular cardíaca nesta fase
- As características do complexo QRS irão variar de acordo com a idade
- Onda q em V1 é considerada patológica. Nas derivações inferiores ou laterais está presente na maioria das crianças após o primeiro mês de vida
- Há proeminência de ondas R nas derivações precordiais direitas e ondas S em precordiais esquerdas ao nascimento. Com a queda do padrão fetal, ocorre redução da amplitude destas ondas, com consequente aumento da amplitude de ondas R em precordiais esquerdas e ondas S em precordiais direitas
- É comum a presença de complexo QRS amplos e difásicos em V3 e V4, devido a menor espessura da parede torácica

Segmento ST

- Geralmente isoelétrico em todas as derivações
- Pode apresentar elevação de 1 mm nas derivações frontais e 2 mm nas precordiais sem significado clínico

Onda T

- Positiva em V1 até 48 horas após o nascimento. Torna-se negativa entre o 2º e 7º dia de vida, retornando a positivar entre os 12 e 16 anos. No sexo feminino, a onda T negativa em V1 pode permanecer até a vida adulta

Intervalo QT

- Dependente da FC e da idade
- Em geral o QTc encontra-se ligeiramente alongado, sendo considerado limite superior normal de 460 ms

SOBRECARGAS VENTRICULARES AO ECG

Tabela 3.2. Achados eletrocardiográficos sugestivos de sobrecargas ventriculares direitas e esquerdas em pediatria

Direita	- V1 com R > S - R > 20 mm - V1 com R puro > 10 mm ou padrão qR - V6 com R < S ou onda S > 10 mm - Onda T positiva após 48 horas de vida
Esquerda	- V1 com R < S - S > 20 mm - Em V4 – V6: R > 25 mm - Desvio de eixo elétrico para esquerda

Adaptado de Alencar Neto JN de. Manual de ECG. 2019.

Eletrocardiograma Normal em Crianças

Tabela 3.3. Valores de referência dos parâmetros eletrocardiográficos em crianças nas diversas idades (Davignon)

	0-1 dia		1-3 dias		3-7 dias		7-30 dias		1-3 meses		3-6 meses		6-12 meses		1-3 anos		3-5 anos		5-8 anos		8-12 anos		12-16 anos	
FC (bpm)	94	155	91	158	90	166	106	182	120	179	105	185	108	169	89	152	73	137	65	133	62	130	60	120
ÂQRS	59	189	64	197	76	191	70	160	30	115	7	105	6	98	7	102	6	104	10	139	6	116	9	128
PR D2 (ms)	80	120	80	140	70	150	70	140	70	130	70	0	70	160	80	150	80	160	90	160	90	170	90	180
QRS V5 (ms)	20	10	20	70	20	70	20	80	20	80	20	80	30	80	30	80	30	70	30	80	40	90	40	90
P D2 (mV)	0,001	0,28	0,03	0,28	0,07	0,29	0,07	0,3	0,07	0,26	0,04	0,27	0,06	0,25	0,07	0,25	0,03	0,25	0,04	0,25	0,03	0,25	0,03	0,25
Duração de P (ms)	64	85	64	85	64	85	64	85	65	98	64	103	63	113	63	113	67	102	73	108	78	117	78	122
SÂP	13	99	13	99	13	99	13	99	10	73	-5	70	9	87	-12	19	-13	69	-54	72	-17	76	-24	76
Q aVF (mV)	0,01	0,34	0,01	0,33	0,01	0,35	0,01	0,35	0,01	0,34	0	0,32	0	0,33	0	0,32	0	0,29	0	0,25	0	0,27	0	0,24
Q V1 (mV)	0	0	0	0	0	0	0	0	0	0	0	0	0	0	0	0	0	0	0	0	0	0	0	0
Q V6 (mV)	0	0,17	0	0,22	0	0,28	0	0,28	0	0,26	0	0,26	0	0,3	0	0,28	0,01	0,33	0,01	0,46	0,01	0,28	0	0,29
R V1 (mV)	0,5	2,6	0,5	2,7	0,3	2,5	0,3	1,2	0,3	1,9	0,3	2	0,2	2	0,2	1,8	0,1	1,8	0,1	1,4	0,1	1,2	0,1	1
R V6 (Mv)	0	1,2	0	1,2	0,1	1,2	0,3	1,6	0,5	2,1	0,6	2,2	0,6	2,3	0,6	2,3	0,8	2,5	0,8	2,6	0,9	2,5	0,7	2,3
S V1 (mV)	0,1	2,3	0,1	2	0,1	1,7	0	1,1	0	1,3	0	1,7	0,1	1,8	0,1	2,1	0,2	2,2	0,3	2,3	0,3	2,5	0,3	2,2
S V6 (mV)	0	1	0	0,9	0	1	0	1	0	0,7	0	1	0	0,8	0	0,7	0	0,6	0	0,4	0	0,4	0	0,4
T V1 (mV)	-0,3	0,4	-0,4	0,4	-0,5	0,3	-0,5	0,3	-0,6	-0,1	-0,6	-0,1	-0,6	-0,2	-0,6	-0,1	-0,6	0	-0,5	0,2	-0,4	0,3	-0,4	0,3
T V6 (mV)	-0,05	0,35	0	0,35	0	0,1	0,1	0,5	0,1	0,5	0,1	0,6	0,1	0,55	0,1	0,6	0,15	0,7	0,2	0,75	0,2	0,7	0,1	0,7
R/S V1	0,1	9,9	0,1	6	0,1	0,1	1	7	0,3	7,4	0,1	6	0,1	4	0,1	4,3	0,03	2,7	0,02	2	0,02	1,9	0,02	1,8
R/S V6	0,1	9	0,1	12	0,1	10	0,1	12	0,2	14	0,2	18	0,2	22	0,3	27	0,6	30	0,9	30	1,5	33	1,4	39
QTc (ms)	378	462	378	462	378	462	378	462	381	458	368	453	379	449	381	455	377	448	365	447	365	447	362	449

Adaptado de Pastore CA, Pinho JA, Pinho C, Samesima N, et al. III Diretrizes da Sociedade Brasileira de Cardiologia sobre análise e emissão de laudos eletrocardiográficos. Arq Bras Cardiol. 2016;106(4 Supl.1):1–23.

Tabela 3.4 – Valores de referência dos parâmetros eletrocardiográficos em crianças de acordo com Rijnbeek (Linha superior: sexo masculino; linha inferior: sexo feminino. Valores: médio (2º percentil, 98º percentil)

	0-1 meses	1-3 meses	3-6 meses	6-12 meses	1-3 anos	3-5 anos	5-8 anos	8-12 anos	12-16 anos
FC (bpm)	160 (129, 192)	152 (126, 187)	134 (112, 165)	128 (106, 194)	119 (97, 155)	98 (73, 123)	88 (62, 113)	78 (55, 101)	73 (48, 99)
	155 (136, 216)	154 (126, 200)	139 (122, 191)	134 (106, 187)	128 (95, 178)	101 (78, 124)	89 (68, 115)	80 (58, 110)	76 (54, 107)
SÂP (°)	56 (13, 99)	52 (10, 730	49 (-5, 70)	49 (9, 87)	48 (-12, 78)	43 (-13, 69)	41 (-54, 72)	39 (-17, 76)	40 (-24, 76)
	52 (24, 80)	48 (20, 77)	51 (16, 80)	50 (14, 69)	47 (1, 90)	44 (-6, 90)	42 (-13, 77)	42 (-15, 82)	45 (-18, 77)
Onda P (ms)	78 (64, 85)	79 (65, 98)	81 (64, 103)	80 (66, 96)	80 (63, 113)	87 (67, 102)	92 (73, 108)	98 (78, 117)	100 (82, 118)
	79 (69, 106)	78 (62, 105)	78 (63, 106)	80 (64, 70)	83 (62, 104)	84 (66, 101)	89 (71, 107)	94 (75, 114)	98 (78, 122)
iPR (ms)	99 (77, 120)	98 (85, 120)	106 (87, 134)	114 (82, 141)	118 (86, 151)	121 (98, 152)	129 (99, 160)	134 (105, 174)	139 (107, 178)
	101 (91, 121)	99 (78, 133)	106 (84, 127)	109 (88, 133)	113 (78, 147)	123 (99,153)	124 (92, 156)	129 (103, 163)	135 (106, 176)
SÂQRS (°)	97 (75, 140)	87 (37, 138)	66 (-6, 107)	68 (14, 122)	64 (-4, 118)	70 (7, 112)	70 (-10, 112)	70 (-21, 114)	65 (-9, 112)
	110 (63, 155)	80 (39, 121)	70 (17, 108)	67 (1, 102)	69 (2, 121)	69 (3,106)	74 (27, 117)	66 (5, 117)	66 (5, 101)
Duração de P (ms)	67 (50, 85)	64 (52, 77)	66 (54, 85)	69 (52, 86)	71 (54, 88)	75 (58, 92)	80 (63, 98)	85 (67, 103)	91 (78, 111)
	67 (54, 79)	63 (48, 77)	65 (50, 78)	64 (52, 80)	68 (54, 85)	71 (58, 88)	77 (59, 95)	82 (66,99)	87 (72, 106)
QRS (ms)	413 (378, 448)	419 (396, 458)	422 (391, 453)	411 (379, 449)	412 (383, 455)	412 (377, 448)	411 (371, 443)	411 (373, 440)	107 (362, 449)
	420 (378, 462)	424 (381, 454)	418 (386, 448)	414 (381, 446)	417 (381, 447)	415 (388, 442)	409 (375, 449)	410 (365, 447)	414 (370, 457)

Adatado de Rijnbeek P. New normal limits for the paediatric electrocardiogram. Eur Heart J. 2001;22(8):702–11.

Eletrocardiograma Normal em Crianças

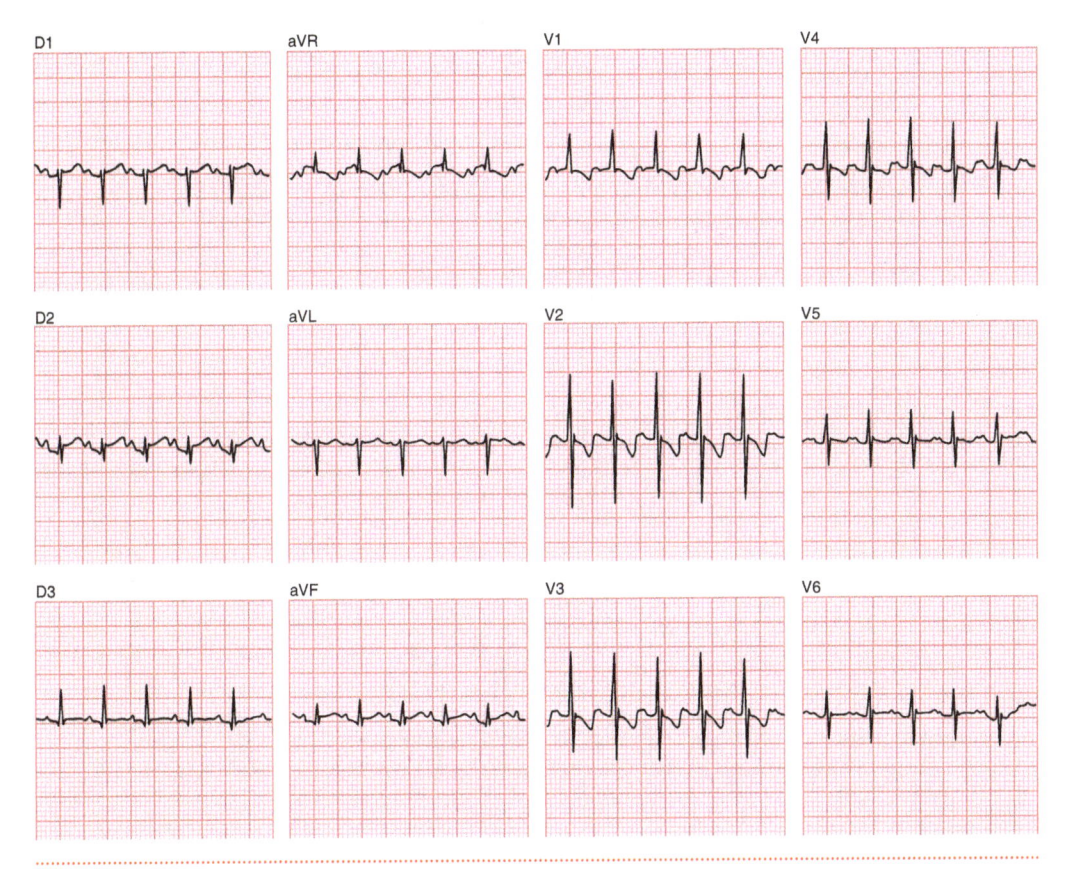

ECG 3.1. ECG normal – padrão neonatal (13 dias). Nesta fase predominam as forças geradas pelo VD, assim observamos onda R > S em V1, onda R < S em V6 e desvio do eixo elétrico para a direita no plano frontal. Após 48 horas do nascimento espera-se encontrar onda T negativa em V1 e V2.

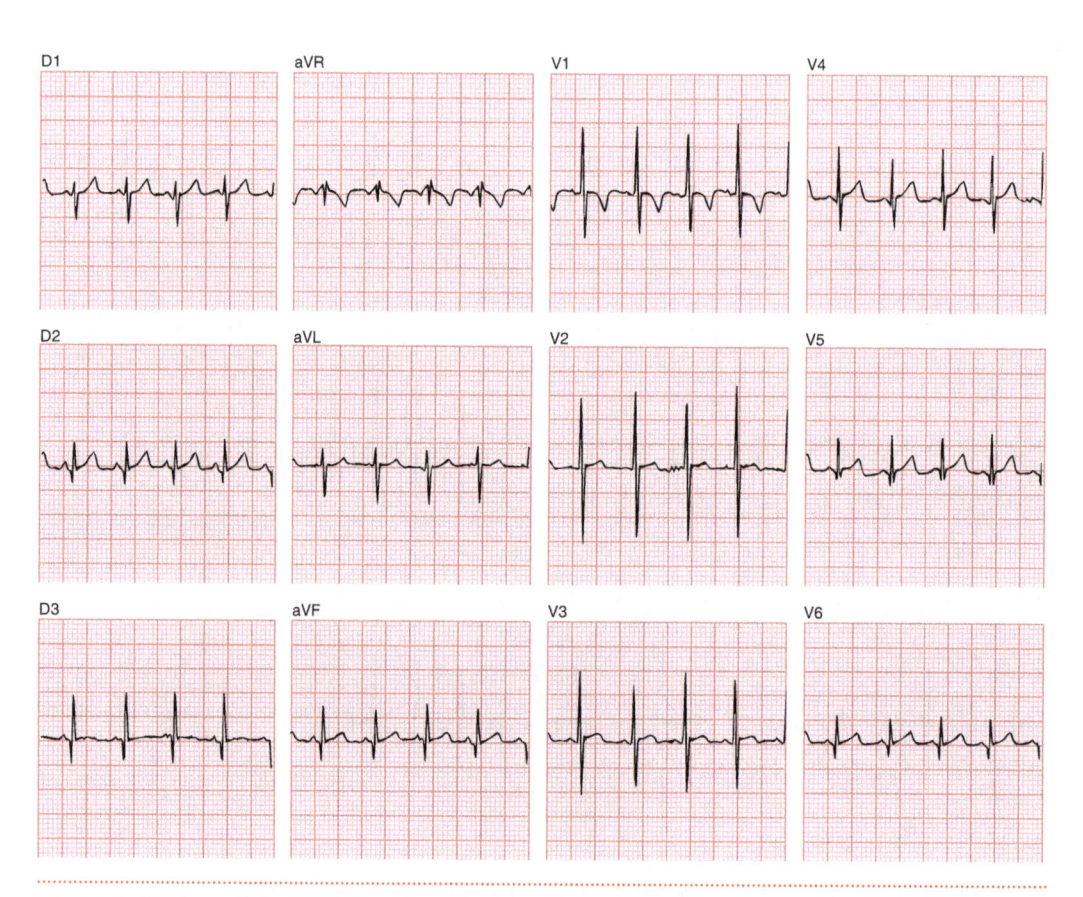

ECG 3.2. ECG normal – padrão infantil (3 meses). Observamos a presença de onda R > S em V1, onda R > S em V6, complexos amplos e difásicos nas precordiais intermediárias, onda T negativa em V1, desvio do eixo elétrico para direita no plano frontal e ondas Q rápidas e profundas na parede inferior. Os achados eletrocardiográficos refletem o balanço entre o VD e o VE nesta faixa etária.

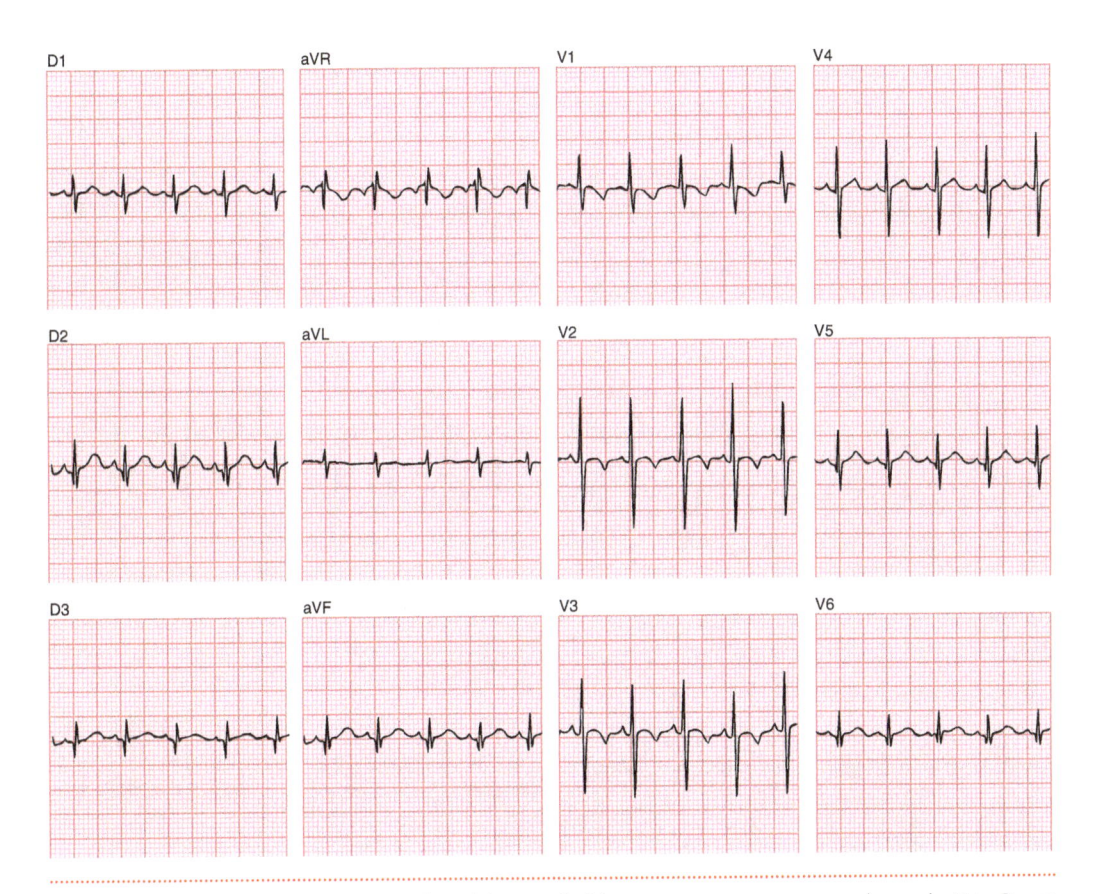

ECG 3.3. ECG normal – padrão infantil (2 anos). Observamos a presença de onda R > S em V1 e onda R > S em V6, complexos amplos e difásicos nas precordiais intermediárias, onda T negativa de V1 a V3 e ondas Q rápidas na parede inferior. Este padrão geralmente é observado entre o primeiro mês de vida até os três anos de idade.

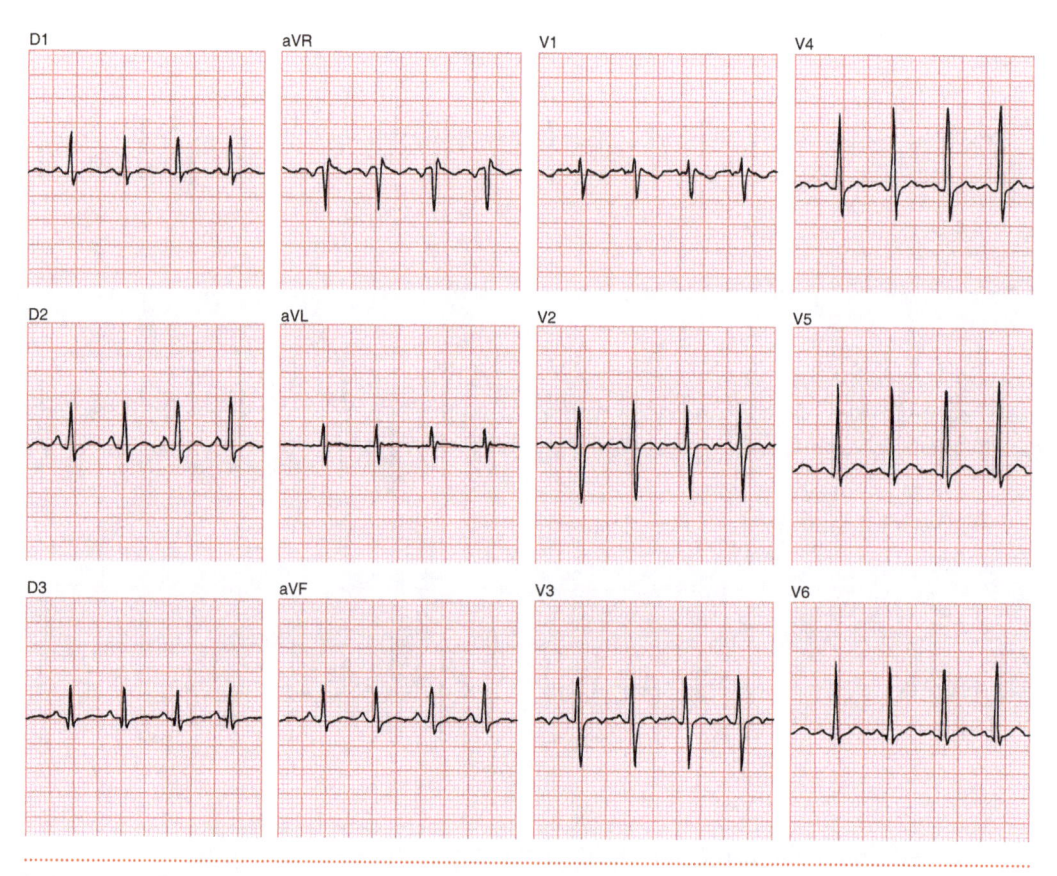

ECG 3.4. ECG normal – padrão adulto (9 anos). Observamos a presença de onda R < S em V1 e onda R > S em V6, além de onda T negativa de V1 a V3. A onda T será negativa nestas derivações até a adolescência. Os achados já demonstram o predomínio do VE e o ECG adquire as características do adulto.

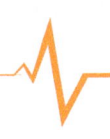

Referências Bibliográficas

1. Alencar Neto JN de. Manual de ECG. 1a ed. Salvador: Sanar; 2019. 718 p.
2. Goodacre S. ABC of clinical electrocardiography: Paediatric electrocardiography. BMJ. 2002;324:1382–5.
3. Tipple M. Interpretation of electrocardiograms in infants and children. Images Paediatr Cardiol. 1999;1(1):3–13.
4. O'Connor M, McDaniel N, Brady WJ. The pediatric electrocardiogram. Am J Emerg Med. 2008;26(2):221–8.
5. Rijnbeek P. New normal limits for the paediatric electrocardiogram. Eur Heart J. 2001;22(8):702–11.
6. Dickinson DF. The normal ECG in childhood and adolescence. Heart. 2005;91(12):1626–30.
7. Magalhães LP, Guimarães ICB, Melo SL, Mateo EIP, et al. Diretriz de Arritmias Cardíacas em Crianças e Cardiopatias Congênitas SOBRAC e DCC - CP. Arq Bras Cardiol. 2016;107(1 Supl.3):1–58.
8. Pastore CA, Pinho JA, Pinho C, Samesima N, et al. III Diretrizes da Sociedade Brasileira de Cardiologia sobre análise e emissão de laudos eletrocardiográficos. Arq Bras Cardiol. 2016;106(4 Supl.1):1–23.
9. Davignon A, Rautaharju P, Barselle E. Normal ECG standards for infants and children. Pediatr Cardiol. 1980;1:123–34.
10. Sanches PCR, Moffa PJ. Eletrocardiograma - Normal e Patológico - Tranchesi. 1a ed. São Paulo: Roca; 2001. 936 p.
11. American Heart Association. PALS Provider Manual. 2017.
12. Hachul DT, Kuniyoshu RR, Darrieux FC da C. Tratado de arritmias cardíacas: fisiopatologia, diagnóstico e tratamento. 1a ed. Rio de Janeiro: Atheneu; 2019. 1206 p.

4

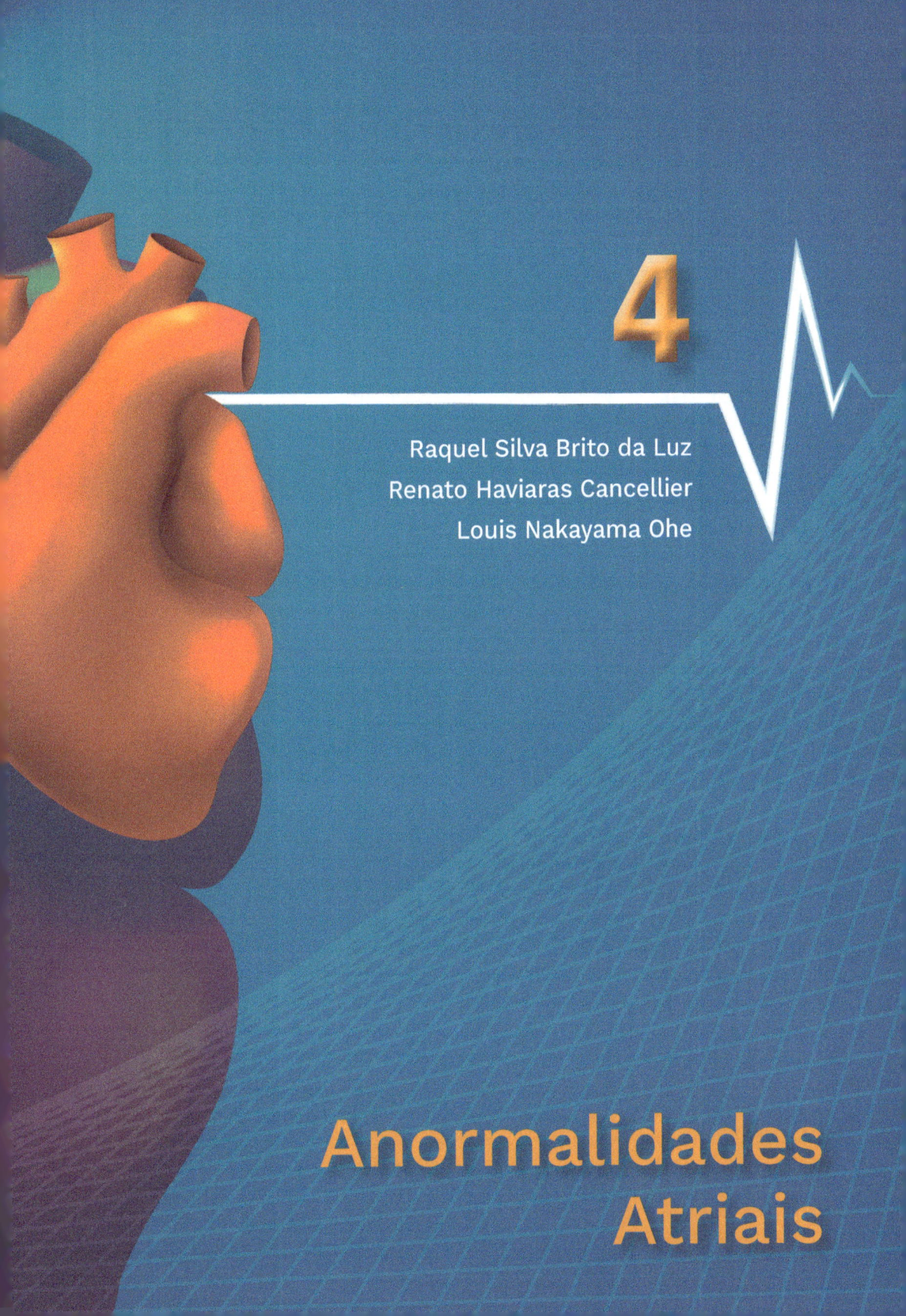

Raquel Silva Brito da Luz
Renato Haviaras Cancellier
Louis Nakayama Ohe

Anormalidades Atriais

INTRODUÇÃO

As anormalidades atriais se referem a dois processos distintos: às *sobrecargas atriais* e aos *bloqueios de condução interatriais*. Os átrios podem sofrer hipertrofia ou dilatação secundárias ao aumento de pressão ou volume. No ECG este achado é referido como sobrecarga atrial. O bloqueio interatrial refere-se a dificuldade da passagem da onda de despolarização do AD para o AE e pode ser consequência de uma alteração anatômica ou ocorrer como um fenômeno isolado.

Como abordado nos Capítulos 1 e 2, a onda P representa o processo de ativação atrial **(Figura 1.14)**. A despolarização inicia-se no AD devido a localização do nó sinusal em sua porção superior, próximo a veia cava superior, e o vetor de ativação tem sentido inicialmente para frente e para baixo. O vetor então progride para o septo interatrial e AE, com sentido para trás, para esquerda e para baixo. Assim, a primeira metade da onda P representa o AD e a segunda o AE, com um intervalo de interseção entre eles **(Figura 4.1)**. A repolarização atrial, representada

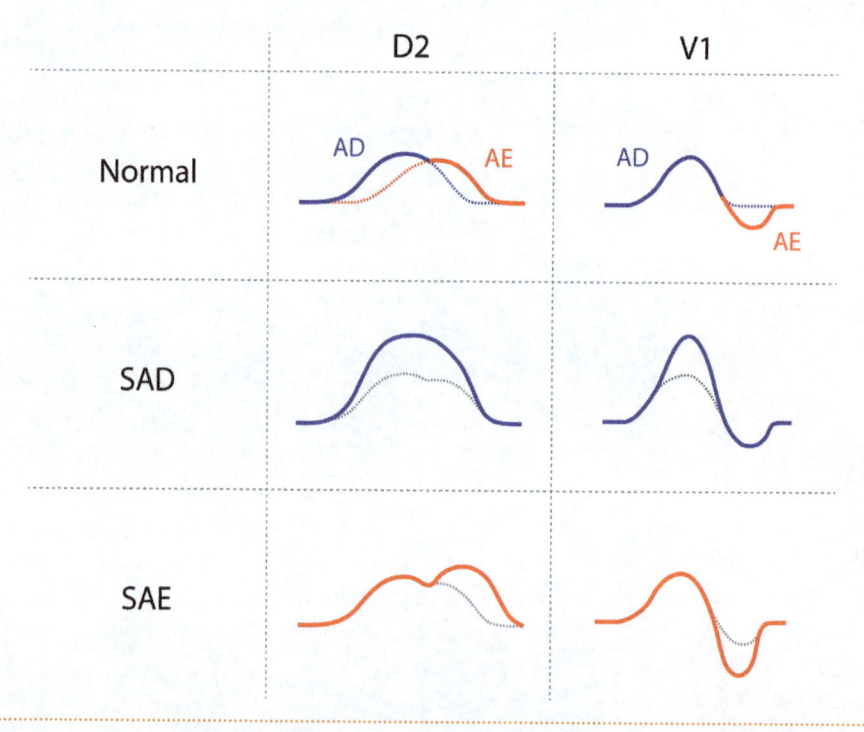

Figura 4.1. Morfologia da onda P normal e nas sobrecargas atriais. Pelo fato dos átrios não se despolarizarem simultaneamente podemos observar dois componentes fazendo parte da onda P: uma porção inicial que reflete a ativação do AD (em azul) e uma porção final que reflete a ativação do AE (em vermelho). Em D2 observamos uma onda positiva e em V1 uma onda difásica com porção inicial positiva e uma porção final negativa. A SAD cursa com aumento da amplitude da onda P nas derivações inferiores (P pulmonale) ou da porção positiva da onda P em V1 (P congenitale). A SAE Cursa com aumento da porção negativa da onda P em V1 e com a presença de 2 picos em D2 com distância > 40 ms entre eles.

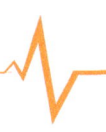

pela onda Ta, é um fenômeno oposto à onda P de despolarização, porém oculta pelo complexo QRS.

SOBRECARGA ATRIAL DIREITA (SAD)

O vetor de despolarização do AD orienta-se no sentido posterior para anterior e de cima para baixo, de forma que a SAD é vista por alterações na primeira metade da onda P, em geral com aumento da sua amplitude. Ela é mais bem observada em D1, V1 e V2, com predomínio das forças anteriores e inferiores, sem modificação expressiva em sua duração. O AD torna-se mais anterior no tórax devido ao seu aumento e este é um parâmetro anatômico importante para entendermos alguns critérios indiretos de SAD relacionados a mudanças no QRS.

As doenças associadas ao aumento do AD são: cardiopatia congênita, DPOC e doença valvar com acometimento do VD.

Os critérios de SAD baseiam-se em alterações de morfologia e/ou mudança do eixo da onda P e alterações do QRS. Eles apresentam boa especificidade, porém moderada a baixa sensibilidade. O aumento da amplitude da onda P em derivações inferiores ≥ 2,5 mm, também denominada *onda P pulmonale*, tem maior sensibilidade para o diagnóstico de DPOC do que para alterações atriais primárias, devido a hiperinsuflação pulmonar com deslocamento vertical do coração, sem alteração estrutural atrial. Também pode estar presente em situações não patológicas como em indivíduos longilíneos e em ortostase.

Na *onda P congenitale* o vetor de despolarização torna-se mais anterior e com sentido para esquerda, com a porção positiva da onda P em V1 apresentando amplitude > 1,5 mm. Eventualmente o padrão da P em V1 pode ser predominantemente negativo, com o componente da P *congenitale* aparecendo em V2. Isto pode ocorrer devido ao aumento importante do AD que assume uma posição anterior baixa, como na atresia de tricúspide e na anomalia de Ebstein.

O desvio de eixo da onda P para além de +80° pode ocorrer associado a P *pulmonale*, sem correlação anatômica com SAD. Raramente o eixo da onda P encontra-se desviado além de +90°. Entre os diagnósticos diferenciais estão dextrocardia, inversão dos átrios, SAD com ritmo juncional, ritmo atrial ectópico e átrio único. Os desvios para esquerda, além de +40° (onda P de grande amplitude em D1 e D2), acontece no contexto de cardiopatia congênita.

Na vigência de SVD, o VD é deslocado para uma posição anterior no tórax, desviando o primeiro vetor de despolarização ventricular (vetor septal) para esquerda e para cima, gerando o padrão qR/QR/Qr/qRS em V1 (*sinal de Sodi-Pallares*) que é um sinal indireto de SAD associada. A presença de onda R ampla em V1, com relação R > S, também é um sinal indireto de SAD na ausência de outras causas que justifiquem tal achado.

A anteriorização do AD no tórax o coloca em uma posição próxima ao eletrodo de V1, de forma que este atua como barreira para o estímulo elétrico ventricular. Deste modo, ocorre a inscrição de um complexo QRS de pequena amplitude em V1 com aumento da amplitude em V2. O ganho maior que duas vezes na amplitude do QRS de V1 para V2 é o *sinal de Peñaloza-Tranchesi*. Além deste critério, a presença de QRS

≤ 4 mm em V1 associado ao aumento de cinco vezes ou mais na amplitude de V1 para V2 é o *sinal de Peñaloza-Tranchesi-Reeves*.

Uma combinação de critérios melhora a sensibilidade e especificidade do ECG para o diagnóstico de SAD, tal como demonstrado por Kaplan *et al.*, com a presença concomitante de onda P > 1,5 mm em V2, desvio do eixo elétrico do QRS para direita (≥ 90°) e onda R > S em V1 (na ausência de BRD).

A seguir estão descritos os principais critérios eletrocardiográficos de SAD:

Critérios Eletrocardiográficos de SAD

Alterações da Onda P (Figura 4.1)
- Onda P > 2,5 mm em D2, D3 e aVF [S 6%; E 100%]
- Porção positiva da onda P > 1,5 mm em V1 [S 17%; E 100%]
- Porção positiva da onda P > 1,5 mm em V2 [S 33%; E 100%]
- Desvio do eixo elétrico da onda P para direita no plano frontal > +80°

Alterações do Complexo QRS
- **Sinal de Sodi-Pallares:** Complexos QR ou qR em V1 [S 15%; E >95%]
- **Sinal de Peñaloza-Tranchesi:** Complexo QRS de baixa voltagem em V1 e que aumenta de amplitude significativamente em V2
- **Sinal de Peñaloza-Tranchesi-Reeves:** QRS ≤ 4 mm em V1 + aumento ≥ 5x da amplitude do QRS de V1 para V2 [S 46%; E 93%]
- Onda R > S em V1 [S 25%; E >95%]
- Eixo elétrico do complexo QRS > +90° [S 34%; E >95%]

Combinação de Alterações da Onda P e Complexo QRS
- Porção positiva da onda P > 1,5 mm em V2 + eixo elétrico do complexo QRS > 90° + R > S em V1 (na ausência de BRD) [S 49%; E 100%]

SOBRECARGA ATRIAL ESQUERDA (SAE)

Na SAE existe aumento das forças nos sentidos posterior e para esquerda com aumento do tempo de ativação do AE. A derivação que melhor a avalia é V1, desde que adequadamente posicionado o eletrodo no 4º EIC direito.

A porção negativa da onda P em V1 é a representação eletrocardiográfica do AE, assim o aumento de sua amplitude (> 1 mm) e sua duração (> 40 ms) caracterizam a SAE. O produto dessas duas variáveis é um sinal específico chamado de *índice de Morris*. Porém, devido a presença de fibrose atrial, comum em idosos, o índice de Morris pode as vezes não aparecer. O aumento de duração da onda P ≥ 120ms em derivações inferiores isoladamente está mais associado ao BIA, porém pode estar presente na SAE quando associado a alterações no componente negativo da P em V1, seja na sua amplitude ou duração.

O aumento da duração da onda P, devido predomínio de forças com sentido para a esquerda na despolarização atrial, pode ser avaliada pela relação P/PR, onde a maior parte do intervalo PR é ocupado pela ativação atrial prolongada (índice de Macruz, P/PR > 1,6). Contudo, situações como BAV, miocardiopatia e uso de digital podem invalidar a aplicação desse índice.

Anormalidades Atriais

A SAE é consequência de aumento de pressão ou volume no AE no contexto de doença valvar mitral, hipertrofia ou dilatação do VE. A onda *P mitrale* refere-se a onda P entalhada e bífida em D1, D2, aVL, V2, V3 e V4, com distanciamento entre os ápices > 40 ms, sendo o segundo pico o maior. Ela foi inicialmente estudada no contexto de estenose mitral, porém pode ocorrer em qualquer situação de SAE. Ondas P bífidas e com aumento de duração também podem ocorrer no contexto de pericardite constritiva, fibrose atrial e BIA.

A SAE pode desviar o eixo da onda P para esquerda (entre +40° e −30°), especialmente de seu componente final, produzindo morfologia plus-minus em D3 e aVF e minus-plus em aVL, sendo, porém, necessário diagnóstico diferencial com ritmo atrial ectópico e BIA.

As doenças associadas a SAE são: estenose mitral, cardiomiopatia dilatada, HAS e doença cardíaca isquêmica.

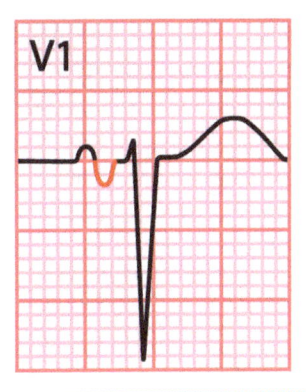

Figura 4.2. Índice de Morris. Notar que a porção negativa da onda P tem duração > 40 ms e amplitude > 1 mm, indicando SAE.

Critérios Eletrocardiográficos de SAE (Figura 4.1)

- **Índice de Morris:** porção negativa da onda P com ≥ 40 ms de duração e ≥ 1 mm de amplitude em V1 **(Figura 4.2)** [S 37%; E 88%]
- Onda P com 2 picos e com distância > 40 ms entre eles [S 8%; E 99%]
- Onda P com morfologia plus-minus em D2, D3 e aVF [S 5%; E 100%]
- Eixo elétrico da onda P com desvio para a esquerda no plano frontal além de +30° [S 8%; E 90%]
- Duração da Onda P ≥ 120 ms em D2 ou D3 [S 60%; E 35%]
- Duração da Onda P ≥ 120 ms em D2 + porção negativa ≥ 40 ms em V1 [S 50%; E 87%]
- **Índice de Macruz:** duração onda P/duração do segmento PR > 1,6

Box 4.1
Aumento da duração da onda P

O critério de aumento da duração da onda P ≥ 120 ms nas derivações inferiores isoladamente apresenta baixa sensibilidade (60%) e especificidade (35%) para SAE, sendo um sinal mais associado ao BIA. Porém, a SAE pode apresentar P ≥ 120 ms, quando associada a outro critério, como por exemplo, o índice de Morris.

Box 4.2
Pseudo-P *Pulmonale*

Existe aumento de amplitude da P em derivações inferiores, porém sem SAD verdadeira. Ocorre no contexto de estenose mitral, HAS, doença isquêmica do miocárdio e hipocalemia. Representa na maioria das vezes SAE e ao analisar a derivação V1, verifica-se o predomínio do componente negativo da onda P.

SOBRECARGA BIATRIAL

Ocorre quando se observa a combinação de alterações que preenchem critérios para SAD e SAE no mesmo registro eletrocardiográfico. Os cenários clínicos em que a sobrecarga biatrial pode ocorrer incluem: estenose mitral e tricúspide, estenose mitral e insuficiência tricúspide, estenose mitral e hipertensão pulmonar, CIA e síndrome de Lutembacher.

Critérios Eletrocardiográficos mais importantes de Sobrecarga Biatrial

- Onda P ≥ 2,5 mm e ≥ 120 ms em D2
- Porção positiva da Onda P > 1,5 mm e negativa ≥ 1 mm em V1 e V2
- Sinais de SAE com desvio do eixo elétrico da onda P para direita
- Presença de FA com alterações no QRS sugestivas de SAD

BLOQUEIO INTERATRIAL (BIA)

Essa entidade apresenta características em comum com os critérios de SAE; as literaturas mais antigas consideram-nas como eventos associados. De fato, são alterações que estão frequentemente associadas, porém o BIA pode ocorrer de forma isolada e transitória, sem outras anormalidades atriais. Os bloqueios interatriais ocorrem entre o AD e AE e são classificados em 1º grau ou parcial, 2º grau ou intermitente e 3º grau ou avançado (**Figura 4.3**).

O *BIA de 1º grau* tem alta prevalência na população, especialmente em idosos e é representado pelo atraso de condução do AD para o AE pelo feixe de

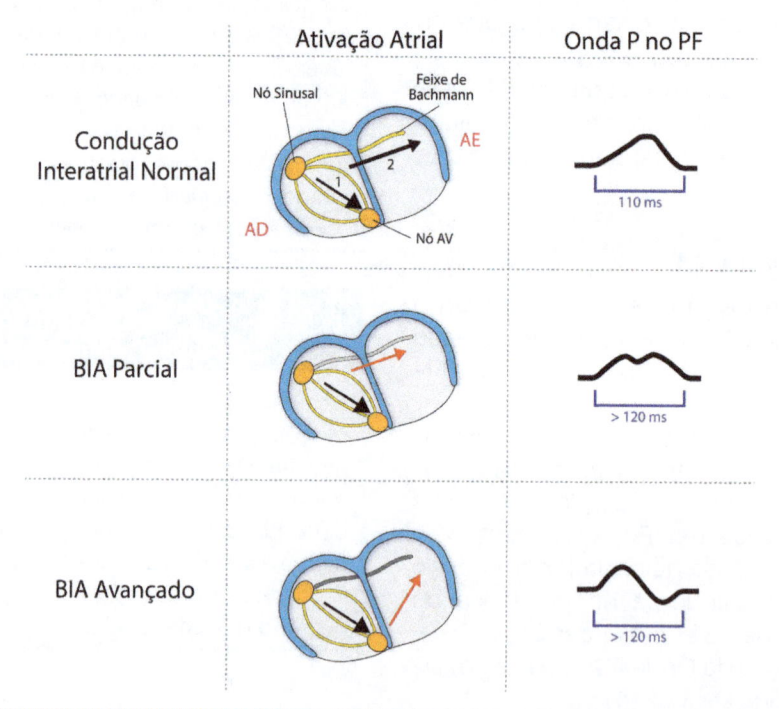

Figura 4.3. Bloqueios interatriais. Refere-se a dificuldade da passagem da onda de despolarização do AD para o AE através do feixe de Bachmann. O atraso de condução através deste feixe provoca aumento da duração da onda P e representa o BIA de 1º grau ou parcial. No BIA de 3º grau ou avançado ocorre o bloqueio completo da passagem do estímulo através feixe de Bachman. PF: plano frontal.

Bachmann. A onda P apresenta duração ≥ 120ms em D1, D2 e D3 com porção negativa em V1 menos evidente do que na SAE. Do ponto de vista prognóstico, está associado à presença de FA, morte cardiovascular, morte por todas as causas e função atrial alterada ainda que na ausência de SAE. Além do aumento no tempo de ativação atrial existe prolongamento do intervalo PR.

O *BIA de 2º grau* refere-se à modificação transitória na morfologia da onda P, uma vez que representa aberrância de condução atrial por variação no trajeto do impulso. Pode ser desencadeada por ectopia ventricular ou atrial e apresentar padrão de BIA de 1º e/ou 3º grau, com mudança batimento a batimento. Eles devem ser diferenciados de variações induzidas pela respiração e/ou posição corporal, batimentos de fusão atrial e artefatos.

O *BIA de 3º grau ou avançado* é raro. Nele ocorre o bloqueio completo da passagem do estímulo do AD para o AE pelas regiões superior e média do septo interatrial, região superior e média no feixe de Bachmann ou na parte superior do AE. A ativação atrial esquerda ocorre de forma retrógrada, no sentido inferior para superior. A representação eletrocardiográfica mostra uma onda P com duração ≥ 120ms e com morfologia plus-minus nas derivações inferiores, V1 e V2, e bimodal em D1 e aVL. Está frequentemente associado à SAE e à presença de arritmia supraventricular em pacientes com cardiomiopatia e/ou valvopatia. Pode ser confundido com ritmo atrial ectópico ou juncional devido baixa voltagem da P secundária à fibrose atrial.

Alguns BIAs avançados não preenchem perfeitamente os critérios diagnósticos propostos acima, trazendo a ideia de que alguns destes bloqueios devem ser considerados atípicos. Eles podem surgir com alterações na morfologia da onda P ou com alterações em sua duração.

A seguir estão descritos os critérios eletrocardiográficos para os diferentes graus de BIA:

Critérios Eletrocardiográficos de BIA

BIA de 1º Grau (Parcial)
- Onda P ≥ 120 ms em D2, D3 e aVF, geralmente bimodal (com 2 picos)

BIA de 2º Grau (Intermitente)
- Evolução de condução interatrial normal para o padrão de 1º ou de 3º grau de maneira intermitente ("aberrância atrial")

BIA de 3º Grau (Avançado)
- Onda P ≥ 120 ms em D2, D3 e aVF com morfologia plus-minus

BIA Avançados Atípicos
- **Padrão Morfológico Atípico Tipo 1:** onda P ≥ 120 ms com componente difásico (plus-minus) em D3 e aVF e com porção final isodifásica (reta ao invés de negativa) em D2
- **Padrão Morfológico Atípico Tipo 2:** onda P ≥ 120 ms com componente difásico (plus-minus) em D3 e aVF e com porção final minus-plus em D2
- **Padrão Morfológico Atípico Tipo 3:** onda P ≥ 120 ms em D2 com morfologia plus-minus, mas em D3 e aVF a porção inicial é isodifásica seguida por inscrição negativa da P (faz diagnóstico diferencial com ritmo atrial ectópico ou juncional)
- **Padrão Atípico por duração:** onda P plus-minus em D2, D3 e aVF com duração < 120 ms

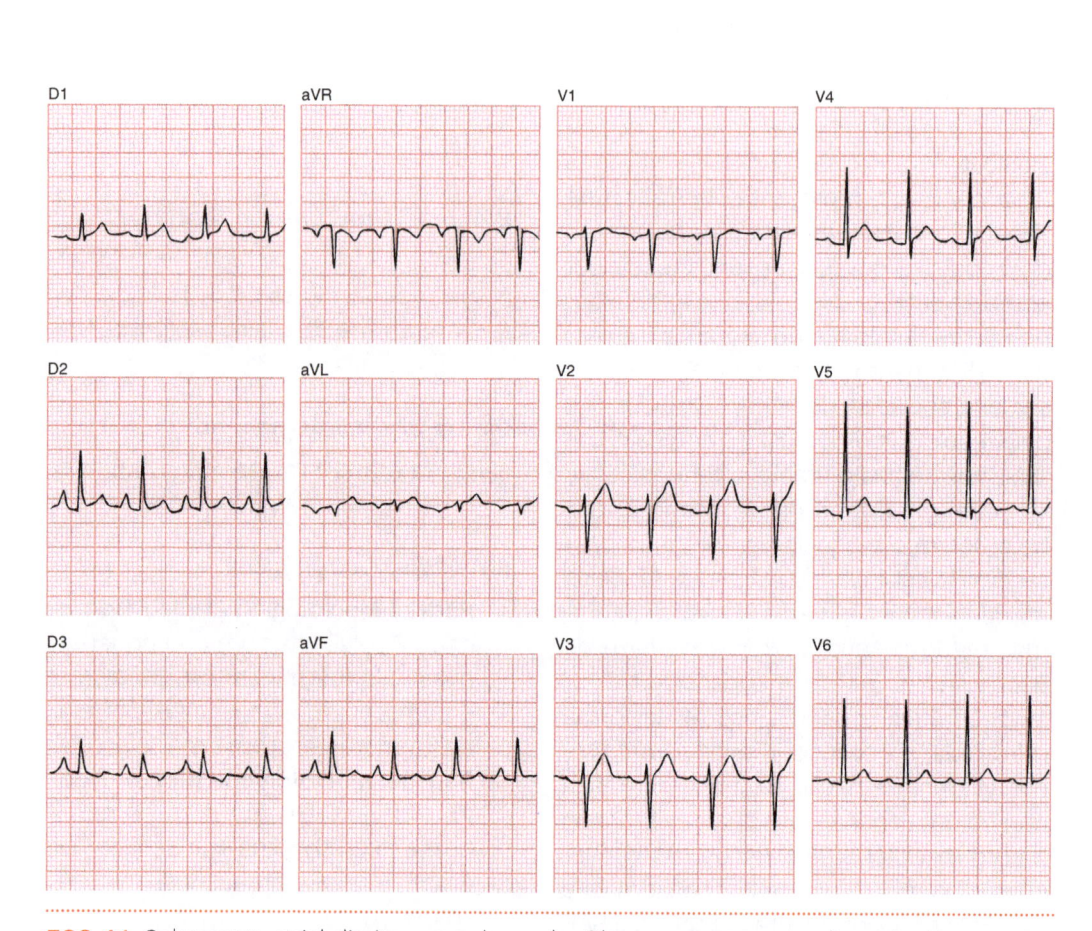

ECG 4.1. Sobrecarga atrial direita – p pulmonale. Observar a presença de ondas P com amplitude > 2,5 mm em D2, D3 e aVF.

Anormalidades Atriais

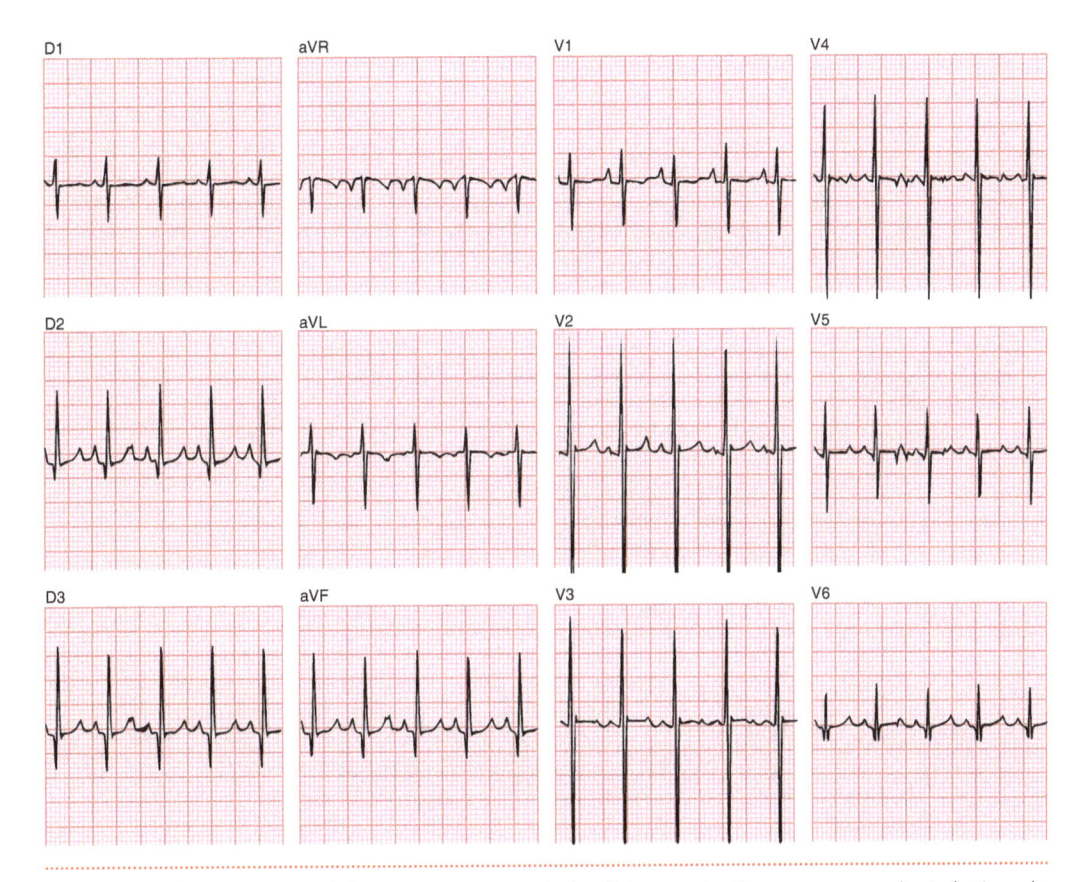

ECG 4.2. Sobrecarga atrial direita – p congenitale. Criança de 11 meses com diagnóstico de CIV. No ECG observamos que a porção positiva da onda P em V1 apresenta amplitude > 1,5 mm. Além disso, sugere-se sobrecarga biventricular pela presença de complexos QRS isodifásicos e de grande amplitude nas derivações precordiais intermediárias.

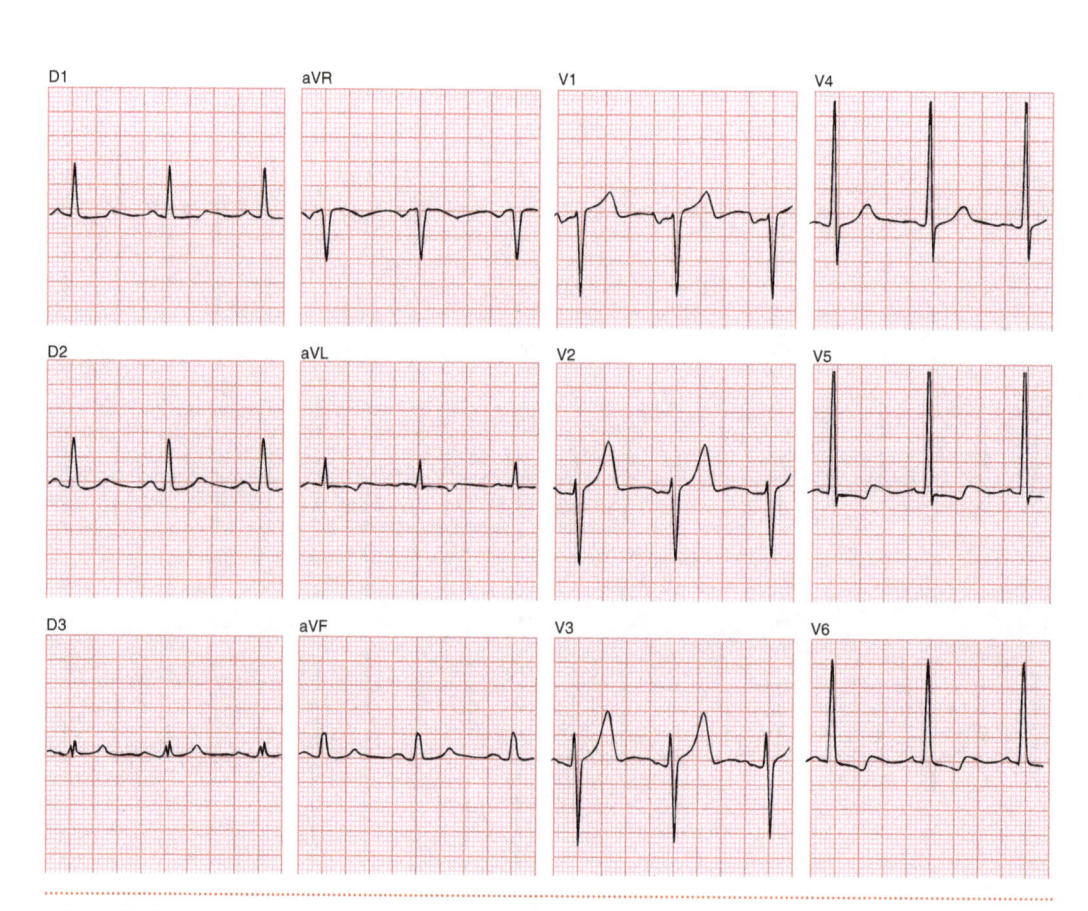

ECG 4.3. Sobrecarga atrial esquerda. A porção negativa da onda P em V1 apresenta ≥ 40 ms de duração e ≥ 1 mm de amplitude (índice de Morris), além disso a duração da onda P nas derivações D2, D3 e aVF é ≥ 120 ms. Sinais de SVE também estão presentes.

Anormalidades Atriais

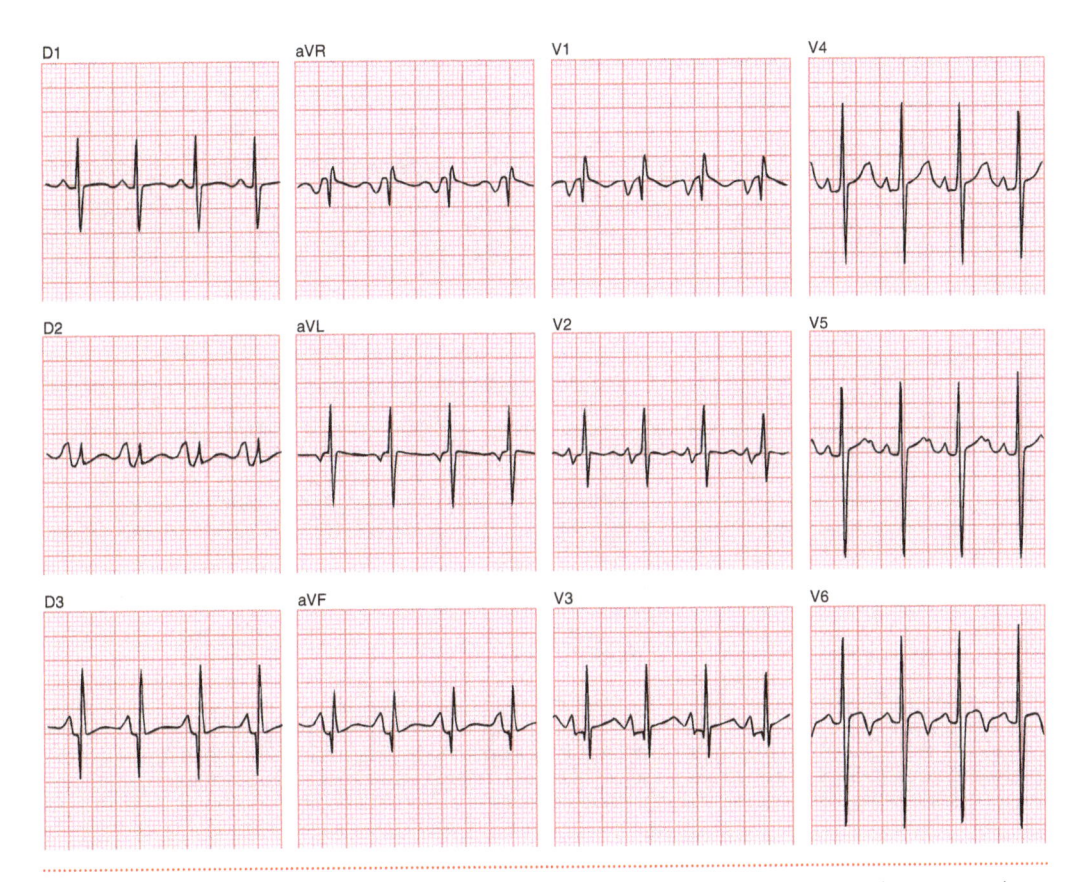

ECG 4.4. Sobrecarga biatrial. Criança de 3 anos com diagnóstico de CIA. Há tanto critérios para SAD, como aumento da amplitude da onda P em D2, D3 e aVF e sinal de Sodi-Pallares (complexo qR em V1), quanto critérios para SAE, como índice de Morris em V1 se estendendo até V2 e aumento da duração da onda P na parede inferior.

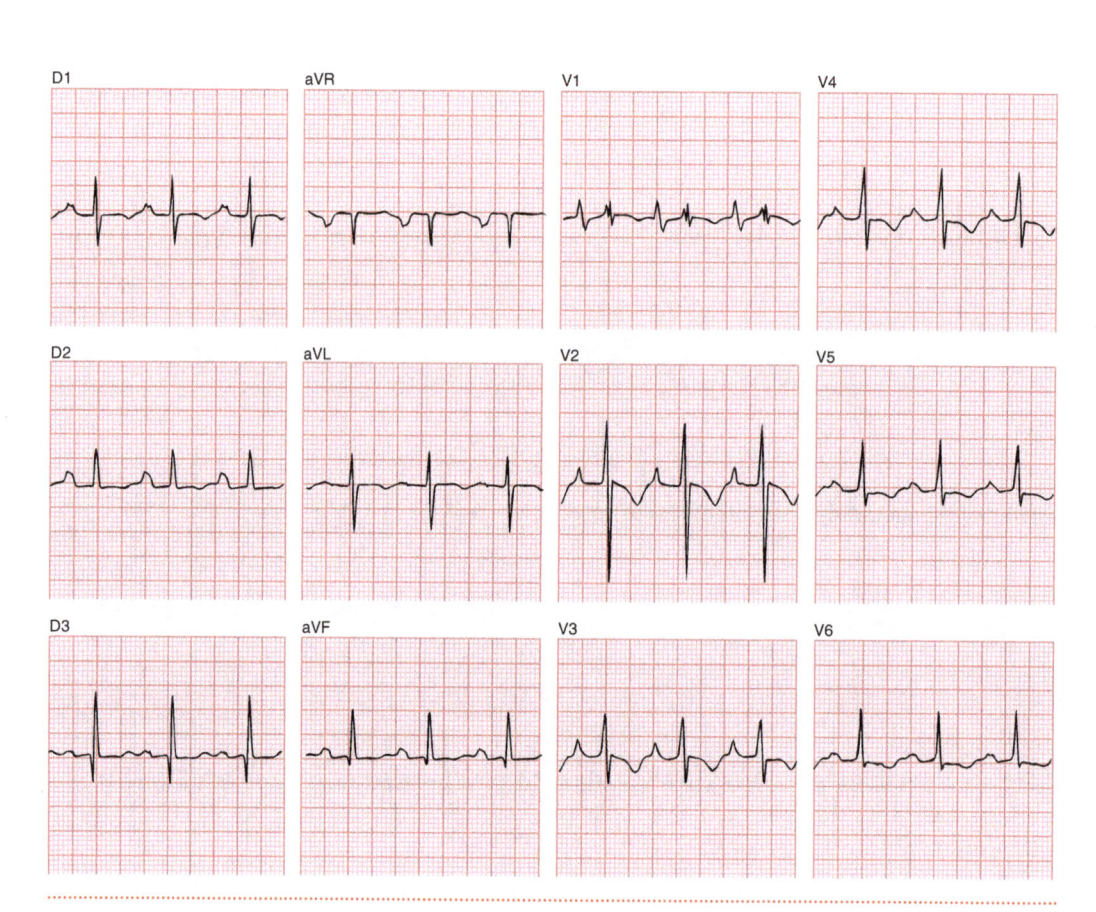

ECG 4.5. Sobrecarga biatrial. Há critérios para SAD, como aumento da amplitude da onda P em D2, D3 e aVF, porção positiva da onda P em V1 > 1,5 mm e sinal de Peñaloza-Tranchesi (QRS com baixa voltagem em V1 e que aumenta significativamente em V2); além de critérios para SAE, como índice de Morris em V1, aumento da duração da onda P e presença de dois picos com distância > 40 s entre eles na parede inferior. Notamos também BAV de 1º grau.

Anormalidades Atriais

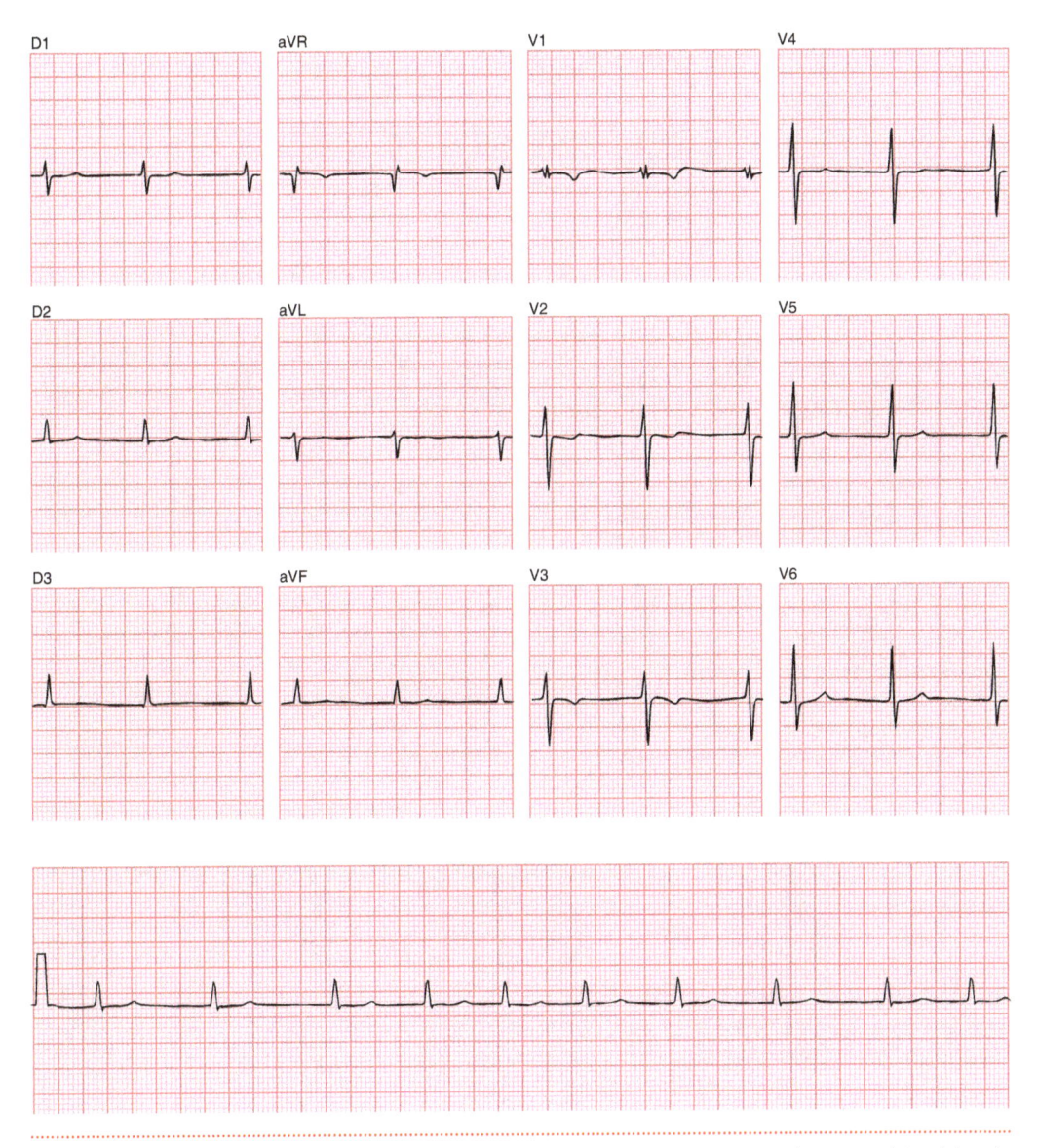

ECG 4.6. Sinais indiretos de sobrecarga biatrial. Neste caso sugere-se sobrecarga biatrial pela presença de FA (sinal indireto de SAE) associada a alterações do QRS – sinal de Peñaloza--Tranchesi (sinal indireto de SAD).

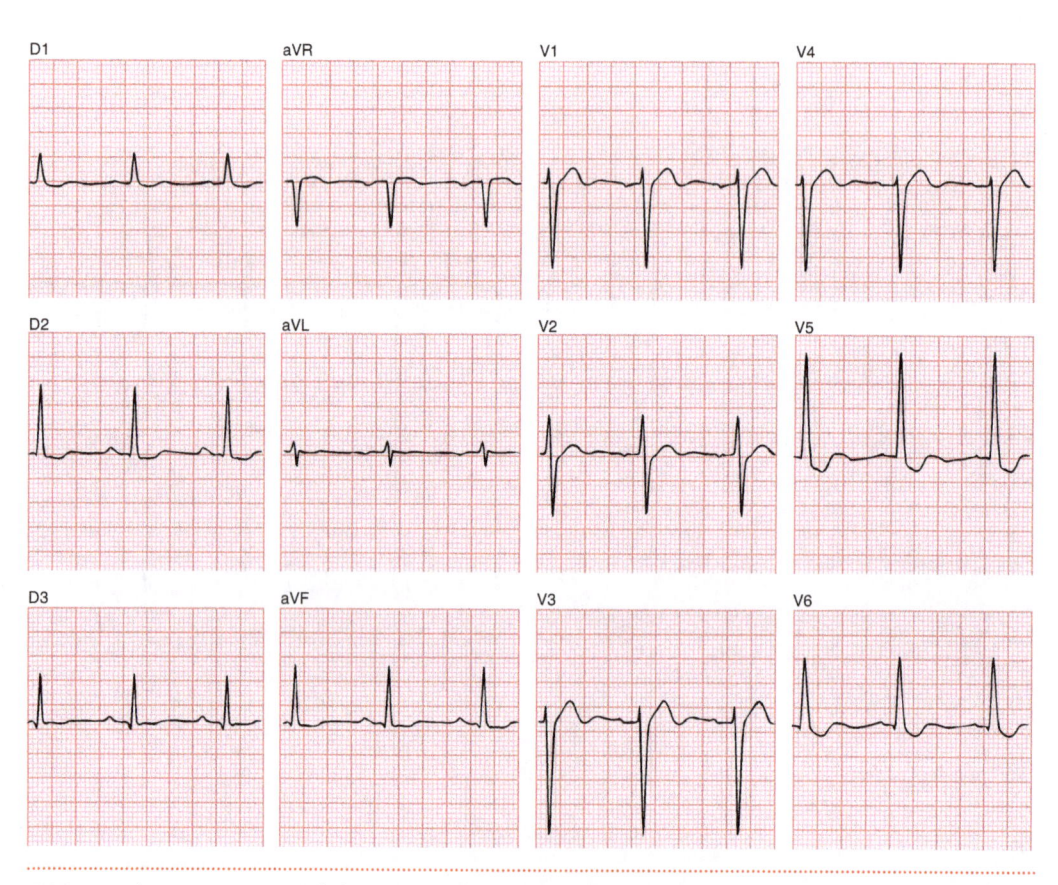

ECG 4.7. Bloqueio Interatrial de 1º grau. Há aumento da duração da onda P ≥ 120 ms em D2, D3 e aVF, além da ausência do índice de Morris em V1. Observamos também SVE e BRE parcial.

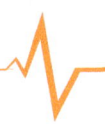

Referências Bibliográficas

1. Bayés de Luna A. Clinical Electrocardiography: A Textbook. 4ª ed. Wiley-Blackwell; 2012. 553 p.
2. Sanches PCR, Moffa PJ. Eletrocardiograma - Normal e Patológico - Tranchesi. 1ª ed. São Paulo: Roca; 2001. 936 p.
3. Alencar Neto JN de. Manual de ECG. 1ª ed. Salvador: Sanar; 2019. 718 p.
4. Kaplan JD, Evans GT, Foster E, Lim D, et al. Evaluation of electrocardiographic criteria for right atrial enlargement by quantitative two-dimensional echocardiography. J Am Coll Cardiol. 1994;23(3):747–52.
5. Reeves WC, Hallahan W, Schwiter EJ, Ciotola TJ, et al. Two-dimensional echocardiographic assessment of electrocardiographic criteria for right atrial enlargement. Circulation. 1981;64(2):387–91.
6. Rasmussen MU, Fabricius-Bjerre A, Kumarathurai P, Larsen BS, et al. Common source of miscalculation and misclassification of P-wave negativity and P-wave terminal force in lead V1. J Electrocardiol. 2019;53:85–8.
7. Macruz R, Perloff JK, Case RB. A Method for the Electrocardiographic Recognition of Atrial Enlargement. Circulation. 1958;17(5):882–9.
8. Lee KS, Appleton CP, Lester SJ, Adam TJ, et al. Relation of Electrocardiographic Criteria for Left Atrial Enlargement to Two-Dimensional Echocardiographic Left Atrial Volume Measurements. Am J Cardiol. 2007;99(1):113–8.
9. Tsao CW, Josephson ME, Hauser TH, O'Halloran TD, et al. Accuracy of electrocardiographic criteria for atrial enlargement: validation with cardiovascular magnetic resonance. J Cardiovasc Magn Reson. 2008;10:1–7.
10. Bayés de Luna A, Platonov P, Cosio FG, Cygankiewicz I, et al. Interatrial blocks. A separate entity from left atrial enlargement: a consensus report. J Electrocardiol. 2012;45(5):445–51.
11. Bayés de Luna A, Escobar-Robledo LA, Aristizabal D, Weir Restrepo D, et al. Atypical advanced interatrial blocks: Definition and electrocardiographic recognition. J Electrocardiol. 2018;51(6):1091–3.

5

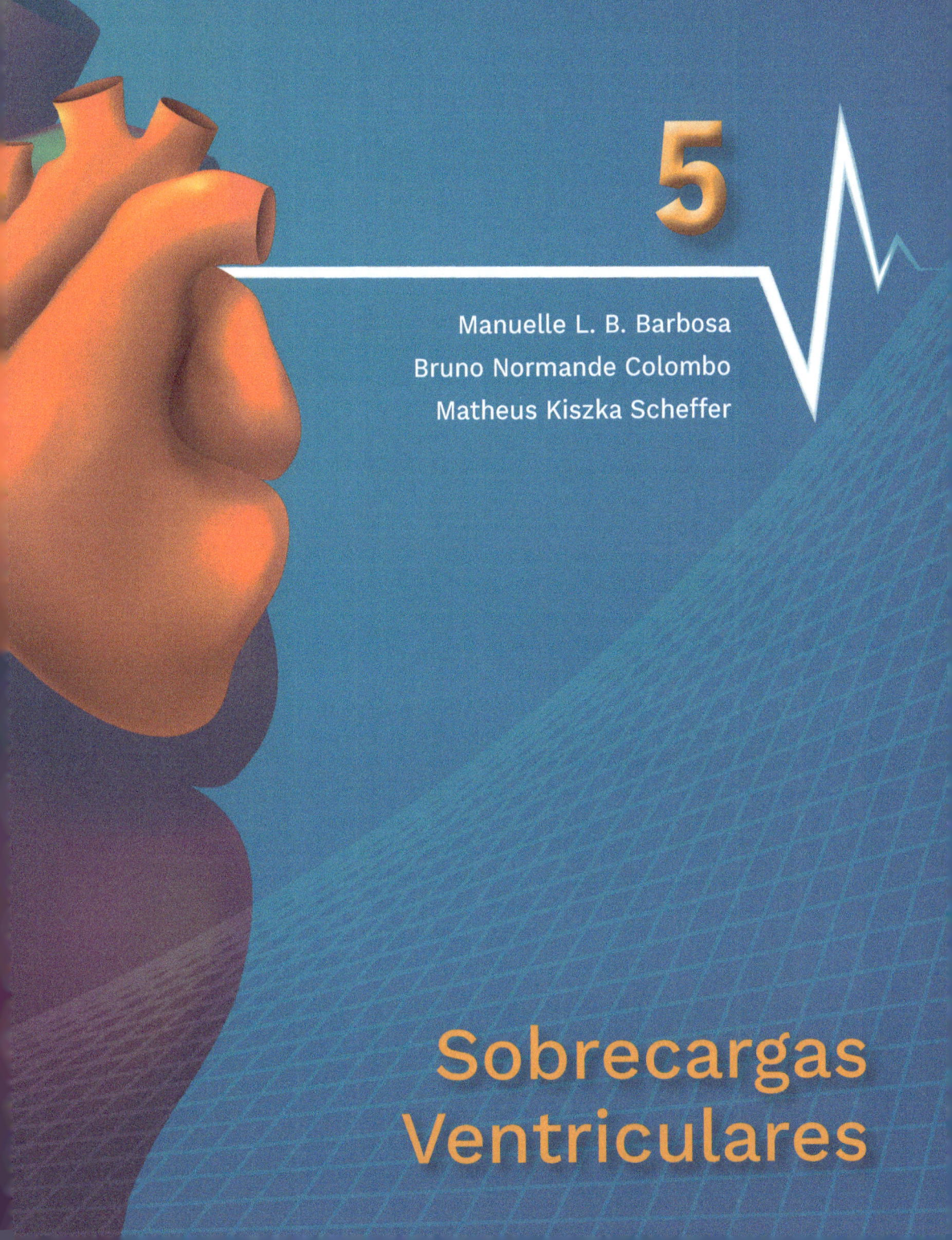

Manuelle L. B. Barbosa
Bruno Normande Colombo
Matheus Kiszka Scheffer

Sobrecargas Ventriculares

INTRODUÇÃO

O conceito eletrocardiográfico de aumento das câmaras ventriculares inclui hipertrofia da parede, dilatação da câmara ou uma combinação das duas. Anatomicamente, o termo "hipertrofia ventricular" refere-se a um incremento na massa miocárdica e tamanho da fibra, enquanto "dilatação" é um aumento no volume da cavidade interna. O termo hipertrofia ventricular esquerda deve ser reservado para diagnósticos por métodos de imagem (ressonância, ecocardiograma) e/ou histopatológico. Para fins de diagnóstico eletrocardiográfico, opta-se pelo uso do termo sobrecarga ventricular.

Os ventrículos estão sujeitos a dois tipos de sobrecargas hemodinâmicas: sistólica e diastólica. Eles sofrem sobrecarga sistólica quando o esvaziamento ventricular é prejudicado. No VE ocorre com a estenose aórtica, coarctação da aorta e HAS. No VD, ocorre sobrecarga sistólica com estenose pulmonar e hipertensão pulmonar. Os ventrículos sofrem sobrecarga diastólica quando há enchimento diastólico excessivo, como na insuficiência mitral e aórtica e no VD com a CIA.

Cabrera e Monroy (1952) definiram os termos eletrocardiográficos "sobrecarga sistólica" e "sobrecarga diastólica" com base neste conceito hemodinâmico. Eles relataram que existem morfologias de ECG características desses dois tipos de sobrecarga ventricular. De acordo com este estudo, a sobrecarga sistólica se manifesta no VD por uma morfologia R de alta voltagem em V1 com uma onda T assimétrica negativa, enquanto no VE ela se manifesta por uma onda R de alta voltagem em V5-V6, novamente com uma onda T assimétrica negativa. A sobrecarga diastólica no VD, em contraste, é manifestada pelo padrão rSR' em V1 com uma onda T assimétrica negativa e por uma morfologia qR de alta voltagem com uma onda T positiva, alta, simétrica e com pico no VE.

Apesar do valor didático desses conceitos, atualmente se admite que os sinais eletrocardiográficos atribuídos a sobrecarga diastólica correspondam a graus leves e moderados de qualquer tipo de sobrecarga, e os sinais característicos de sobrecarga sistólica, a graus mais avançados desse distúrbio.

Os critérios eletrocardiográficos baseados na voltagem do complexo QRS devem ser usados com cautela, visto que podem ser influenciados por uma variedade de fatores além do tamanho ou massa do VE. Esses fatores incluem idade, sexo, raça e hábitos corporais. A variabilidade do dia a dia e a variabilidade resultante de variações nos locais de colocação dos eletrodos também impactam as voltagens QRS e, portanto, no valor diagnóstico dos critérios de voltagem de ECG. Os distúrbios de condução intraventricular e as síndromes de pré-excitação são outros fatores que limitam a avaliação da voltagem do QRS.

SOBRECARGA VENTRICULAR ESQUERDA (SVE)

As cardiopatias adquiridas que mais frequentemente produzem SVE são as valvopatias, especialmente a valvopatia aórtica, a HAS e as cardiomiopatias, incluindo a cardiomiopatia isquêmica. As cardiopatias congênitas que mais frequentemente produzem SVE isolada são estenose aórtica, coarctação aórtica e fibroelastose.

Dependendo da gravidade e do estágio evolutivo da doença cardíaca, podem aparecer diferentes morfologias no ECG.

O incremento da massa do VE aumenta as forças de despolarização vetorial já dominantes, que se deslocam para trás e muitas vezes um pouco mais para cima, nos casos de predominância de aumento da parede livre do VE. Se predominar o aumento importante do septo, as forças vetoriais serão direcionadas a cerca de 0° no plano horizontal ou mesmo um pouco para frente. Na SVE avançada, a direção da repolarização ventricular muda porque o subendocárdio começa a repolarizar quando a despolarização subepicárdica ainda está incompleta, ou seja, o complexo QRS e a onda T são anormais e assumem direções opostas.

Normalmente o VE, por causa de sua massa relativamente maior, é eletricamente predominante sobre o VD. Como resultado, ondas S proeminentes são produzidas nas derivações torácicas direitas e ondas R amplas são vistas nas derivações torácicas esquerdas. Quando a SVE está presente, o equilíbrio das forças elétricas é inclinado ainda mais para a esquerda. Assim, com a SVE, ondas R anormalmente altas são geralmente vistas nas derivações torácicas esquerdas e ondas S anormalmente profundas nas derivações torácicas direitas **(Figuras 5.1 e 5.2)**.

Muitos critérios diferentes foram propostos, refletindo a imperfeição do ECG em fornecer um teste com alta sensibilidade e especificidade, o que torna a aplicação clínica mais complexa. A sensibilidade dos vários critérios é geralmente muito baixa (geralmente < 50%), enquanto a especificidade é bastante alta (frequentemente na faixa de 85% a 90%). No entanto, a sensibilidade e especificidade de cada critério acabam sendo diferentes. Assim, a precisão do diagnóstico dependerá do critério específico utilizado. Por causa dessas diferenças de sensibilidade e especificidade, os pacientes que atendem a um conjunto de critérios para SVE geralmente não atendem a outros critérios. Além disso, os vários critérios têm diferentes valores preditivos positivos e negativos em diferentes populações de pacientes, sugerindo que o valor de vários critérios pode ser aditivo.

Os principais critérios e alterações eletrocardiográficas observadas na SVE estão descrito a seguir:

Critérios Eletrocardiográficos de SVE

Principais Critérios de Voltagem do QRS

- **Sokolow-Lyon:** Onda S em V1 + onda R em V5 ou V6 ≥ 35 mm [S 26%; E 92%]
- **Sokolow-Lyon aVL:** Onda R em aVL ≥ 11 mm [S 17%; E 95%]
- **Cornel:** Onda S em V3 + onda R em aVL ≥ 20 mm em mulheres e ≥ 28 mm em homens [S 15%; E 97%]
- **Gubner-Underleiger:** Onda R em D1 + onda S em D3 ≥ 25 [S 13%; E 94%]
- **Peguero-Lo Presti:** Maior onda S + onda S em V4 ≥ 23 mm em mulheres e ≥ 28 mm em homens [S 62%; E 90%]

Escore de Pontuação

- **Romhilt-Estes (Tabela 5.1):**
    - 5 pontos = SVE [S 6%; E 99%]
    - 4 pontos = SVE provável [S 16%; E 97%]

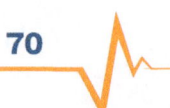

Tabela 5.1. Critérios de Romhilt-Estes	
Amplitude aumentada – onda R ou S ≥ 20 mm no plano frontal ou ≥ 30 mm no plano horizontal	3 pontos
Alteração ST-T (*strain*) na ausência de digitálicos	3 pontos
SAE – Índice de Morris	3 pontos
Desvio SÂQRS para além de -30°	2 pontos
QRS ≥ 90 ms sem padrão de bloqueio de ramo	1 ponto
Tempo de ativação ventricular ≥ 50 ms em V5 e V6	1 ponto
Alteração ST-T (*strain*) na presença de digitálicos	1 ponto

Alteração da Repolarização
- Onda T achatada em D1, aVL, V5 e V6
- Padrão *Strain* de VE: Infradesnivelamento do segmento ST com onda T negativa e assimétrica em derivações apicais e laterais

Alterações inespecíficas
- Discreto aumento na duração do QRS
- Desvio do eixo elétrico do QRS para a esquerda
- Pequeno prolongamento do intervalo QT

**DDx
Aumento da Amplitude do QRS**
- Atletas
- Biótipo longilíneo
- Idade (crianças, adolescentes e adultos jovens)
- Mulheres mastectomizadas
- Vagotonia

Critérios Eletrocardiográficos Sugestivos de SVE na Presença de Bloqueios Ventriculares

A existência de um distúrbio na condução intraventricular pode impactar na acurácia dos critérios para SVE. Os estudos a respeito do diagnóstico eletrocardiográfico de SVE na presença de BRE apresentam resultados conflitantes; alguns autores concluem que o diagnóstico não deveria ser tentado nesta situação e outros acreditam que o diagnóstico pode ser feito. Já o BRD reduz a amplitude da onda S nas derivações precordiais direitas e tende a reduzir a sensibilidade e especificidade dos critérios.

SVE na presença de BRD (critérios de Vanderberg)
- Desvio do eixo para esquerda e onda S em D3 + RS do maior complexo das derivações precordiais ≥ 30 mm [S 52%; E 84%]
- Onda S em V1 > 2 mm [S 52%; E 57%]
- Onda R em V5 ou V6 > 15 mm [S 46%; E 61%]
- Desvio do eixo para esquerda + Onda S em V1 > 2 mm [S 34%; E 91%]
- Onda R em D1 ≥ 11 mm [S 14%; E 96%]

SVE na presença de BDAS
- **Critérios de Bozzi:** Onda S em V1 ou V2 + RS em V5 ou V6 > 25 mm [S 39%; E 84%]
- **Critérios de Gertsch:** Onda S em D3 + maior RS em qualquer derivação precordial > 30 mm em homens e 28 mm em mulheres [S 59%; E 71%]

- **Critério de Cornel:** Onda S em V3 + onda R em aVL ≥ 20 mm em mulheres e ≥ 28 mm em homens [S 42%; E 84%]
- **Critério de Sokolow-Lyon aVL:** Onda R em aVL ≥ 11 mm [S 45%; E 81%]

SVE na presença de BRE
- SAE [S 41-86%; E 91-93%]
- QRS > 140 ms [S 71%; E 83%]
- Onda R em aVL > 11 mm [S 24%; E 100%]
- Onda S em V2 > 30 mm e em V3 > 25 mm [S 48%; E93%]
- Eixo elétrico do QRS além de -40° [S 28%; E 100%]
- Sokolow-Lyon ≥ 35 mm [S 51%; E 76%]
- **Critério de Klein:** Onda S em V2 + onda R em V6 ≥ 45 mm [S 86%; E 100%]

SOBRECARGA VENTRICULAR DIREITA (SVD)

A SVD se manifesta em pacientes com sobrecarga sistólica (estenose pulmonar, hipertensão pulmonar) por hipertrofia da parede, que em casos avançados está associada a algum grau de dilatação. A dilatação aparece mais cedo em doenças cardíacas com sobrecarga diastólica, como na CIA. Entretanto, em alguns processos como TEP ou descompensação aguda em um paciente com DPOC, a dilatação aguda do VD pode aparecer sem hipertrofia de parede evidente, o que ocorre raramente no VE.

A SVD é observada principalmente em crianças com diversos tipos de doença cardíaca congênita (estenose pulmonar, hipertensão pulmonar, doença de Ebstein, etc.) e em adultos com doença cardíaca valvular (historicamente, estenose mitral com repercussão no coração direito em particular) ou algum tipo de *cor pulmonale*.

A SVD causa um deslocamento do vetor QRS para a direita e anteriormente e frequentemente causa um atraso no pico da onda R nas derivações precordiais direitas. No entanto, graus consideráveis de SVD são necessários para alterar o equilíbrio dos vetores ventriculares direito e esquerdo, porque o vetor de ativação ventricular esquerda domina o equilíbrio no coração normal e ainda mais no cenário de SVE. Portanto, pode-se esperar que a capacidade do ECG de detectar SVD seja baixa.

Havendo SVD, as derivações torácicas direitas mostram ondas R altas, indicando a propagação de voltagens positivas do VD hipertrofiado para a direita. Em vez do complexo rS normalmente visto na derivação V1, uma onda ampla positiva R indica hipertrofia acentuada do VD.

Em adultos, a onda R normal na derivação V1 é geralmente menor do que a onda S. Uma onda R excedendo a onda S na derivação V1 é sugestiva, mas não diagnóstica de SVD. Às vezes, uma pequena onda q precede a onda R ampla nesta derivação. Junto com as ondas R amplas nas derivações direitas, a SVD frequentemente produz dois sinais adicionais: desvio do eixo para a direita e inversões da onda T nas derivações precordiais direita e média. Com o predomínio das forças orientadas para a direita, observa-se também a redução da voltagem da onda R e aumento da onda S nas derivações esquerdas (D1, aVL, V5 e V6), registrando complexos Rs, RS ou rS **(Figura 5.1 e 5.2)**.

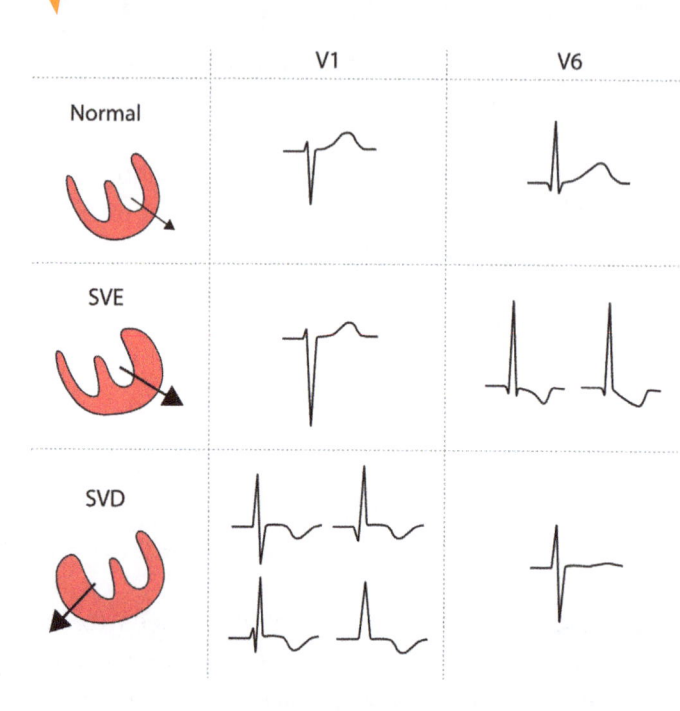

Figura 5.1. Sobrecargas ventriculares. Na SVE o vetor elétrico do VE sofre aumento de sua magnitude resultando em ondas R amplas nas derivações esquerdas (V5, V6, D1 e aVL) e ondas S profundas nas derivações precordiais direitas (V1 e V2). Na SVD o desbalanço no equilíbrio dos vetores ventriculares direito e esquerdo provoca desvio de eixo elétrico para a direita no plano frontal e para frente no plano horizontal resultando em ondas R amplas nas derivações precordiais direitas (V1 e V2) e ondas S profundas nas derivações esquerdas (V5 e V6).

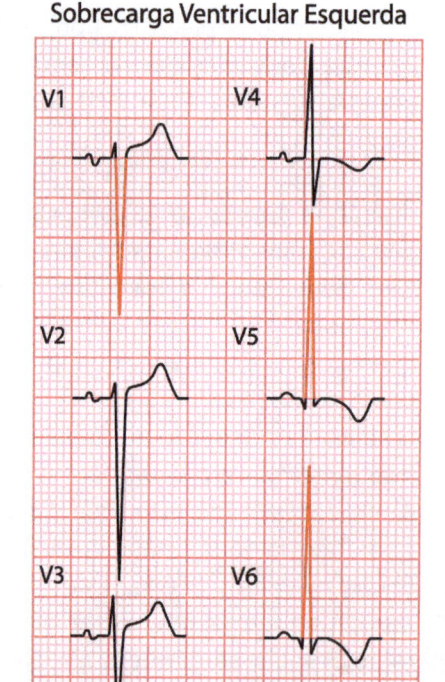

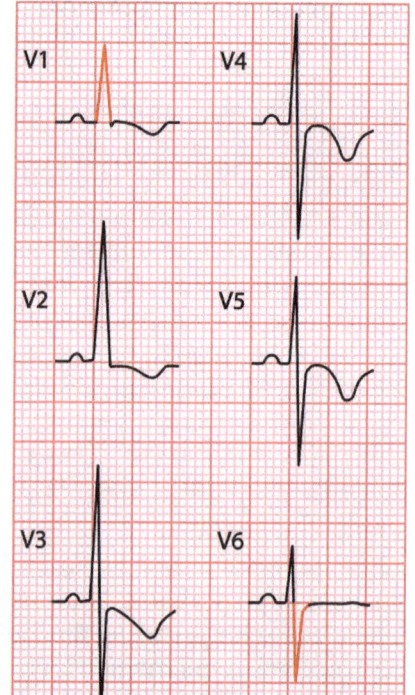

Figura 5.2. Achados eletrocardiográficos compatíveis com SVE e SVD no plano horizontal.

Os principais critérios e alterações eletrocardiográficas observadas na SVD estão descrito a seguir:

Critérios Eletrocardiográficos de SVD

Critérios Eletrocardiográficos em V1, V5-V6

- Onda R > S em V1 [S 6%; E 98%]
- Onda R em V1 ≥ 7 mm [S 2%; E 99%]
- Onda S em V1 < 2 mm [S 6%; E 98%]
- Morfologia qR em V1 [S 5%; E 99%]
- Tempo de ativação ventricular em V1 ≥ 35 ms [S 8%; E 98%]
- Onda S > R em V5 ou V6 [S 16%; E 93%]
- Onda R em V5 e V6 < 5 mm [S 13%; E 87%]
- Onda S em V5 e V6 > 7 mm [S 26%; E 90%]
- **Sokolow:** Onda R em V1 + onda S em V5 ou V6 > 10,5 mm [S 18%; E 94%]

Desvio do Eixo Elétrico do QRS

- Desvio do eixo elétrico do QRS para direita ≥ + 110° [S 12-19%; E 96%]
- Padrão S1, S2, S3 (onda S proeminente em D1, D2 e D3) [S 24%; E 87%]

Alteração da Repolarização

- Padrão *Strain* de VD: Infradesnivelamento do segmento ST com onda T negativa e assimétrica em V1, V2 e V3

Critérios Eletrocardiográficos Sugestivos de SVD na Presença de Bloqueios Ventriculares

A capacidade de diagnosticar SVD na presença de BRD sofre com a ausência de critérios confiáveis, apesar que em algumas situações clínicas a simples presença do BRD seja sugestiva de SVD.

SVD na presença de BRD

- Morfologia rsR' que se estende além de V2
- Onda R' de alta voltagem em V1 > 15 mm
- Onda R monofásica em V1
- Morfologia rS em D1 e qR em D3
- SAD

SVD na presença de BRE

- Desvio do eixo elétrico do QRS para direita
- Onda R evidente em V1
- Transição para padrão Rs na precordiais além de V4

SOBRECARGA BIVENTRICULAR

O diagnóstico de sobrecarga biventricular é bem mais difícil que o diagnóstico de sobrecarga de um dos ventrículos isoladamente. As forças opostas de ambos os ventrículos podem ser equivalentes, tornando o traçado eletrocardiográfico aparentemente normal, ou ocorrer o predomínio de um deles (geralmente do VE).

Seu reconhecimento pelo ECG tem uma sensibilidade particularmente baixa, explicada, pelo menos em parte, pelo cancelamento de vetores QRS aumentados na SVD e SVE. Na presença de critérios de ECG para SVE, a presença de ondas S proeminentes em V5 ou V6, desvio do eixo para a direita, complexos RS bifásicos incomumente altos em várias derivações e sinais de anormalidade atrial direita são sinais úteis de que SVD também pode estar presente.

Em pacientes com cardiopatias congênitas e SVD, a presença de ondas R amplas e ondas S profundas combinadas nas derivações V2 a V4, com amplitude combinada maior que 60 mm (6 mV), sugere a presença de SVE.

Critérios Eletrocardiográficos de Sobrecarga Biventricular

- Eixo elétrico de QRS no plano frontal desviado para a direita + critérios de voltagem para SVE
- ECG típico de SVD + um ou mais dos seguintes elementos:
- Ondas Q profundas em V5 e V6 e nas derivações inferiores
- Onda R de voltagem aumentada em V5 e V6
- Onda S em V1 e V2 + onda R em V5 e V6 com critério positivo de Sokolow
- Tempo de ativação ventricular ≥ 40 ms em V6
- **Fenômeno de Katz-Wachtel:** Complexos QRS isodifásicos amplos do tipo RS nas precordiais intermediárias de V2 a V4

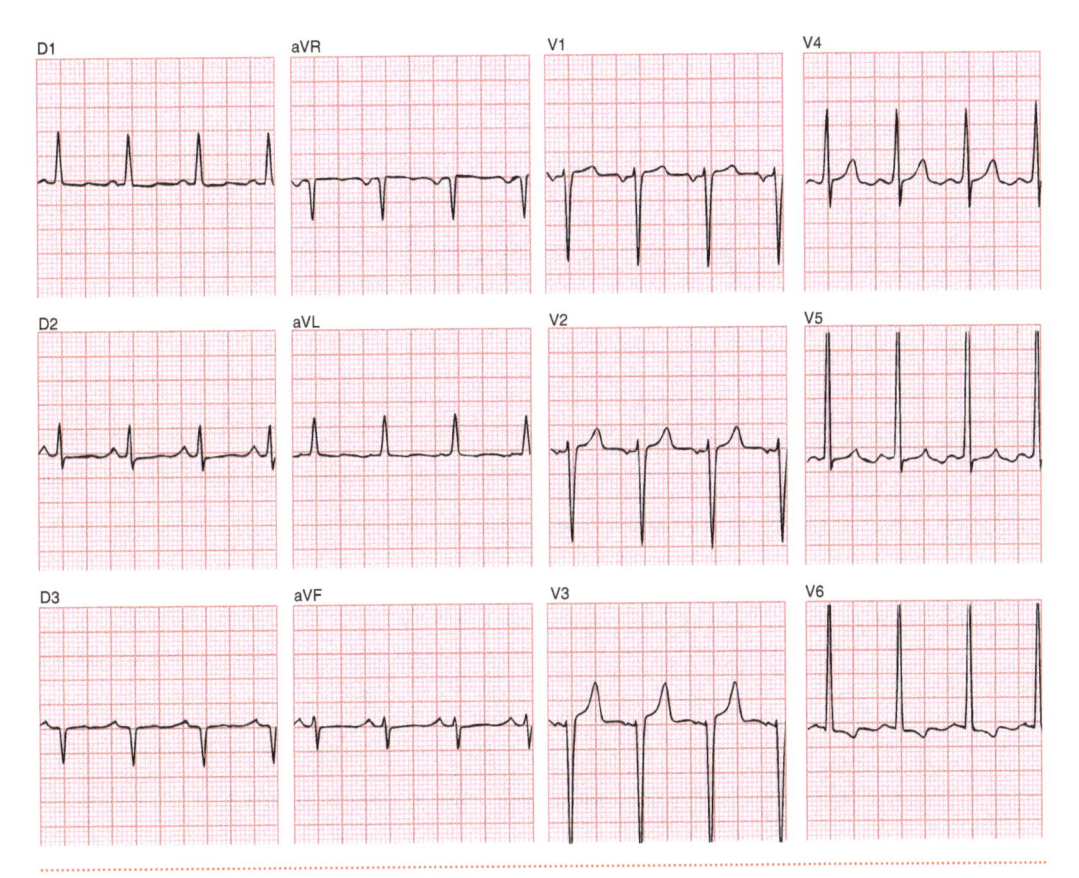

ECG 5.1. Sobrecarga ventricular esquerda. Paciente do sexo masculino cujo ECG demonstra aumento de voltagem dos complexos QRS principalmente nas derivações precordiais com a presença dos critérios de Sokolow-Lyon e Cornel.

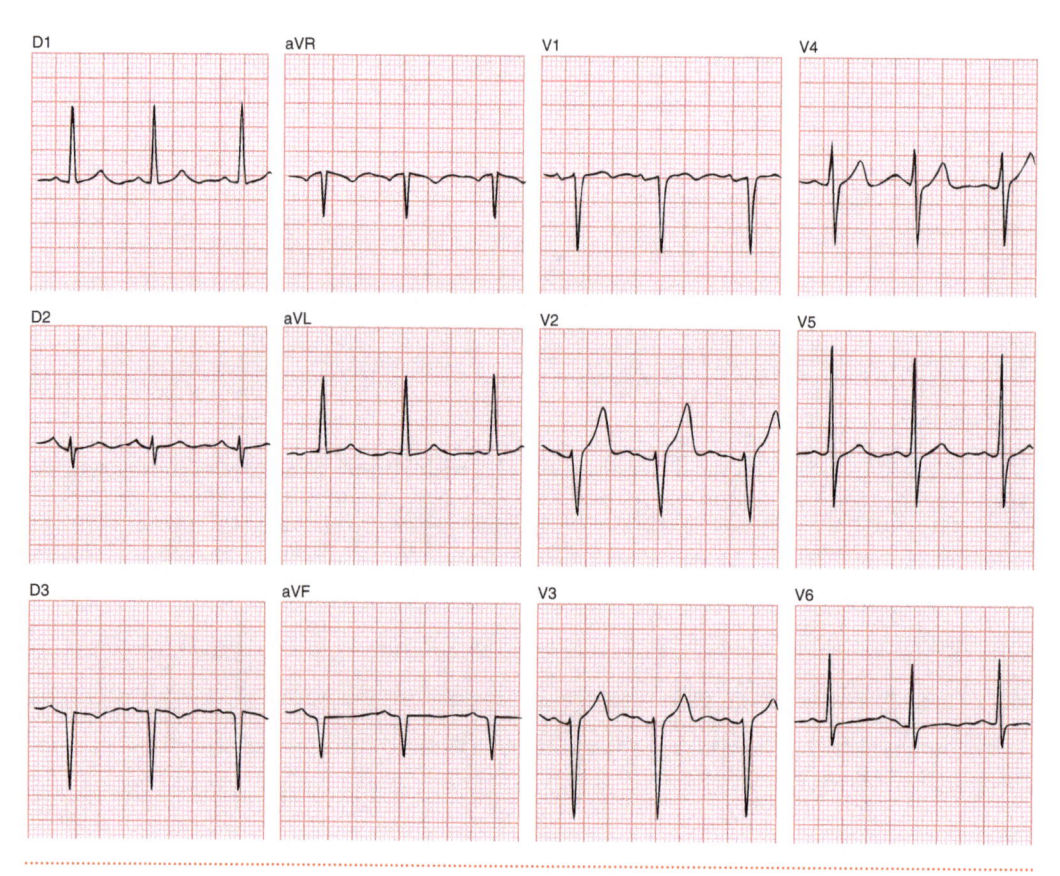

ECG 5.2. Sobrecarga ventricular esquerda. Paciente do sexo masculino apresentando diversos critérios de voltagem para SVE: Sokolow-Lyon (S em V1 + R em V5 ou V6 ≥ 35 mm: 15 + 22 = 37 mm), Cornel (S em V3 + R em aVL ≥ 28 mm em homens: 20 + 16 = 36 mm), Sololow-aVL (R em aVL ≥ 11 mm: 16 mm) e Gubner-Underleiger (R em D1 + S em D3 ≥ 25: 15 + 17 = 32 mm).

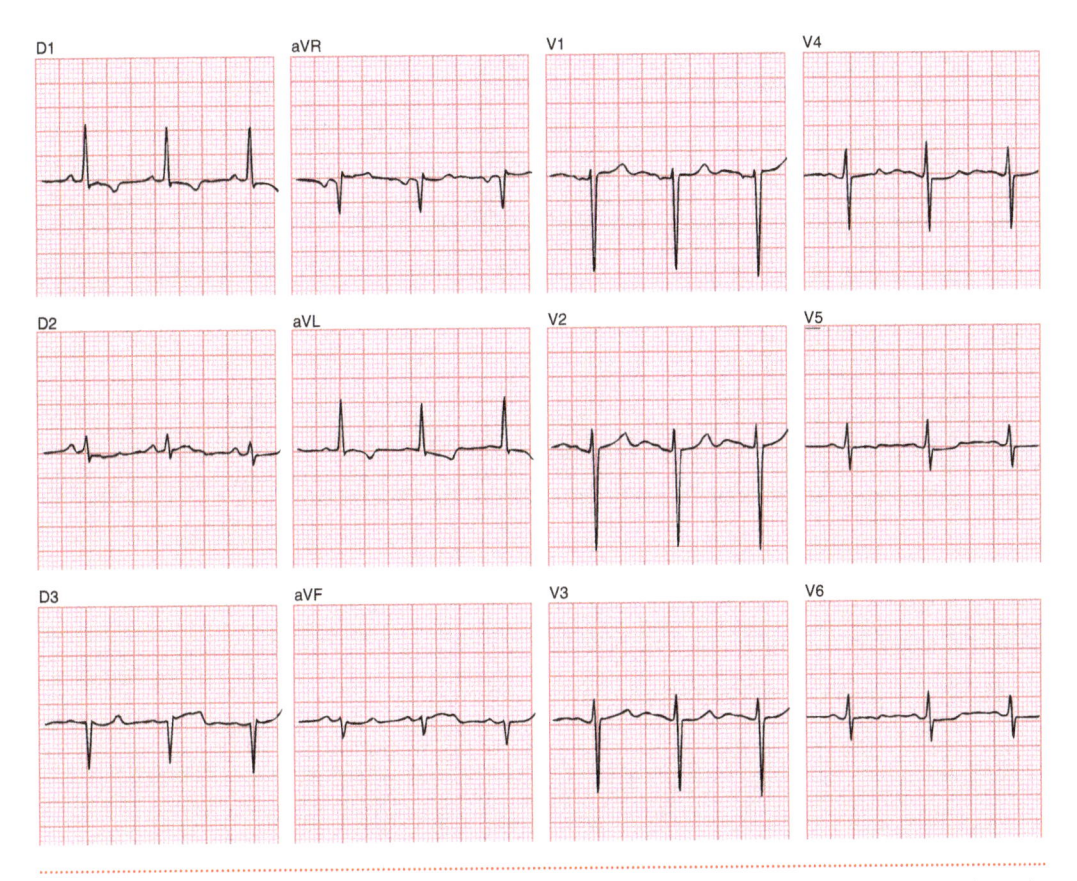

ECG 5.3. Sobrecarga ventricular esquerda. Paciente do sexo masculino com critério de Peguero-Lo Presti (maior S em qualquer derivação + S em V4 ≥ 28 mm em homens: 20 + 11 = 31 mm) que apresenta maior sensibilidade em relação aos critérios clássicos. Notar que este paciente não preenche os critérios de voltagem de Cornel (S em V3 + R em aVL ≥ 28 mm em homens: 15 + 11 = 26 mm) ou de Sokolow-Lyon (S em V1 + R em V5 ou V6 ≥ 35 mm: 19 + 6 = 25 mm).

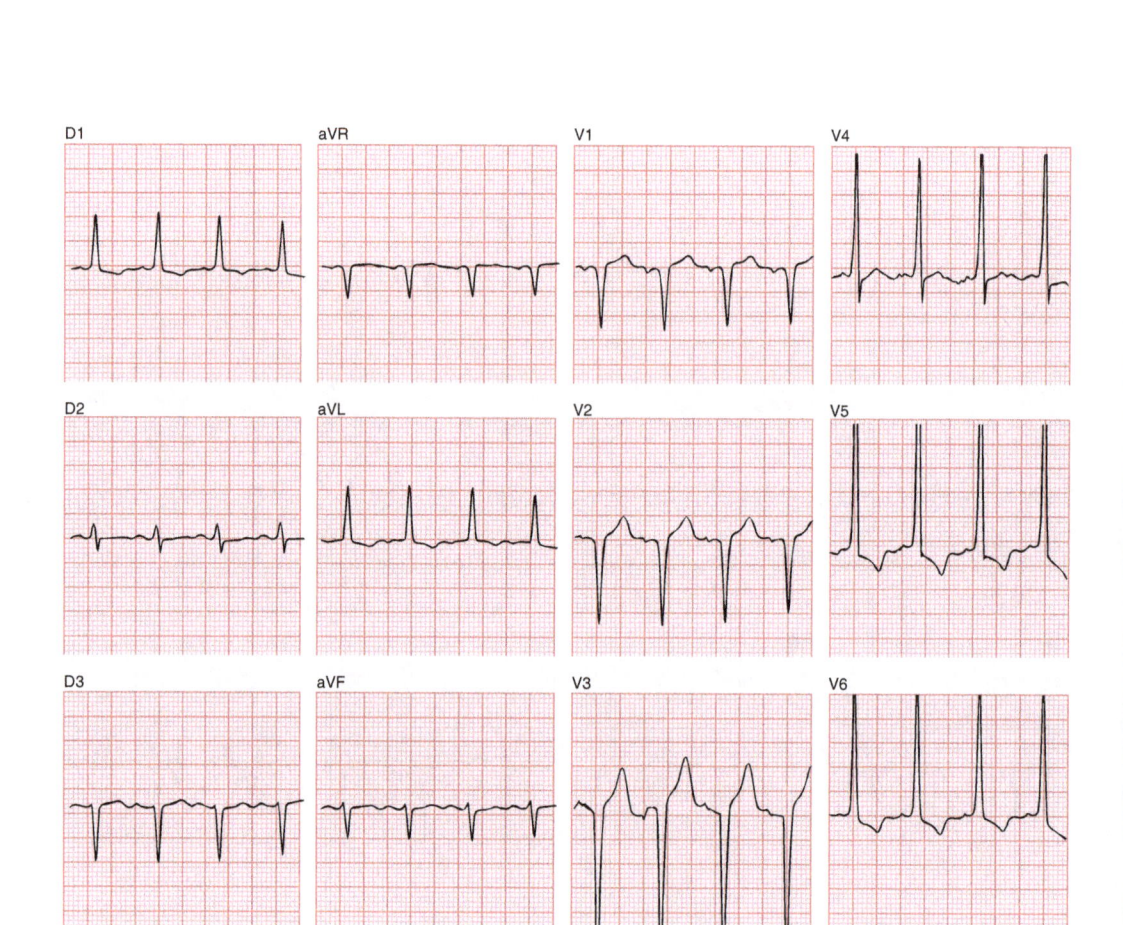

ECG 5.4. Sobrecarga ventricular esquerda com strain. Paciente com diversos critérios de voltagem passa SVE, além de infradesnivelamento do segmento ST com onda T negativa e assimétrica em derivações apicais e laterais - strain de VE.

Sobrecargas Ventriculares

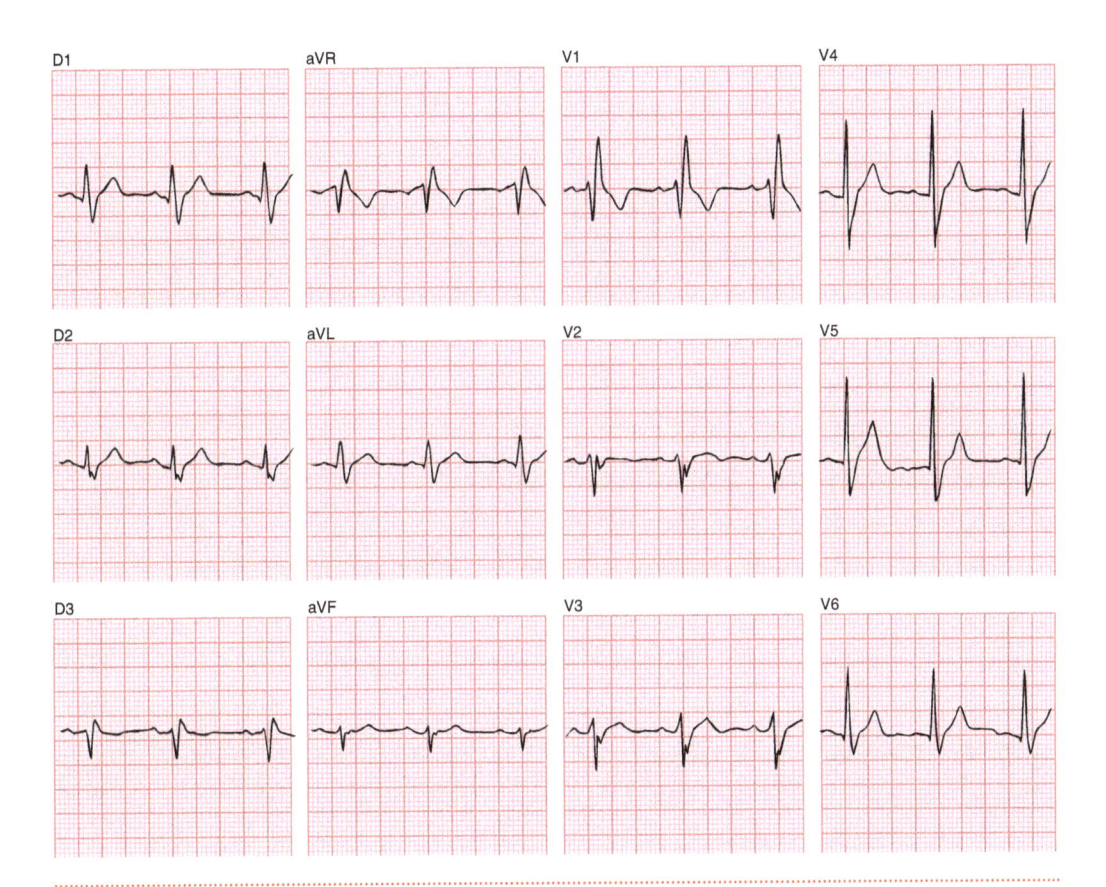

ECG 5.5. Sobrecarga ventricular esquerda associada a BRD. Os critérios clássicos de voltagem para sobrecarga ventricular apresentam baixa sensibilidade na presença de BRD, porém o diagnóstico se SVE pode ser feito quando se aplica os critérios de Vanderberg. Neste ECG observamos desvio do eixo para esquerda, onda S em V1 > 2 mm e onda R em V5 ou V6 > 15 mm.

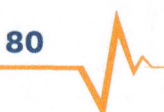

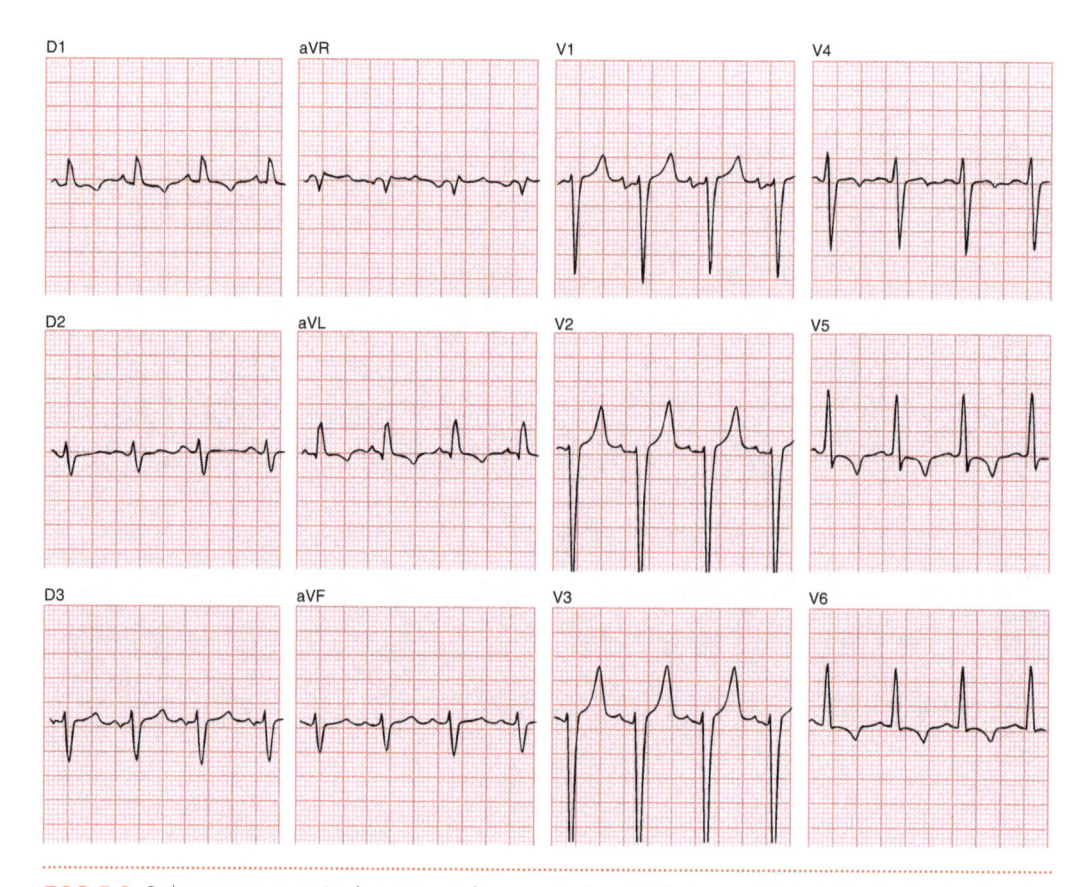

ECG 5.6. Sobrecarga ventricular esquerda associada a BRE. A presença de SAE, desvio de eixo para a esquerda e onda S em V2 > 30 mm e em V3 > 25 mm sugerem SVE.

Sobrecargas Ventriculares

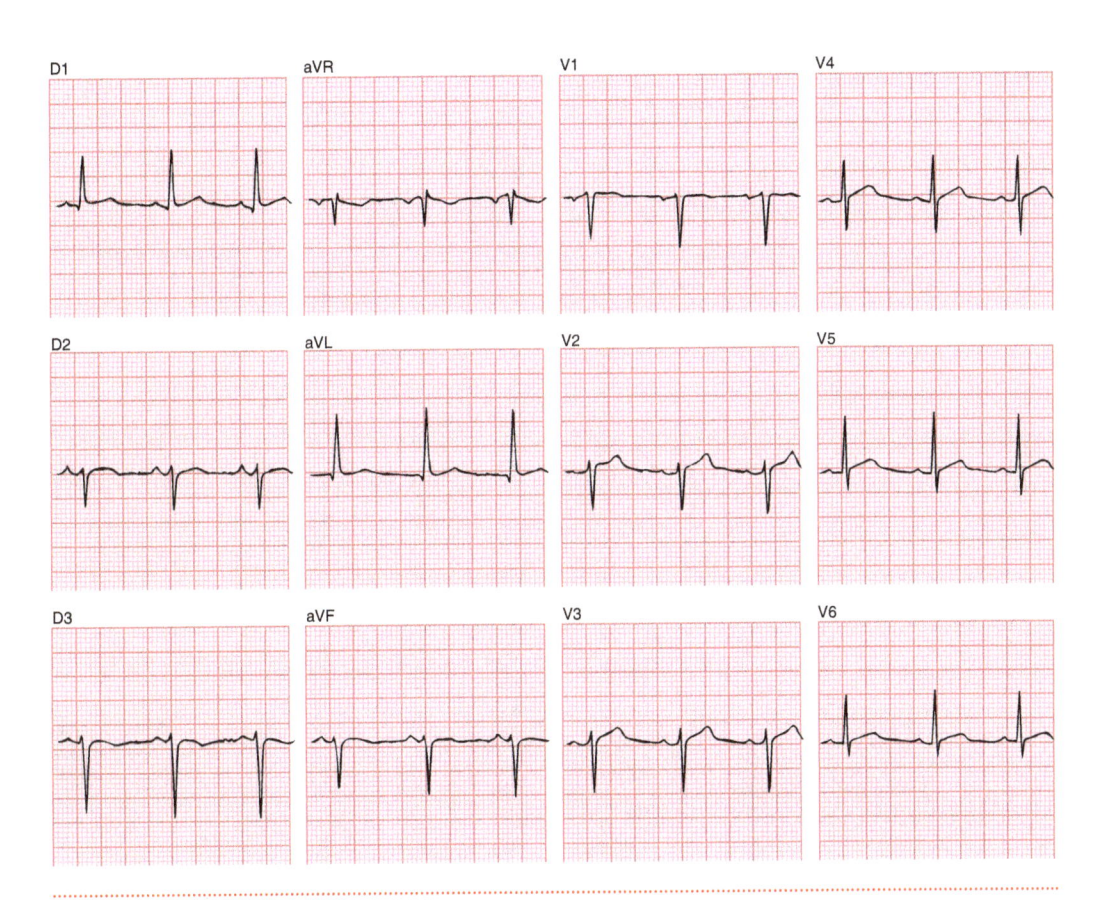

ECG 5.7. Sobrecarga ventricular esquerda associada a BDAS. Paciente do sexo masculino e ECG demonstrando a presença dos critérios de Bozzi (S em V1 ou V2 + RS em V5 ou V6 > 25 mm: 10 + 16 = 26 mm) e Gertsch (S em D3 + maior RS precordial ≥ 28 mm em homens: 16 + 19 = 35 mm).

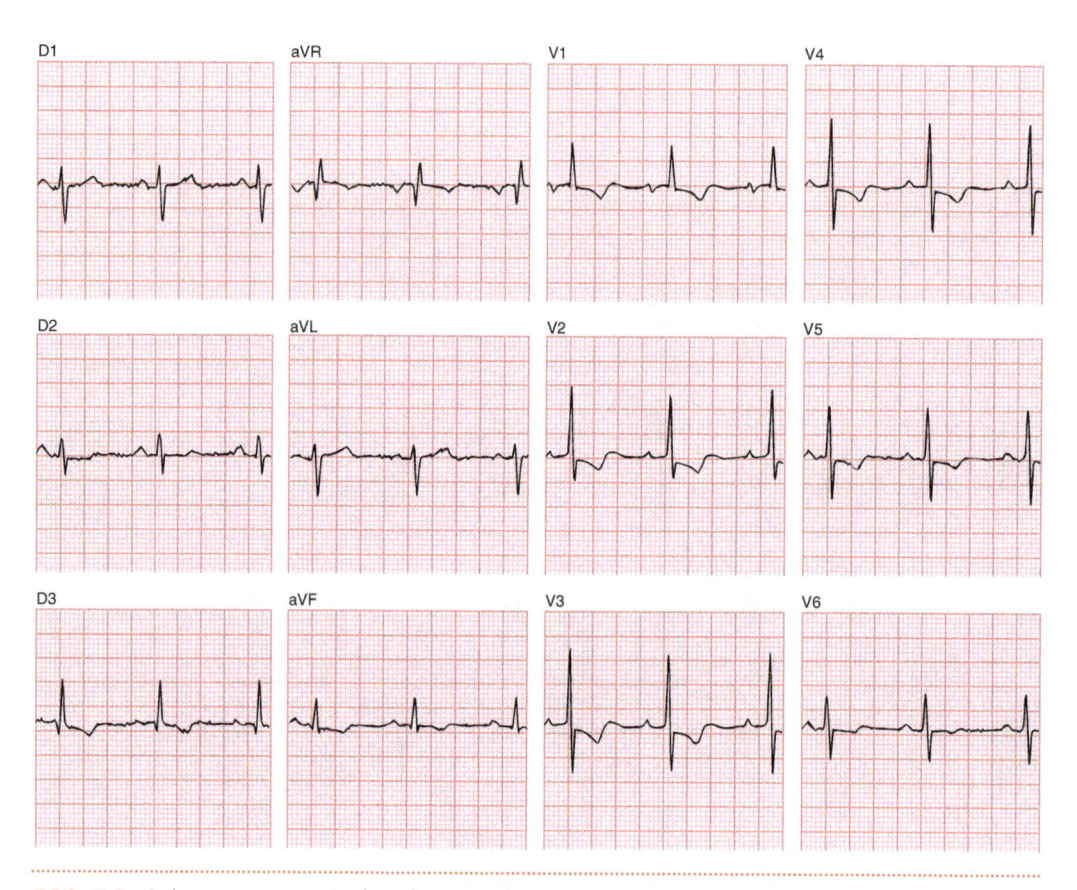

ECG 5.8. Sobrecarga ventricular direita. Observamos ondas R proeminentes em V1 e V2 (R > S) e ondas S profundas em V5 e V6, além de desvio de eixo elétrico para a direita e critério de Sokolow para SVD (R em V1 + S em V5 ou V6 > 10,5 mm: 8 + 8 = 16 mm). Adicionalmente, notamos o padrão de strain de VD – infradesnivelamento do segmento ST com onda T nega¬tiva e assimétrica em V1, V2 e V3.

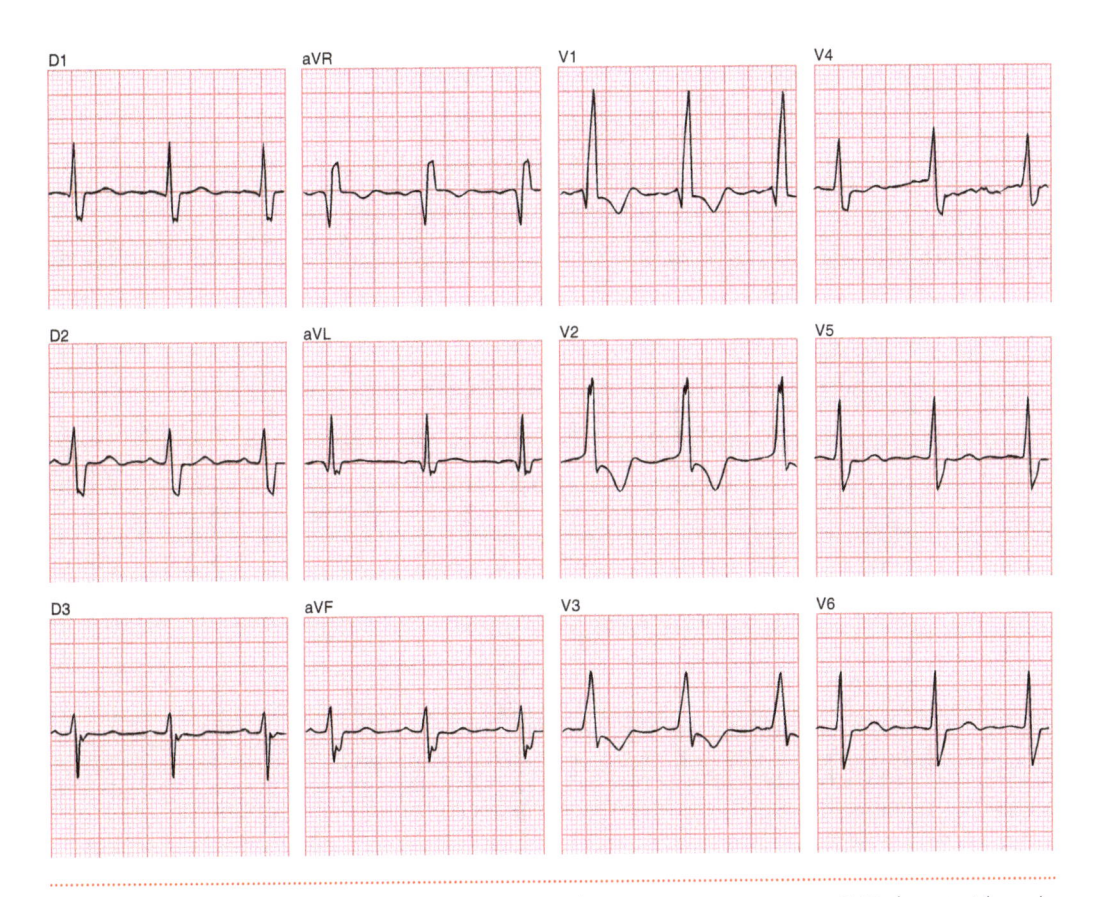

ECG 5.9. Sobrecarga ventricular direita associada a BRD. Neste caso a SVD é sugerida pela onda R' de grande amplitude em V1 e que se estende além de V2.

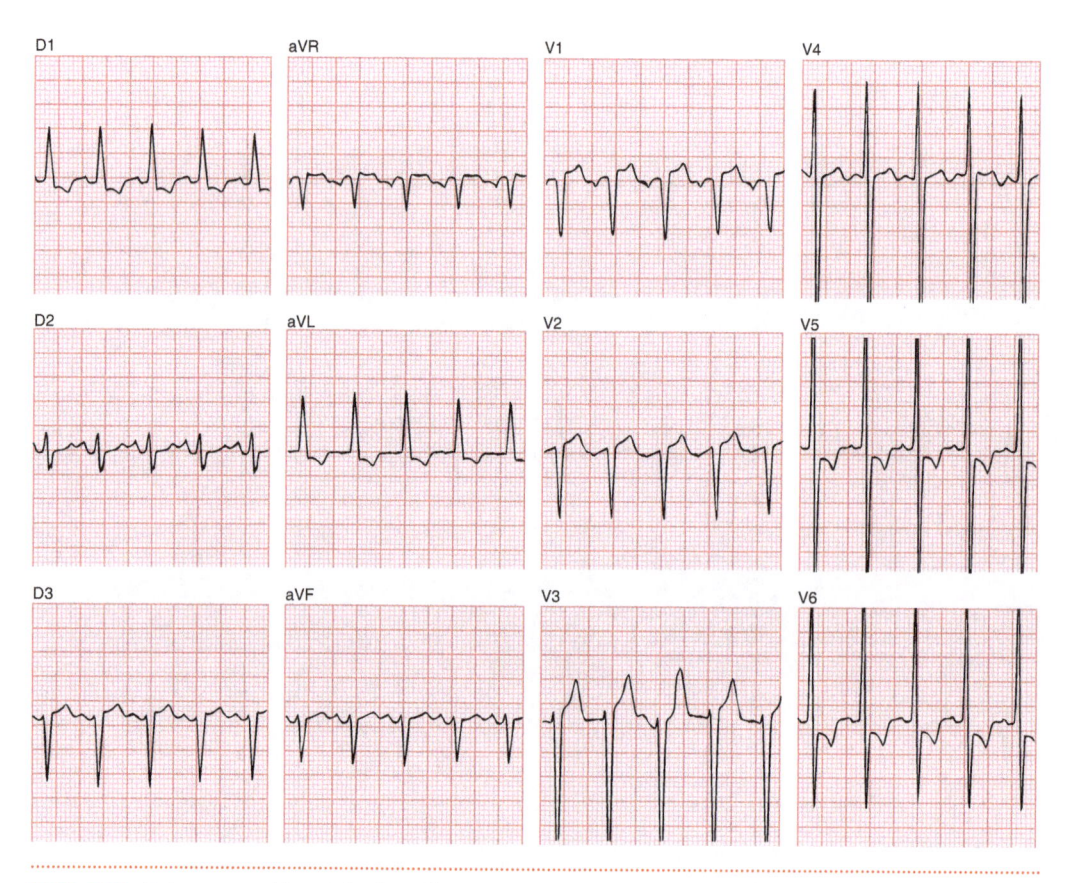

ECG 5.10. Sobrecarga biventricular. Observar a presença de complexos QRS com morfologia RS e de grande amplitude nas derivações precordiais (fenômeno de Katz-Wachtel).

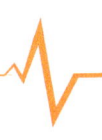

Referências Bibliográficas

1. Bayés de Luna A. Clinical Electrocardiography: A Textbook. 4ª ed. Wiley-Blackwell; 2012. 553 p.
2. Enrique CC, Monroy J. Systolic and diastolic loading of the heart. II. Electrocardiographic data. Am Heart J. 1952;43(5):669–86.
3. Wagner GS, Macfarlane P, Wellens H, Josephson M, et al. AHA/ACCF/HRS Recommendations for the Standardization and Interpretation of the Electrocardiogram. J Am Coll Cardiol. 2009;53(11):1003–11.
4. Pastore CA, Pinho JA, Pinho C, Samesima N, et al. III Diretrizes da Sociedade Brasileira de Cardiologia sobre análise e emissão de laudos eletrocardiográficos. Arq Bras Cardiol. 2016;106(4 Supl.1):1–23.
5. Sanches PCR, Moffa PJ. Eletrocardiograma - Normal e Patológico - Tranchesi. 1ª ed. São Paulo: Roca; 2001. 936 p.
6. Bacharova L, Schocken D, Estes E, Strauss D. The Role of ECG in the Diagnosis of Left Ventricular Hypertrophy. Curr Cardiol Rev. 2014;10(3):257–61.
7. Sokolow M, Lyon TP. The ventricular complex in left ventricular hypertrophy as obtained by unipolar precordial and limb leads. Am Heart J. 1949;37(2):161–86.
8. Courand P-Y, Grandjean A, Charles P, Paget V, et al. R Wave in aVL Lead Is a Robust Index of Left Ventricular Hypertrophy: A Cardiac MRI Study. Am J Hypertens. 2015;28(8):1038–48.
9. Casale PN, Devereux RB, Kligfield P, Eisenberg RR, et al. Electrocardiographic detection of left ventricular hypertrophy: Development and prospective validation of improved criteria. J Am Coll Cardiol. 1985;6(3):572–80.
10. Gubner R. Electrocardiographic Criteria of Left Ventricular Hypertrophy. Arch Intern Med. 1943;72(2):196–209.
11. Peguero JG, Lo Presti S, Perez J, Issa O, et al. Electrocardiographic Criteria for the Diagnosis of Left Ventricular Hypertrophy. J Am Coll Cardiol. 2017;69(13):1694–703.
12. Afify HMA, Waits GS, Ghoneum AD, Cao X, et al. Peguero Electrocardiographic Left Ventricular Hypertrophy Criteria and Risk of Mortality. Front Cardiovasc Med. 2018;5:1–7.
13. Romhilt DW, Estes EH. A point-score system for the ECG diagnosis of left ventricular hypertrophy. Am Heart J. 1968;75(6):752–8.
14. Schocken DD. Electrocardiographic left ventricular strain pattern: Everything old is new again. J Electrocardiol. 2014;47(5):595–8.
15. Vandenberg B, Sagar K, Paulsen W, Romhilt D. Electrocardiographic criteria for diagnosis of left ventricular hypertrophy in the presence of complete right bundle branch block. Am J Cardiol. 1989;63(15):1080–4.
16. Vandenberg BF, Romhilt DW. Electrocardiographic diagnosis of left ventricular hypertrophy in the presence of bundle branch block. Am Heart J. 1991;122(3):818–22.
17. Chan PG, Logue M, Kligfield P. Effect of Right Bundle Branch Block on Electrocardiographic Amplitudes, Including Combined Voltage Criteria Used for the Detection of Left Ventricular Hypertrophy. Ann Noninvasive Electrocardiol. 2006;11(3):230–6.
18. Gertsch M, Theler A, Foglia E. Electrocardiographic detection of left ventricular hypertrophy in the presence of left anterior fascicular block. Am J Cardiol. 1988;61(13):1098–101.
19. Fragola PV, Autore C, Magni G, Albertini M, et al. Limitations of the electrocardiographic diagnosis of left ventricular hypertrophy: the influence of left anterior hemiblock and right bundle branch block. Int J Cardiol. 1992;34(1):41–8.
20. Ravi S, Rukshin V, Lancaster G, Zarich S, et al. Diagnosis of Left Ventricular Hypertrophy in the Presence of Left Anterior Fascicular Block: A Reexamination of the 2009 AHA/ACCF/HRS Guidelines. Ann Noninvasive Electrocardiol. 2013;18(1):21–8.

21. Kafka H, Burggraf GW, Milliken JA. Electrocardiographic diagnosis of left ventricular hypertrophy in the presence of left bundle branch block: An echocardiographic study. Am J Cardiol. 1985;55(1):103–6.
22. Klein RC, Vera Z, DeMaria AN, Mason DT. Electrocardiographic diagnosis of left ventricular hypertrophy in the presence of left bundle branch block. Am Heart J. 1984;108(3):502–6.
23. Burgos PFM, Luna Filho B, Costa F de A, Bombig MTN, et al. Electrocardiogram Performance in the Diagnosis of Left Ventricular Hypertrophy in Hypertensive Patients With Left Bundle Branch Block. Arq Bras Cardiol. 2016;108(1):47–52.
24. Jain A, Chandna H, Silber E., Clark W., et al. Electrocardiographic patterns of patients with echocardiographically determined biventricular hypertrophy. J Electrocardiol. 1999;32(3):269–73.

6

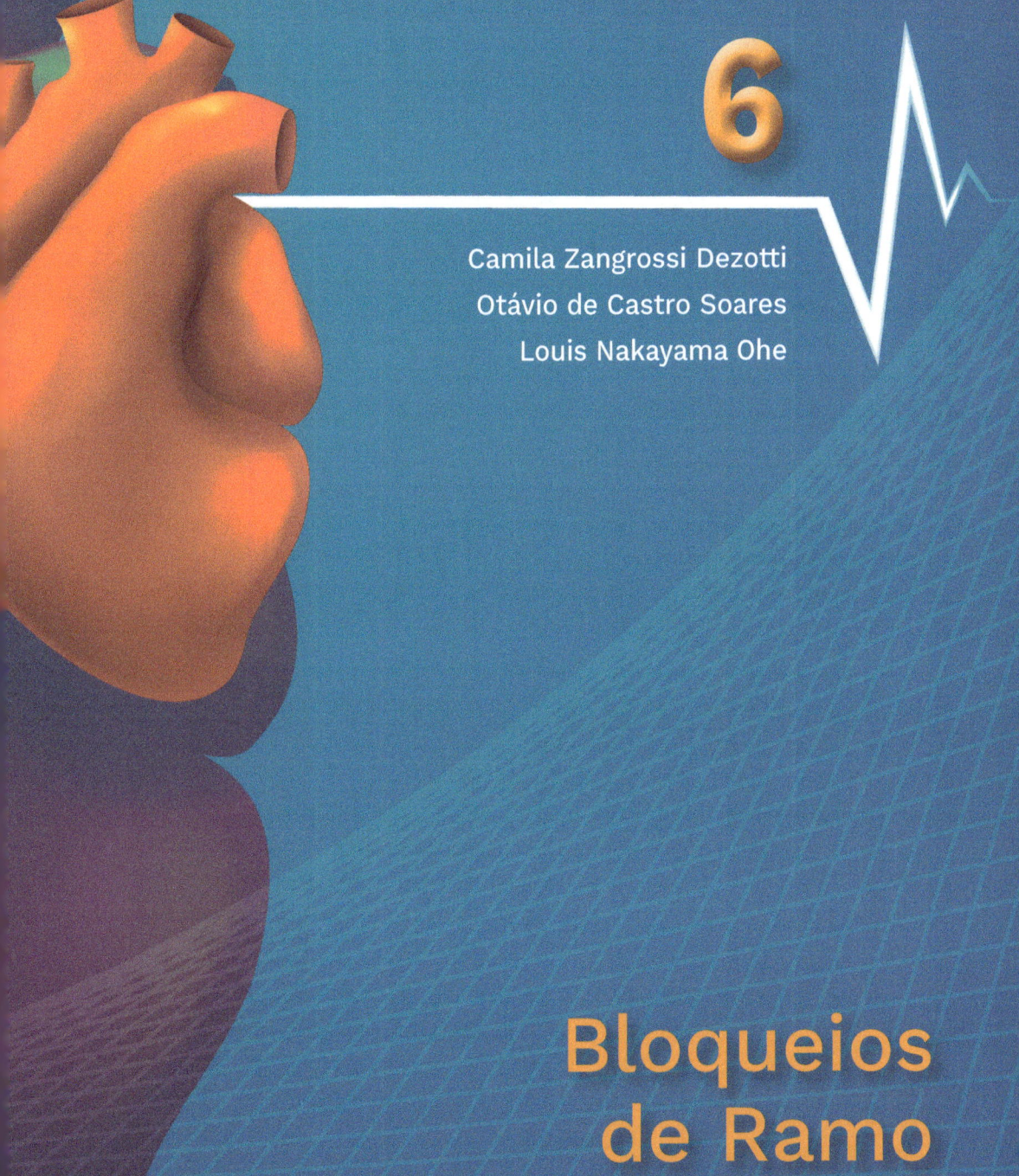

Camila Zangrossi Dezotti
Otávio de Castro Soares
Louis Nakayama Ohe

Bloqueios de Ramo

INTRODUÇÃO

O sistema de condução ventricular é formado pelo feixe de His e sua divisão em ramos direito e esquerdo. O atraso na condução do estímulo elétrico por esses ramos é denominado de bloqueio. As mudanças na condução do estímulo elétrico, podem ser fixas, intermitentes ou frequência-dependentes e resultar em diferentes alterações na morfologia e duração do complexo QRS.

Os bloqueios podem ser causados por alterações estruturais do sistema de condução His-Purkinje, do miocárdio ventricular ou serem funcionais, devido ao período refratário relativo de parte do sistema de condução. Os bloqueios de ramo podem ser classificados em diferentes graus: 1ª grau ou parcial, 2ª grau ou intermitente e 3º grau ou avançado. A duração do QRS se correlaciona com o tempo de condução e massa muscular ventricular a ser ativada, desta forma, uma característica marcante dos bloqueios avançados é um complexo QRS com mais de 120 ms de duração. Quando o atraso ocorre nas subdivisões destes ramos, os bloqueios são denominados divisionais ou fasciculares e se expressam no ECG como desvios do eixo elétrico (ver Capítulo 7).

BLOQUEIO DE RAMO ESQUERDO (BRE)

Consiste no atraso da condução do estímulo elétrico pelo ramo esquerdo, incluindo desde sua porção principal até seus fascículos (anterior ou posterior). Tal atraso altera dramaticamente a sequência de ativação ventricular.

A ativação ventricular normal se inicia pelos estímulos no terço médio do septo interventricular, onde estão as ramificações do ramo esquerdo do feixe de His. O atraso nesse estímulo resulta na ativação precoce pelo ramo direito, alterando o vetor inicial da despolarização ventricular. Consequentemente, o vetor inicial será direcionado da direita para a esquerda em virtualmente todos os casos; portanto, uma onda q septal em D1 e aVL não será observada, a menos que haja zona inativa. Após a ativação septal e do VD, a despolarização do VE irá ocorrer de modo lento por condução fibra a fibra **(Figura 6.1)**.

A presença de BRE é um marcador de mau prognóstico porque frequentemente ocorre em portadores de cardiopatia, disfunção contrátil do VE e pode evoluir para BAV de grau avançado, bradiarritmia e MSC. O BRE por si só pode dessincronizar a contratilidade dos dois ventrículos e contribuir para a insuficiência cardíaca. Nesses casos, a terapia de ressincronização cardíaca com marcapasso biventricular contribui para a melhora de diversos parâmetros da função sistólica. Sua associação com desvio do eixo para a direita ou para a esquerda está relacionada a pior prognóstico, pois pode demonstrar um acometimento mais grave do sistema de condução.

As principais causas de BRE estão dispostas na **Tabela 6.1**.

O BRE também dificulta o diagnóstico eletrocardiográfico de infarto do miocárdio (ver Capítulo 9) e interfere na interpretação do TE. Ele pode vir

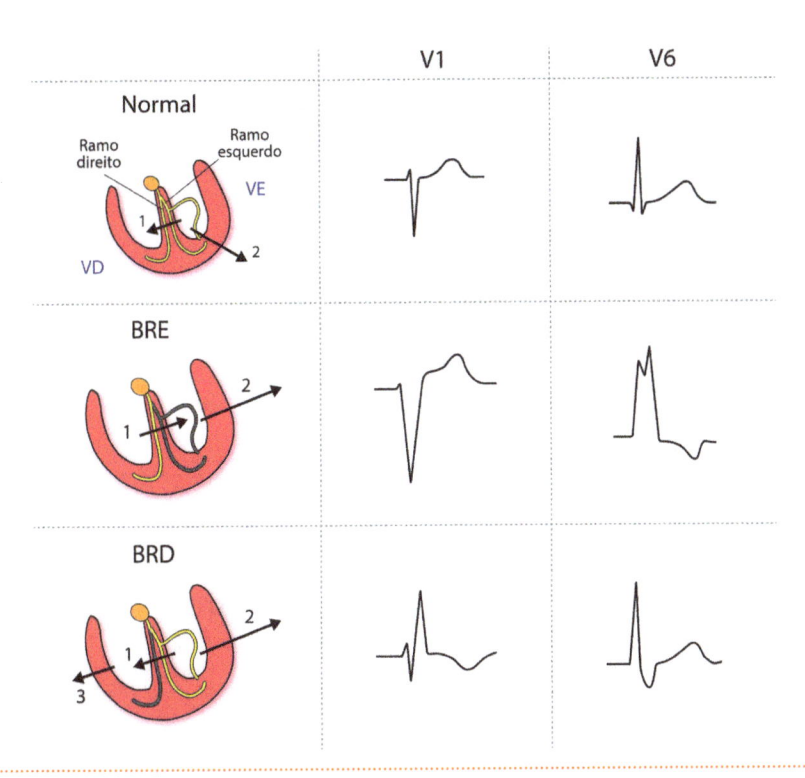

Figura 6.1. Bloqueios de ramo. Tanto o BRE quanto o BRD apresentam QRS com > 120 ms de duração e alteração da repolarização com onda T oposta ao retardo final da condução. No BRE o vetor inicial será direcionado da direita para a esquerda (vetor 1) e após a ativação septal e do VD ocorrerá a despolarização lenta do VE por condução fibra a fibra (vetor 2). Assim, veremos complexos QRS negativos em V1 e V2 com morfologia rS ou QS, além da ausência de ondas q e presença de ondas R com entalhes em D1, aVL, V5 e V6. No BRD o vetor inicial não sofre alterações (vetor 1), porém, quando a despolarização do VE está perto de ser concluída (vetor 2), ocorre a ativação lenta e anormal do VD (vetor 3), alterando a parte final do QRS, produzindo ondas S empastadas em D1, aVL e V6 e complexos rsR' em V1 e V2.

Tabela 6.1. Causas de BRE
Cardiomiopatia hipertensiva
Hipertrofia do ventrículo esquerdo
Miocardite
Envelhecimento e esclerose do sistema de condução
Cardiomiopatia valvar
Cardiomiopatia isquêmica – insuficiência coronariana
Cardiomiopatia chagásica
Endocardite bacteriana
Intoxicação por fármacos (propafenona, digital)
Hipercalemia
Forma idiopática (coração normal)

associado a sobrecargas ventriculares e pode ser de 1º grau ou parcial quando decorre do menor acometimento das fibras desse ramo em relação ao bloqueio avançado. O padrão eletrocardiográfico, nessas situações, é a perda da onda q septal em D1, aVL, V5 e V6 e onda r em V1 e a duração do QRS < 120 ms.

O BRE pode ocorrer de modo intermitente (de 2º grau) e, nesse caso, a condução intraventricular se manifesta com as características de BRE avançado, porém retorna ao normal. Pode estar relacionado com DAC e fluxo sanguíneo intermitente no ramo esquerdo do feixe de His. Sua visualização durante o esforço alerta para a possibilidade de insuficiência coronariana, principalmente em idosos. O BRE intermitente está relacionado também com o envelhecimento do sistema de condução do coração, podendo ser um preditor precoce da evolução para BAV avançado, principalmente quando associado ao BRD intermitente.

As seguir são descritos os critérios eletrocardiográficos para o diagnóstico de BRE **(Figura 6.2)**:

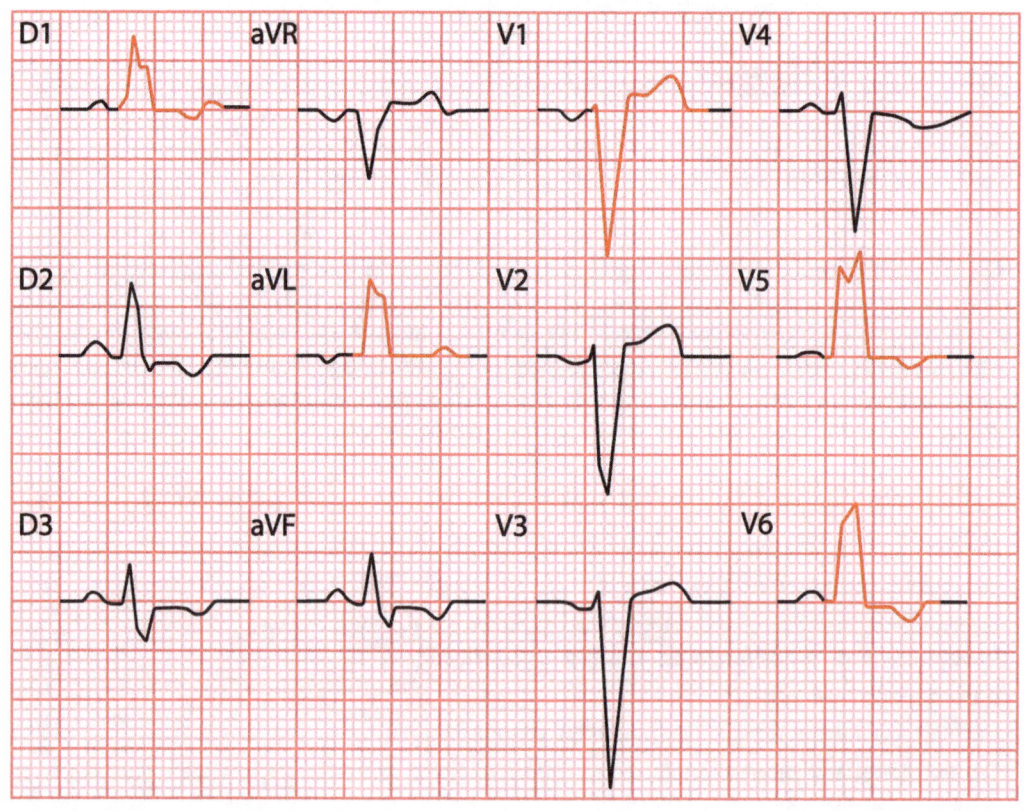

Figura 6.2. Achados eletrocardiográficos compatíveis com bloqueio de ramo esquerdo avançado.

Bloqueio de Ramo Esquerdo de 3º Grau (Avançado)

- QRS com duração ≥ 120 ms (ou ≥ 140 ms de acordo com Strauss)
- Ausência de onda q em D1, aVL, V5 e V6 (perda do vetor septal). Variantes podem ter onda "q" apenas em aVL
- Onda R alagada e com entalhe e/ou empastamento médio-terminais em pelo menos duas das derivações D1, aVL, V5 e V6 (clássico aspecto em torre)
- Onda R com crescimento lento de V1 a V3, podendo ocorrer morfologia QS
- Ondas S alargadas com espessamentos e/ou entalhes em V1 e V2
- Tempo de ativação ventricular ≥ 60 ms em V5 e V6
- Eixo elétrico do QRS entre -30° e +60°
- Depressão do segmento ST e onda T assimétrica com polaridade oposta ao retardo médio-terminal

Bloqueio de Ramo Esquerdo de 1º Grau (Parcial)

- QRS com duração entre 110 a 120 s
- Presença de padrão de SVE
- Tempo de ativação ventricular > 60 ms nas derivações em V4 a V6
- Ausência de onda q em D1, aVL, V5 e V6

Box 6.1
Síndrome do Bloqueio de Ramo Esquerdo Doloroso

O desenvolvimento de dor precordial associada ao BRE intermitente na ausência de DAC tem sido descrito na literatura como "síndrome do bloqueio de ramo esquerdo doloroso". O mecanismo responsável pela dor precordial é desconhecido, mas a principal hipótese atualmente está relacionada à dissincronia cardíaca aguda. Nessa síndrome, o BRE ocorre quando a duração do ciclo é igual ou inferior ao período refratário do ramo esquerdo, principalmente durante o esforço físico. A dor torácica na síndrome do BRE doloroso pode variar entre um leve desconforto a uma condição incapacitante.

Box 6.2
Distúrbios Inespecífico da Condução Intraventricular

A lentificação difusa da condução pelo sistema His-Purkinjie pode cursar com duração aumentada do complexo QRS > 110 ms sem preencher critérios diagnóstico de BRE ou BRD, podendo assumir uma característica semelhante ao QRS normal.

BLOQUEIO DE RAMO DIREITO (BRD)

Ocorre pelo atraso na condução do estímulo elétrico em qualquer porção do ramo direito; proximal – mais comum, no feixe de His ou no sistema de condução intraventricular direito.

No BRD a ativação ventricular pelo lado esquerdo e pelo septo interventricular se faz normalmente. Dessa forma, a porção inicial do QRS não sofre alterações; porém, quando a despolarização ventricular esquerda está perto de ser concluída, o impulso elétrico passa da esquerda para a direita por meio do septo interventricular, desencadeando a ativação lenta e anormal do VD, alterando a parte final do QRS. Assim, nota-se o surgimento de ondas S empastadas em D1, aVL e V6 e onda r' ou R' em V1 e V2 **(Figura 6.1)**.

O BRD pode ser encontrado em pacientes sem nenhuma evidência de doença cardíaca estrutural. Porém, em pacientes portadores de cardiopatia, sua presença é preditora independente de doença avançada. O BRD de início recente pode significar maior prevalência de DAC, insuficiência cardíaca congestiva e mortalidade cardiovascular.

As principais causas de BRD estão dispostas na **Tabela 6.2**.

Tabela 6.2. Causas de BRD
Cardiomiopatia isquêmica – insuficiência coronariana
Cardiomiopatia chagásica
Miocardite
Envelhecimento e esclerose do sistema de condução
Cardiomiopatia valvar
Cardiomiopatia hipertensiva
Cardiopatias congênitas – principalmente as relacionadas com defeito do septo interventricular
Patologia com aumento da pressão do VD (cor *pulmonale*, TEP)
Forma idiopática (coração normal)
Doença de Levi
Lesões mecânicas (pós-procedimentos cirúrgicos, cateterismo)

O BRD parcial ou de 1º grau (também referido como atraso de condução pelo ramo direito) pode ser encontrado em 2,4% de indivíduos normais, sendo isso atribuído ao atraso da ativação da VSVD. Porém, também pode refletir SVD.

No BRD intermitente ou de 2º grau, a condução interventricular se manifesta com as características do BRD avançado, porém com retorno ao normal. Diferente do BRE, o BRD intermitente tem menos relação com processos isquêmicos.

As seguir são descritos os critérios eletrocardiográficos para o diagnóstico de BRD **(Figura 6.3)**:

Bloqueio de Ramo Direito de 3º Grau (Avançado)

- QRS com duração ≥ 120 ms
- Morfologia rSR' ou rsR' em V1 com R' empastado
- Morfologia qR em aVR com R empastada
- Onda S empastada em D1, aVL, V5 e V6
- Tempo de ativação ventricular ≥ 50 ms em V1
- Eixo elétrico do QRS variável, tendendo para direita no plano frontal
- Onda T assimétrica com polaridade oposta ao retardo final do complexo QRS

Bloqueio de Ramo Direito

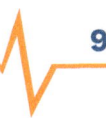

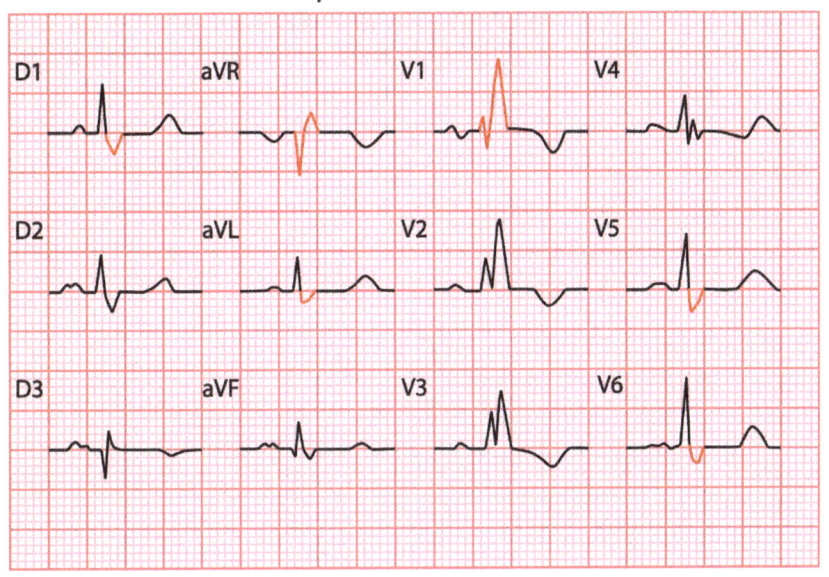

Figura 6.3. Achados eletrocardiográficos compatíveis com bloqueio de ramo direito avançado.

Bloqueio de Ramo Direito de 1º Grau (Parcial)

- QRS com duração entre 110 a 120 ms
- Redução progressiva da onda S em V2
- Empastamento da onda S em V2
- Morfologia rsr' ou rsR' em V2 e posteriormente em V1
- Onda T com polaridade oposta a deflexão terminal do QRS

DDX
Morfologia rSr' em V1 e V2

Padrões benignos
- Posicionamento alto dos eletrodos V1 e V2
- Variante da normalidade
- BRD parcial
- Atletas
- Pectus excavatum

Padrões patológicos
- Padrão de Brugada tipo 2
- Sobrecarga ventricular direita
- Pré-excitação ventricular
- Hipercalemia

Box 6.3
Bloqueio Mascarado

No bloqueio de ramo mascado observa-se a presença de morfologia característica de BRD no plano horizontal associada a morfologia de BRE com desvio do eixo para esquerda no plano frontal. Este tipo de BRD é causado pela associação simultânea com BDAS de alto grau frequentemente acompanhado por SVE grave e/ou bloqueio focal da parede anterolateral do VE devido a infarto do miocárdio ou fibrose. Na maioria dos casos típicos de BRD com BDAS, o eixo elétrico no plano frontal encontra-se entre -80° e -120°, entretanto, quando o eixo permanece próximo a -60° devido ao predomínio de forças ventriculares esquerdas, o BRD com BDAS será acompanhado que onda S muito pequena ou ausente em D1, simulando o padrão de BRE nesta derivação. O BRD com BDAS pode imitar o BRE tanto nas derivações dos membros (mascaramento padrão) com ausência de onda S em D1, quanto nas derivações precordiais (mascaramento precordial) com desaparecimento da onda S em V5 e V6. Em ambos os casos o BRD pode ser reconhecido pelo seu padrão típico em V1. Vale ressaltar que este padrão está associado a pior prognóstico e implica doença subjacente grave.

BLOQUEIOS FUNCIONAIS

Os bloqueios funcionais (transitórios ou aberrância de condução) podem ser dependentes de taquicardia (aqueles que ocorrem na fase 3 do potencial de ação) ou dependentes de bradicardia (aqueles que acontecem na fase 4 do potencial de ação).

Os bloqueios de fase 3 são mais comuns com morfologia de BRD. Um estímulo precoce pode encontrar tecidos ainda em período refratário (fase 3) e conduzir mais lentamente. O maior período refratário do ramo direito explica a maior prevalência de aberrância de condução com padrão BRD.

Os bloqueios de fase 4, são dependentes de bradicardia (ou pausas). A pausa permite uma despolarização espontânea (leve inclinação da fase 4 do potencial de ação), tornando o potencial menos negativo (menos canais de sódios disponíveis) e, portanto, resultando em uma condução prejudicada. Esse tipo de bloqueio é raro, tem associação com doença estrutural (cenário de infarto do miocárdio). É mais comum com morfologia de BRE, pois o VE é mais suscetível a dano isquêmico e tem maior taxa de despolarização espontânea de fase 4 do que o VD.

Bloqueios de Ramo

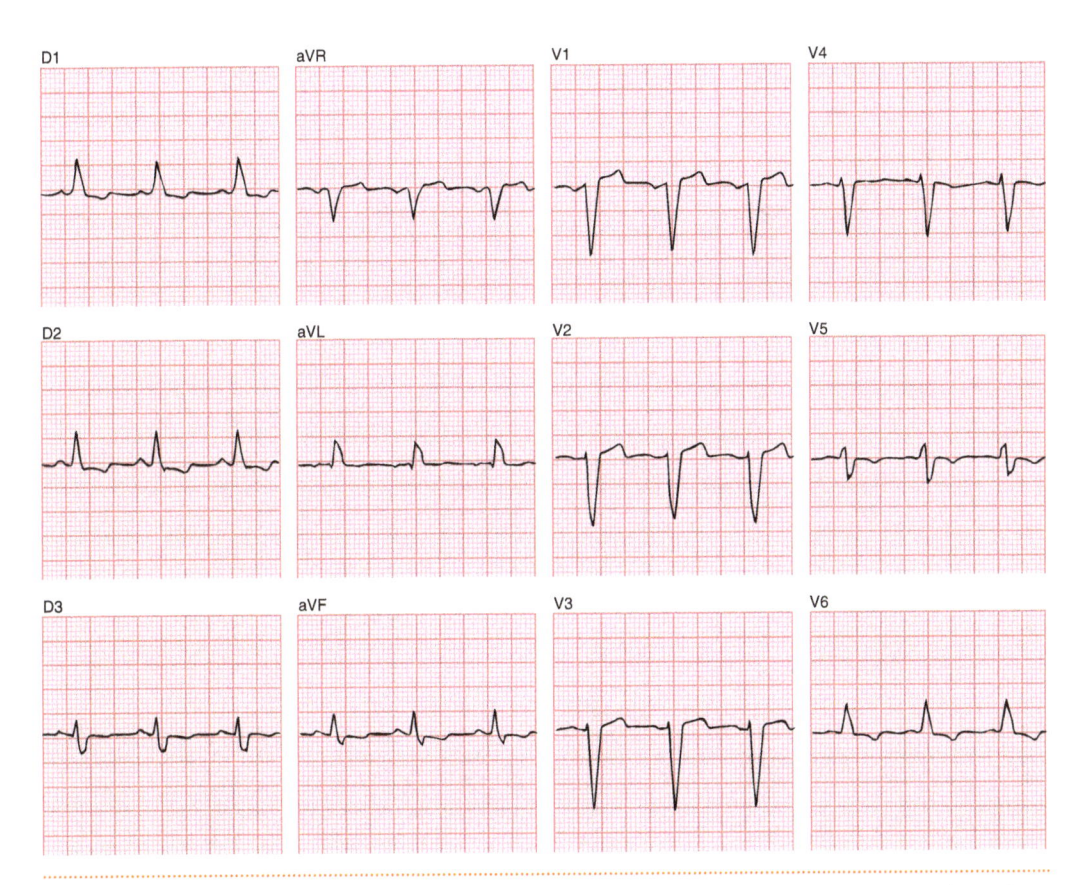

ECG 6.1. Bloqueio de ramo esquerdo avançado. Os complexos QRS apresentam duração > 120 ms e são predominantemente negativos em V1 e V2 com morfologia rS. Em D1, aVL e V6 há ondas R com entalhes e ausência de ondas q pela perda do vetor septal. Além disso, há alterações secundárias da repolarização com a onda T oposta ao retardo médio-terminal da condução.

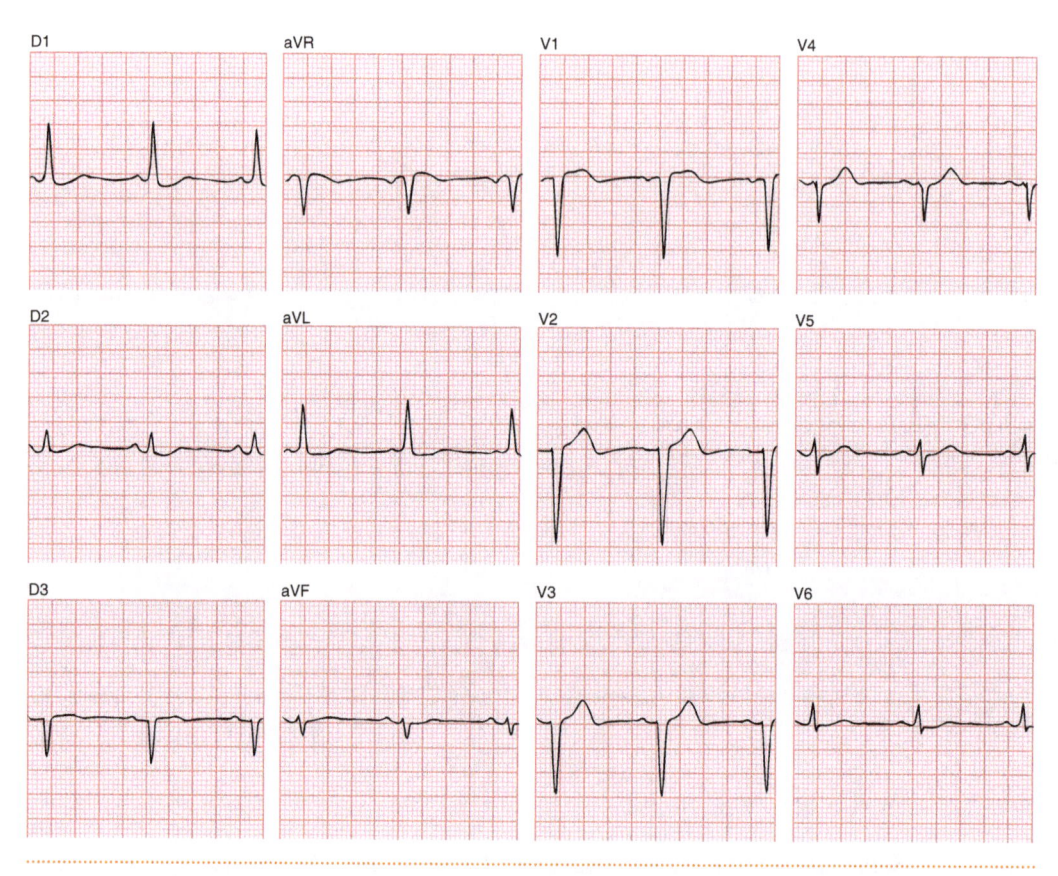

ECG 6.2. Bloqueio de ramo esquerdo parcial. Os complexos QRS apresentam duração de 110 ms e notamos ausência de ondas q em D1, aVL, V5 e V6 pela alteração da ativação ventricular e perda do vetor septal.

Bloqueios de Ramo

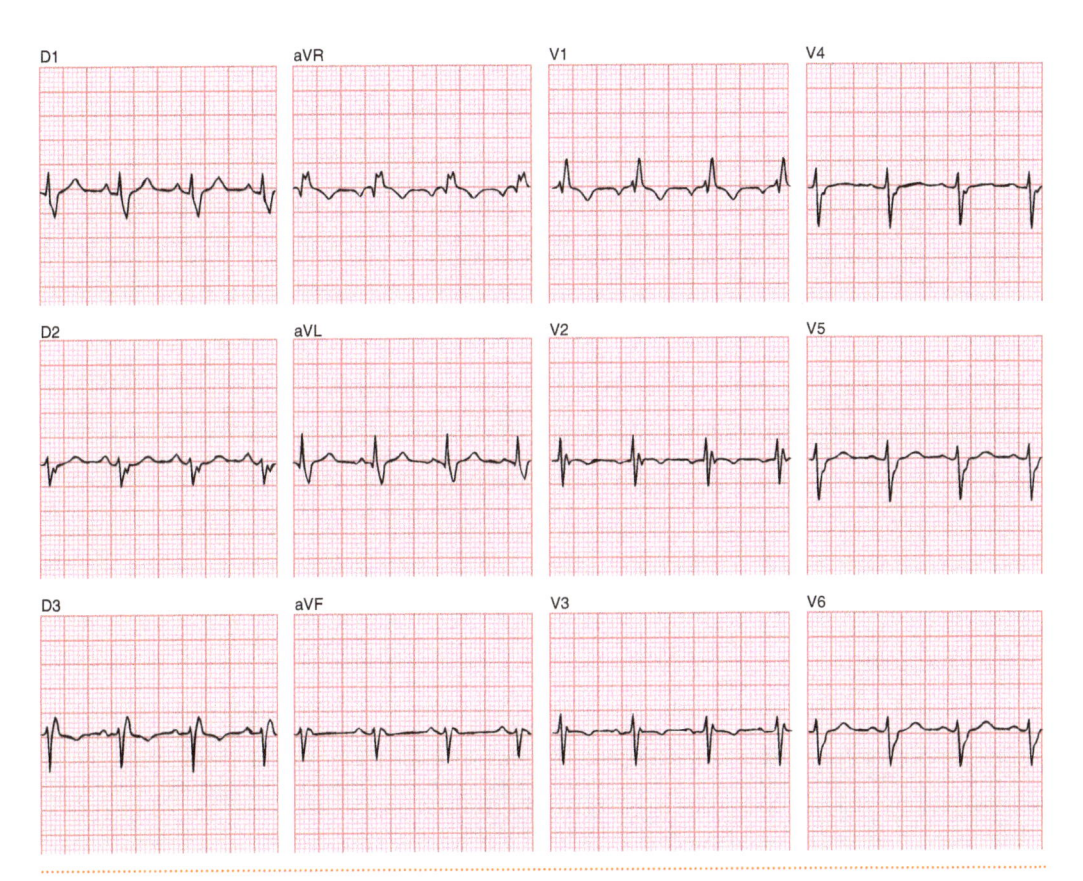

ECG 6.3. Bloqueio de ramo direito avançado. Os complexos QRS apresentam duração > 120 ms e morfologia rSR' em V1. Há empastamento das ondas S em D1, aVL, V5 e V6 e da onda R em aVR, além de alterações secundárias da repolarização com onda T oposta ao retardo final da condução.

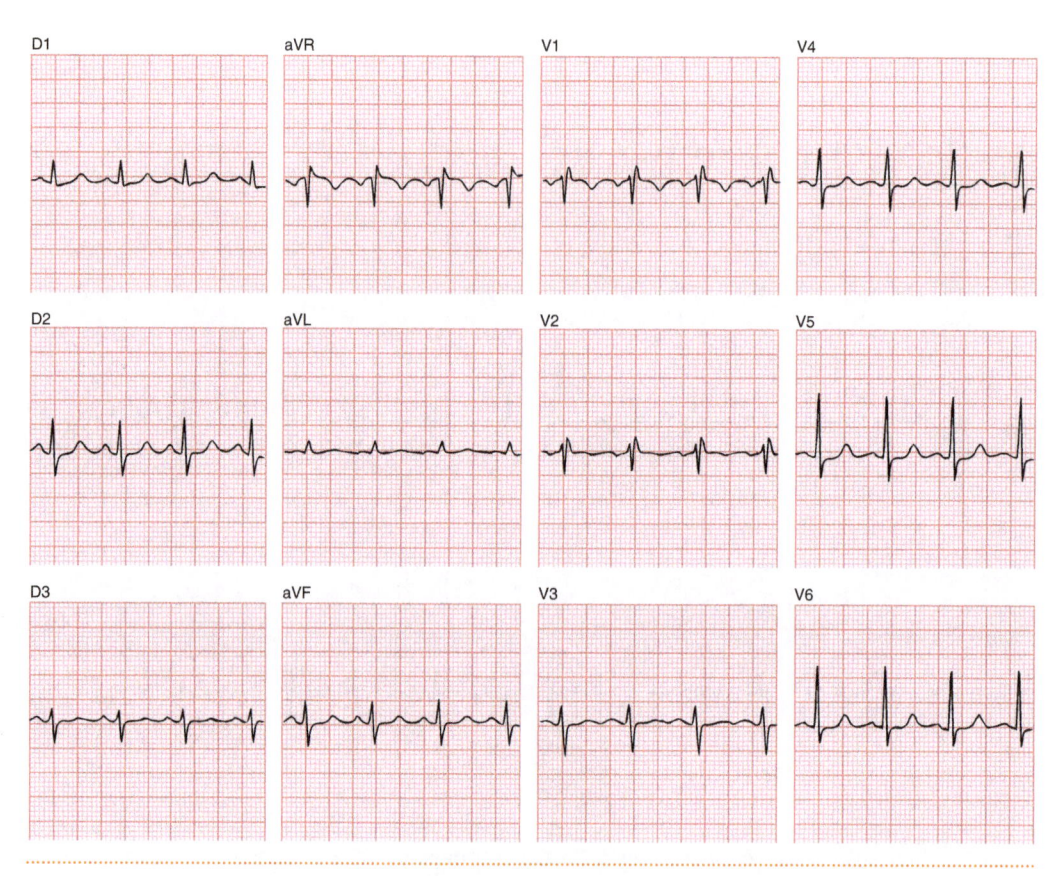

ECG 6.4. Bloqueio de ramo direito parcial. Os complexos QRS apresentam duração de 110 ms e morfologia rSr' em V1 e V2. Alterações secundárias da repolarização também estão presentes.

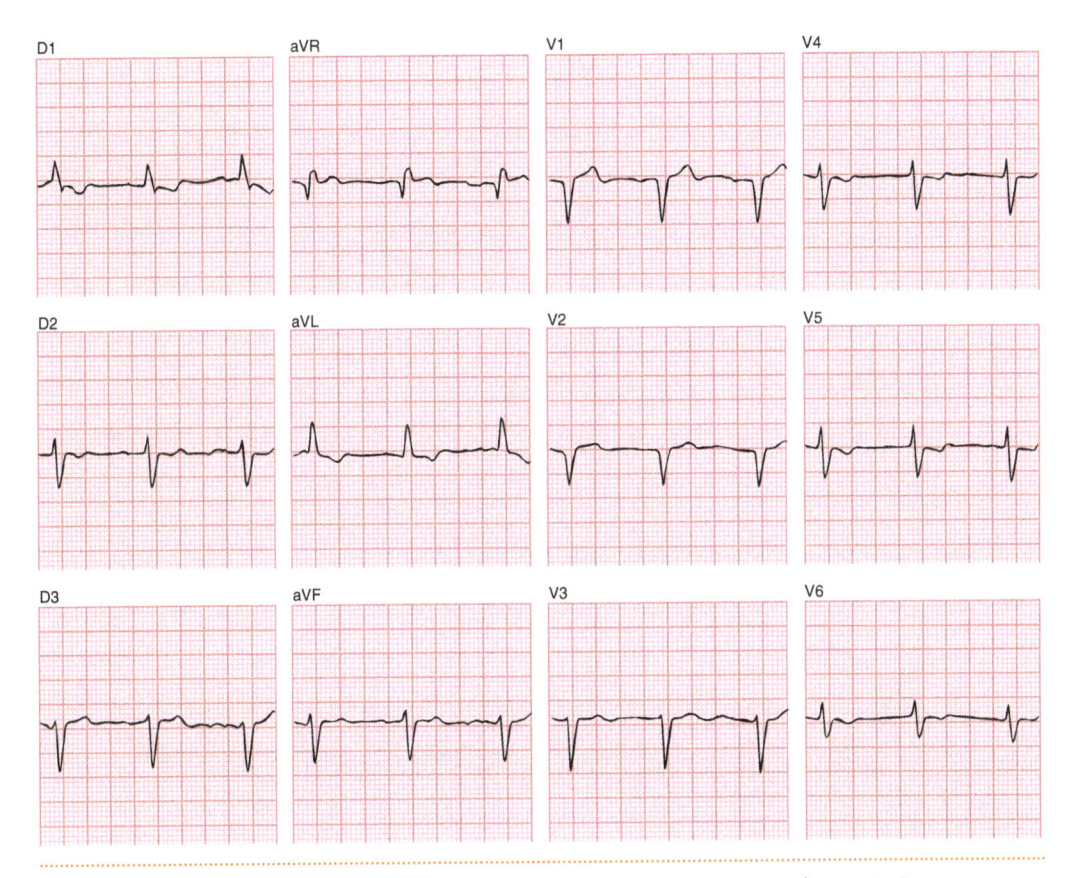

ECG 6.5. Distúrbio inespecífico da condução intraventricular. Os complexos QRS encontram-se alargados e com duração > 120 ms, porém não há critérios que definam BRE ou BRD.

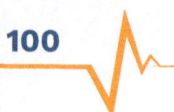

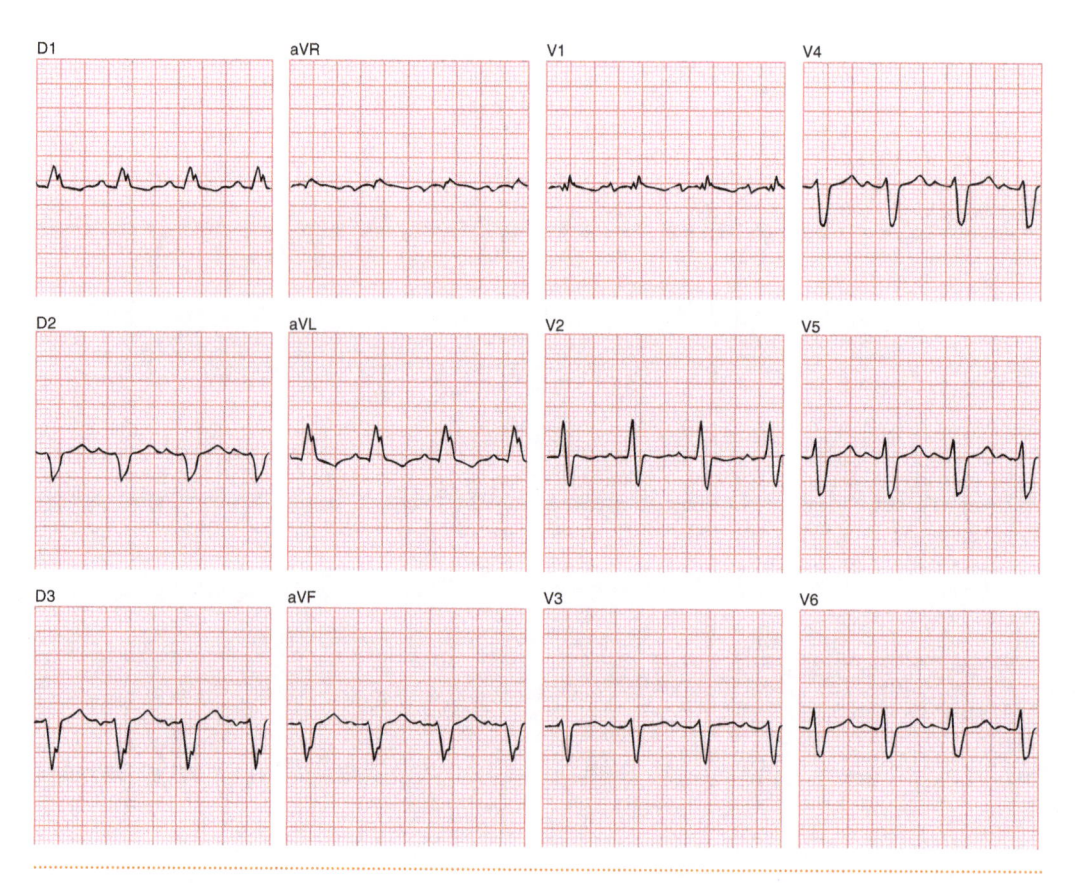

ECG 6.6. Bloqueio mascarado. Observamos características de BRD no plano horizontal com rsr' em V1 e ondas S empastadas em V5 e V6, porém no plano frontal há desvio do eixo para esquerda e características que lembram o BRE como ondas R com entalhe em D1 e aVL. Adicionalmente há SAE e BAV de 1º grau.

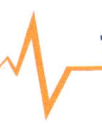

Referências Bibliográfica

1. Wagner GS, Macfarlane P, Wellens H, Josephson M, et al. AHA/ACCF/HRS Recommendations for the Standardization and Interpretation of the Electrocardiogram. J Am Coll Cardiol. 2009;53(11):1003–11.
2. Pastore CA, Pinho JA, Pinho C, Samesima N, et al. III Diretrizes da Sociedade Brasileira de Cardiologia sobre análise e emissão de laudos eletrocardiográficos. Arq Bras Cardiol. 2016;106(4 Supl.1):1–23.
3. Sanches PCR, Moffa PJ. Eletrocardiograma - Normal e Patológico - Tranchesi. 1a ed. São Paulo: Roca; 2001. 936 p.
4. Bayés de Luna A. Clinical Electrocardiography: A Textbook. 4a ed. Wiley-Blackwell; 2012. 553 p.
5. Surkova E, Badano LP, Bellu R, Aruta P, et al. Left bundle branch block: from cardiac mechanics to clinical and diagnostic challenges. EP Eur. 2017;19(8):1251–71.
6. Strauss DG, Selvester RH, Wagner GS. Defining Left Bundle Branch Block in the Era of Cardiac Resynchronization Therapy. Am J Cardiol. 2011;107(6):927–34.
7. Shvilkin A, Ellis ER, Gervino E V., Litvak AD, et al. Painful left bundle branch block syndrome: Clinical and electrocardiographic features and further directions for evaluation and treatment. Hear Rhythm. 2016;13(1):226–32.
8. Elizari M V, Baranchuk A, Chiale PA. Masquerading bundle branch block: a variety of right bundle branch block with left anterior fascicular block. Expert Rev Cardiovasc Ther. 2013;11(1):69–75.
9. Baranchuk A, Enriquez A, García-Niebla J, Bayés-Genís A, et al. Differential Diagnosis of rSr' Pattern in Leads V1-V2 . Comprehensive Review and Proposed Algorithm. Ann Noninvasive Electrocardiol. 2015;20(1):7–17.

7

Guilherme Dagostin de Carvalho
José Nunes de Alencar Neto

Bloqueios
Divisionais

INTRODUÇÃO

A *teoria tetrafascicular* postula que o sistema de condução intraventricular apresenta quatro divisões terminais: o *ramo direito* e os *fascículos anterossuperior, posteroinferior* e *anteromedial* do ramo esquerdo. O fascículo anteromedial também é referido na literatura como fibras médias ou fascículo septal e sua aceitação não apresenta consenso, sendo a teoria trifascicular ainda a mais difundida nos livros textos de eletrocardiografia. O bloqueio de um destes fascículos/divisões provoca caracteristicamente desvios do eixo elétrico do QRS.

No ECG, para reconhecermos os atrasos de condução fasciculares, é fundamental a determinação do eixo do complexo QRS, associado a sua morfologia, uma vez que o incremento em sua duração é menor do que aquele encontrado nos bloqueios de ramo propriamente ditos (ver Capítulo 6), dada a ausência de necessidade da condução transseptal do impulso para o ventrículo contralateral.

BLOQUEIO DIVISIONAL ANTEROSSUPERIOR (BDAS)

A prevalência do BDAS em adultos varia entre 1 e 2,5%, e aumenta com a idade. Ele constitui um fascículo de fina espessura, cujo suprimento arterial é originado pelos ramos septais da ADA ou pela artéria do nó AV, e atravessa a região da VSVE em direção à base do músculo papilar anterior. As etiologias para este achado incluem situações em que ocorre sobrecarga de fluxo e/ou pressão, dentre as quais podemos citar valvopatias aórticas, HAS e cardiomiopatias. Outras possíveis causas para esta alteração seriam DAC – quer no contexto de angina estável, quer em SCA (pode sinalizar lesão de ADA, acometimento multiarterial, ou mesmo disfunção do VE) –, doença de Chagas, degeneração do sistema de condução, cardiopatias congênitas, doenças infiltrativas e após correção cirúrgica da valva aórtica. Atualmente, uma associação que ganha relevância clínica é a SAHOS, uma vez que o BDAS é encontrado em cerca de 70% dos portadores desta patologia.

A principal característica eletrocardiográfica do BDAS é o desvio do eixo elétrico do QRS para a esquerda no plano frontal além de −45°. A sequência de ativação ventricular alterada resulta em padrão rS nas derivações D2, D3 e aVF – com onda S de D3 maior que de D2 devido ao paralelismo dessa derivação com o vetor 2_{AS} atrasado e sem oposição ao final da ativação ventricular - e padrão qR em D1 e aVL **(Figuras 7.1 e 7.2)**.

Critérios Eletrocardiográficos de BDAS

- QRS com duração < 120 ms
- Eixo elétrico do QRS desviado para esquerda no plano frontal entre −45° e −90°
- Se eixo elétrico entre −30° e −45°, preferir o termo "BDAS incompleto"
- Morfologia rS em D2, D3 e aVF
- Onda S em D3 > D2
- Onda S em D3 com amplitude maior que 15 mm ou área equivalente (Obs: critério não obrigatório)
- Morfologia qR em D1 e aVL com tempo de ativação ventricular > 50 ms ou morfologia qRs com s mínima em D1
- Morfologia qR em aVL com onda R empastada
- Progressão lenta da onda R de V1 a V3
- Presença de onda S de V4 a V6

Bloqueios Divisionais

Figura 7.1. Bloqueios divisionais. No BDAS ocorre desvio do eixo elétrico para a esquerda além de -45°. A sequência de ativação ventricular alterada resulta em padrão rS nas derivações D2, D3 e aVF e qR em D1 e aVL. No BDPI ocorre desvio do eixo elétrico para a direita além de +90°. A sequência de ativação ventricular alterada resulta em padrão qR nas derivações D2, D3 e aVF e rS em D1 e aVL.

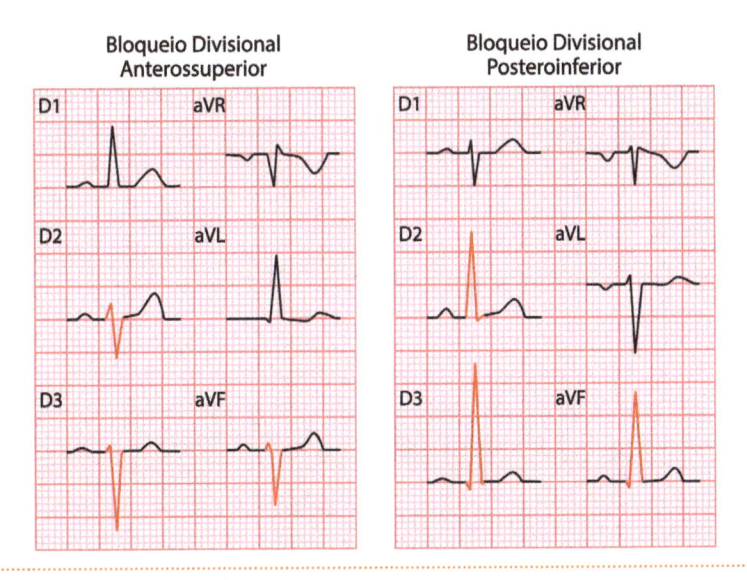

Figura 7.2. Achados eletrocardiográficos compatíveis com BDAS e BDPI no plano frontal.

> **Box 7.1**
> **BDAS X Área eletricamente inativa na parede inferior**
>
> Uma situação digna de nota é a dificuldade no diagnóstico diferencial entre BDAS e zona inativa inferior. Como a presença de r em D2, D3 e aVF é critério obrigatório para BDAS, mas quando, por zona inativa inferior, a r está ausente (ver Capítulo 9), só o vetorcardiograma consegue definir se há associação de ambas as situações. O contrário pode ocorrer: um paciente pode possuir padrão rS em D2, D3 e aVF (um padrão que pode definir BDAS) e, mesmo assim, possuir zona inativa inferior. O principal achado eletrocardiográfico dessa última situação é a inversão de T em uma ou mais dessas derivações.

> **DDx**
> **Desvio do Eixo para Esquerda**
> - Bloqueio divisional anterossuperior
> - Cardiomiopatia hipertrófica
> - Cardiopatias congênitas (defeitos do septo atrioventricular, transposição corrigida dos grandes vasos, atresia tricúspide, anomalia de Ebstein)
> - Doença pulmonar obstrutiva crônica
> - Eixo cardíaco horizontalizado
> - Infarto anteroapical e inferior
> - Pré-excitação ventricular
> - Sobrecarga ventricular esquerda

BLOQUEIO DIVISIONAL POSTEROINFERIOR (BDPI)

A presença de BDPI isolado, principalmente em indivíduos hígidos, é rara, sendo mais frequentemente encontrado em associação com BRD. Estima-se uma prevalência que varia entre 0,1 a 0,6% da população. Apresenta suprimento arterial duplo: seu segmento proximal é irrigado pela artéria do nó AV e, eventualmente, pelos ramos septais da ADA; a porção distal, por sua vez, é suprida pelos ramos perfurantes septais (anterior e posterior). Essa característica é postulada como responsável pela infrequência deste achado eletrocardiográfico. BDPI pode ser decorrente, entre outras causas, de DAC importante, HAS, doença de Chagas, miocardite, hipercalemia, *cor pulmonale* agudo e degeneração do sistema de condução.

A característica eletrocardiográfica do BDPI é o desvio do eixo elétrico do QRS para a direita no plano frontal além de +90°. A sequência de ativação ventricular alterada resulta em padrão qR nas derivações D2, D3 e aVF - com onda R de D3 maior que de D2 devido ao paralelismo dessa derivação com o vetor 2_{PI} atrasado e sem oposição ao final da ativação ventricular - e padrão rS em D1 e aVL **(Figura 7.1 e 7.2)**.

> **Critérios Eletrocardiográficos de BDPI**
> - QRS com duração < 120 ms
> - Eixo elétrico do QRS desviado para direita no plano frontal entre +90° a +180°
> - Morfologia qR em D2, D3 e aVF com tempo de ativação ventricular > 50 ms
> - Onda R em D3 > D2
> - Onda R em D3 > 15 mm ou área equivalente (obs: critério não obrigatório)
> - Tempo de ativação ventricular ≥ 50 ms em aVF, V5 e V6
> - Morfologia rS em D1 e aVL
> - Progressão mais lenta de R de V1 a V3
> - Presença de onda S de V2 a V6

> **DDx**
> **Desvio do Eixo para Direita**
>
> - Bloqueio divisional posteroinferior
> - Dextrocardia
> - Eixo cardíaco verticalizado
> - Infarto anterior médio e inferior
> - Pré-excitação ventricular
> - Sobrecarga ventricular direita
> - Troca de eletrodos
> - Variante da normalidade (especialmente em indivíduos jovens)

> **Critérios Eletrocardiográficos de BDAM**
>
> - QRS com duração < 120 ms
> - Onda R ≥ 15 mm em V2 e V3 ou desde V1, crescendo para as derivações precordiais intermediárias e diminuindo de V5 para V6
> - Crescimento súbito da onda R de V1 para V2 (rS em V1 para R em V2)
> - Ausência de desvio do eixo elétrico de QRS no plano frontal
> - Ondas T em geral negativas nas derivações precordiais direitas
> - Morfologia qR de V1 a V4

BLOQUEIO DIVISIONAL ANTEROMEDIAL (BDAM) OU DAS FIBRAS MÉDIAS (BFM)

As fibras médias, anatomicamente, são centrais, estendem-se à região média do septo interventricular e são irrigadas por ramos septais da ADA ou pela artéria do nó AV. Em uma revisão de 26 mil ECGs, 0,5% deles preenchiam critérios, taxa similar ao BDPI. Isquemia, fibrose, alterações esclerodegenerativas do sistema elétrico, DM e cardiomiopatia hipertrófica podem ser responsáveis pelo aparecimento desse achado, de maneira similar às demais divisões.

O achado mais importante do bloqueio destas fibras é a presença de *"forças anteriores proeminentes"*, representadas por ondas R amplas em V2 – ocasionalmente em V1 – secundárias ao atraso na condução do potencial de ação pela região anteroseptal do VE, resultando na anteriorização das alças vetoriais do QRS no plano horizontal, com posterior incremento da amplitude em direção as derivações precordiais médias e decréscimo em V5 e V6. Estes critérios foram propostos inicialmente por Hoffman *et al.* e, atualmente, corroborados pela escola brasileira.

> **Box 7.2**
> **Critérios Diagnósticos do BDAM**
>
> Descreveram-se na literatura novas fibras localizadas entre a divisão anterossuperior e posteroinferior, que receberam nomenclaturas variadas. Para muitos dos autores, o melhor termo para designá-las seria fascículo anteromedial esquerdo enquanto, para outros, fibras médias. Segundo a escola de Rosenbaum, a maior parte das fibras médias se originaria como um ramo do fascículo posteroinferior. Demoulin, em mais um clássico trabalho, identificou em dois terços dos indivíduos que as fibras médias estão presentes como um emaranhado que pode ser identificado separadamente como uma terceira subdivisão, sendo que em apenas um terço dos casos esse se origina a partir do ramo esquerdo propriamente dito. Esses trabalhos sustentam a teoria tetrafascicular. Fundamentados no Consenso sobre Fibras Médias, publicado em 2012 no *Journal of Electrocardioloy*, há evidências anatômicas suficientes para acreditar que existe um terceiro fascículo no ramo esquerdo em boa parte da população, mas os achados eletrocardiográficos do seu bloqueio ainda são controversos.

> **DDx**
> **Ondas R Amplas em V1 e V2**
>
> - Bloqueio divisional anteromedial ou das fibras médias
> - Bloqueio de ramo direito
> - Cardiomiopatia arritmogênica do ventrículo direito
> - Cardiomiopatia hipertrófica
> - Dextrocardia
> - Distrofia muscular de Duchenne
> - Infarto lateral
> - Mau posicionamento dos eletrodos
> - Pré-excitação ventricular
> - Síndrome de Brugada
> - Sobrecarga ventricular direita

ASSOCIAÇÃO DE BLOQUEIOS

Bloqueios multifasciculares são a expressão de doença avançada do sistema de condução. O bloqueio de ramo que se associa a um bloqueio divisional é denominado bloqueio bifascicular, como nos casos de BRD com BDAS (o mais comum), BRD com BDPI e o próprio BRE (BDAS + BDPI). O bloqueio trifascicular envolve atraso de condução no ramo direito e no ramo esquerdo e seus sub-ramos, se apresentando como BAVT, bloqueio de ramo alternante ou BRD associado a bloqueio fascicular alternante. Ressalta-se que a combinação de um bloqueio bifascicular com BAV de 1º grau não pode ser considerado um bloqueio trifascicular, pois o atraso na condução pode ocorrer tanto no nó AV quanto no sistema His-Purkinje. Os critérios utilizados para identificar algumas das possíveis associações estão dispostos na **Tabela 7.1**.

Tabela 7.1. Critérios Eletrocardiográficos para Associação de Bloqueios

BRD + BDAS	Preenche critério para BRD com desvio do eixo do QRS para esquerda no plano frontal
BRD + BDPI	Preenche critério para BRD com desvio do eixo do QRS para direita no plano frontal
BRD + BDAM	Aparecimento de ondas R amplas em V2 e V3, de forma monofásica e com empastamento em sua porção descendente, de maneira contrária ao que ocorre no BRD isolado (polifásica e de pequena amplitude)
BRE + BDAS	BRE com eixo elétrico de QRS no plano frontal orientado para esquerda, além de -30°
BRE + BDPI	BRE com eixo elétrico de QRS desviado para a direita e para baixo, além de +60°
BDAS + BDPI	Morfologia similar a um BRE, contudo frequentemente associado à presença de "r" em V1 e "q" em V6 (a ativação pelas fibras médias é responsável pelo início da despolarização de maneira normal). O tempo de ativação ventricular em aVL é maior que em V6

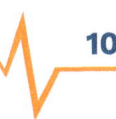

> **Box 7.2**
> **BRE + BDAS ?**
>
> É racional pensar que o bloqueio proximal do ramo esquerdo produzirá um atraso em todo conjunto, tornando impossível a associação concomitante com BDAS ou BDPI. De fato, há evidências a favor e contrárias ao diagnóstico desta combinação, havendo preferência por alguns autores pela denominação de BRE com desvio do eixo para a direita ou para esquerda. Vale ressaltar que os critérios de BRE requerem a ausência da onda q em D1, aVL, V5 e V6, pela perda do vetor septal inicial, ao mesmo tempo que, os critérios do BDAS englobam a mesma em D1 e aVL. No caso de BRE + BDAS, podemos considerar a possibilidade de o bloqueio ser pós-divisional e apresentar características mais proeminentes de acometimento da divisão anterossuperior, bem como um portador de BDAS perder a onda q septal devido a um BRE de 1º grau. Nestes casos, o ECG não obedecerá completamente aos critérios modernos para o diagnóstico de BRE.

BLOQUEIOS ZONAIS OU DIVISIONAIS DO RAMO DIREITO

O ramo direito – o qual tem sua origem como continuação direta da porção penetrante do feixe de His – em sua parte inicial é subendocárdico; sua região média é mais profunda (massa septal direita) e em seu trajeto distal, torna-se superficial novamente. Anatomicamente, em sua terceira porção subendocárdica, alcança a base do músculo papilar anterior dividindo-se em três arborizações principais – anterior, média e posterior – originando a rede de Purkinje do VD, as quais constituem duas zonas de ativação elétrica: *a divisão superior* – localizada abaixo da artéria pulmonar –, e a *posteroinferior*. Em condições habituais, ambas se ativam simultaneamente, originando o vetor 3, orientado para cima e discretamente para direita no plano frontal. Quando uma destas se despolariza com algum retardo, a porção final da despolarização dirige-se mais para a direita, dada a ausência de oposição de forças elétricas oriundas do VE, originando os bloqueios parietais zonais do ramo direito.

O *bloqueio da divisão superior do ramo direito* assemelha-se ao BDAS, porém as forças terminais orientadas para cima e para direita são paralelas a D2, configurando a obrigatoriedade da onda S de D2 ser maior que a onda S de D3. Do mesmo modo, o *bloqueio da divisão posteroinferior do ramo direito* assemelha-se ao BDPI, porém neste caso, as forças terminais determinam que a amplitude da onda R de D2 seja maior ou igual a onda R de D3. Os critérios eletrocardiográficos para identificação dos bloqueios zonais do ramo direito são descritos a seguir:

> **Critérios Eletrocardiográficos de Bloqueios Divisionais do Ramo Direito**
>
> *Bloqueio Zonal Anterior (Subpulmonar)*
> - Padrão S1, S2, S3
> - QRS com duração < 120 ms
> - Morfologia rS em D2, D3, aVF
> - Onda S em D2 > D3
> - Morfologia Rs em D1 com onda s > 2 mm, rS em D1 ou D1, D2 e D3
> - Onda S empastada em V1-V2/V5-V6 ou, eventualmente rSr' em V1 e V2
> - Morfologia qR em aVR com onda R empastada

Bloqueio Zonal Posteroinferior
- QRS com duração < 120 ms
- Padrão S1, R2, R3
- Onda R em D2 > D3
- Morfologia rS em D1
- Eixo de QRS no plano frontal > +90°
- Onda S empastada em V1-V2/V5-V6 ou, eventualmente, rSr' em V1 e V2
- Morfologia qR em aVR com onda R empastada

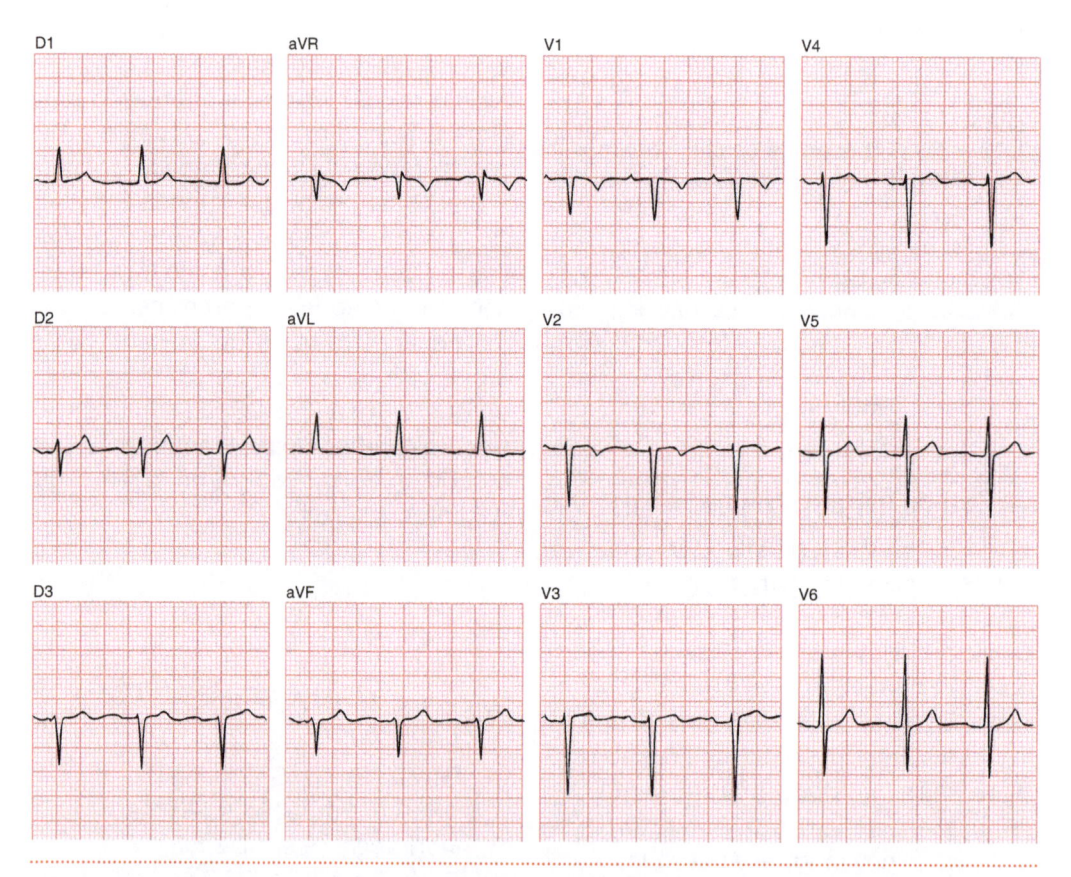

ECG 7.1. Bloqueio divisional anterossuperior. A característica marcante do BDAS é o desvio do eixo para esquerda no plano frontal além de -45°. A morfologia rS pode ser observada em D2, D3 e aVF, com onda S em D3 > D2, e a morfologia qR em D1 e aVL. Outros achados incluem a progressão lenta da onda R nas derivações precordiais e a presença de ondas S de V4 a V6.

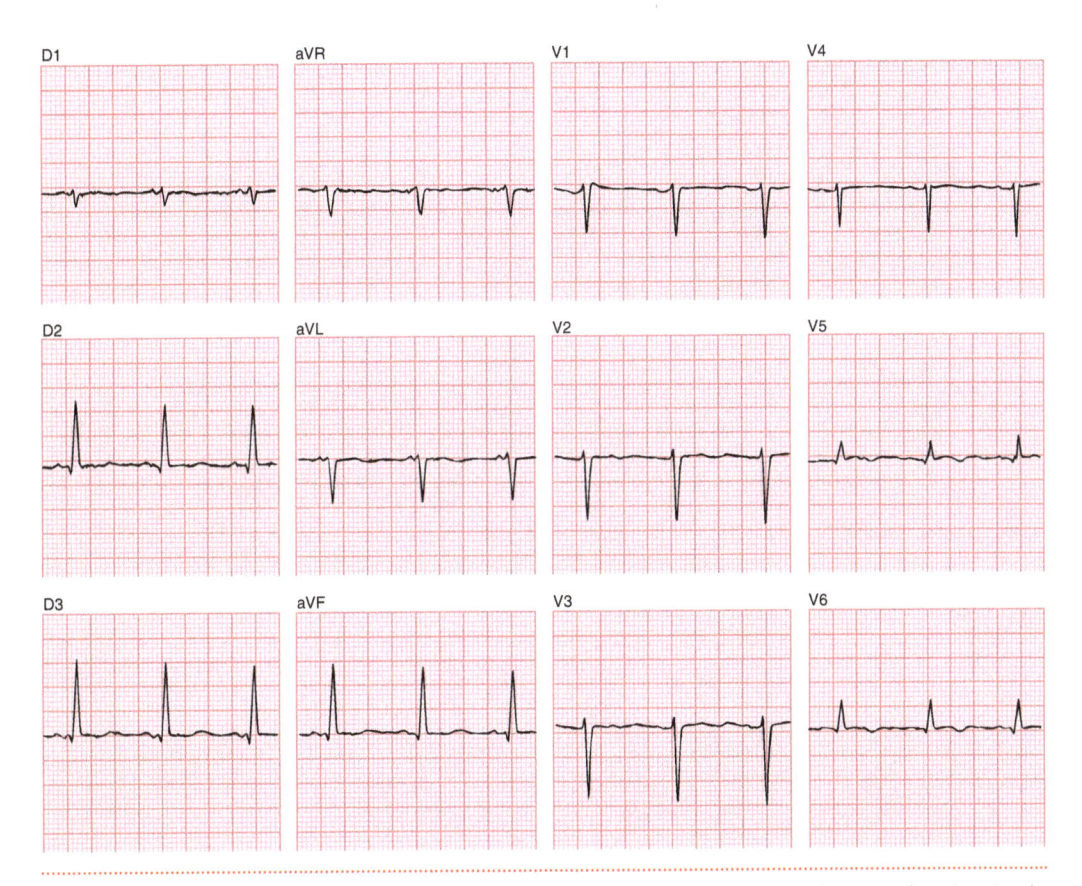

Bloqueios Divisionais

ECG 7.2. Bloqueio divisional posteroinferior. A característica marcante do BDPI é o desvio do eixo para direita no plano frontal além de +90°. A morfologia qR pode ser observada em D2, D3 e aVF, com onda R em D3 > D2, e a morfologia rS em D1 e aVL. Observa-se também a progressão lenta da onda R nas derivações precordiais.

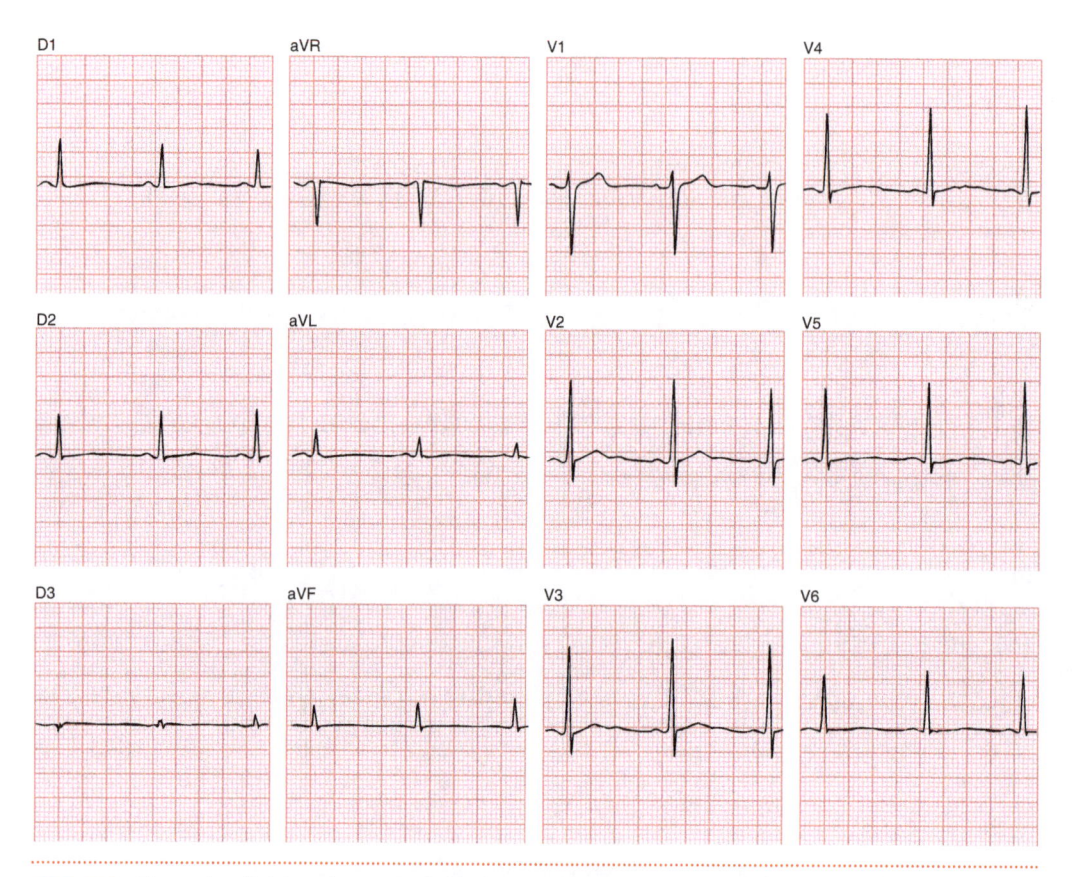

ECG 7.3. Bloqueio divisional anteromedial. Podemos notar o crescimento súbito da onda R de V1 para V2, onda R > 15 mm em V2 e V3, além de seu crescimento até as derivações intermediárias com diminuição de V5 para V6. Não há desvio do eixo elétrico no plano frontal. Para o diagnóstico de BDAM deve-se primeiramente excluir a presença de SVD, hipertrofia septal ou infarto lateral.

Bloqueios Divisionais

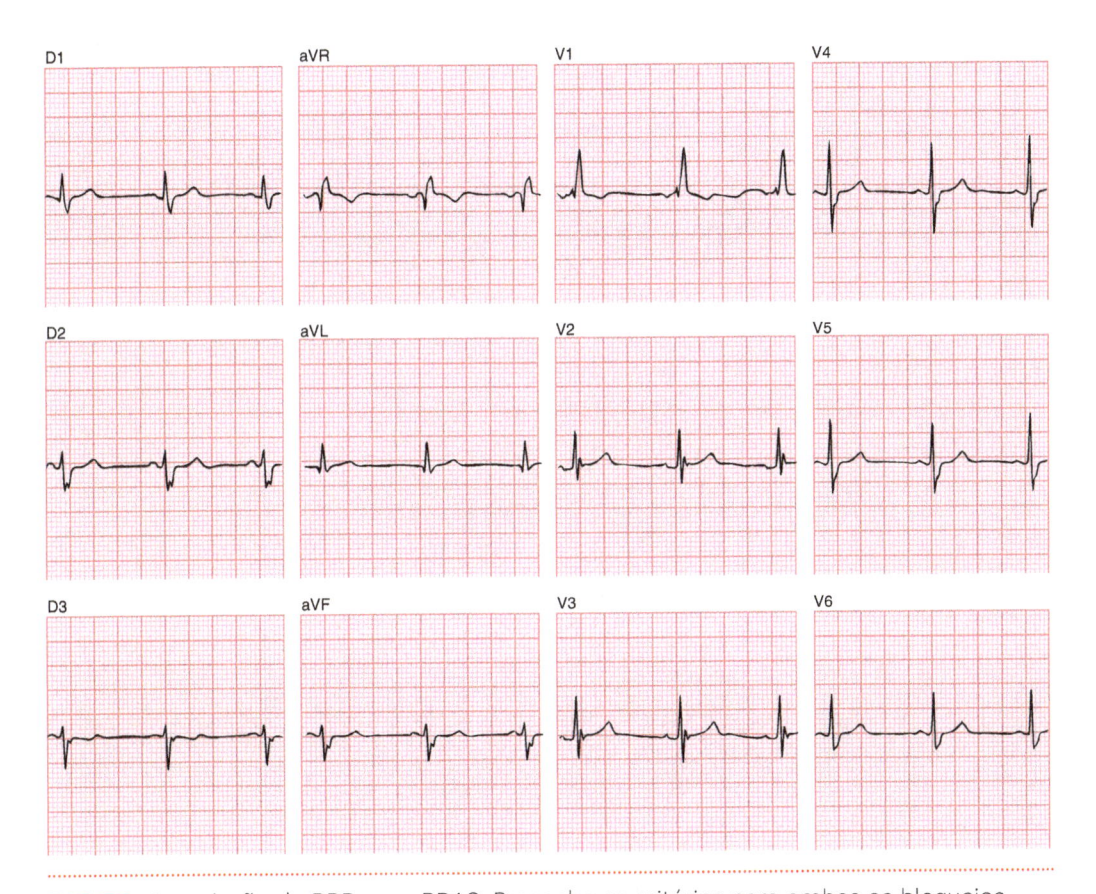

ECG 7.4. Associação de BRD com BDAS. Preenche os critérios para ambos os bloqueios.

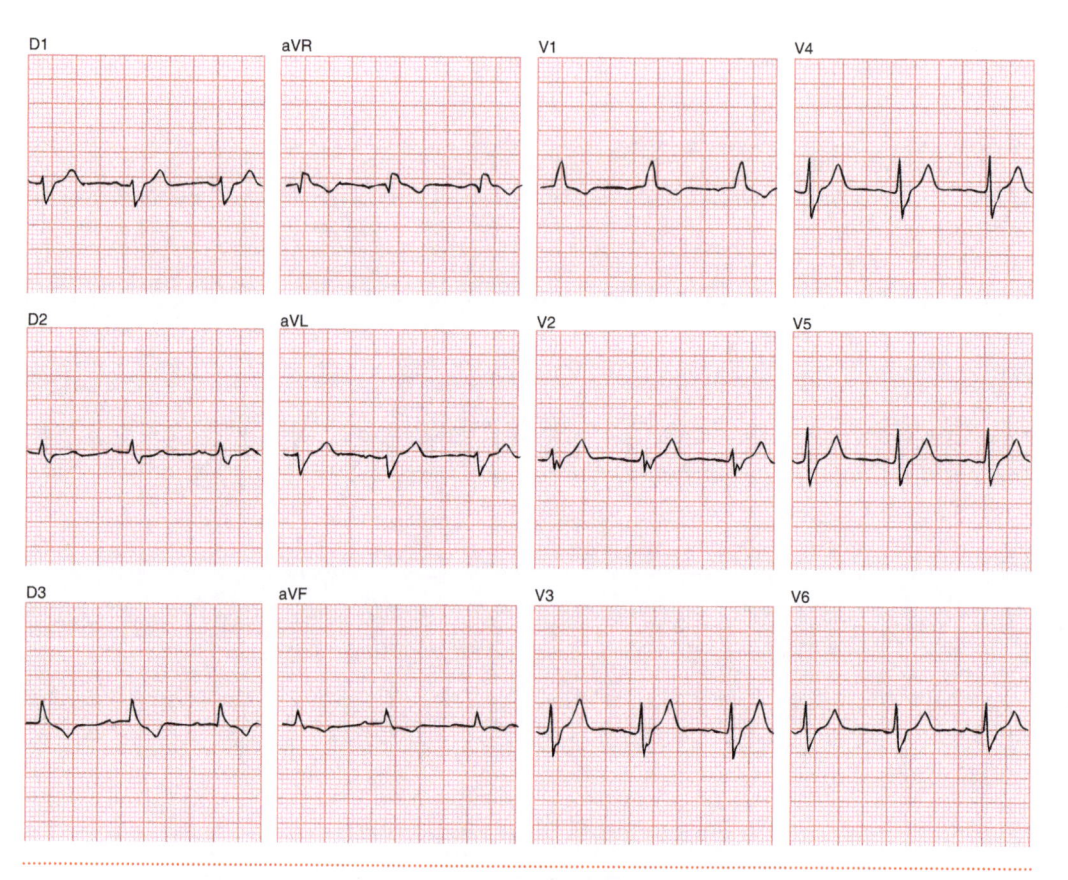

ECG 7.5. Associação de BRD com BDPI. Preenche os critérios para ambos os bloqueios.

Bloqueios Divisionais

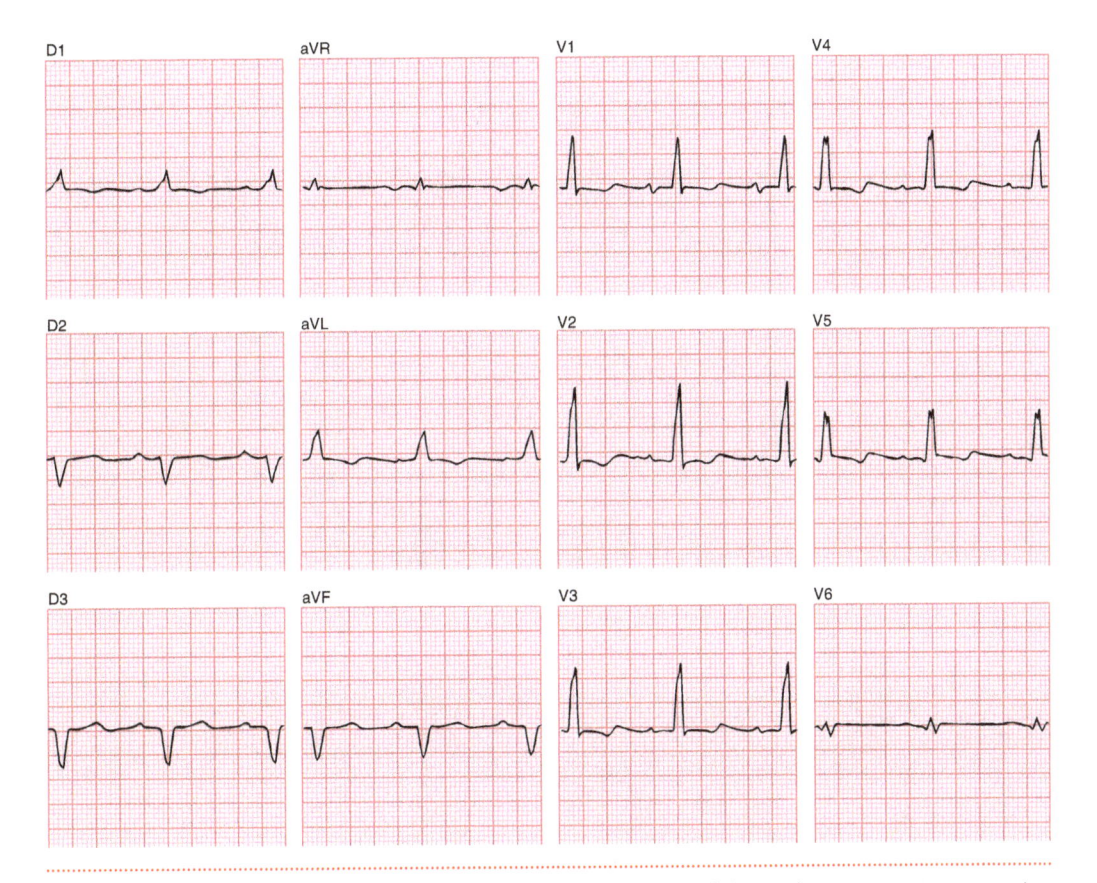

ECG 7.6. Associação de BRD com BDAS e BDAM. Notar morfologia de BRD em V1 com eixo desviado para esquerda no plano frontal e forças anteriores proeminentes no plano horizontal.

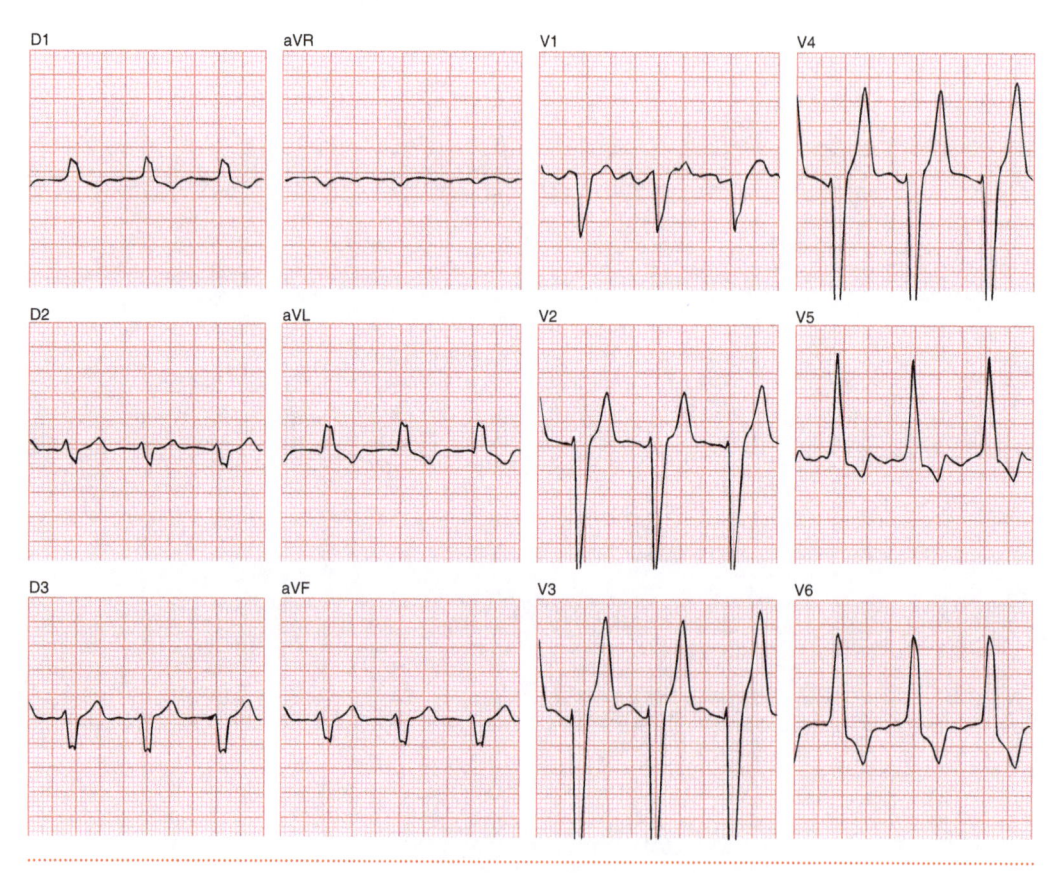

ECG 7.7. Associação de BRE com BDAS. Preenche os critérios para BRE, porém há desvio do elétrico para esquerda no plano frontal além de -30°.

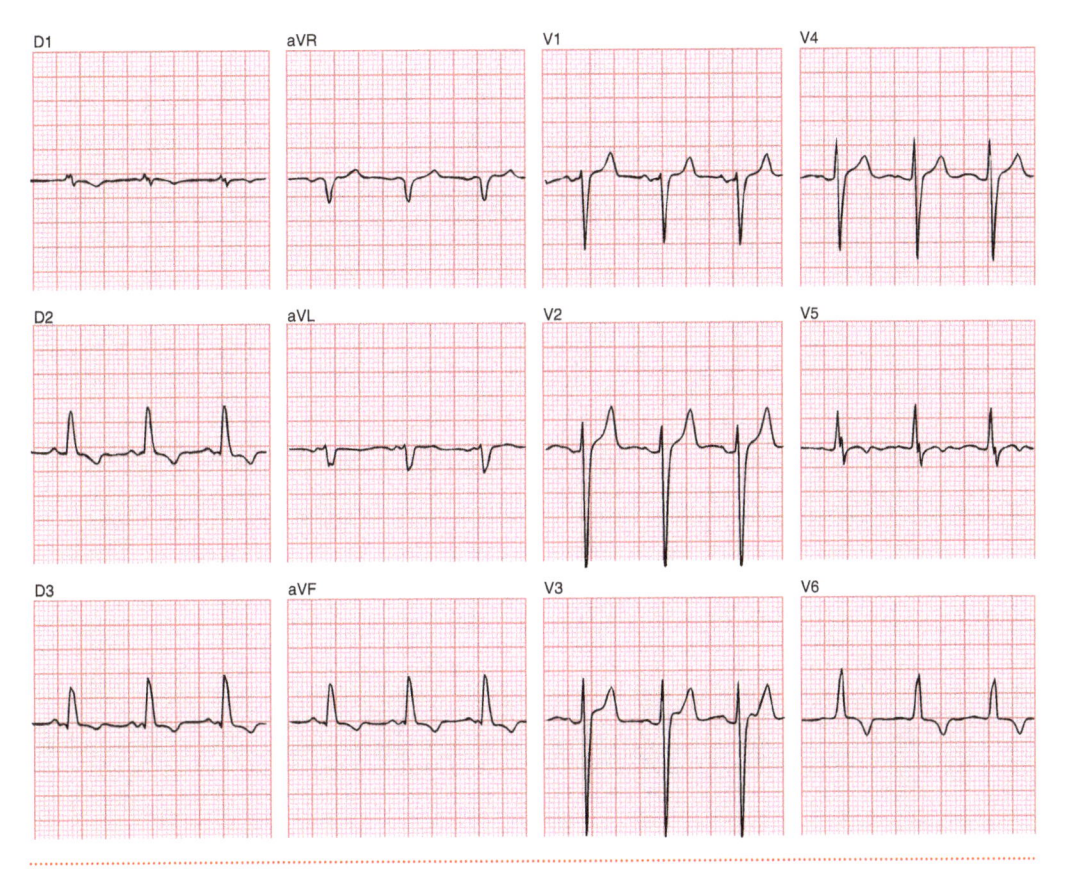

ECG 7.8. Associação de BRE com BDPI. Preenche os critérios para BRE, porém há desvio do elétrico para direita no plano frontal além de +60°.

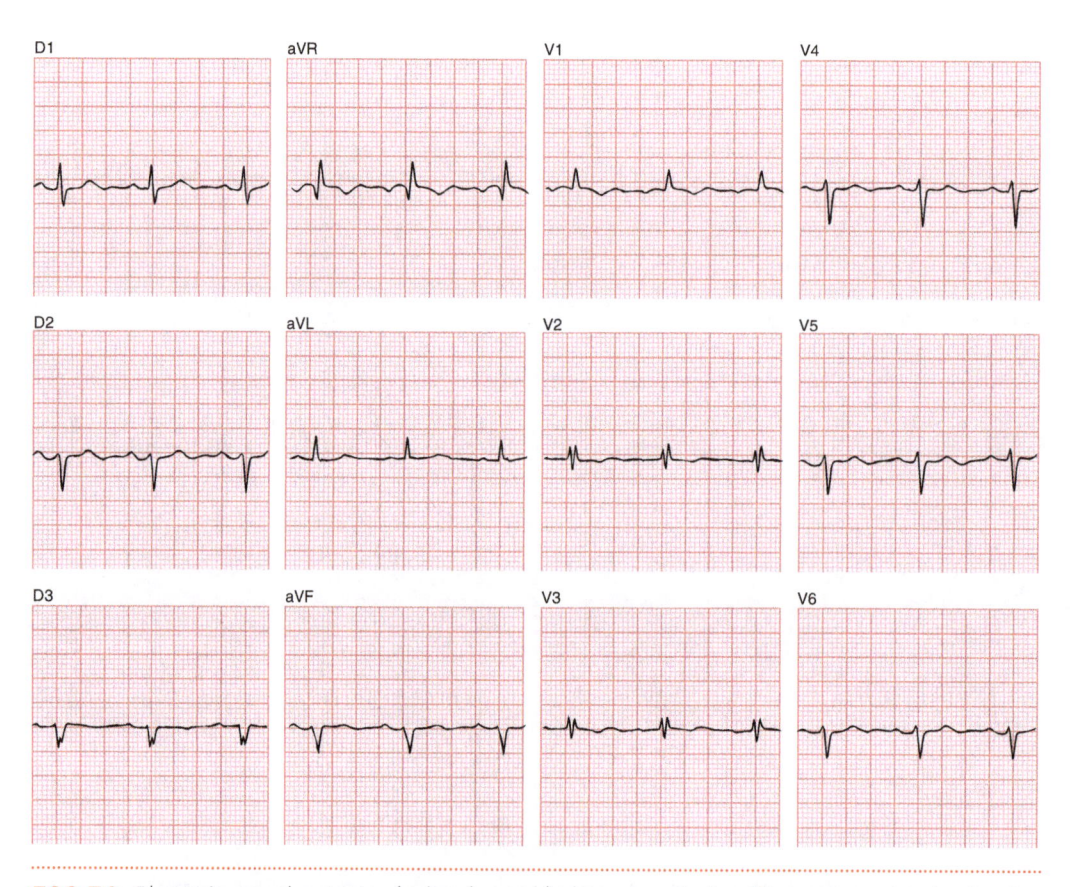

ECG 7.9. Bloqueio zonal anterior (subpulmonar) do ramo direito. Observa-se desvio do eixo elétrico para esquerda e morfologia rS em D2, D3 e aVF com onda S em D2 > D3.

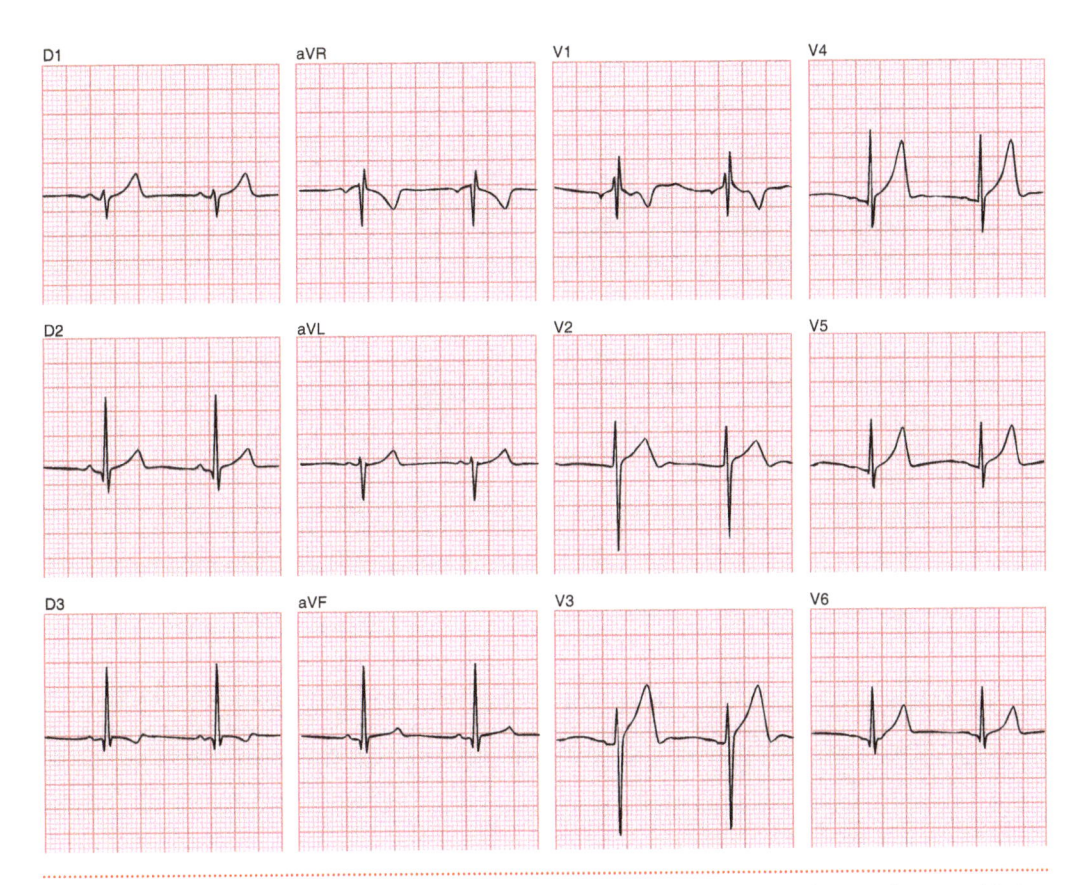

Bloqueios Divisionais

ECG 7.10. Bloqueio zonal posteroinferior do ramo direito. Observa-se desvio do eixo elétrico par direita, onda R em D2 > D3 e morfologia rSR' em V1.

Referências Bibliográficas

1. Bayés de Luna A. Clinical Electrocardiography: A Textbook. 4ª ed. Wiley-Blackwell; 2012. 553 p.
2. Haataja P, Nikus K, Kähönen M, Huhtala H, et al. Prevalence of ventricular conduction blocks in the resting electrocardiogram in a general population: The Health 2000 Survey. Int J Cardiol. 2013; 167(5):1953–60.
3. Habicht JM, Scherr P, Zerkowski HR, Hoffmann A. Late conduction defects following aortic valve replacement. J Heart Valve Dis. 2000;9(5):629–32.
4. Assali A, Sclarovsky S, Herz I, Solodky A, et al. Importance of Left Anterior Hemiblock Development in Inferior Wall Acute Myocardial Infarction. Am J Cardiol. 1997;79(5):672–4.
5. Özdemir K, Uluca Y, Daniş G, Tokaç M, et al. Importance of Left Anterior Hemiblock Development in Inferior Wall Acute Myocardial Infarction. Angiology. 2001;52(11):743–7.
6. Khalil MM, Rifaie OA. Electrocardiographic changes in obstructive sleep apnoea syndrome. Resp Med. 1998;92(1):25–7.
7. Cinca J, Mendez A, Puig T, Ferrero A, et al. Differential clinical characteristics and prognosis of intraventricular conduction defects in patients with chronic heart failure. Eur J Heart Fail. 2013;15(8):877–84.
8. J. Godat F, Gertsch M. Isolated left posterior fascicular block: A reliable marker for inferior myocardial infarction and associated severe coronary artery disease. Clin Cardiol. 1993;16(3):220–6.
9. Madias JE, Knez P. Transient left posterior hemiblock during myocardial ischemia—eliciting exercise treadmill testing. J Electrocardiol. 1999;32(1):57–64.
10. Perez-Riera AR, Barbosa-Barros R, Daminello-Raimundo R, Abreu LC de, et al. The tetrafascicular nature of the intraventricular conduction system. Clin Cardiol. 2019;42(1):169–74.
11. MacAlpin RN. In search of left septal fascicular block. Am Heart J. 2002;144(6):948–56.
12. Acunzo RS, Konopka IV, Sanchez RA, Pizzarelli N, et al. Right bundle branch block and middle septal fiber block with or without left anterior fascicular block manifested as aberrant conduction in apparent healthy individuals: Electro-vectorcardiographic characterization. J Electrocardiol. 2013;46(2):167–72.
13. Hoffman I, Mehta J, Hilsenrath J, Hamby RI. Anterior conduction delay: a possible cause for prominent anterior QRS forces. J Electrocardiol. 1976;9(1):15–21.
14. Perez Riera AR, Ferreira C, Ferreira Filho C, Meneghini A, et al. Electrovectorcardiographic diagnosis of left septal fascicular block: anatomic and clinical considerations. Annals of noninvasive electrocardiology : the official journal of the International Society for Holter and Noninvasive Electrocardiology, Inc. 2011;16(2):196–207.
15. Pastore C, Pinho J, Pinho C, Samesima N, et al. III Diretrizes da Sociedade Brasileira de Cardiologia sobre análise e emissão de laudos eletrocardiográficos. Arq Bras Cardiol. 2016;106(4):1–23.
16. Oppenheimer B, Rothschild M. Electrocardiographic changes associated with myocardial involvement: With special reference to prognosis. J Amer Med Assoc. 1917 11;69(6):429–31.
17. Uhley HN, Rivkin L. Electrocardiographic patterns following interruption of main and peripheral branches of the canine right bundle of his. Am J Cardiol. 1961;1;7(6):810–6.
18. Uhley HN, Rivkin L. Peripheral distribution of the canine A-V conduction system; observations on gross morphology. Am J Cardiol. 1960;5:688–91.
19. Medrano GA, Brenes C, De Micheli A, Sodi-Pallares D. Simultaneous block of the anterior and posterior subdivisions

of the left branch of the bundle of His (biphasic block), and its association with the right branch block (triphasic block). Experimental and clinical electrocardiographic study. Arch I Cardiol Mex. 1970;40(6): 752–70.

20. Medrano GA, De Micheli A. Contribution experimental al diagnóstico de los bloqueos fasciculares derechos. Arch I Cardiol Mex; 1975.

21. De Micheli A, Medrano GA, Martinez R. Right fascicular and truncular blocks in 100 cases of atrial septal defect. In: In World Congress of Cardiology, 8°. Tokyo; 1978. p. 233.

22. Pastore CA, Moffa PJ, Spiritus MO, Tobias NM, et al. Fascicular blocks of the right branch. Standardization of vectorelectrocardiographic findings. Arq Bras Cardiol. 1983;41(3):161–6.

23. Demoulin JC, Kulbertus HE. Histopathological examination of concept of left hemiblock. Brit Heart J. 1972;34(8):807–14.

24. Massing GK, James TN. Anatomical configuration of the His bundle and bundle branches in the human heart. Circulation. 1976;53(4):609–21.

25. Rosenbaum M, Elizari M, Lázzari J. Los hemibloqueos. Ed. Pados; 1968.

26. Bayés de Luna A, Riera AP, Baranchuk A, Chiale P, et al. Electrocardiographic manifestation of the middle fibers/septal fascicle block: a consensus report. J Electrocardiol. 2012;45(5):454–60.

27. Alencar Neto JN de. Manual de ECG. 1ª ed. Salvador: Sanar; 2019. 718 p.

28. Alencar Neto JN de. Associação entre bloqueio de ramo esquerdo e bloqueio divisional ântero-superior: revisitando as evidências. Relampa. 2018;30(1):8–12.

8

Matheus Kiszka Scheffer
Maria Daniela Carpio Toro
Louis Nakayama Ohe

Alterações da Repolarização

INTRODUÇÃO

Anormalidades encontradas nos segmentos ST, onda T e intervalo QT refletem alterações da repolarização ventricular. São achados comuns, porém de difícil interpretação. O segmento ST é a representação eletrocardiográfica da fase em platô (fase 2) e a onda T corresponde a fase de repolarização rápida (fase 3) do potencial de ação ventricular **(Figura 8.1)**. De forma geral, a repolarização ocorre do epicárdio para o endocárdio, na direção oposta ao processo de despolarização.

As anormalidades nos segmentos ST e onda T são provocadas por gradientes de voltagem anormais durante as fases de platô e repolarização rápida e/ou por alterações na sequência de repolarização, que podem ocorrer com ou sem alterações nos gradientes de voltagem. Elas estão relacionadas a uma variedade de eventos anatômicos, patológicos, fisiológicos e farmacológicos.

A distinção entre alteração primária e secundária da repolarização é clinicamente relevante, visto que as alterações primárias indicam alterações nas características de despolarização nos miócitos ventriculares, enquanto as alterações secundárias não. Pelo fato do segmento ST e onda T estarem eletrofisiologicamente relacionados, e alterações do segmento ST estarem frequentemente associadas a alterações da onda T, o termo *alterações do segmento ST-T* geralmente é utilizado.

DIFERENCIAÇÃO ENTRE ALTERAÇÕES PRIMÁRIAS E SECUNDÁRIAS DA REPOLARIZAÇÃO

Alteração Primária da Repolarização

- Anormalidades no segmento ST e onda T (onda T primária) que resultam de alterações da forma e/ou duração das fases de repolarização do potencial de ação e que ocorrem na ausência de alterações na despolarização
- Pode ser causada por isquemia, miocardite, drogas, toxinas, distúrbios do cálcio e do potássio, catecoleminas, estímulo simpático, etc

Alteração Secundária da Repolarização

- Anormalidades no segmento ST e onda T que ocorrem como resultado direto de alterações na sequência e/ou duração da despolarização

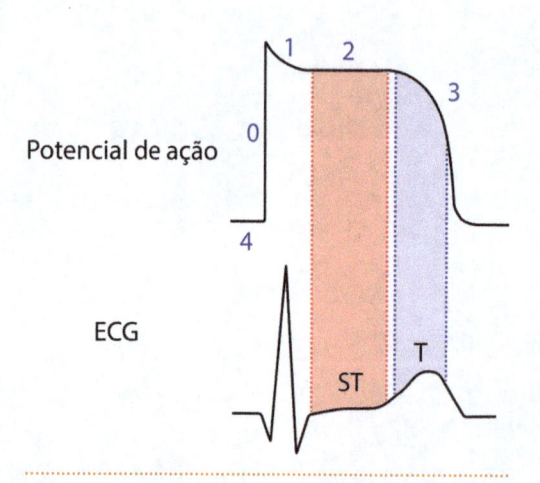

Figura 8.1. Relação entre o potencial de ação e o ECG. A fase em platô do potencial de ação cardíaco (fase 2), na qual não há diferença de potencial elétrico no miocárdio, corresponde a linha isoelétrica do segmento ST do ECG de superfície. A fase de repolarização rápida (fase 3), na qual ocorre o período refratário relativo, coincide com o pico da onda T.

ventricular, que se manifesta eletrocardiograficamente como alterações na forma e/ou duração do QRS
- Caracterizada por polaridades opostas (discordância) entre o complexo QRS e o segmento ST-T **(Figura 8.2)**
- Não requer alteração na forma ou duração das fases 2 e 3 do potencial de ação
- Ocorre em associação com bloqueios de ramo, sobrecargas ventricular, pré-excitação ventricular, extrassístoles e captura ventricular por marcapasso

Associação entre alteração primária e secundária
- Alterações primárias e secundárias da repolarização podem ocorrer simultaneamente

- A associação deve ser considerada quando a polaridade da onda T não se altera como resultado de uma alteração do complexo QRS

DESNIVEAMENTOS DO SEGMENTO ST

O segmento ST é normalmente isoelétrico e sua transição para onda T é suave. Os desnivelamentos são medidos pela diferença entre o ponto J e a linha de base (segmento PR) **(Figura 8.3)**.

Infradesnivelamento do segmento ST
- A magnitude do infradesnivelamento do segmento ST é medida no ponto J na maioria dos cenários. Em

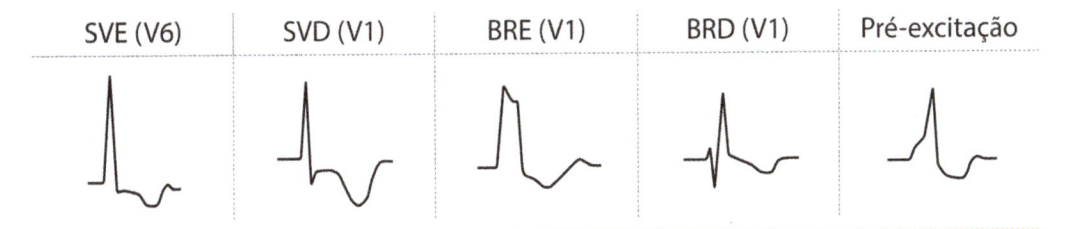

SVE (V6)	SVD (V1)	BRE (V1)	BRD (V1)	Pré-excitação

Figura 8.2. Exemplos de alterações secundárias da repolarização ventricular.

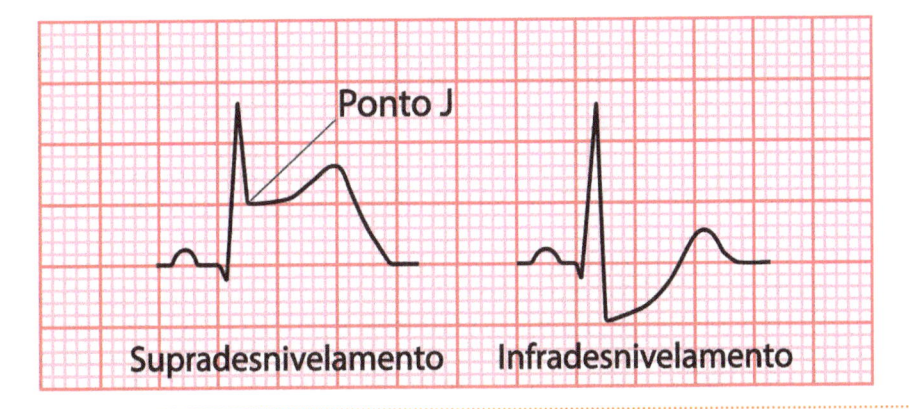

Figura 8.3. Desnivelamentos do segmento ST. São medidos pela diferença entre o ponto J em relação a linha de base (segmento PR).

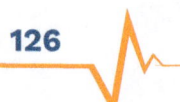

algumas situações, como durante o esforço, utiliza-se o ponto J-60. Se o segmento ST é horizontal, não haverá diferença na magnitude do infradesnivelamento nos pontos J ou J-60

- Infradesnivelamento até 0,5 mm é considerado normal em todas as derivações. Contudo, alguns autores consideram que qualquer infradesnivelamento nas derivações V2-V3 seja anormal
- Infradesnivelamento ≥ 0,5 mm é considerado anormal
- Pode apresentar morfologia ascendente, descendente ou horizontal **(Figura 8.4)**
- Quando o quadro clínico for sugestivo de IAM, os desnivelamentos de ST sempre são indicativos de isquemia em curso e podem estar associados a alterações da onda T

> **DDx**
> **Infradesnivelamento do Segmento ST**
>
> **Alterações primárias**
> - Exercício físico e hiperventilação (infra ascendente)
> - Digoxina (infra generalizado em "colher")
> - Taquicardia supraventricular (infra tipicamente em V4-V6 horizontal ou ascendente)
> - Isquemia (infra horizontal ou descendente. Infra ascendente raramente é causado por isquemia, com exceção da apresentação de Winter)
> - Hipocalemia
>
> **Alterações Secundárias**
> - Bloqueios de ramo
> - Sobrecargas ventriculares
> - Pré-excitação ventricular
> - Marcapasso estimulando ventrículo direito

Infradesnivelamentos de ST: Ascendente, Horizontal, Convexo, Descendente

Supradesnivelamentos de ST: Côncavo, Convexo, Ascendente retificado, Horizontal retificado, Descendente retificado

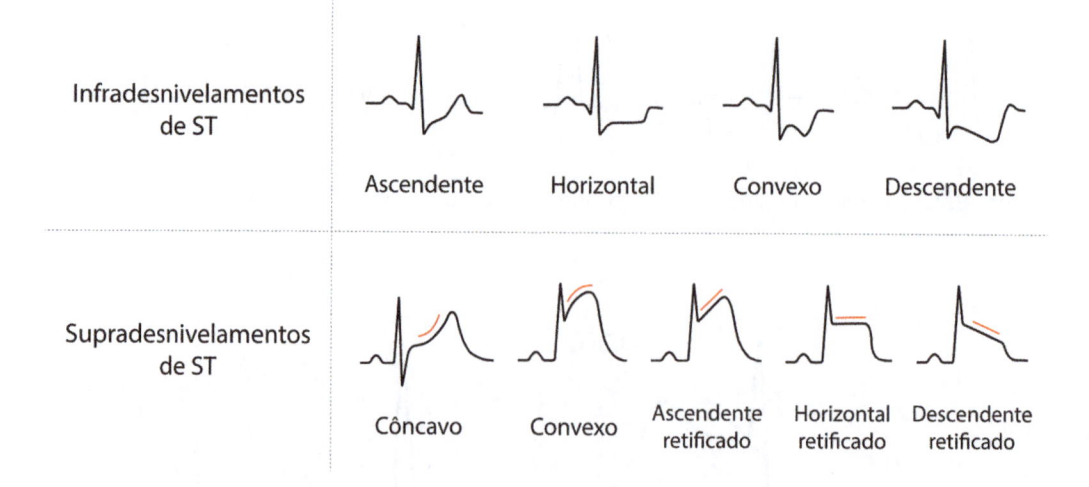

Figura 8.4. Morfologias dos infras e supradesnivelamentos do segmento ST. O infradesnivelamento com padrão ascendente rápido é um achado normal durante o exercício físico. Os supradesnivelamentos causados por isquemia são geralmente retificados ou convexos. O supradenivelamento não-isquêmico é comum em todas as populações e exibe características côncavas e uma grande distância entre o ponto J e o pico da onda T.

Supradesnivalamento do Segmento ST

- A magnitude do supradesnivelamento é medida no ponto J
- Pode ser côncavo, convexo ou retificado (ascendente, horizontal ou descendente) **(Figura 8.4)**
- Supradesnivalamento causado por isquemia é tipicamente convexo ou retificado (ascendente ou horizontal)
- Supradesnivalamento não-isquêmico é comum e tipicamente côncavo
- Os valores de referência para diagnósticos de IAM nas diferentes derivações encontra-se descritos no Capítulo 9

> **DDx Supradesnivalamento do Segmento ST**
>
> - Aneurisma ventricular esquerdo
> - Angina de Prinzmetal
> - Bloqueio de ramo esquerdo
> - Cardioversão elétrica
> - Hipercalcemia
> - Hipercalemia
> - Infarto agudo do miocárdio
> - Marcapasso
> - Pericardite aguda
> - Síndrome de Brugada
> - Síndrome de repolarização precoce
> - Síndromes catecolaminérgicas
> - Sobrecarga ventricular esquerda
> - Tromboembolismo pulmonar

ALTERAÇÕES DA ONDA T

A onda T normal apresenta polaridade concordante com o QRS e tem morfologia arredondada e assimétrica, sendo a primeira porção mais lenta que a segunda. As alterações patológicas provocam modificações em sua morfologia e/ou simetria **(Figura 8.5)**.

Onda T positiva

- **Onda T hiperaguda:** vista na isquemia transmural, quase sempre em conjunto com supradesnivalmento do segmento ST. É positiva, pontiaguda, simétrica e de base larga (ver Capítulo 9)
- **Onda T da hipercalemia:** Onda T apiculada simétrica e de base estreita (ver Capítulo 18)

Onda T negativa ou invertida

- Isquemia aguda não causa inversão de onda T, mas ela pode ocorrer após um episódio isquêmico (infarto ou reperfusão). É simétrica e pode se tornar crônica ou ser transitória
- Onda T negativa secundária apresenta as mesmas causas das alterações secundárias do segmento ST

> **DDx Onda T Negativa de Origem Primária Não-isquêmica**
>
> - Acidente vascular encefálico
> - Cardiomiopatias (hipertrófica, cardiomiopatia arritmogênica do ventrículo direito, miocárdio não-compactado, Takotsubo)
> - Hipocalemia e hipomagnesemia
> - Miocadite
> - Pericardite
> - Pós isquemia (infarto ou reperfusão)
> - Tromboembolismo pulmonar e *cor pulmonale*
> - Variante da normalidade (persistência do padrão infantil, sexo feminino, afrodescendente)

ALTERAÇÕES DA ONDA U

- O aumento da amplitude da onda U, geralmente associada a depressão do segmento ST e redução da amplitude

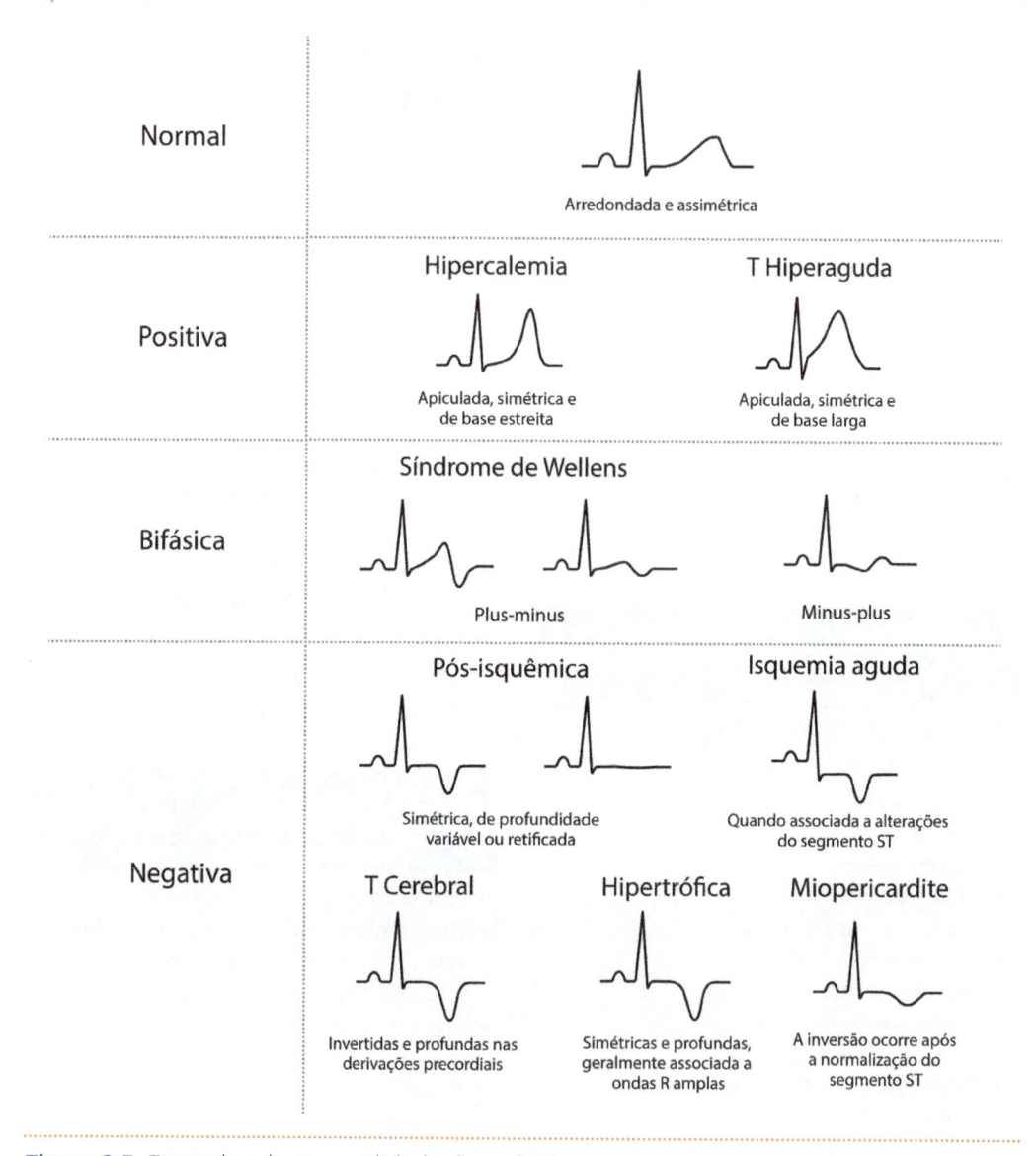

Normal		Arredondada e assimétrica	
Positiva	**Hipercalemia** Apiculada, simétrica e de base estreita	**T Hiperaguda** Apiculada, simétrica e de base larga	
Bifásica	**Síndrome de Wellens** Plus-minus		Minus-plus
Negativa	**Pós-isquêmica** Simétrica, de profundidade variável ou retificada		**Isquemia aguda** Quando associada a alterações do segmento ST
	T Cerebral Invertidas e profundas nas derivações precordiais	**Hipertrófica** Simétricas e profundas, geralmente associada a ondas R amplas	**Miopericardite** A inversão ocorre após a normalização do segmento ST

Figura 8.5. Exemplos de anormalidade da onda T.

da onda T pode ser causada por drogas (quinidina) ou hipocalemia
- Onda U invertida em V2 a V5 é anormal e pode surgir na presença de isquemia ou hipertensão
- Alterações da onda U são achados sutis e raramente visto como alteração eletrocardiográfica isolada

ALTERAÇÕES DO INTERVALO QT

O método para o cálculo do QTc e os valores de referência foram abordados no Capítulo 2. As síndromes do QT curto e QT longo serão abordadas no Capítulo 16.

Alterações da Repolarização

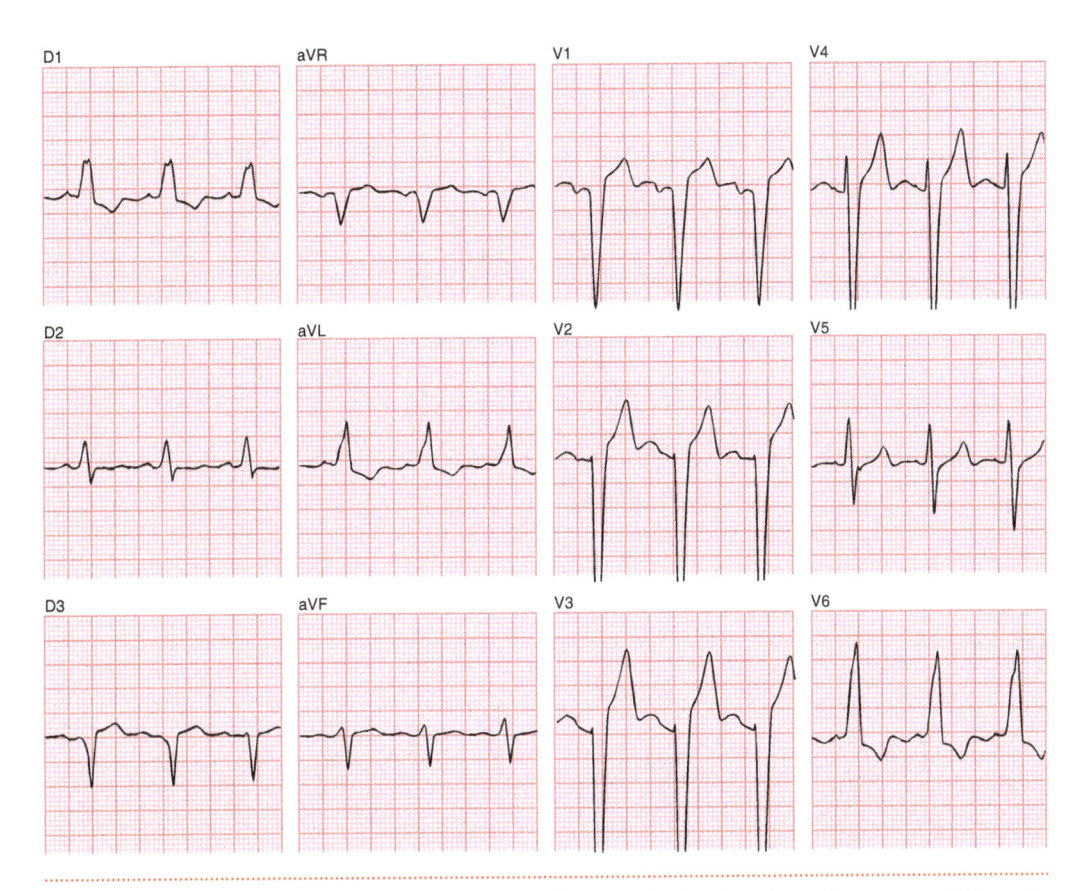

ECG 8.1. Alterações secundárias da repolarização ventricular. As alterações secundárias são resultantes de anormalidades que ocorrem na despolarização ventricular. Neste ECG observamos QRS largos e critérios de BRE. Desta forma, esperamos encontrar discordância entre a polaridade do complexo QRS e o segmento ST-T.

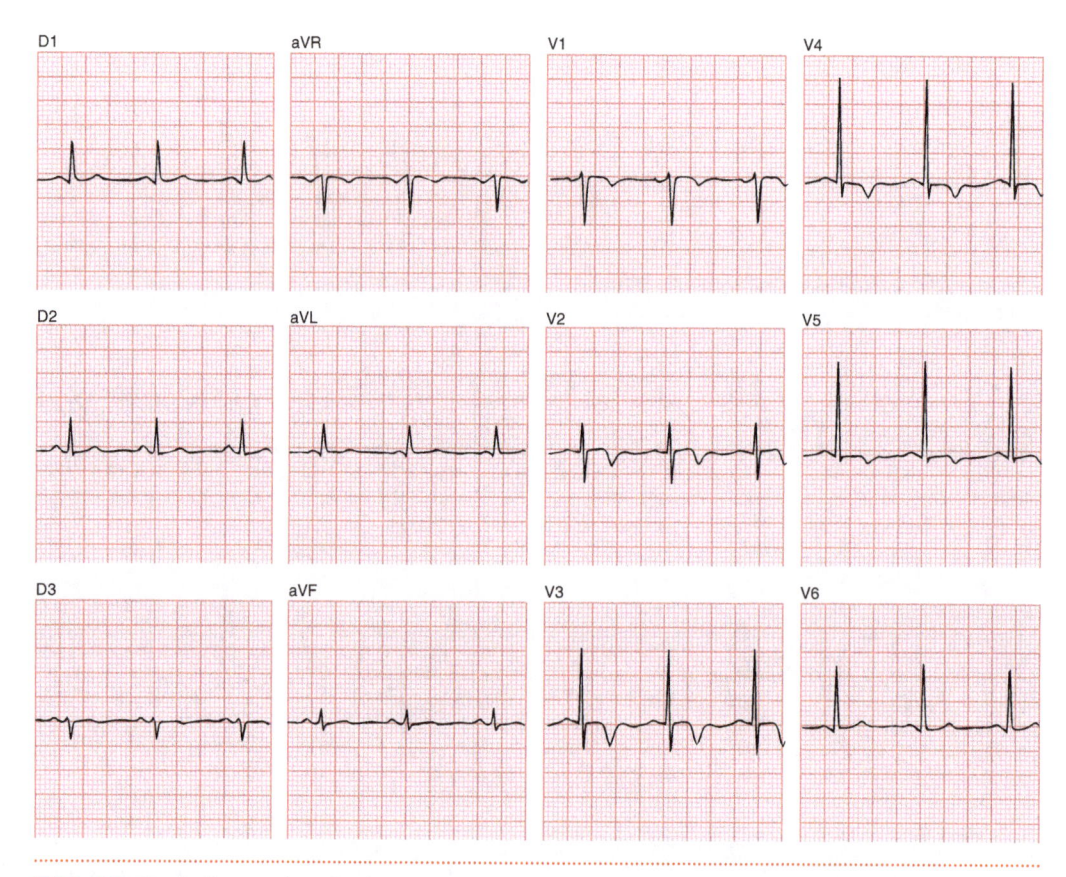

ECG 8.2. Onda T negativa. Ondas T negativas e simétricas podem ser vistas nas derivações precordiais. O diagnóstico diferencial envolve diversas patologias e o quadro clínico deve ser considerado durante a avaliação. Lembrar que a isquemia aguda não causa inversão de onda T, mas que ela pode surgir após um episódio isquêmico (infarto e/ou reperfusão).

Referências Bibliográficas

1. Wagner GS, Macfarlane P, Wellens H, Josephson M, et al. AHA/ACCF/HRS Recommendations for the Standardization and Interpretation of the Electrocardiogram. J Am Coll Cardiol. 2009;53(11):1003–11.
2. Surawicz B, Knilans TK. Chou's Electrocardiography in Clinical Practice. 6ª ed. Philadelphia: Elsevier; 2008.
3. Bayes de Luna A, Zareba W, Fiol M, Nikus K, et al. Negative T Wave in Ischemic Heart Disease: A Consensus Article. Ann Noninvasive Electrocardiol. 2014;19(5):426–41.
4. Hlaing T, DiMino T, Kowey PR, Yan G-X. ECG Repolarization Waves: Their Genesis and Clinical Implications. Ann Noninvasive Electrocardiol. 2005;10(2):211–23.
5. Wang K, Asinger RW, Marriott HJL. ST-Segment Elevation in Conditions Other Than Acute Myocardial Infarction. N Engl J Med. 2003;349(22):2128–35.

9

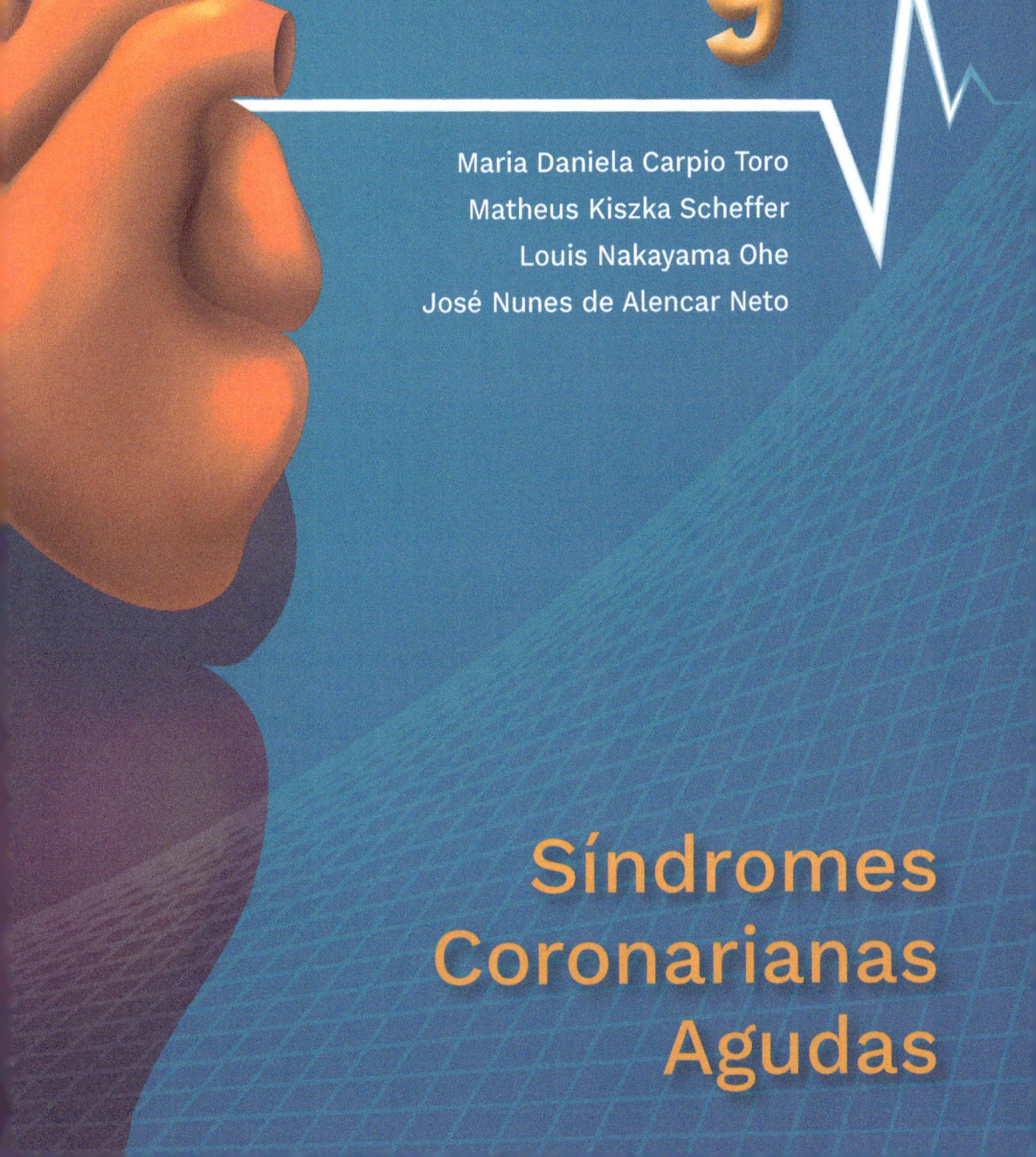

Maria Daniela Carpio Toro
Matheus Kiszka Scheffer
Louis Nakayama Ohe
José Nunes de Alencar Neto

Síndromes Coronarianas Agudas

INTRODUÇÃO

As doenças cardiovasculares prevalecem como a causa mais importante de morbimortalidade no mundo. A doença cardiovascular com maior taxa de mortalidade é IAM, responsável por 15% do total de óbitos a cada ano. Nos EUA, aproximadamente, 1,5 milhão de casos de IAM são reportados anualmente (600 casos para cada 100.000 habitantes) e a DAC produz cerca de 500.000 a 700.000 mortes a cada ano. No Brasil a mortalidade por IAM é de 183 para cada 100.000 habitantes e se encontra entre as maiores do mundo, semelhante à de países como a China e do Leste Europeu. Por isso a importância de conhecer e realizar uma interpretação acurada do ECG, no menor tempo possível para assim salvar miocárdio.

Em 2006, 94 anos depois que W. Einthoven realizou o primeiro ECG de três derivações, J. Willis Hurts expressou: "O tratamento da SCA se baseia completamente nas anormalidades do ECG, por isso a correta interpretação deste é necessária, agora mais do que nunca na história da medicina". Apesar desta situação ser passível de críticas por parte dos autores deste capítulo, de fato, o ECG é considerado o teste clínico inicial mais importante para o diagnóstico de isquemia miocárdica e IAM. Ele nos fornece informação aproximada da extensão e da gravidade do dano miocárdico, ao correlacionar o tamanho do supradesnivelamento do segmento ST e o número de derivações acometidas com a quantidade de miocárdio lesado.

As alterações eletrocardiográficas que ocorrem em associadas a isquemia aguda e IAM incluem: alterações da onda T, do complexo QRS e do segmento ST. Vale ressaltar que mesmo com o ECG normal não é possível excluir a presença de doença coronária.

EVOLUÇÃO ELETROCARDIOGRÁFICA DO IAM APÓS UMA OCLUSÃO CORONÁRIA AGUDA

A evolução eletrocardiográfica do IAM após uma oclusão coronária aguda geralmente é previsível **(Figura 9.1)**. A isquemia acomete inicialmente a região endocárdica, com o surgimento de *onda T primária ou hiperaguda*, e progride em

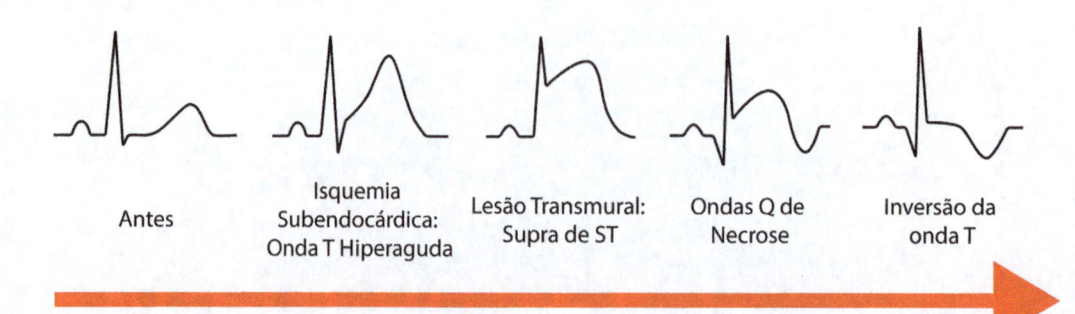

Figura 9.1. Fases evolutivas do infarto agudo do miocárdio com supradesnivelamento do segmento ST.

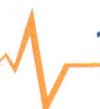

direção ao epicárdio gerando uma corrente de lesão e provocando o *supradesnivelamento do segmento ST*. Por fim, a presença de necrose miocárdica e fibrose, irá se manifestar através das *ondas Q patológicas*. Estas fases evolutivas podem ser divididas temporalmente da seguinte forma:

1. Isquemia Subendocárdica: Onda T Primária ou Hiperaguda

- Surge dentro de segundos a minutos após a oclusão da artéria coronária
- Progride rapidamente para o supradesnivelamento do segmento ST

2. Lesão Transmural: Supradesnivelamento do Segmento ST

- Surge em minutos após a oclusão da artéria coronária
- Sua morfologia pode ser inicialmente côncava e evoluir para forma horizontal, e finalmente para forma convexa
- A morfologia convexa é altamente específica para o diagnóstico de IAM
- A morfologia côncava não tem RVN o suficiente para descartar IAM: até 50% das oclusões de ADA possuem segmento ST supradesnivelado côncavo em V2 a V5
- Com a evolução do infarto, o supradesnivelamento provoca alterações na porção terminal do QRS com aumento da amplitude da onda R e desaparecimento da onda S

3. Ondas Q de Necrose

- Surgem tipicamente após 6 a 12 horas do infarto, podendo variar entre poucos minutos até 24 horas
- 85% dos pacientes sem reperfusão irão desenvolver ondas Q

4. Inversão da onda T

- Pode ocorrer dentro de horas a dias
- É um achado tardio na evolução do IAM
- Sua morfologia tende a ser simétrica
- É uma alteração eletrocardiográfica pós-isquêmica

5. Normalização do segmento ST

- O segmento ST começa a se normalizar dentro de 12 horas do início do IAM
- Verifica-se a redução gradual do supradesnivelamento nos próximos dias a semanas

---

Box 9.1
Persistência do Supradesnivelamento após IAM

A persistência do supradesnivelamento do segmento ST nas derivações precordiais, semanas após ter ocorrido um IAM, pode ser indicativo da formação de aneurisma de VE.

ONDA T PRIMÁRIA OU HIPERAGUDA

A onda T hiperaguda surge nas fases iniciais da oclusão coronária devido a duração do potencial de ação da região endocárdica se tornar mais prolongado, possivelmente pela perda de potássio, enquanto o epicárdio ainda não se encontra em sofrimento.

Critérios Eletrocardiográficos de Isquemia Subendocárdica – Onda T Hiperaguda

- Onda T positiva, pontiaguda, simétrica e de base larga **(Figura 9.2)**
- Pode ser acompanhada do prolongamento do intervalo QT

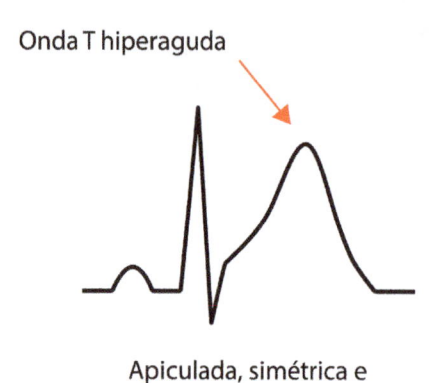

Onda T hiperaguda

Apiculada, simétrica e de base larga

Figura 9.2. Onda T Hiperaguda.

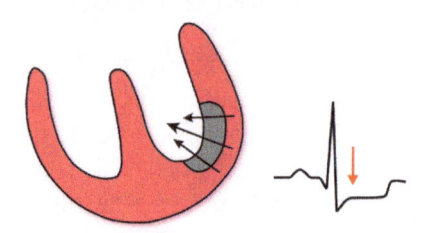

> **Box 9.3**
> **Pseudonormalização da Onda T**
>
> Em pacientes que já tiveram lesão miocárdica prévia resultando em inversão da onda T, o primeiro sinal de um novo IAM pode ser, paradoxalmente, a normalização destas ondas, equivalendo dessa forma as ondas T hiperagudas.

SUPRADESNIVELAMENTO DO SEGMENTO ST

Com a progressão da isquemia até a região epicárdica ocorre o surgimento da corrente de lesão transmural. As forças elétricas responsáveis pelo segmento ST são direcionadas para as camadas externas do miocárdio, provocando o supradesnivelamento nas derivações adjacentes a área lesada **(Figura 9.3)**.

> **Box 9.2**
> **Onda T Negativa**
>
> A onda T negativa, simétrica e pontiaguda não está relacionada a isquemia aguda. Atualmente este padrão pode ser atribuído ao sofrimento crônico (fenômeno de oclusão-reperfusão) e edema miocárdico (ver Capítulo 8).

Lesão Subendocárdica
Infradesnivelamento de ST

Lesão Transmural
Supradesnivelamento de ST

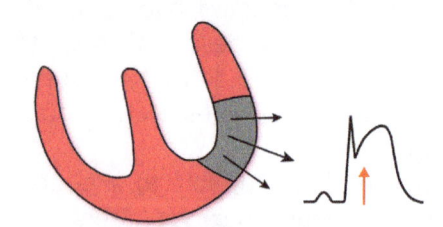

Figura 9.3. Corrente de lesão. A complexa gênese elétrica das correntes de lesão pode ser simplificada admitindo-se que o vetor que representa o fenômeno dirige-se para a região acometida. Na lesão subendocárdica as forças elétricas responsáveis pelo segmento ST apontam para a camada interna do miocárdio, provocando o infradesnivelamento de ST na derivação justaposta a área acometida. Na lesão transmural as forças elétricas responsáveis pelo segmento ST são direcionadas para as camadas externas do miocárdio, provocando o supradesnivelamento de ST nas derivações adjacentes a área lesada. A corrente de lesão transmural também provoca o infradesnivelamento de ST nas derivações opostas àquelas que exibem o supradesnivelamento. Lembrar, contudo, que neste caso a alteração eletrocardiográfica primária é o supradesnivelamento de ST.

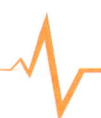

Critérios Eletrocardiográficos de Lesão Transmural – Supradenivelamento do Segmento ST

- Elevação do ponto J e do segmento ST, com concavidade ou convexidade (mais específica) superior desse segmento em duas derivações contíguas que exploram a região envolvida
- Considera-se elevação patológica ST ≥ 1 mm, com exceção de V2 e V3 (Tabela 9.1)

Tabela 9.1. Critérios para IAM com elevação do segmento ST

V2 e V3	Elevação ≥ 2 mm em homens ≥ 40 anos Elevação ≥ 2,5 mm em homens < 40 anos Elevação ≥ 1,5 mm em mulheres
Demais derivações	Elevação ≥ 1 mm

O Supradesnivelamento em Lápide

O padrão em Lápide está relacionado a região mais extensa de infarto e pior prognóstico. Conforme o infarto progride, o supradesnivalamento pode ultrapassar a amplitude da onda R e exibir um padrão morfológico de fácil reconhecimento que lembra uma lápide ou barbatana de tubarão. A localização mais comum é na parede anterior e os critérios eletrocardiográficos descritos por Wimalaratna e modificados por Guo et al são os seguintes:

- Ausência de onda R reconhecível ou onda R com duração ≤ 40 ms com amplitude mínima
- Supradesnivelamento convexo ascendente que se une com a porção descendente da onda R ou com a porção ascendente do complexo QS/QR
- Pico do segmento ST é maior do que a onda R
- Segmento ST se une à onda T

Infradesnivelamento em Espelho ou Alterações Recíprocas

O supradesnivelamento do segmento ST em uma determinada parede pode cursar com alterações recíprocas - o infradesnivelamento na parede ou derivações opostas (Tabela 9.2). Lembrar, contudo, que nesta situação a alteração eletrocardiográfica primária sempre será o supradesnivelamento de ST.

Tabela 9.2. Infradesnivelamento em Espelho

Parede Acometida	Supra de ST	Infra de ST em espelho
Anterior	V1-V4	D2, D3, aVF
Inferior	D2, D3, aVF	D1 e aVL V1-V3
Lateral	D1, aVL, V5, V6, V7, V8	V1 e V2 D2, D3, aVF

INFRADESNIVELAMENTO DO SEGMENTO ST

Quando a isquemia está confinada ao endocárdio, como no caso de suboclusão de uma artéria coronária, teremos o surgimento da corrente de lesão subendocárdica. Nesta situação, as forças elétricas responsáveis pelo segmento ST apontam para a camada interna do miocárdio com o surgimento do infradesnivelamento de ST na derivação justaposta a área acometida (Figura 9.3).

Critérios Eletrocardiográficos de Lesão Subendocárdica – Infradesnivelamento do Segmento ST

- Depressão do ponto J e do segmento ST, horizontal ou descendente ≥ 0,5 mm em 2 derivações contíguas, aferido 60 ms após o ponto J

TOPOGRAFIA DO INFARTO E IDENTIFICAÇÃO DA ARTÉRIA ACOMETIDA

Localização do infarto com base na Ressonância Magnética

Nos casos de "infarto sem supra" é difícil, se não impossível, correlacionar as alterações eletrocardiográficas com a artéria ocluída. Entretanto, a gravidade da isquemia, a artéria culpada e sua localização pode ser estimada nos pacientes com "infarto com supra".

A antiga terminologia, , baseada em diversos trabalhos de correlação eletrocardiográfica com achados anatomopatológicos, não possuía correlação anatômica com o coração in vivo e seu uso atualmente é desaconselhado. Bayes de Luna *et al* com base na ressonância magnética demonstrou que o coração se posiciona de forma oblíqua dentro do tórax, e dessa forma, alterações que antes eram atribuídas a parede dorsal, ocorrem na realidade na parede lateral do miocárdio. Além disso, a presença de onda R alta em V1 também se relaciona ao infarto lateral, visto que a despolarização da porção basal da parede inferior (antes referida como dorsal) ocorre após 40 ms e não teria como alterar o início do complexo QRS. Esta terminologia proposta em 2006 é endossada pela Sociedade Internacional de Holter e Eletrocardiografia não-invasiva (**Tabela 9.3** e **Figura 9.4**).

Tabela 9.3. Terminologia para localização do infarto com base na Ressonância Magnética		
Septal	• V1 e V2	1ª ramo septal da ADA
Anteroapical	• V1-V2 até V3-V6	Terço médio da ADA
Anterior extensa	• V1-V2 até V4-V6, D1 e aVL	Terço proximal da ADA
Anterior média	• D1 e aVL, às vezes V2-V3	Ramo diagonal da ADA
Lateral	• D1, aVL, V5 e V6 • V7-V9 • Infra ST/RS V1 e V2	Terço proximal da ACX
Inferior	• D2, D3 e aVF	ACD ou ACX
Inferolateral	• D2, D3, aVF, D1, aVL, V5 e V6 • V7-V9 • Infra ST/RS V1	ACD ou ACX

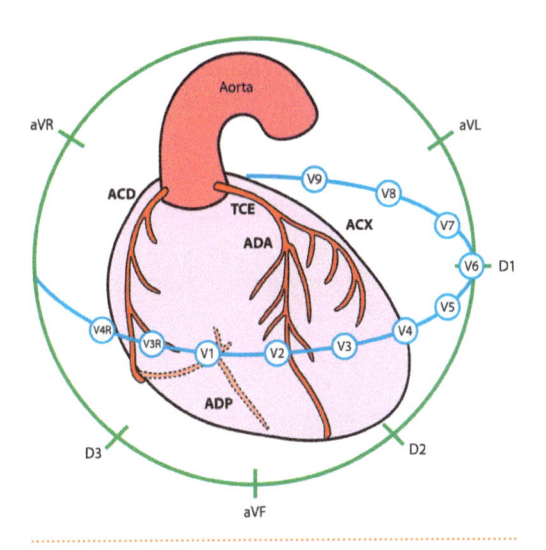

Figura 9.4. Topografia do Infarto. Representação esquemática entre as artérias coronárias e suas relações com as derivações eletrocardiográficas.

Box 9.4
Infarto Dorsal ou Posterior

Atualmente não se recomenda o uso dos termos "parede posterior" e "parede dorsal", visto que o segmento basal da parede inferior raramente se dobra em direção a porção superior, de modo que uma parede posterior raramente existe. Além disso, há evidências de que o registro obtido pelas derivações V7-V9 e as ondas R proeminentes em V1 referem-se à parede lateral.

Identificação da Artéria Acometida

Os algoritmos de Fiol *et al* auxiliam na identificação da artéria culpada, fazendo a distinção entre o acometimento da ACD ou ACX no caso de IAM inferior **(Figura 9.5)**, e na localização da oclusão da ADA em relação aos seus ramos septal e diagonal no caso de IAM anterior **(Figura 9.6)**.

INFARTO DO VENTRÍCULO DIREITO

O infarto do VD acontece quando há oclusão proximal da ACD. Para o diagnóstico é necessária a realização de derivações direitas (V3R e V4R).

Critérios Eletrocardiográficos de Infarto do VD

- Elevação do segmento ST ≥ 1 mm em V3R e V4R. Esta alteração pode ser transitória devido ao baixo consumo de oxigênio pela musculatura do VD
- Elevação do segmento ST na parede inferior (D2, D3, aVF)
- Elevação do segmento ST em V1-V4 com comportamento decrescente (diferente do IAM anterosseptal em que há aumento progressivo do supra de ST de V1 a V4)

IAM NA PRESENÇA DE BLOQUEIOS DE RAMO

A presença de BRD habitualmente não impede o reconhecimento do IAM, porém o BRE pode dificultar o seu diagnóstico devido as alterações do segmento ST e onda T que ocorrem neste cenário. É importante destacar que as diretrizes Europeia e Americana de IAM com Supra e a IV Definição Universal de Infarto não reconhecem a entidade "BRE novo" como equivalente de supra de ST ou oclusão coronária aguda. Na presença de BRE, os seguintes critérios e algoritmos podem ser utilizados:

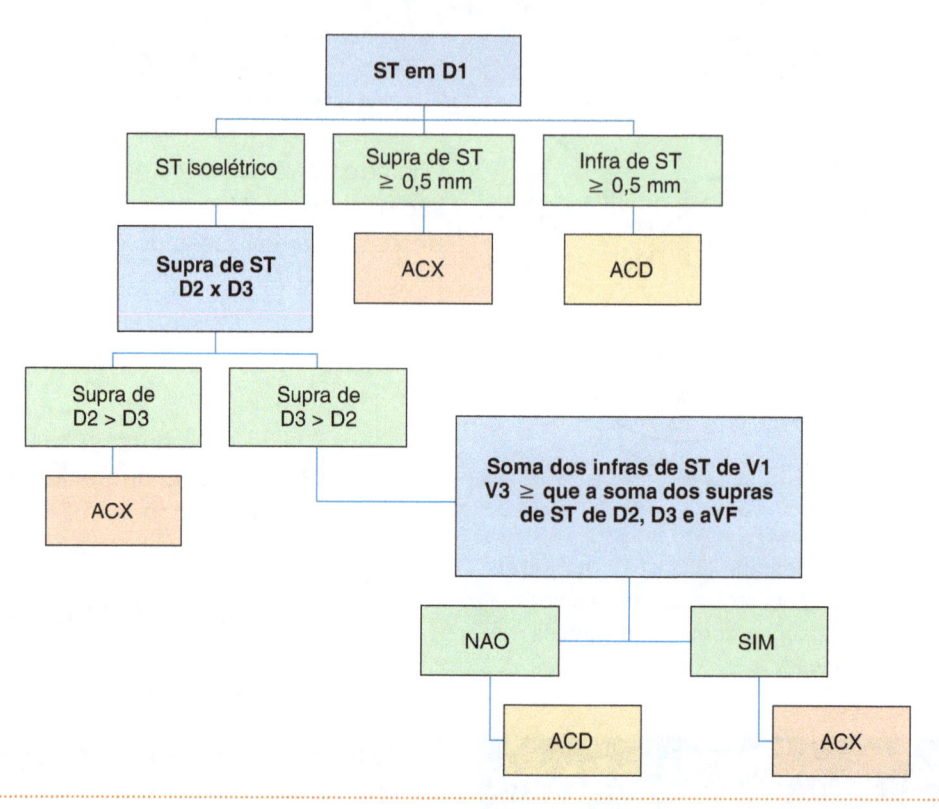

Figura 9.5. Algoritmo de Fiol para localização anatômica do IAM inferior ou inferolateral. Adaptado de Fiol M, Cygankiewicz I, Carrillo A, Bayés-Genis A, et al. Value of electrocardiographic algorithm based on "ups and downs" of ST in assessment of a culprit artery in evolving inferior wall acute myocardial infarction. Am J Cardiol. 2004;94(6):709–14.

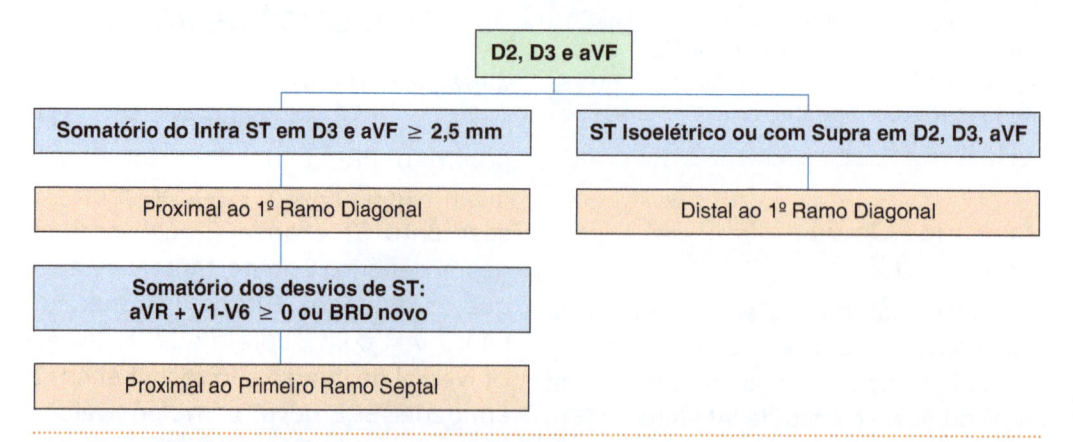

Figura 9.6. Algoritmo de Fiol simplificado para localização anatômica do IAM anterior. Adaptado de Fiol M, Carrillo A, Cygankiewicz I, Velasco J, et al. A New Electrocardiographic Algorithm to Locate the Occlusion in Left Anterior Descending Coronary Artery. Clin Cardiol. 2009;32(11):E1–6.

- **Critérios de Sgarbossa:** ≥ 3 pontos possuem alta especificidade para a presença de isquemia miocárdica em curso (Tabela 9.4 e Figura 9.7) [S 34%; E 98%]
- **Critérios de Sgarbossa modificados:** modifica o critério de 2 pontos original aumentando a sensibilidade do teste.

A presença de qualquer um dos critérios faz o diagnóstico de IAM (Tabela 9.5 e Figura 9.8) [S 62-68%; E 91-94%]
- **Algoritmo de Barcelona:** novo algoritmo proposto em 2020 com elevada sensibilidade. É positivo se algum dos critérios estiver presente (Tabela 9.6) [S 93-95%; E 89-94%]

Tabela 9.4. Critérios de Sgarbossa	
Elevação ST ≥ 1 mm em concordância com o QRS	5 pontos
Depressão ST ≥ 1 mm em V1, V2 ou V3	3 pontos
Elevação ST > 5 mm em discordância com o QRS	2 pontos

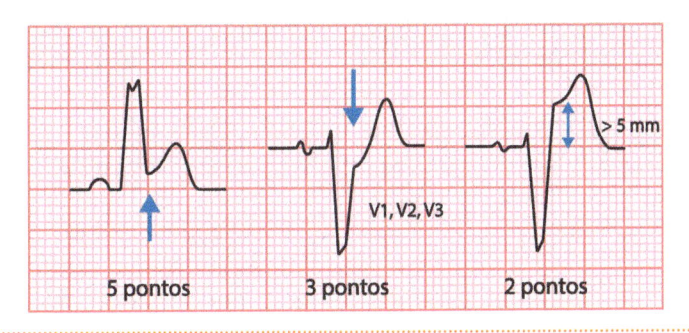

Figura 9.7. Critérios de Sgarbossa.

Tabela 9.5. Critérios de Sgarbossa Modificados por Smith
Elevação ST ≥ 1 mm em concordância com o QRS
Depressão ST ≥ 1 mm em V1, V2 ou V3
Razão dos módulos das amplitudes ST/S ou ST/R em qualquer derivação ≥ 0,25

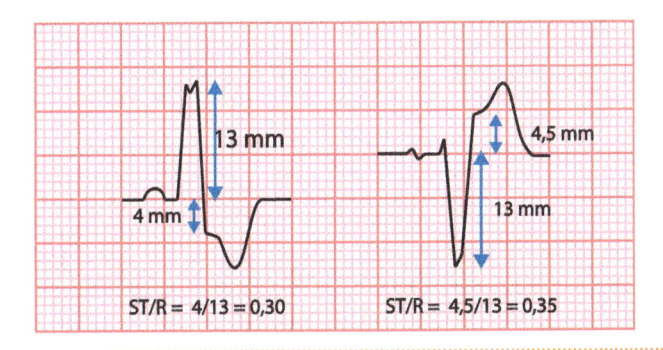

Figura 9.8. Critério de Sgarbossa modificado por Smith. Substitui o critério de 2 pontos original de Sgarbossa.

Tabela 9.6. Algoritmo de Barcelona
Desnivelamento do segmento ST ≥ 1 mm concordante com a polaridade do QRS em qualquer derivação: • Infradesnivelamento do ST ≥ 1 mm concordante com a polaridade do QRS em qualquer derivação • Supradesnivelamento do ST ≥ 1 mm concordante com a polaridade do QRS em qualquer derivação
Desnivelamento do segmento ST ≥ 1 mm discordante com a polaridade do QRS em qualquer derivação com voltagem máxima (RS) ≤ 6 mm

MARCADORES DE REPERFUSÃO MIOCÁRDICA

Os critérios eletrocardiográficos de reperfusão miocárdica, após o restabelecimento do fluxo coronário são descritos a seguir:

Critérios Eletrocardiográficos de Reperfusão Miocárdica

- Resolução ≥ 50% (ou ≥ 70% se parede inferior) da elevação do segmento ST na derivação com maior supradenivelamento em até 90 minutos após o início da trombólise
- Arritmias de Reperfusão (RIVA): Ritmo de origem ventricular com frequência entre 50 e 120 bpm. Apresenta baixa sensibilidade, porém alta especificidade como marcador de reperfusão

ACHADOS ELETROCARDIOGRÁFICOS DE ALTO RISCO

Cerca de 25 a 30% dos pacientes com oclusão coronária aguda possuem ECG inocente e são classificados como "sem supra de ST". O médico deve ter alta suspeição desta entidade e perceber com muita atenção as sutis alterações dinâmicas da isquemia miocárdica.

Alguns achados eletrocardiográficos podem ser considerados de alto risco e são descritos frequentemente na literatura como "equivalentes de infarto com supra". Podem ser provocados por oclusão aguda dos vasos coronários epicárdicos e colocar grandes porções do miocárdio em risco, além de estarem associados a pior prognóstico se não tratados apropriadamente (**Tabela 9.7** e **Figuras 9.9** e **9.10**).

Síndromes Coronarianas Agudas

Tabela 9.7. Achados Eletrocardiográficos de Alto Risco		
Apresentação	Critérios Eletrocardiográficos	Artéria acometida
1ª Ramo Diagonal da ADA	• Supradesnivelamento do segmento ST com ondas T positivas em aVL e V2 • Infradesnivelamento do segmento ST e inversão de onda T em D3 e aVF	Lesão oclusiva do 1º ramo diagonal da ADA
Apresentação de "de Winter"	• Infradesnivelamento do segmento ST ascendente com ondas T positivas e simétricas em V1-V4 • Supradesnivelamento do segmento ST em aVR	Lesão oclusiva de ADA proximal
Infarto Lateral	• Infradesnivelamento isolado do segmento ST com onda T positiva em V1-V2 (imagem em espelho da parede lateral) • Onda R proeminente em V1-V2 • Supradenivelamento de ST em V7, V8 e V9	Lesão oclusiva de ACx ou ACD
Isquemia Circunferencial	• Infradesnivelamento difuso do segmento ST em 6 ou mais derivações • Supradesnivelamento do segmento ST em aVR	Lesão suboclusiva de TCE, triarterial ou ADA proximal
Síndrome de Wellens	• Tipo 1 (25%): Onda T bifásica plus-minus em V2 e V3 • Tipo 2 (75%): Onda T com inversão profunda e simétrica em V2 e V3, podendo ocorrer em V1-V4 e eventualmente em V5 e V6	Lesão suboclusiva da ADA proximal

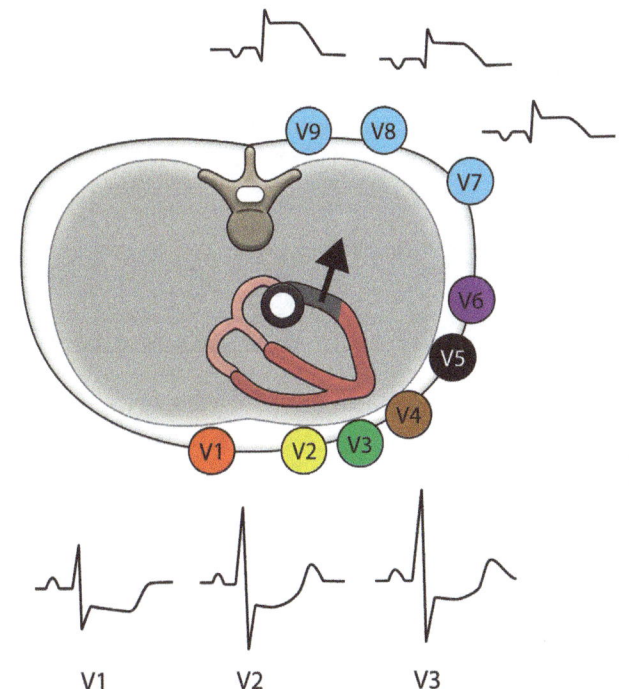

Figura 9.9. Infarto lateral. Uma das possíveis apresentações é o infradesnivelamento isolado das derivações V1 a V3. A realização das derivações V7 a V8 permite a identificação do supradesnivelamento de ST.

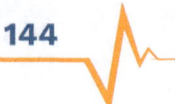

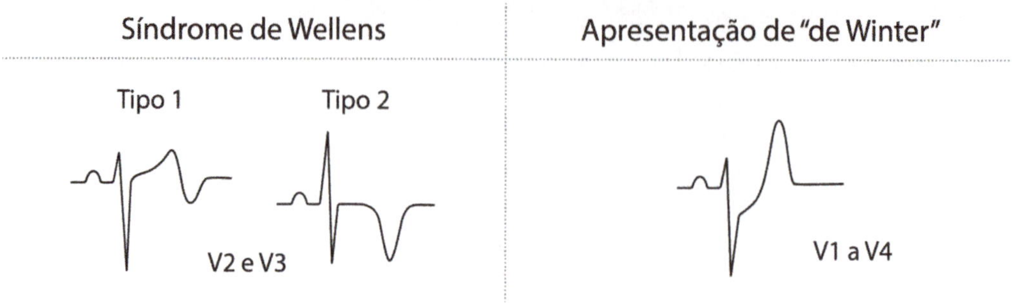

Figura 9.10. Síndrome de Wellens e apresentação de "de Winter".

ÁREAS ELETRICAMENTE INATIVAS – ONDAS Q DE NECROSE

Critérios Eletrocardiográficos de Áreas Eletricamente Inativas (na ausência de BRE ou SVE)

- Onda Q com > 20 ms de duração ou complexos QR em V2-V3
- Onda Q ≥ 30 ms de duração e ≥ 1 mm de profundidade ou complexo QS nas derivações D2, D3, aVF ou V4-V6, obedecendo duas derivações contíguas (**Figura 9.11**)
- Onda R > 40 ms em V1-V2 e relação RS > 1 com onda T concordante positiva na ausência de anormalidades de condução
- Onda Q > 25% da amplitude do QRS em D1, D2 e V6 ou > 50 % em aVL

DDx Ondas Q

- Bloqueio de ramo esquerdo
- Cardiomiopatia hipertrófica
- Doença pulmonar obstrutiva crônica
- Pré-excitação ventricular
- Sobrecarga ventricular esquerda

Box 9.6 — Fragmentação do QRS

A onda Q só aparecerá se a área necrótica se despolarizar em até 40 ms, caso contrário, haverá modificação no meio ou no final do complexo QRS, com a produção de fragmentações, *notchs* ou *slurs*. O QRS fragmentado pode surgir em qualquer condição que interfira na despolarização homogênea do miocárdio como isquemia, cicatrização, inflamação, desarranjo das miofibrilas e anormalidade microvascular. Ele é definido ela presença de uma onda R adicional (R') ou entalhe no nadir da onda S ou > 1 R' em duas derivações contíguas. Alguns autores consideram o achado de fragmentação do QRS como equivalente de ondas Q de necrose.

Box 9.7 — Progressão lenta da onda R nas derivações precordiais

A progressão lenta da onda R nas derivações precordiais pode surgir em decorrência de BRE, SVE, pré-excitação ventricular, IAM ou mesmo em indivíduos saudáveis. Não existe na literatura um critério padrão para defini-la e os disponíveis são muito complexos para utilização prática. Além disso, estudos mostraram ser pobre a associação entre a progressão lenta de ondas R com o infarto de parede anterior, com VPP de apenas 7,3%.

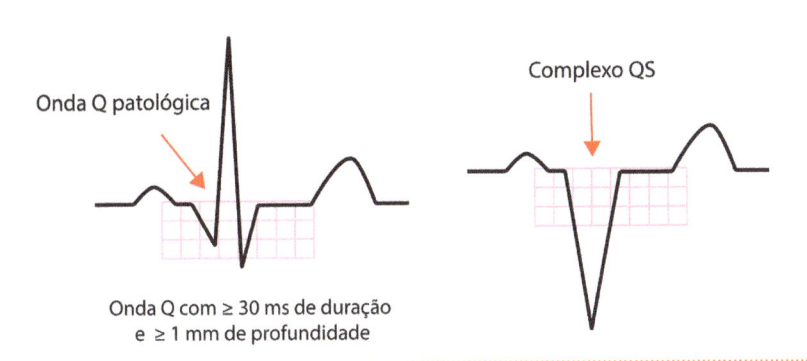

Figura 9.11. Ondas Q de necrose.

Áreas Inativas na Presença de Bloqueios de ramo

Bloqueios de ramo provocam alterações vetoriais que atrapalham o aparecimento de ondas Q de necrose.

Área Inativa e BRE

- **Infarto Septal**
  - Onda R significativa em V1
  - Ondas Q em D1, aVL, V5 e V6
  - Sinal de Chapman: entalhe na porção ascendente da onda R em D1, aVL ou V6 (**Figura 9.12**)
- **Infarto Anterior**
  - Complexos QS de V1-V3
  - Sinal de Cabrera: entalhe na porção ascendente da onda S em V3 e V4 (**Figura 9.12**)
- **Infarto lateral**
  - Ondas S largas e amplas (> 30 ms) em V5 e V6
- **Infarto Inferior**
  - Complexos rS com empastamento da onda S em D2, D3 e aVF

Área Inativa e BRD

- **Infarto Septal**
  - Complexos qR em V1 e V2 se septo médio
  - Complexos QS ou QrS em V3 e V4 se septo inferior
- **Infarto lateral**
  - Complexos QS em V5 e V6
  - Onda R em V1 e V2
- **Infarto Inferior**
  - Ondas Q em D2, D3 e aVF

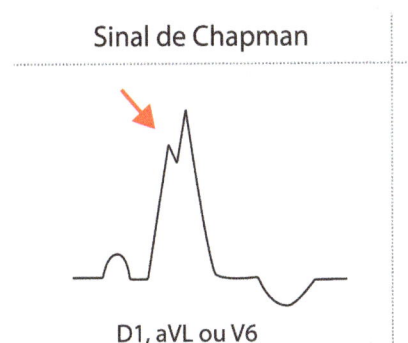

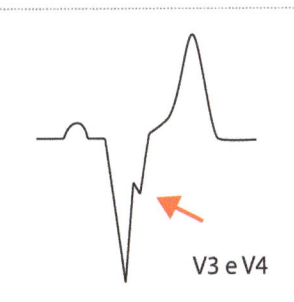

Figura 9.12. Sinais de Chapman e de Cabrera.

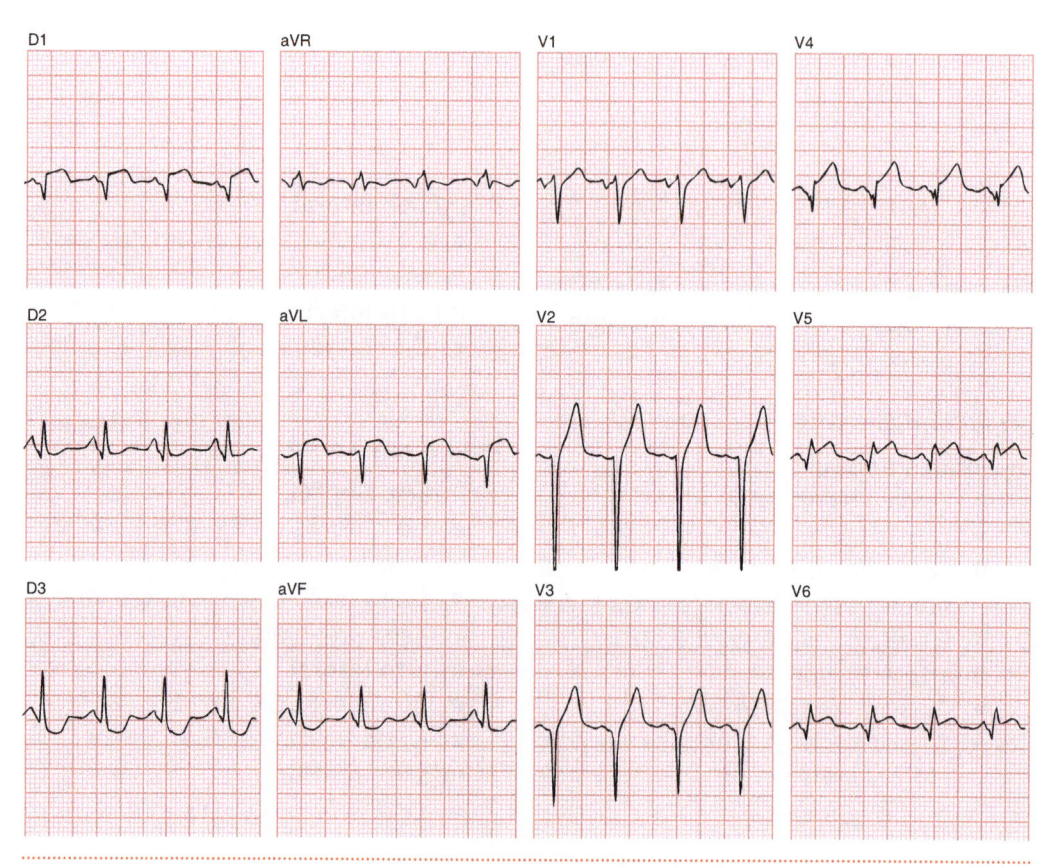

ECG 9.1. Infarto anterior extenso. Presença de supradesnivelamento do segmento ST com ondas Q em V2 a V6, D1 e aVL, além de infradesnivelamento em espelho na parede inferior. Para identificar o local de oclusão da ADA podemos utilizar o algoritmo de Fiol; desta forma, o somatório dos infradesnivelamentos em D3 e aVF ≥ 2,5 mm indica acometimento proximal ao primeiro ramo diagonal e o somatório dos desvios do segmento ST em aVR + V1 − V6 (0 + 0 − 1,5 = -1,5 mm) sugere que a oclusão seja distal ao primeiro ramo septal.

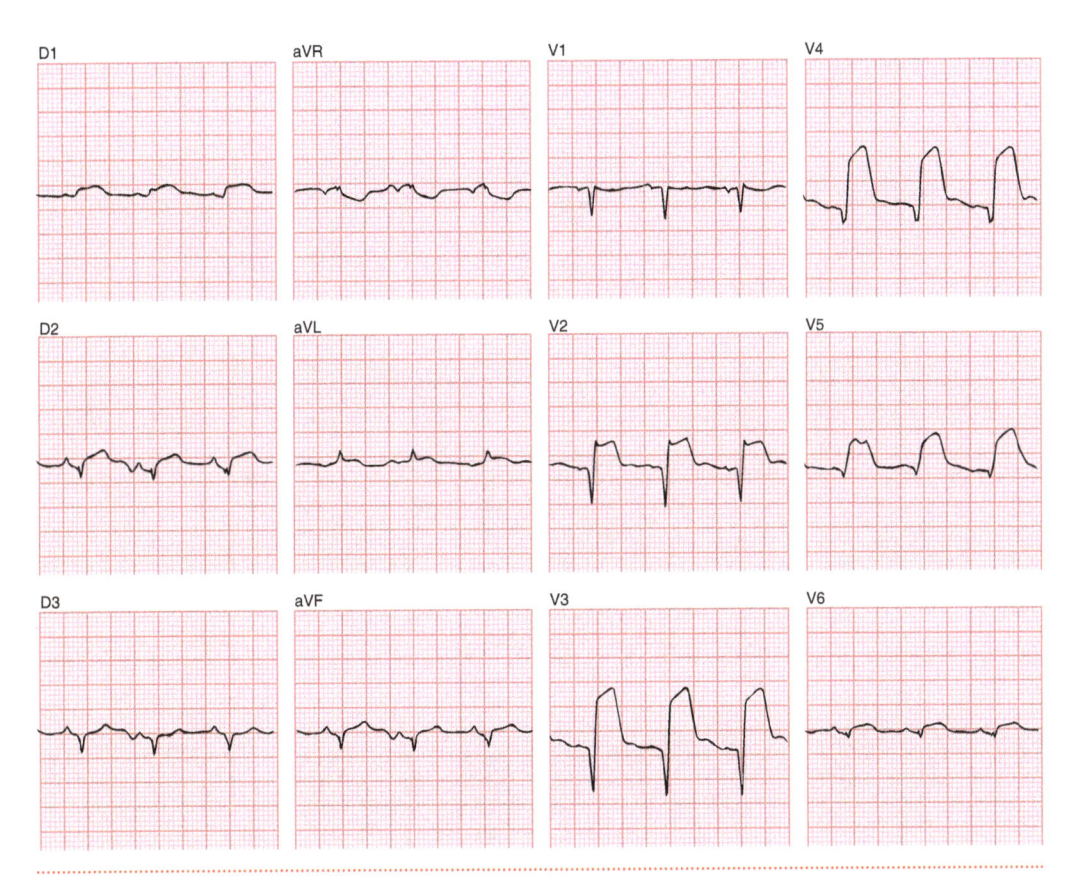

ECG 9.2. Infarto anterior extenso. Presença de supradesnivelamento do segmento ST nas derivações V2 a V6, D1 e aVL, além de ondas Q de V1 a V6. O padrão encontrado de V2 a V4 é conhecido como padrão em lápide e ocorre pela fusão do complexo QRS, segmento ST e onda T. Este padrão está relacionado a pior desfecho clínico no cenário do IAM com supra de ST. Além disso, notamos a presença de ondas Q de necrose em D2, D3 e aVF, provavelmente decorrentes de um infarto antigo na parede inferior.

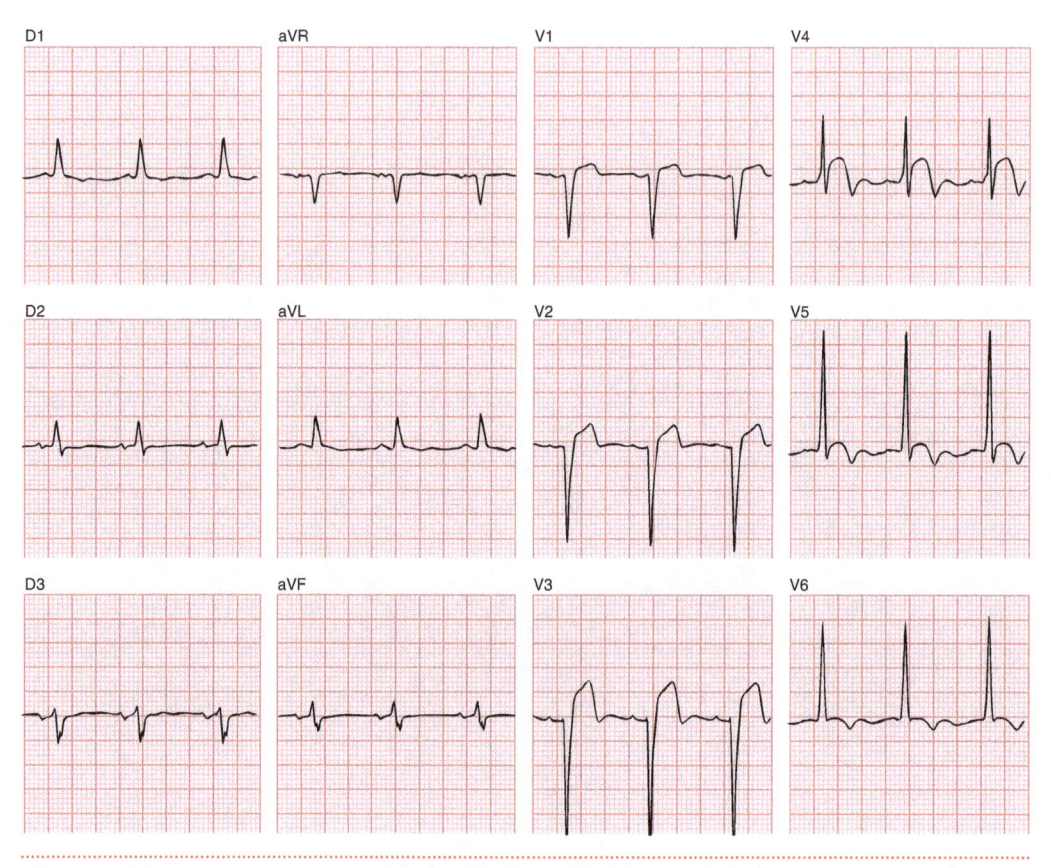

ECG 9.3. Infarto anteroapical. Supradesnivelamento do segmento ST nas derivações V2 a V5. Utilizando o algoritmo de Fiol para identificação do local de oclusão da ADA, notamos a presença de um segmento ST isoelétrico nas derivações inferiores sugerindo que a oclusão seja distal ao primeiro ramo diagonal.

Síndromes Coronarianas Agudas

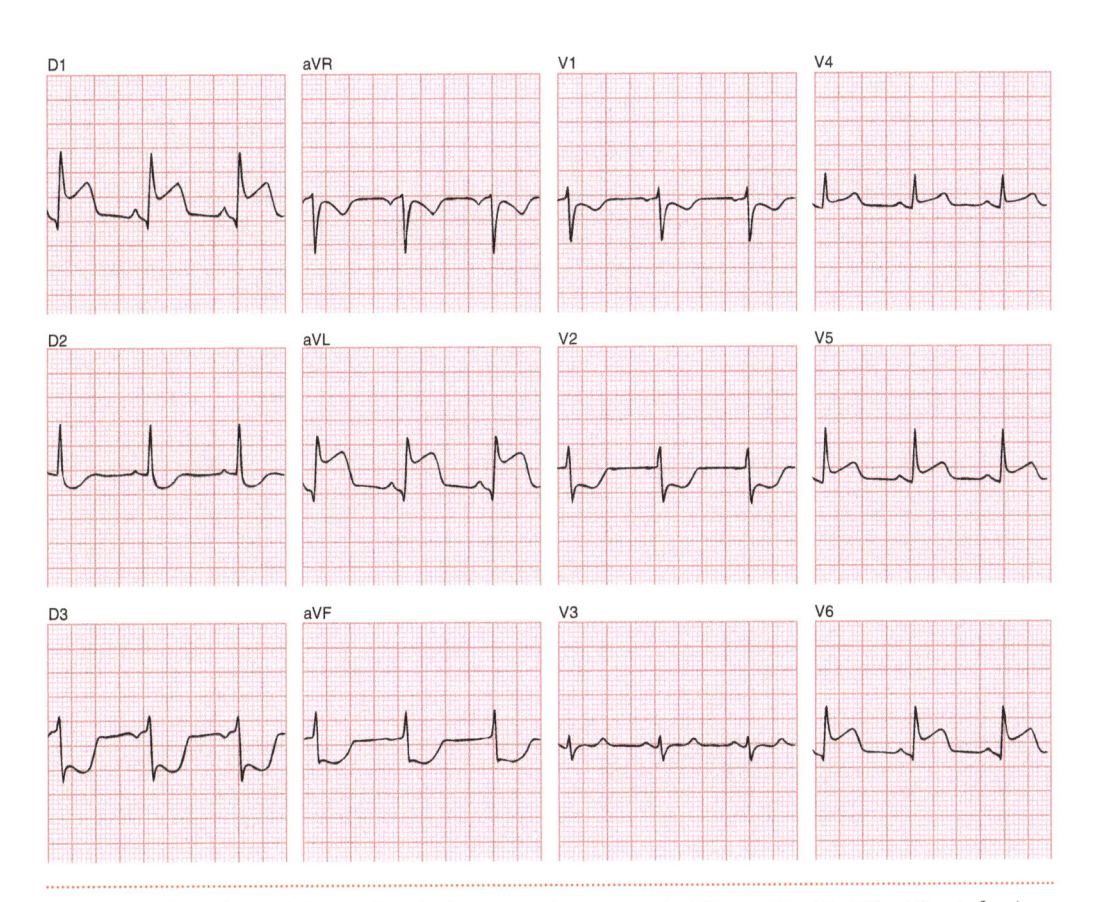

ECG 9.4. Infarto lateral. Supradesnivelamento do segmento ST em D1, aVL, V5 e V6 e infradesnivelamento em espelho nas derivações inferiores. Estes achados sugerem oclusão da ACX.

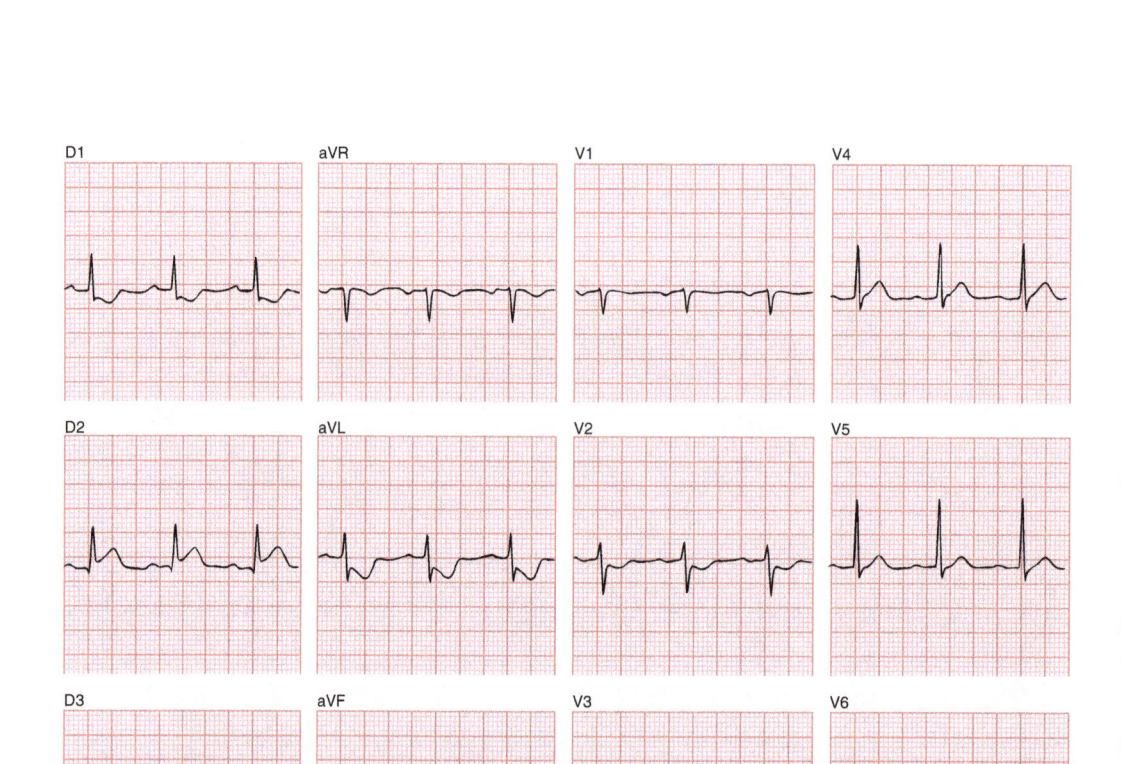

ECG 9.5. Infarto inferior. Supradesnivelamento do segmento ST em D2, D3 e aVF e infradesnivelamento em espelho nas derivações D1 e aVL. O infradesnivelamento de ST em D1 e o supradesnivelamento de ST em D3 > D2 sugere oclusão da ACD.

Síndromes Coronarianas Agudas

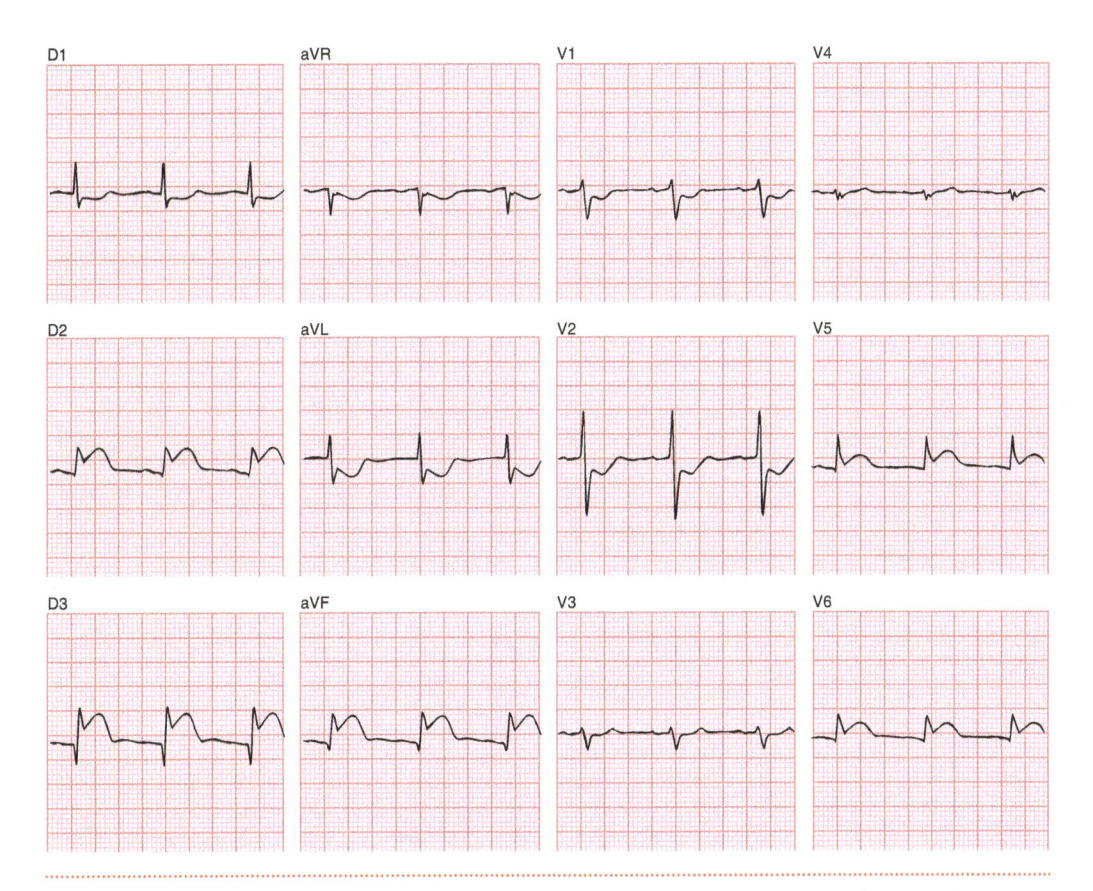

ECG 9.6. Infarto inferolateral. Observamos alterações tanto na parede inferior pelo supradesnivelamento do segmento ST em D2, D3 e aVF, quanto na parede lateral pelo supradesnivelamento em V5 e V6. Nesta situação a artéria acometida pode ser tanto a ACD quanto a ACX. Pelo algoritmo de Fiol, o infradesnivelamento do segmento ST em D1 > 0,5 mm sugere a oclusão da ACD. Além disso, outros achados também reforçam esta hipótese como: o supradesnivelamento de ST em D3 > D2 e o somatório dos supradesnivelamentos de D2, D3 e aVF ser maior que o somatório dos infradesnivelamentos de V1, V2 e V3.

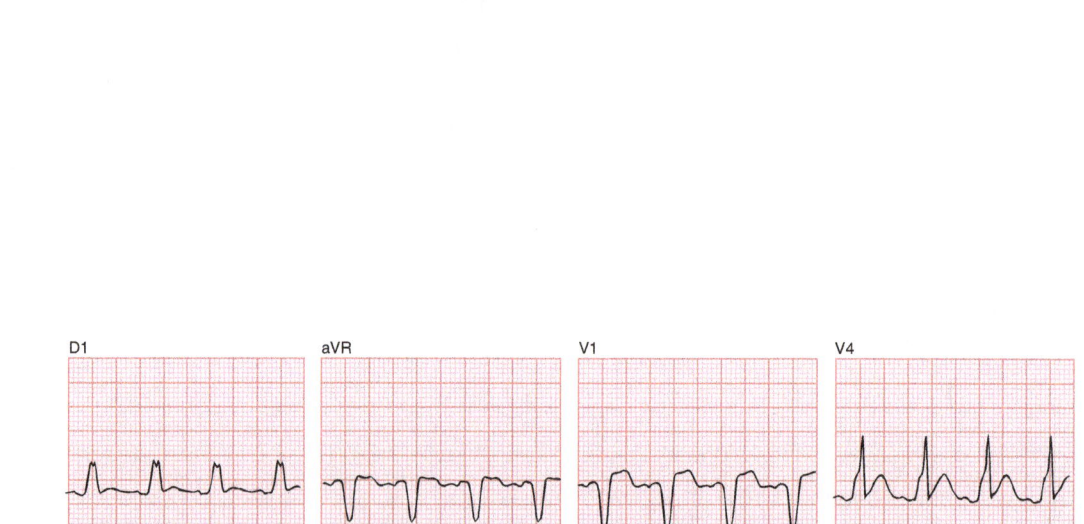

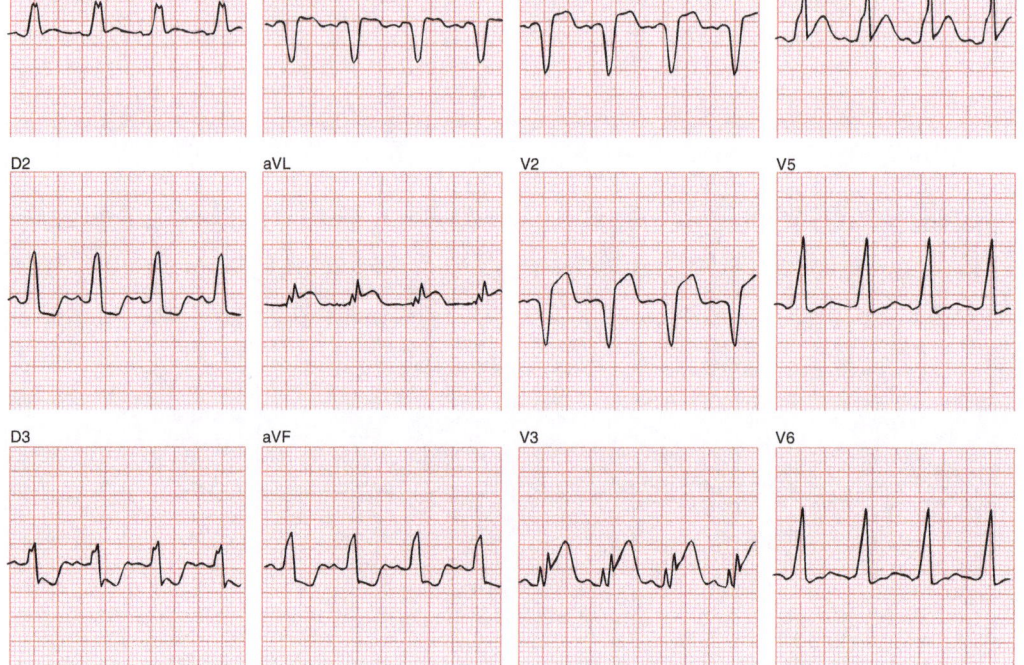

ECG 9.7. IAM na presença de BRE. Ao aplicar os critérios de Sgarbossa modificados encontramos: supradesnivelamento de ST concordante com a polaridade do QRS em V3, V4 e aVL e a relação ST/S em V2 e ST/R em D3 > 0,25.

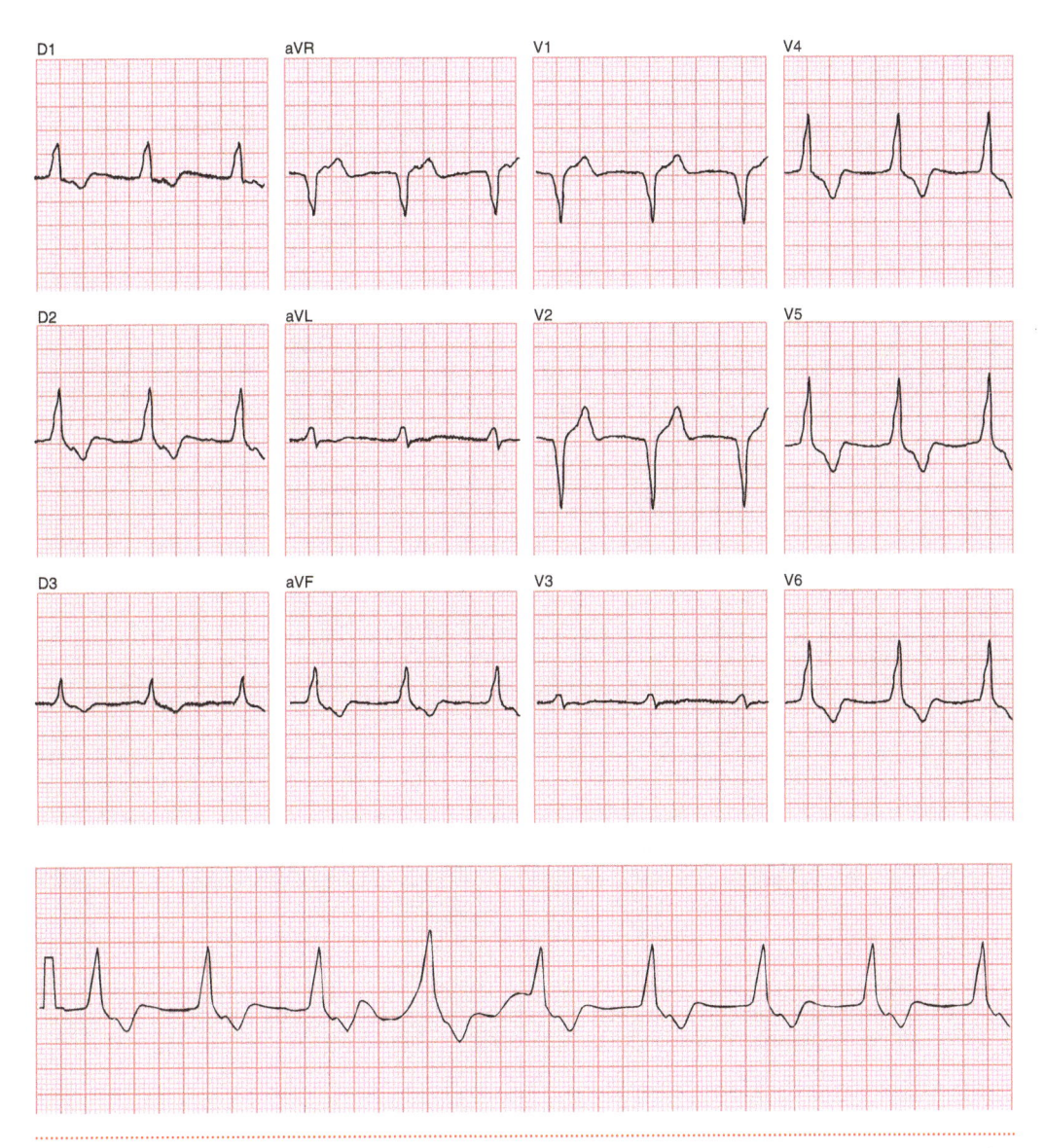

ECG 9.8. Ritmo idioventricular acelerado. Ritmo de origem ventricular que apresenta alta especificidade como marcador de reperfusão.

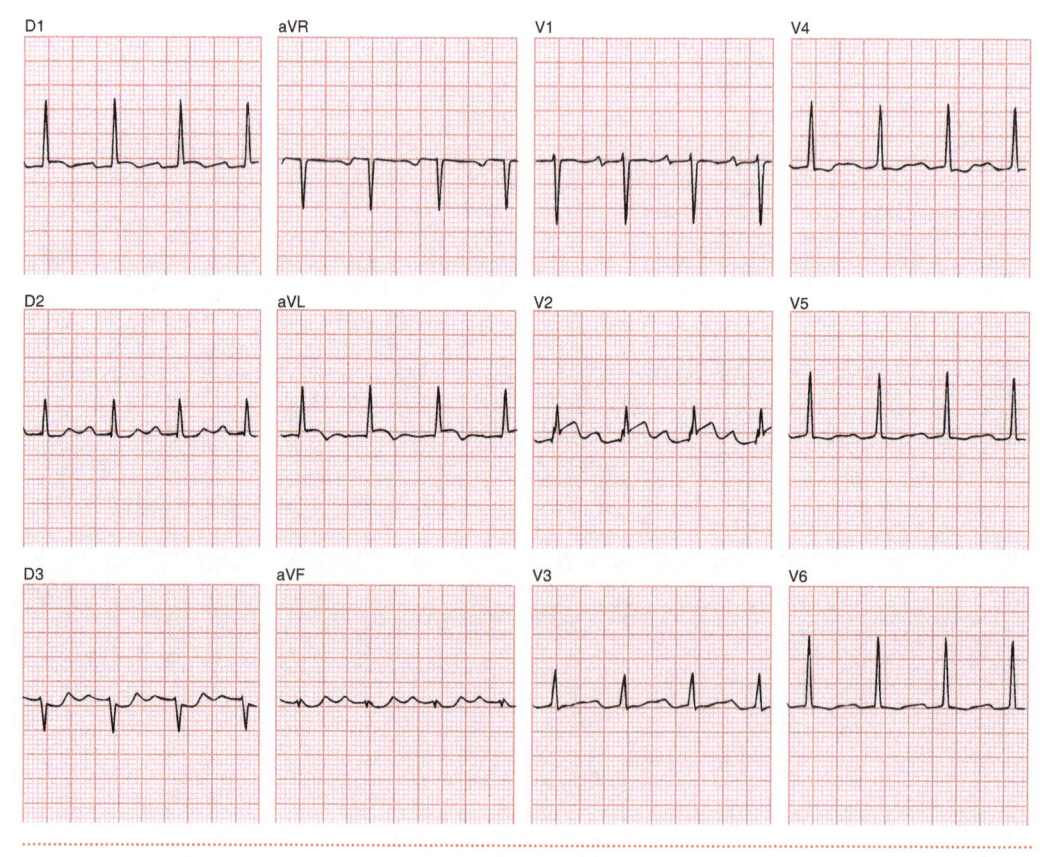

ECG 9.9. Infarto do ramo 1ª diagonal da ADA. Supradesnivelamento do segmento ST em aVL e V2 – supradesnivelamento em 2 derivações "não contíguas".

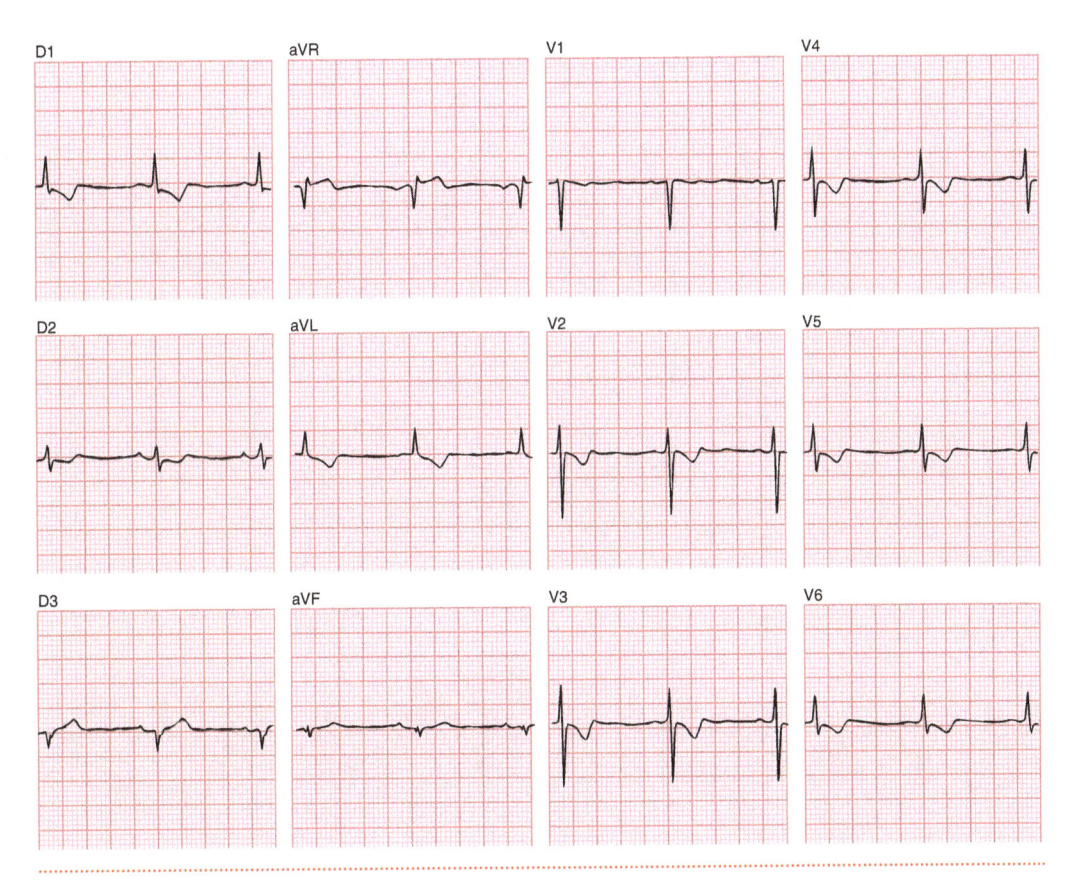

Síndromes Coronarianas Agudas

ECG 9.10. Isquemia circunferencial. Infradesnivelamento difuso do segmento ST em 6 ou mais derivações, associado ao supradesnivelamento do segmento ST em aVR. Estes achados estão relacionados a lesão grave do TCE ou equivalente.

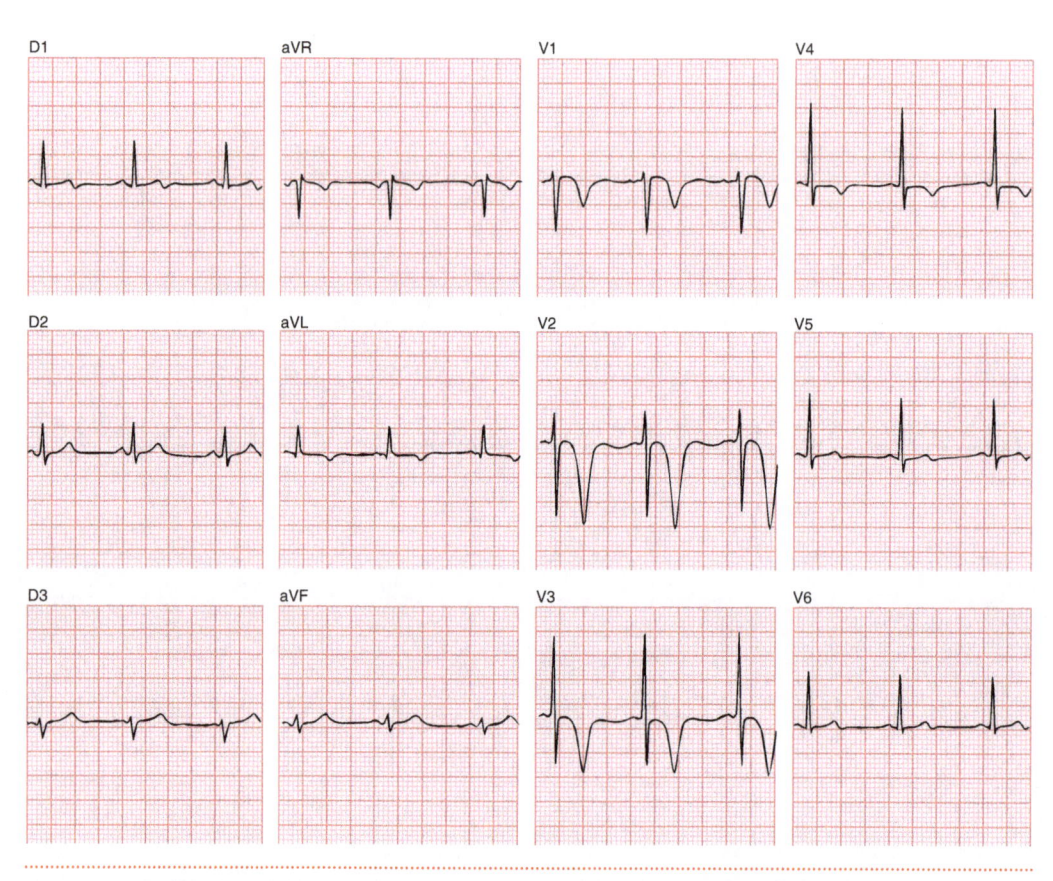

ECG 9.11. Síndrome de Wellens. Paciente com quadro clínico de dor torácica típica associado a ondas T com inversão profunda e simétricas de V1 a V4 (síndrome de Wellens tipo 2). Este achado se relaciona a lesão grave da ADA proximal.

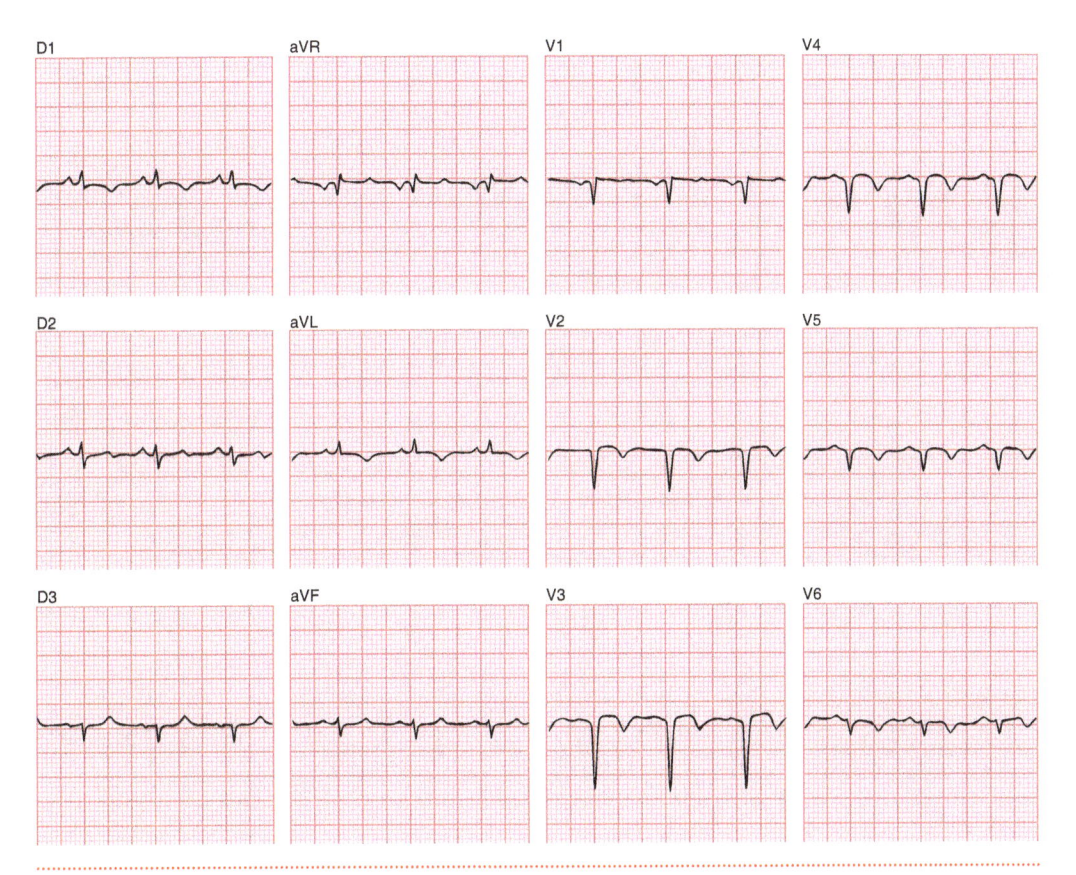

ECG 9.12. Área inativa anteroapical. Complexos QS de V1 a V6 e ondas T pós-isquêmicas (invertidas e simétricas) em V2 a V4, D1 e aVL. Além destes achados, observamos baixa amplitude dos complexos QRS no plano frontal.

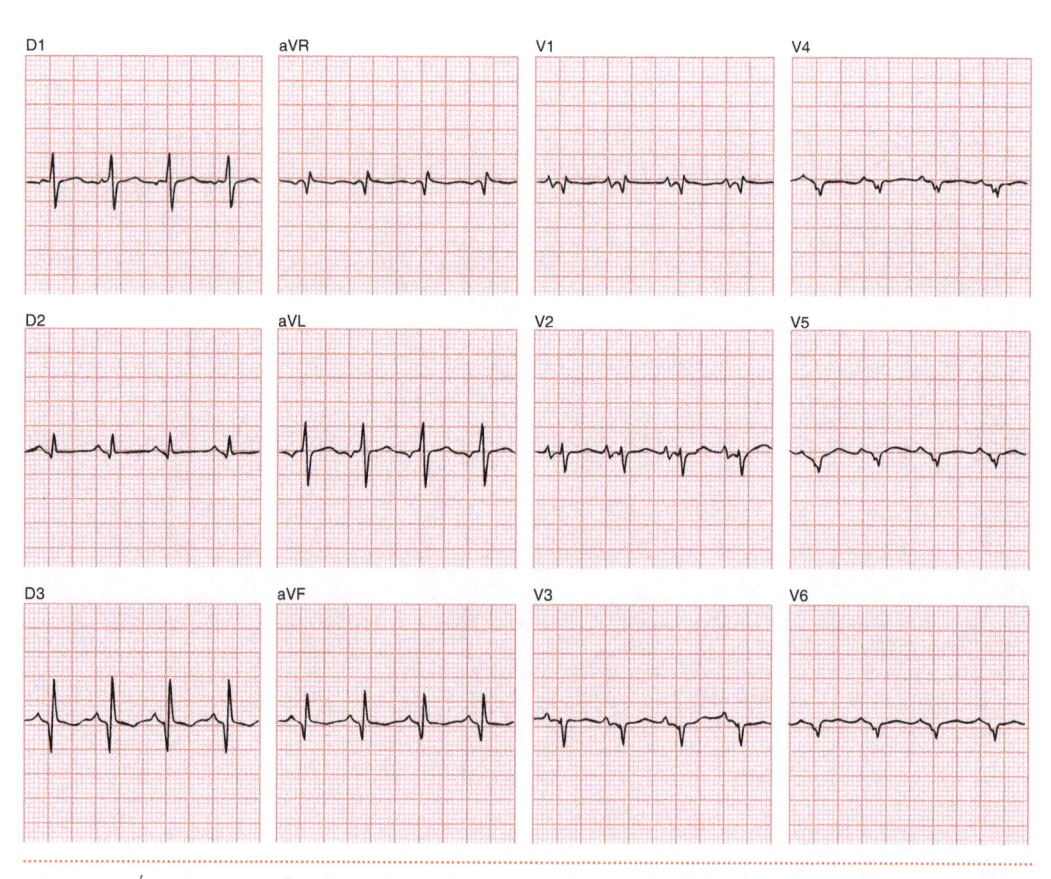

ECG 9.13. Área inativa inferolateral. Ondas Q de necrose nas derivações D2, D3, aVF, V5 e V6.

Síndromes Coronarianas Agudas

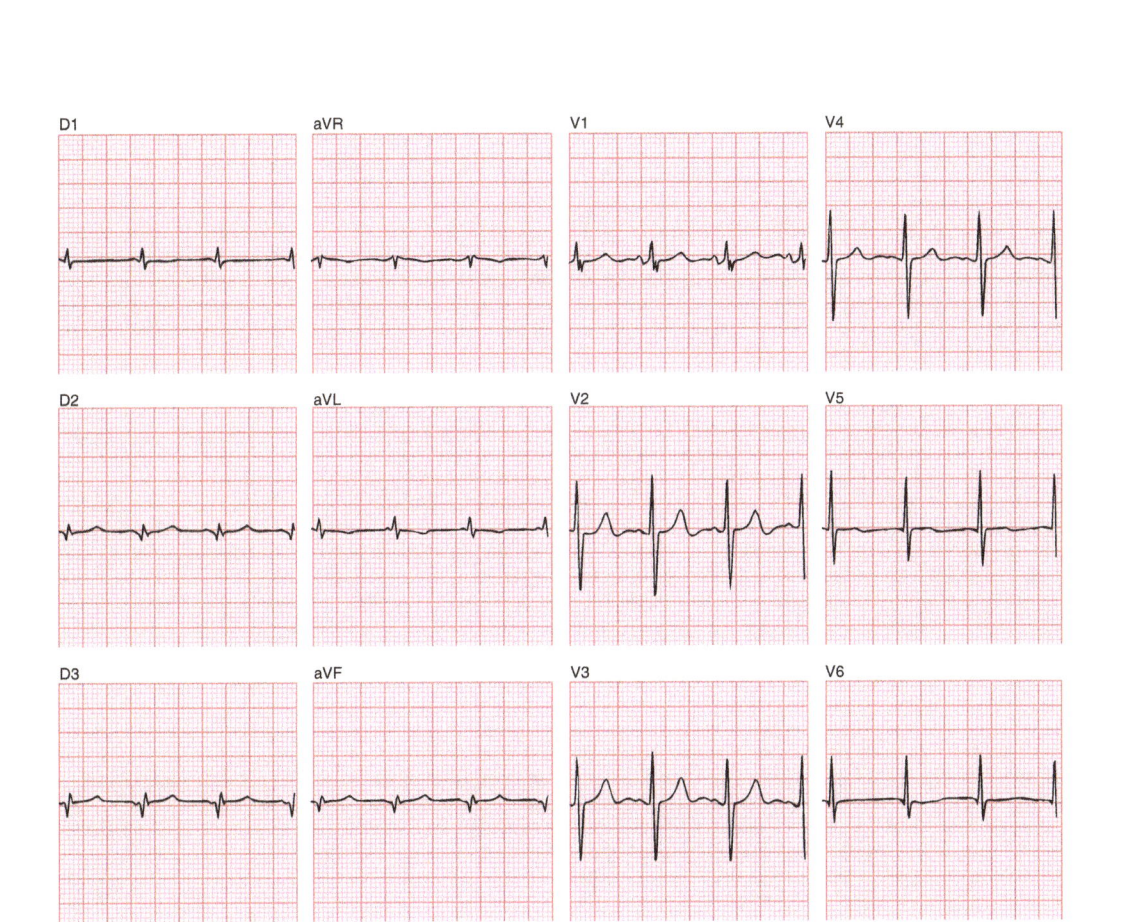

ECG 9.14. Área inativa inferolateral – R alto em V1 e V2. Ondas Q de necrose nas derivações D2, D3, aVF, além de ondas R altas associadas a ondas T positivas em V1 e V2.

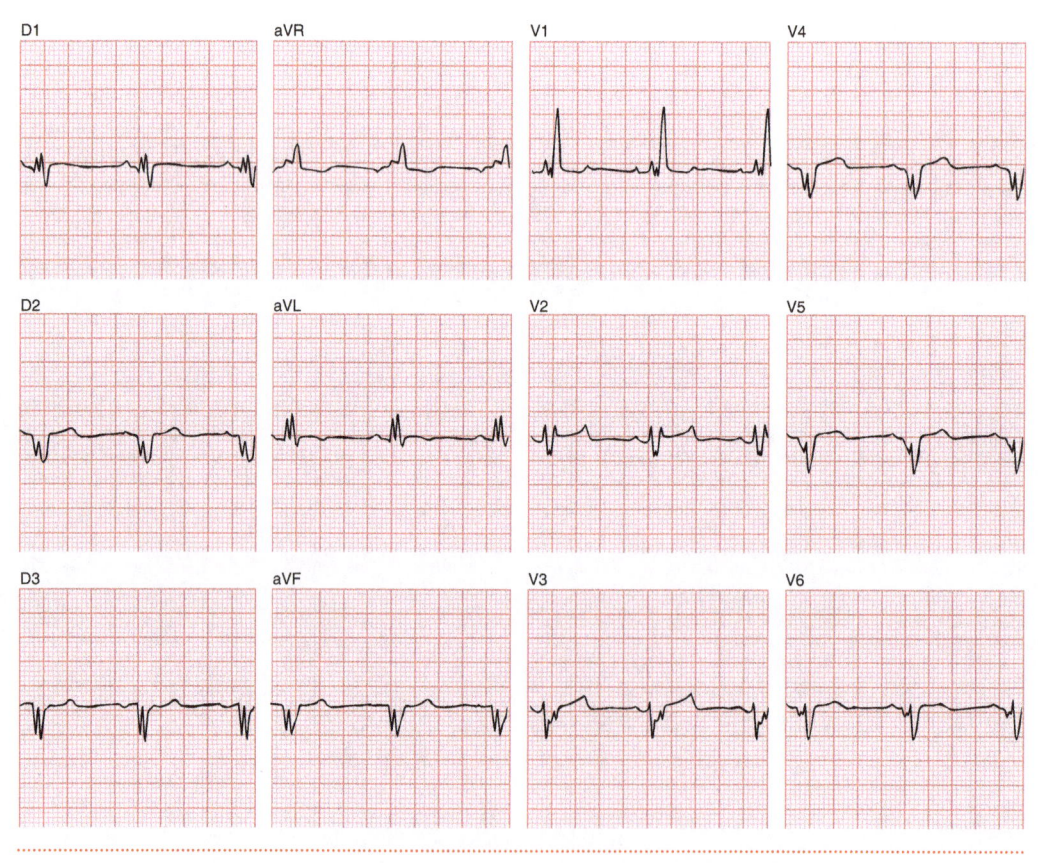

ECG 9.15. Fragmentação do QRS. Presença de entalhes em várias derivações sugerindo extensa área de fibrose.

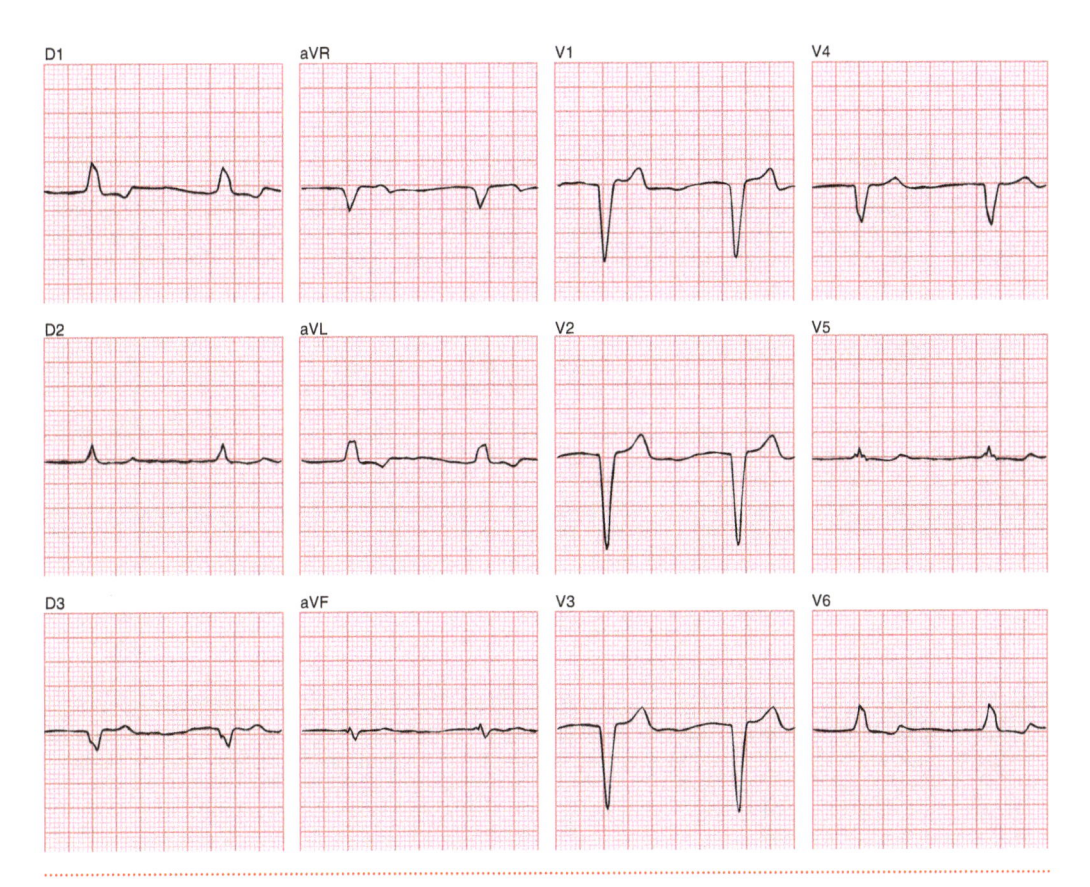

ECG 9.16. BRE associado a área inativa anterior. Paciente com ritmo de FA e de complexos com morfologia QS de V1 a V4.

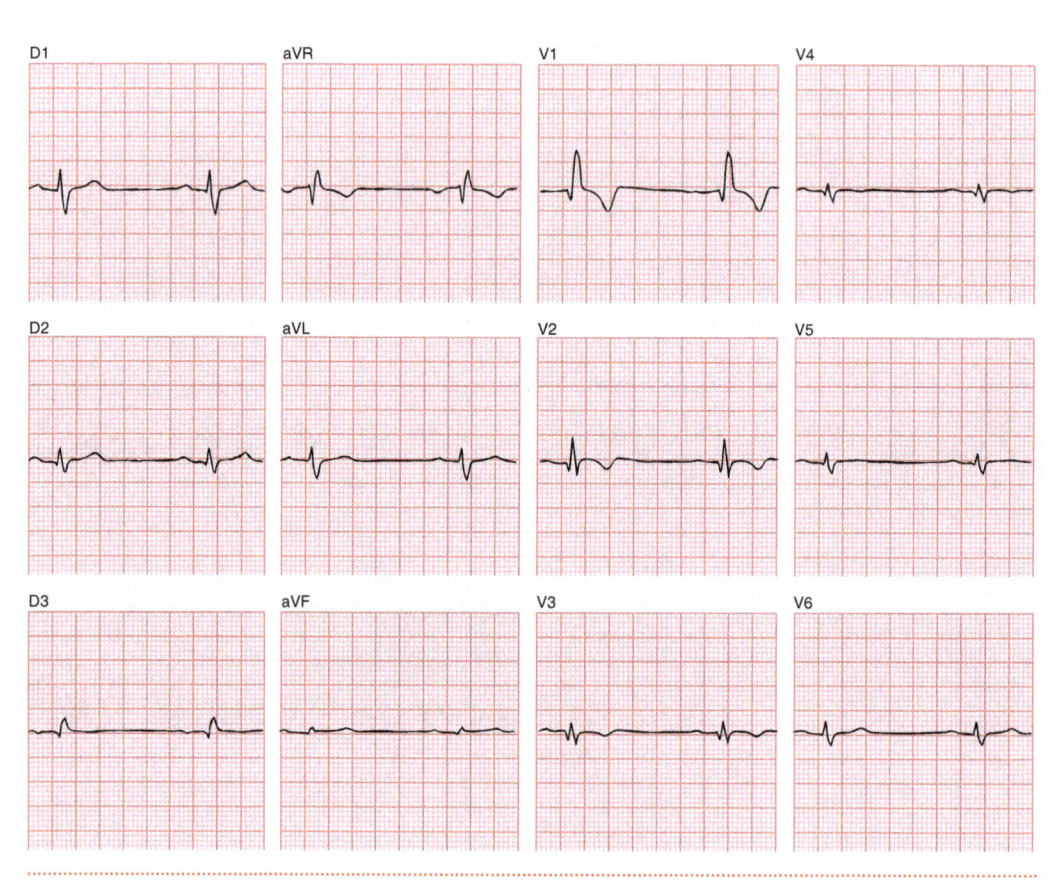

ECG 9.17. BRD associado a área inativa septal. Notar a presença de complexos com morfologia qR em V1 e V2.

Referências Bibliográficas

1. Chadwick Jayaraj J, Davatyan K, Subramanian SS, Priya J. Epidemiology of Myocardial Infarction. In: Myocardial Infarction. IntechOpen; 2019.
2. Moran AE, Forouzanfar MH, Roth GA, Mensah GA, et al. Temporal Trends in Ischemic Heart Disease Mortality in 21 World Regions, 1980 to 2010. Circulation. 2014;129(14):1483–92.
3. Wagner GS, Macfarlane P, Wellens H, Josephson M, et al. AHA/ACCF/HRS Recommendations for the Standardization and Interpretation of the Electrocardiogram. J Am Coll Cardiol. 2009;53(11):1003–11.
4. Alencar Neto JN de. Manual de ECG. 1a ed. Salvador: Sanar; 2019. 718 p.
5. Bayés de Luna A. Clinical Electrocardiography: A Textbook. 4a ed. Wiley-Blackwell; 2012. 553 p.
6. Nable JV, Brady W. The evolution of electrocardiographic changes in ST-segment elevation myocardial infarction. Am J Emerg Med. 2009;27(6):734–46.
7. Smith SW. Upwardly concave ST segment morphology is common in acute left anterior descending coronary occlusion. J Emerg Med. 2006;31(1):69–77.
8. Birnbaum Y, Sclarovsky S. The grades of ischemia on the presenting electrocardiogram of patients with ST elevation acute myocardial infarction. J Electrocardiol. 2001;34(4):17–26.
9. Pastore CA, Pinho JA, Pinho C, Samesima N, et al. III Diretrizes da Sociedade Brasileira de Cardiologia sobre análise e emissão de laudos eletrocardiográficos. Arq Bras Cardiol. 2016;106(4 Supl.1):1–23.
10. Bayes de Luna A, Zareba W, Fiol M, Nikus K, et al. Negative T Wave in Ischemic Heart Disease: A Consensus Article. Ann Noninvasive Electrocardiol. 2014;19(5):426–41.
11. Thygesen K, Alpert JS, Jaffe AS, Chaitman BR, et al. Fourth universal definition of myocardial infarction (2018). Eur Heart J. 2018;40(3):237–69.
12. Balci B. Tombstoning ST-Elevation Myocardial Infarction. Curr Cardiol Rev. 2009;5(4):273–8.
17. Patil S, Shetty N, Hidayathulla M, Ramalingam R, Kasamsetty S, Moorthy N, et al. Tombstone ST-segment elevation in acute anterior wall myocardial infarction. IHJ Cardiovasc Case Reports. 2018;2:S11–3.
18. Wimalaratna HSK. "Tombstoning" of ST segment in acute myocardial infarction. Lancet. 1993;342(8869):496.
19. Guo XH, Guan Y, Chen LJ, Huang J, John Camm A. Correlation of coronary angiography with "tombstoning" electrocardiographic pattern in patients after acute myocardial infarction. Clin Cardiol. 2000;23(5):347–52.
20. Bayés de Luna A, Wagner G, Birnbaum Y, Nikus K, et al. A New Terminology for Left Ventricular Walls and Location of Myocardial Infarcts That Present Q Wave Based on the Standard of Cardiac Magnetic Resonance Imaging. Circulation. 2006;114(16):1755–60.
21. Ondrus T, Kanovsky J, Novotny T, Andrsova I, et al. Right ventricular myocardial infarction: From pathophysiology to prognosis. Exp Clin Cardiol. 2013;18(1):27–30.
22. Fiol M, Cygankiewicz I, Carrillo A, Bayés-Genis A, et al. Value of electrocardiographic algorithm based on "ups and downs" of ST in assessment of a culprit artery in evolving inferior wall acute myocardial infarction. Am J Cardiol. 2004;94(6):709–14.
23. Fiol M, Carrillo A, Cygankiewicz I, Velasco J, et al. A New Electrocardiographic Algorithm to Locate the Occlusion in Left Anterior Descending Coronary Artery. Clin Cardiol. 2009;32(11):E1–6.
24. Ibanez B, James S, Agewall S, Antunes MJ, et al. 2017 ESC Guidelines for the management of acute myocardial infarction in patients presenting with ST-segment elevation. Eur Heart J. 2017;39(2):119–77.
25. O'Gara PT, Kushner FG, Ascheim DD, Casey DE, et al. 2013 ACCF/AHA Guideline for the

Management of ST-Elevation Myocardial Infarction. Circulation. 2013;127(4):e362-425.
26. Sgarbossa EB, Pinski SL, Barbagelata A, Underwood DA, et al. Electrocardiographic Diagnosis of Evolving Acute Myocardial Infarction in the Presence of Left Bundle-Branch Block. N Engl J Med. 1996;334(8):481–7.
27. Smith SW, Dodd KW, Henry TD, Dvorak DM, et al. Diagnosis of ST-Elevation Myocardial Infarction in the Presence of Left Bundle Branch Block With the ST-Elevation to S-Wave Ratio in a Modified Sgarbossa Rule. Ann Emerg Med. 2012;60(6):766–76.
28. Di Marco A, Rodriguez M, Cinca J, Bayes-Genis A, et al. New Electrocardiographic Algorithm for the Diagnosis of Acute Myocardial Infarction in Patients With Left Bundle Branch Block. J Am Heart Assoc. 2020;9(14).
29. Atar S, Barbagelata A, Birnbaum Y. Electrocardiographic Markers of Reperfusion in ST-elevation Myocardial Infarction. Cardiol Clin. 2006;24(3):367–76.
30. Macias M, Peachey J, Mattu A, Brady WJ. The electrocardiogram in the ACS patient: high-risk electrocardiographic presentations lacking anatomically oriented ST-segment elevation. Am J Emerg Med. 2016;34(3):611–7.
31. Birnbaum Y, Bayés de Luna A, Fiol M, Nikus K, et al. Common pitfalls in the interpretation of electrocardiograms from patients with acute coronary syndromes with narrow QRS: a consensus report. J Electrocardiol. 2012;45(5):463–75.
32. Schmitt C, Lehmann G, Schmieder S, Karch M, et al. Diagnosis of Acute Myocardial Infarction in Angiographically Documented Occluded Infarct Vessel. Chest. 2001;120(5):1540–6.
33. Wang TY, Zhang M, Fu Y, Armstrong PW, et al. Incidence, distribution, and prognostic impact of occluded culprit arteries among patients with non–ST-elevation acute coronary syndromes undergoing diagnostic angiography. Am Heart J. 2009;157(4):716–23.
34. Brohet C. Fragmentation of the QRS complex: the latest electrocardiographic craze? Acta Cardiol. 2019;74(3):185–7.
35. Kim S-H, Kwak MH, Kim HJ, Nam G-B, et al. Prevalence and Positive Predictive Value of Poor R-Wave Progression and Impact of the Cardiothoracic Ratio. Korean Circ J. 2009;39(10):418–22.
36. Chapman MG, Lee Pearce M. Electrocardiographic Diagnosis of Myocardial Infarction in the Presence of Left Bundle-Branch Block. Circulation. 1957;16(4):558–71.
37. Cabrera E, Friedland C. Wave of ventricular activation in left branch block with infarct; new electrocardiographic sign. Arch Inst Cardiol Mex. 1953;23(4):441–60.
38. Sanches PCR, Moffa PJ. Eletrocardiograma - Normal e Patológico - Tranchesi. 1a ed. São Paulo: Roca; 2001. 936 p.

10

Lara Vilela Euripides
Vanessa Puche Salazar
Matheus Kiszka Scheffer

Bradiarritmias

INTRODUÇÃO

As bradiarritmias são definidas por FC menor que 50 bpm. Elas podem ser fisiológicas, como a encontrada nos atletas bem condicionados ou no sono quando há maior atividade vagal, ou patológicas denotando um distúrbio no sistema de condução cardíaco. O diagnóstico diferencial é baseado na identificação de doença nas diferentes estruturas que envolvem este complexo sistema.

Este capítulo aborda as disfunções do nó sinusal, os bloqueios AVs e os ritmos e batimentos de escapes.

DISFUNÇÃO DO NÓ SINUSAL

A disfunção do nó sinusal apresenta uma variedade de anormalidades que envolve o nó sinusal e a geração e/ou propagação do impulso atrial. Consequentemente, há uma incapacidade de manter a FC apropriada para a demanda fisiológica, o que resulta em sintomas de baixo débito cardíaco, condição conhecida como doença do nó sinusal. Suas causas podem ser intrínsecas ou extrínsecas (**Tabelas 10.1** e **10.2**). A doença geralmente está relacionada ao envelhecimento e a degeneração idiopática do sistema de condução normal com substituição por tecido fibroso, sendo a causa intrínseca mais comum.

Dentre as diversas formas de apresentação eletrocardiográfica podemos encontrar: bradicardia sinusal, parada sinusal, BSA, ritmos de escape, FA e FLA, síndrome bradicardia-taquicardia e incompetência cronotrópica.

Tabela 10.1. Causas Intrínsecas de Disfunção do Nó Sinusal

Degeneração idiopática
Infarto ou isquemia
Cardiomiopatia hipertensiva
Doenças infiltrativas: amiloidose, sarcoidose, hemocromatose
Doenças do tecido conjuntivo: lúpus, artrite reumatoide, esclerodermia
Trauma cirúrgico: correção de doenças congênitas, transplante cardíaco
Doenças neuromusculares
Doenças infecciosas: doença de Chagas, endocardite infecciosa

Tabela 10.2. Causas Extrínsecas de Disfunção do Nó Sinusal

Fármacos: antiarrítmicos, betabloqueadores, antagonistas dos canais de cálcio, ivabradina, digitálicos, agentes simpaticolíticos, opióides
Influência autonômica: tônus vagal excessivo, síncope neuromediada, hipersensibilidade do seio carotídeo, atletas condicionados
Hipotermia
Hipocalemia
Hipóxia e hipercapnia
Apneia obstrutiva do sono
Hipotireoidismo

Bradicardia Sinusal

- FC < 50 bpm (**Figura 10.1**)
- Considerada anormal quando persistente, inexplicada e inapropriada para as circunstâncias fisiológicas

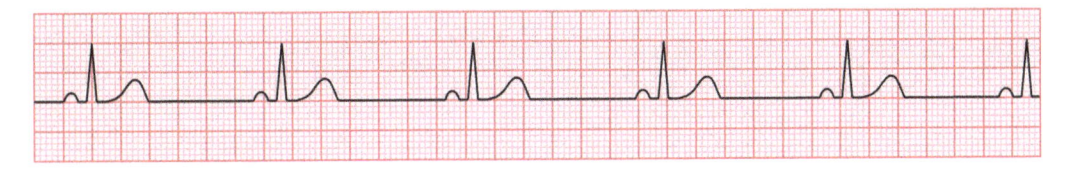

Figura 10.1. Bradicardia sinusal. FC < 50 bpm e complexos QRS precedidos por onda P de morfologia sinusal.

Bloqueio Sinoatrial (BSA)

Consiste em distúrbios ocasionados pela dificuldade de propagação do estímulo na junção sinoatrial. São classificados em 1º, 2º ou 3º graus.

- **BSA 1º grau**
  - Ocorre um atraso entre a geração do impulso sinoatrial e sua propagação para o átrio
  - Não é visível no ECG
  - Tem pouca importância clínica
- **BSA 2º grau Tipo I ou Fenômeno de Wenckebach sinoatrial (Figura 10.2):**
  - O intervalo PP vai ficando progressivamente mais curto até ocorrer o bloqueio (ausência de onda P)
  - O intervalo PP pré-pausa é mais curto que o intervalo PP pós-pausa
  - A pausa gerada deve ser menor do que o dobro do ciclo PP que a precede
- **BSA 2º grau Tipo II (Figura 10.3)**
  - Ausência de encurtamento progressivo do intervalo PP até ocorrer o bloqueio (ausência de onda P)
  - A pausa corresponde a 2 ciclos PP prévios, embora variações normais da frequência sinusal causada por arritmia sinusal possa dificultar o diagnóstico
- **BSA 3º grau**
  - Ausência total de formação da onda P
  - Observado como ritmo de escape atrial ou juncional

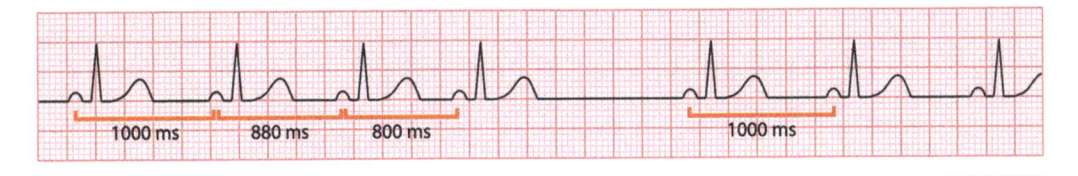

Figura 10.2. BSA de 2º grau tipo I. Intervalo PP progressivamente mais curto até ocorrer o bloqueio (ausência de onda P).

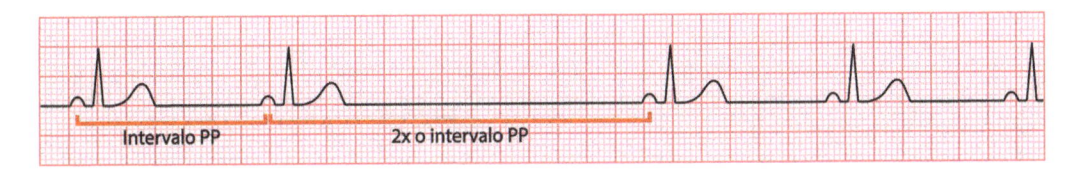

Figura 10.3. BSA 2º grau tipo II. O intervalo PP é fixo até ocorrer o bloqueio; o intervalo PP do período bloqueado é múltiplo do intervalo normal.

Parada Sinusal
- Ausência temporária de atividade sinusal superior a 1,5 vezes do ciclo PP básico **(Figura 10.4)**
- Começa a ter importância clínica quando > 2 s
- Quando prolongada pode facilitar o aparecimento de ritmos de escape

Síndrome Bradicardia-taquicardia
- Caracterizada por períodos de bradicardia sinusal ou escapes juncionais alternados com taquiarritmias atrias (TA, FA ou FLA) **(Figura 10.5)**

Incompetência Cronotrópica
- Incapacidade em elevar a FC durante o esforço físico para atender a demanda metabólica
- No TE é considerada quando existe incapacidade em atingir 70 a 80% da FC prevista para idade (220-idade) ou limitação em aumentar a FC além de 100-120 bpm no pico do esforço

BLOQUEIOS ATRIOVENTRICULARES (BAVs)

Os atrasos da condução AV ocorrem quando os impulsos atriais sofrem retardo ou falham em atingir os ventrículos. Anatomicamente esses atrasos podem estar localizados no próprio nó AV (bloqueio nodal), no sistema His-Purkinje (bloqueio intra-His) ou abaixo dele (bloqueio infra-His). Geralmente, os atrasos nodais apresentam-se com complexos QRS estreitos (< 120 ms) e bom prognóstico, ao contrário dos atrasos intra e infra-His, que mais frequentemente cursam com complexos

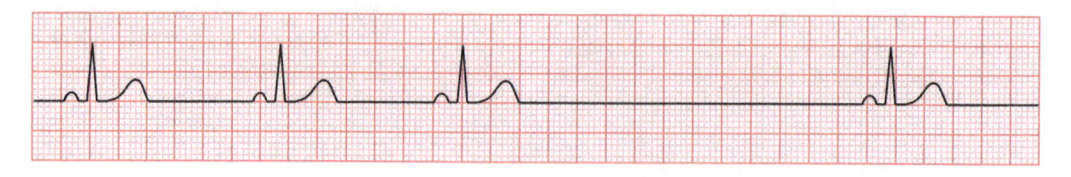

Figura 10.4. Parada sinusal. Ondas P param repentinamente e o período sem as ondas não é múltiplo do intervalo normal.

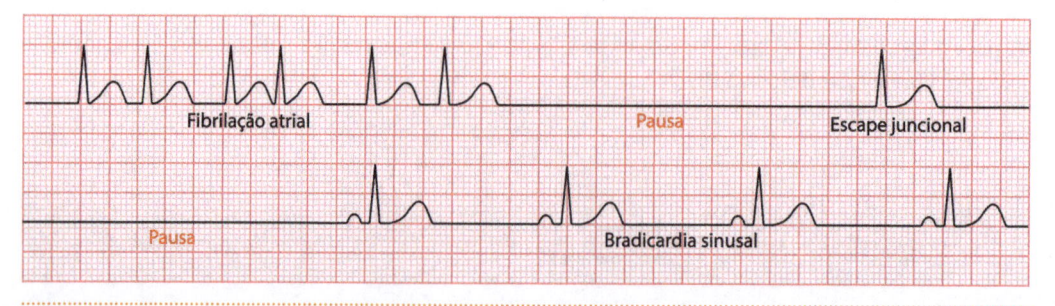

Figura 10.5. Síndrome bradicardia-taquicardia. O exemplo demonstra ritmo de FA seguido de uma pausa importante, batimento de escape juncional e bradicardia sinusal.

QRS alargados e pior evolução. Os BAVs são classificados em 1º, 2º e 3º graus e podem ser transitórios, intermitentes ou permanentes. A **Tabela 10.3** lista as principais causas.

Tabela 10.3. Causas de BAVs
Exacerbação da atividade vagal. Ex. atletas
Trauma mecânico: EEF, cateterismo, cirurgias cardíacas
Doença isquêmica aguda ou crônica
Cardiomiopatias: chagásica, hipertrófica, valvar, congênitas, alcoólica
Infecciosas: miocardite viral, cardite reumática, endocardite infecciosa, doença de Lyme
Degenerativa: doença de Lev Lenègre
Ação farmacológica: digitálicos, antidepressivos tricíclicos, antiarrítmicos
Hipercalemia
Hipo ou hipertireoidismo
Doenças do tecido conjuntivo: esclerodermia, lúpus (BAV congênito)
Doenças infiltrativas: amiloidose, sarcoidose, hemocromatose e tumores cardíacos
Hereditárias (principalmente relacionadas ao gene SCN5A)
Neuromiopatias (distrofia muscular de Becker)

Bloqueio Atrioventricular de 1º grau

- Intervalo PR > 200 ms (**Figura 10.6**)
- Todos os impulsos conseguem ativar os ventrículos (relação AV 1:1)

Bloqueio Atrioventricular de 2º grau

Existe falha intermitente da condução AV. Pode ser classificado em:

- **Mobitz I (Fenômeno de Wenckebach)**
    - Aumento progressivo do intervalo PR até que a condução AV fique bloqueada, representada no ECG com onda P bloqueada
    - O intervalo PR após a onda P não conduzida é mais curto do que o PR do intervalo que antecede a pausa (**Figura 10.7**)
- **Mobitz II**
    - Claudicação súbita da condução AV
    - No ECG, o Intervalo PR é constante, com duração semelhante, antes e depois do surgimento de uma onda P bloqueada (**Figura 10.8**)

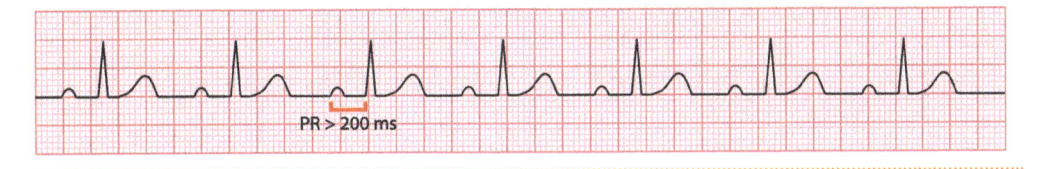

Figura 10.6. BAV 1º grau. Complexos QRS precedidos de onda P, porém com intervalo PR > 200 ms.

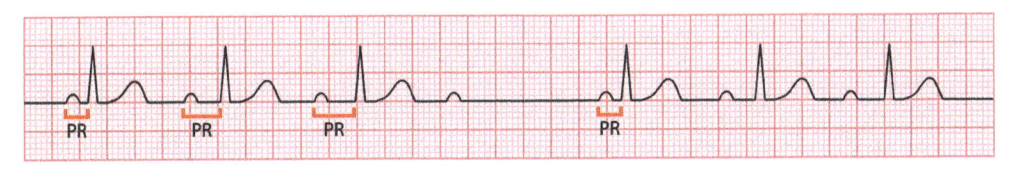

Figura 10.7. BAV 2º Mobitz I. Alargamento progressivo do intervalo PR até que ocorre o bloqueio da onda P.

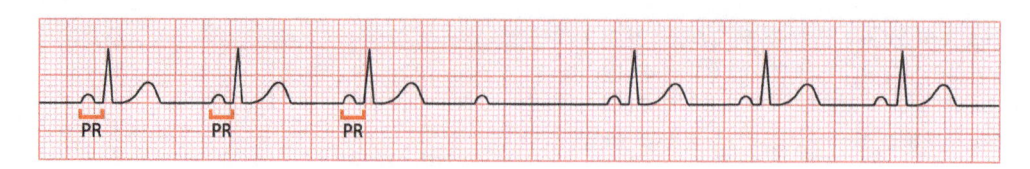

Figura 10.8. BAV 2º grau Mobitz II. Ocorrência de onda P bloqueada, porém com intervalos PR constantes.

Bloqueio Atrioventricular 2:1
- A cada 2 batimentos de origem atrial, um despolariza o ventrículo e outro não. Ou seja, a cada 2 ondas P, uma é bloqueada **(Figura 10.9)**
- Os intervalos PP são constantes
- Pode ser decorrente de BAV de 2º grau tipo I (Wenchbach extremo) ou tipo II. Para diferenciá-los é necessária a monitorização por maiores períodos. Menores graus de bloqueio como 3:2 podem confirmar o fenômeno de Wenchbach

Bloqueio Atrioventricular Avançado
- Existe condução AV em menos da metade dos batimentos atriais, a relação AV é ≥ 3:1 (presença de 2 ou mais ondas P bloqueadas) **(Figura 10.10)**
- Pode ser 3:1, 4:1, 5:1, etc.

Bloqueio Atrioventricular de 3º grau ou Total (BAVT)
- Os estímulos de origem atrial não conseguem despolarizar os ventrículos e em consequência, não existe correlação entre a atividade elétrica atrial e a ventricular (dissociação AV) **(Figura 10.11)**
- Os intervalos PP e RR são regulares e a frequência atrial é maior que a frequência ventricular de escape
- Quando o bloqueio é nodal o escape apresenta QRS estreito (escape juncional), quando o acometimento é no sistema His-Purkinje o escape apresenta QRS largo (escape idioventricular)

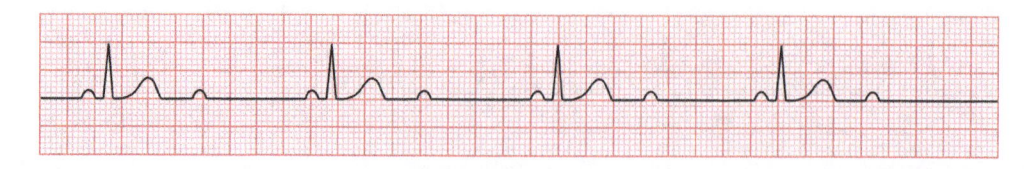

Figura 10.9. BAV 2:1: A cada duas ondas P, uma é bloqueada.

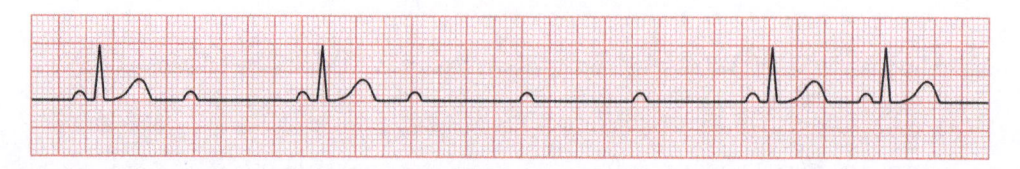

Figura 10.10. BAV avançado. Presença de duas ou mais ondas P bloqueadas.

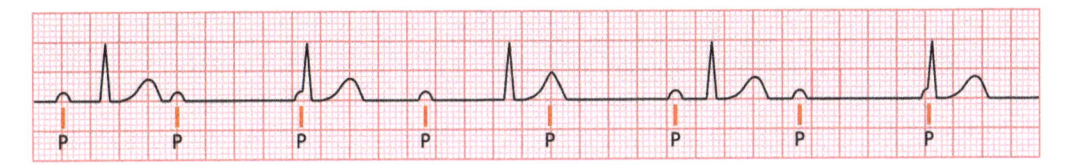

Figura 10.11. BAV 3º grau ou total. Não há correlação entre as ondas P e os complexos QRS.

DDx
Dissociação Atrioventricular

- Bloqueio atrioventricular total
- Bradicardia sinusal com ritmo de escape juncional associado
- Taquicardia ventricular com dissociação atrioventricular
- Taquicardia juncional com dissociação atrioventricular

Box 10.2
FA com BAVT

O paciente que apresenta ritmo irregular como resultado da FA, ao desenvolver um BAVT, pode evoluir com um intervalo RR regular e baixa resposta ventricular (entre 40 e 50 bpm). Nesta situação, o ECG demonstrará um ritmo de escape juncional ou idioventricular, com intervalo RR regular, e quando for possível visualizar alguma atividade atrial ela será desorganizada.

Box 10.1
Dissociação Isorrítmica

Forma benigna de dissociação AV caracterizada por ritmos atriais e ventriculares independentes, na ausência de condução retrógrada VA. Ela se inicia pela redução da frequência atrial, seja por bradicardia sinusal, parada sinusal ou BSA, permitindo com que um marcapasso ventricular independente passe a despolarizar os ventrículos, seja um ritmo juncional ou idioventricular. Nesta situação, ambos os ritmos são bradicárdicos e de frequência quase idênticas (**Figura 10.12**).

BATIMENTOS E RITMOS DE ESCAPE

De forma hierárquica, o nó sinusal é o marcapasso natural. Quando ele falha, algum outro foco é capaz de despolarizar e assumir o ritmo como um batimento ou ritmo de escape. Este foco pode ter origem no átrio (60 a 80 bpm), no nó AV (35 a 60 bpm), no sistema His-Purkinje (25 a 35 bpm) ou nos miócitos ventriculares (< 25 a 35 bpm). O escape tem aparecimento tardio e deve ser diferenciado da extrassístole que é precoce.

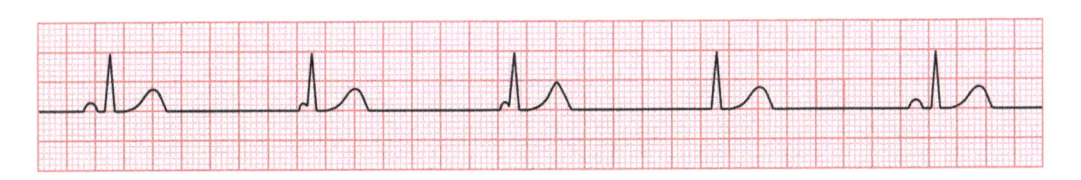

Figura 10.12. Dissociação isorrítmica. Caracterizada pela falta de sincronia entre os marcapassos do nó sinusal e do nó AV que cursam com frequências muito próximas entre si. A onda P aparenta entrar e sair do complexo QRS devido a esta falta de sincronismo.

Batimento de Escape Atrial

- Batimento de origem atrial consequente à inibição temporária do nó sinusal, sendo gerado para suprir a ausência de atividade sinusal
- A onda P do escape atrial tem morfologia diferente da sinusal

Ritmo Atrial Ectópico

- O ritmo atrial ectópico corresponde a ritmo de origem atrial cujo foco pode estar localizado em qualquer parte dos átrios (**Figura 10.13**)
- A morfologia da onda P pode auxiliar na localização de sua origem

Ritmo Juncional de Escape

- Ritmo de suplência originado na junção AV com QRS de mesma morfologia e duração do ritmo normal (**Figura 10.14**)
- A ativação simultânea de átrios e ventrículos pode levar ao surgimento de ondas P antes, durante ou após o QRS

Batimento de Escape Ventricular

- Batimento tardio de origem ventricular
- Apresenta QRS alargado

Ritmo Idioventricular de Escape

- Ritmo de suplência originado nos ventrículos
- Geralmente com FC < 40 bpm
- Apresenta QRS alargado (**Figura 10.15**).

Box 10.3
Marcapasso atrial mutável

Quando o estímulo cardíaco nasce em pontos variáveis dos átrios, podendo originar-se em focos situados desde o nó sinusal até a junção AV, gera-se uma disritmia denominada marcapasso mutável. A onda P apresenta morfologia e orientação espacial variáveis, assim como o intervalo PR.

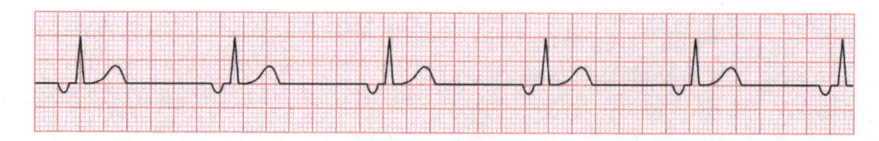

Figura 10.13. Ritmo atrial ectópico. Ritmo de origem atrial cujo foco pode estar localizado em qualquer parte dos átrios.

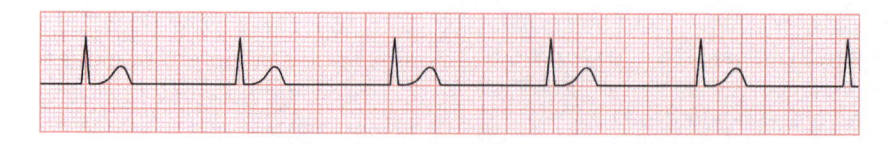

Figura 10.14. Ritmos de escape juncional. Originado na junção AV, pode apresentar ondas P retrógradas antes, durante ou após o QRS.

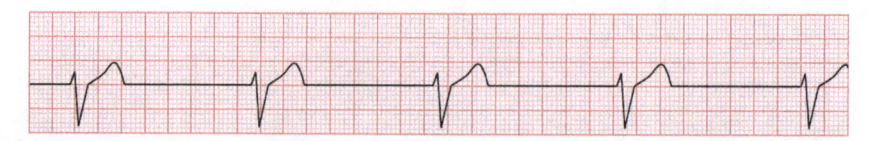

Figura 10.15. Ritmo de escape idoventricular. Originado nos ventrículos, apresenta FC < 40 bpm e QRS largo.

Bradiarritmias

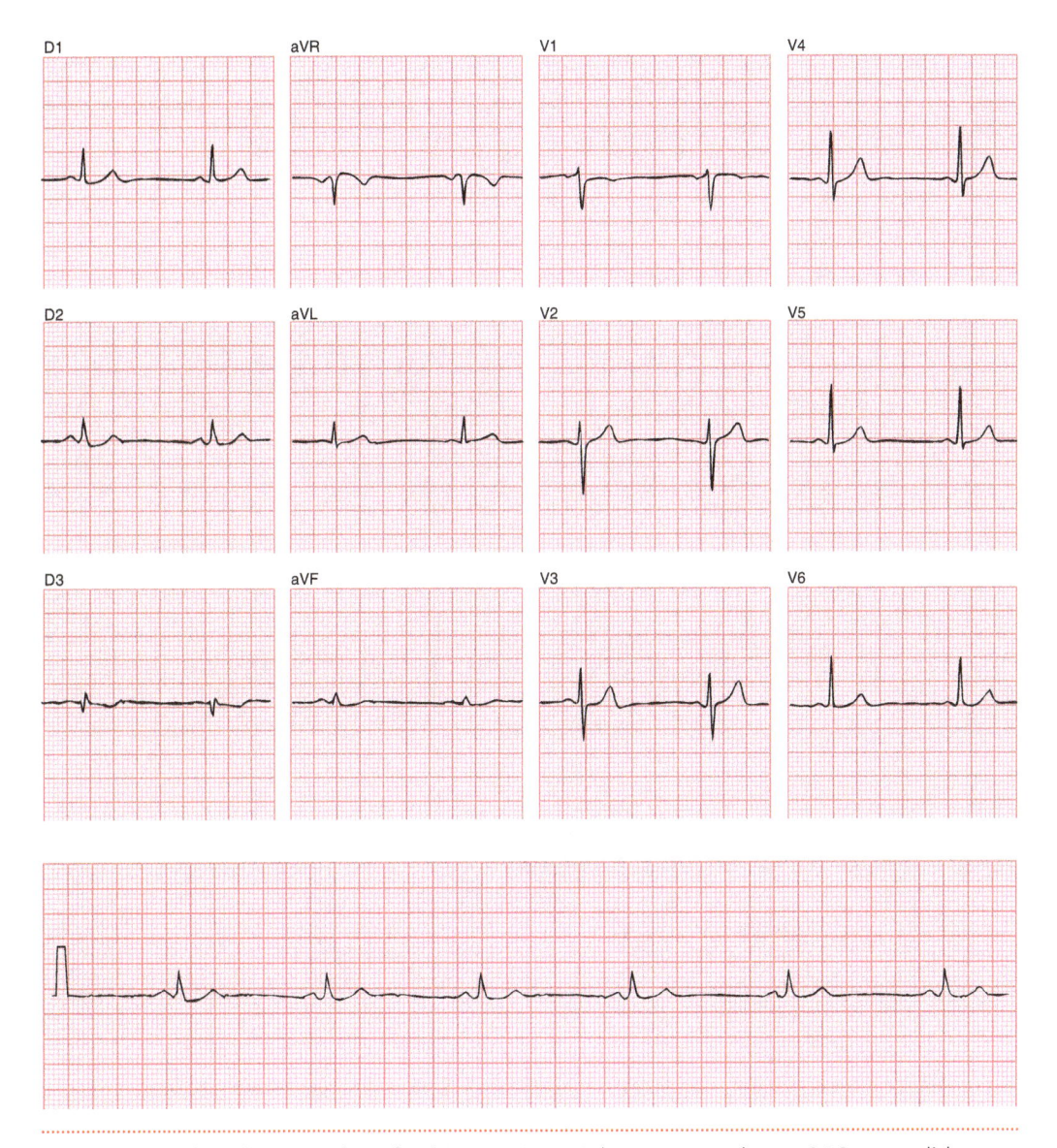

ECG 10.1. Bradicardia sinusal. Definida por FC < 50 bpm e complexos QRS precedidos por onda P de morfologia sinusal.

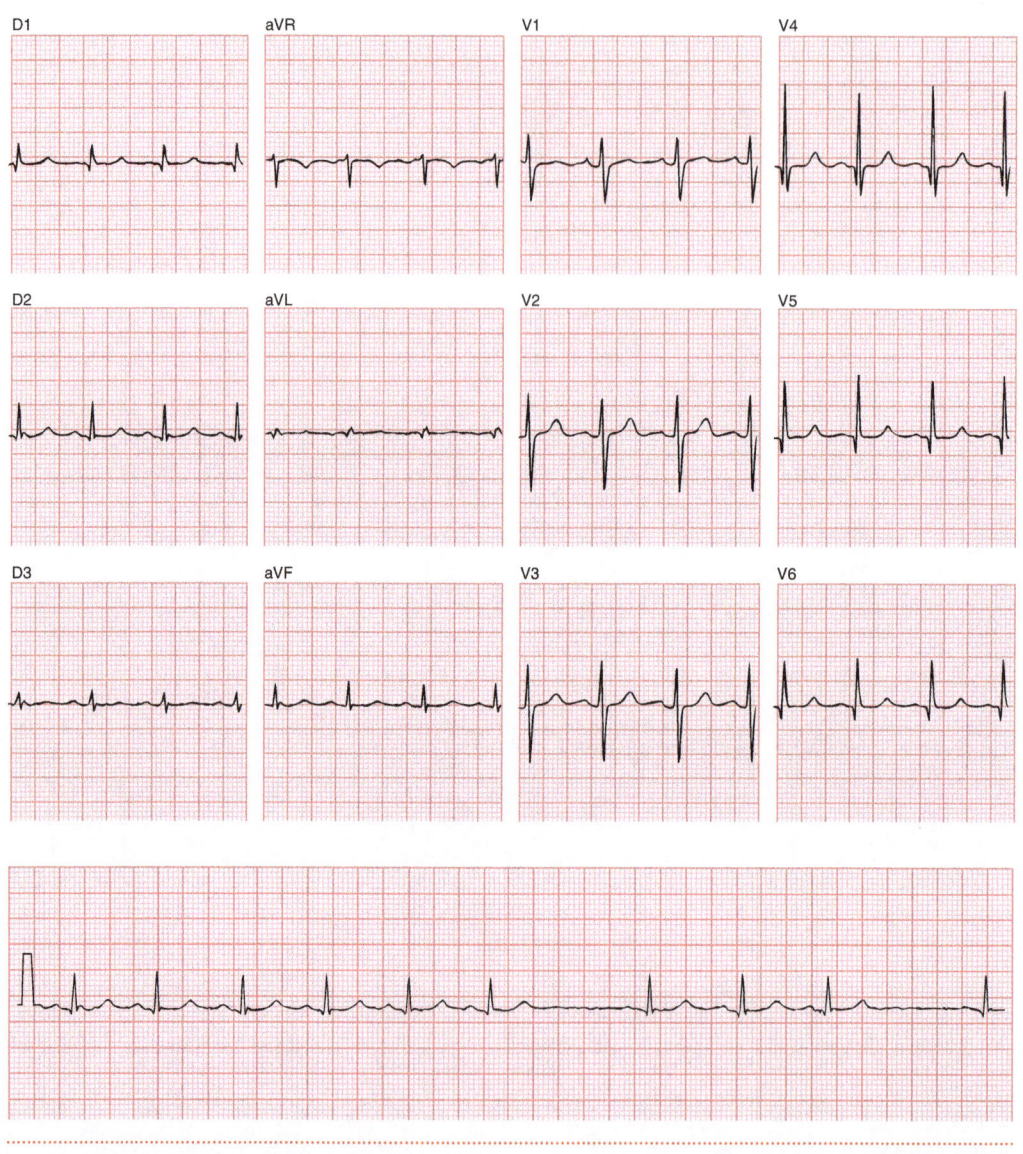

ECG 10.2. Bloqueio sinoatrial de 2º grau tipo II. Neste tipo de BSA observamos a ausência de ondas P provocando pausas. O intervalo PP do período bloqueado é múltiplo do intervalo normal. Diferente do BSA tipo I, aqui não ocorre o encurtamento progressivo do intervalo PP até a ocorrência do bloqueio.

Bradiarritmias

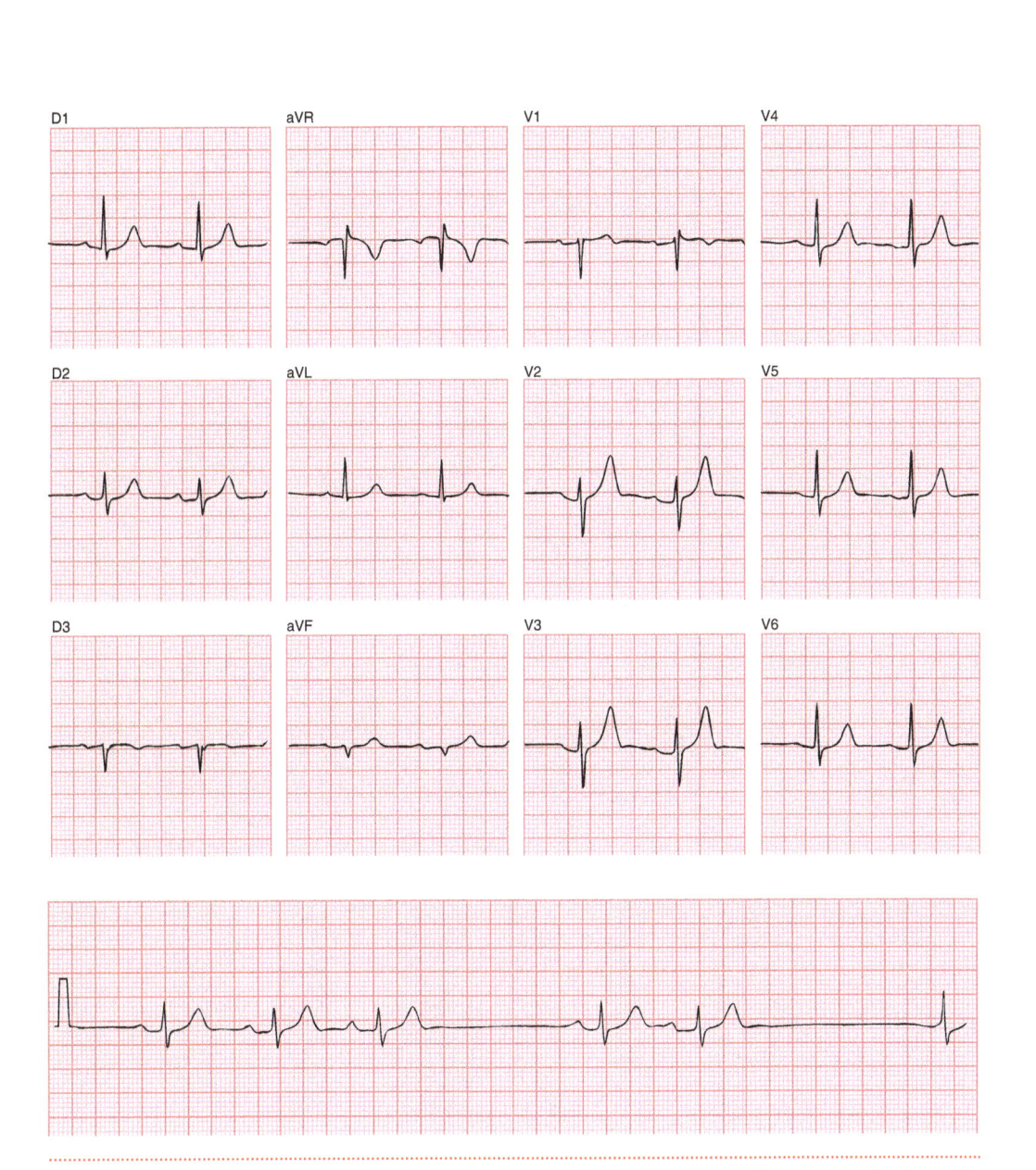

ECG 10.3. Parada sinusal. As ondas P param repentinamente gerando pausas de duração variáveis. O período sem as ondas P não é múltiplo do intervalo normal.

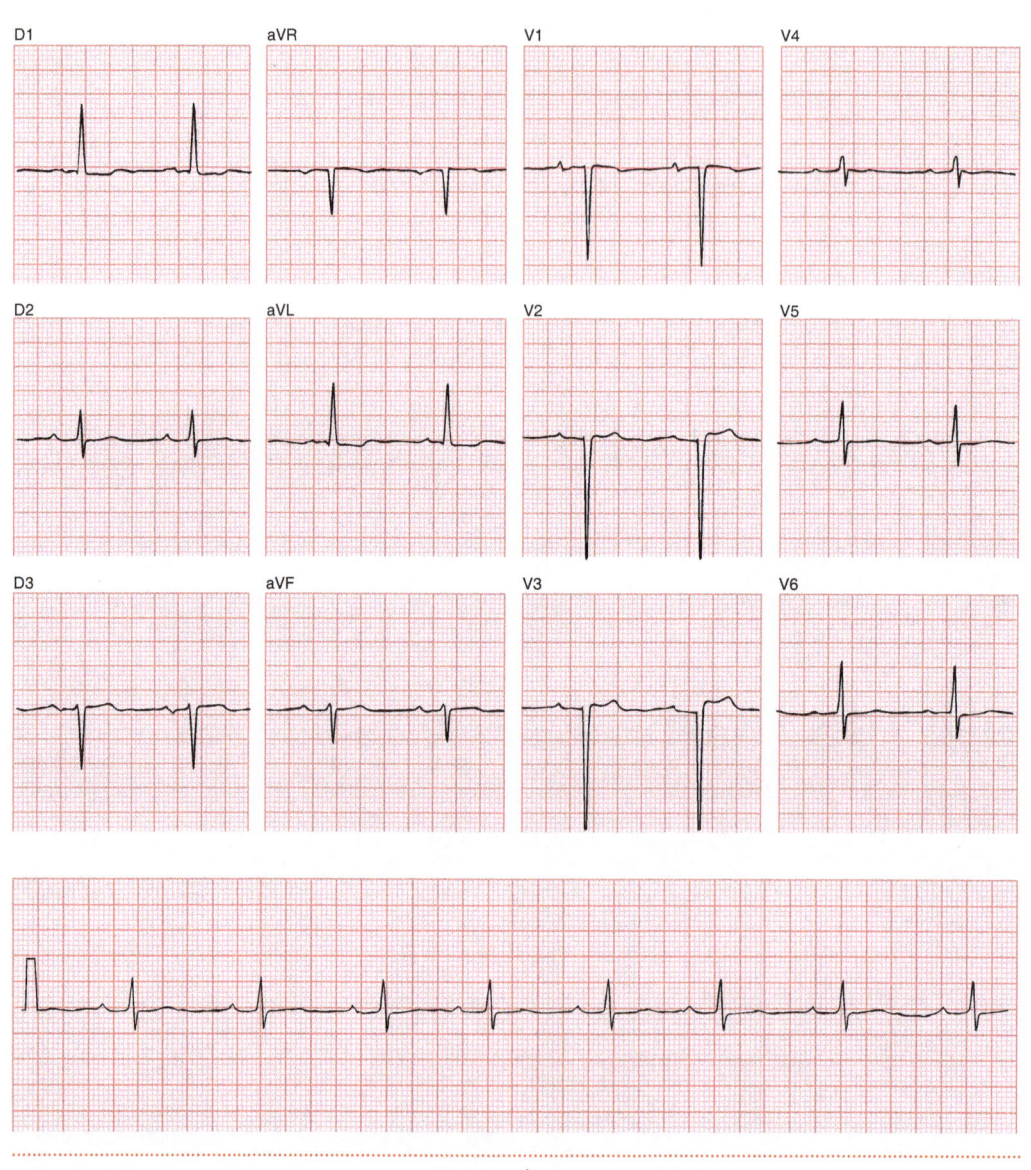

ECG 10.4. Bloqueio atrioventricular de 1º grau. É definido pela presença de intervalo PR com duração > 200 ms.

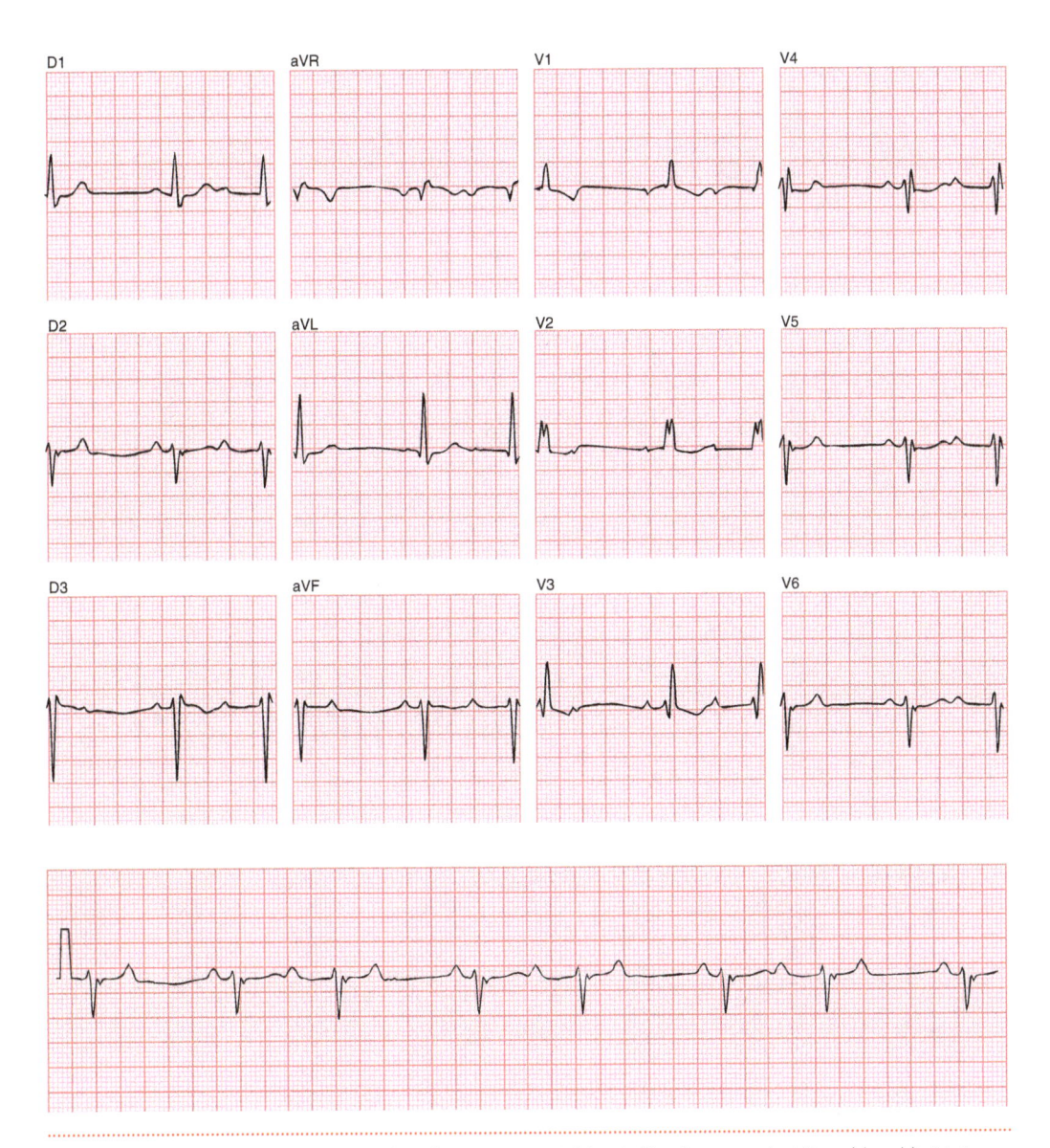

ECG 10.5. Bloqueio atrioventricular de 2º grau Mobitz I (fenômeno de Wenckbach). Notar o aumento progressivo do intervalo PR até a ocorrência de uma P bloqueada. O intervalo PR que sucede a onda P não conduzida é mais curto do que o intervalo PR que antecede a pausa.

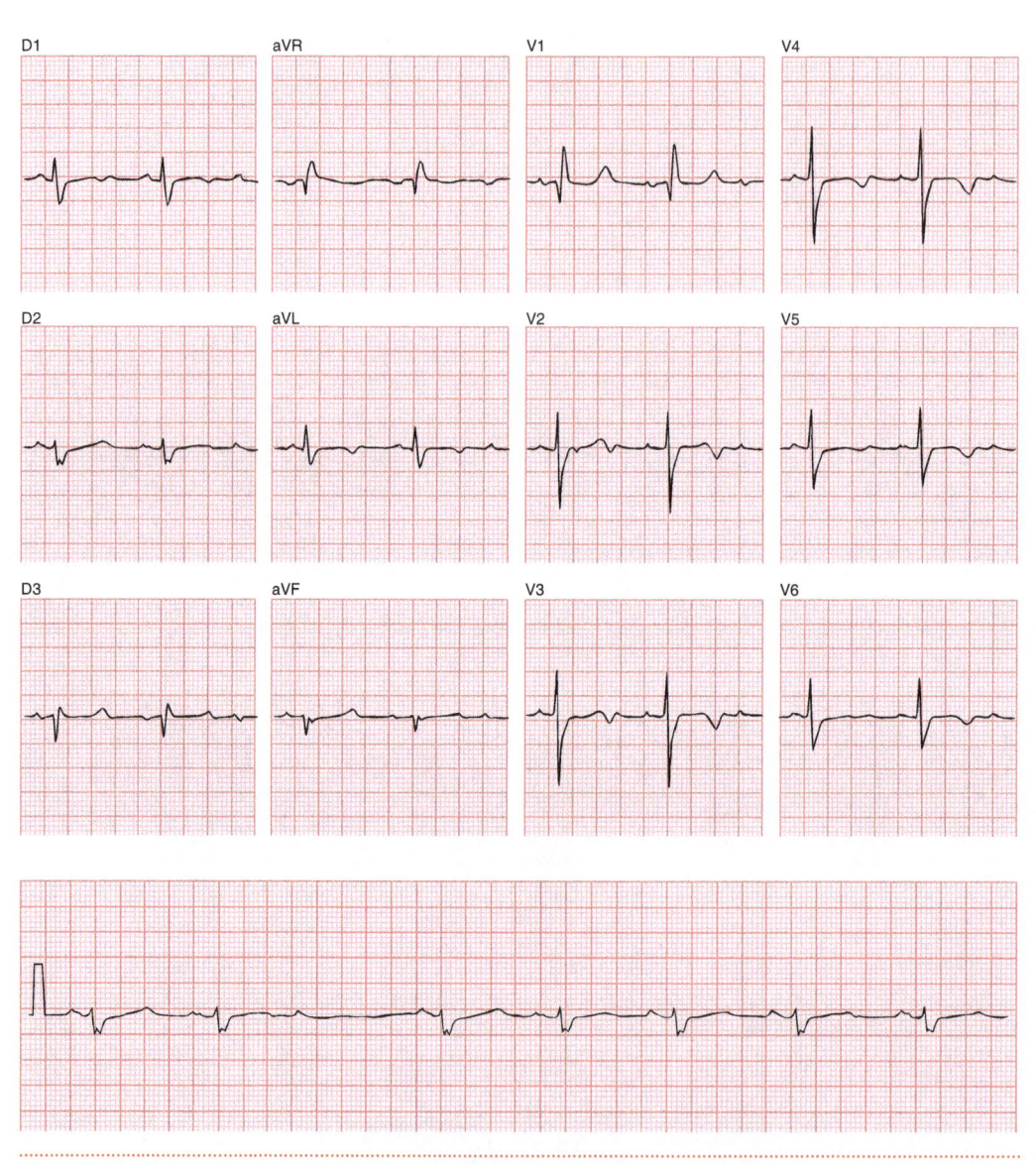

ECG 10.6. Bloqueio atrioventricular de 2º grau Mobitz II. Neste tipo de bloqueio AV não observamos alterações no intervalo PR até que repentinamente ocorre o bloqueio de uma onda P. Além disso, a presença de bloqueio bifascicular (BRD + BDAS) e intervalos PR constantes durante os batimentos conduzidos são consistentes com bloqueio de localização infranodal.

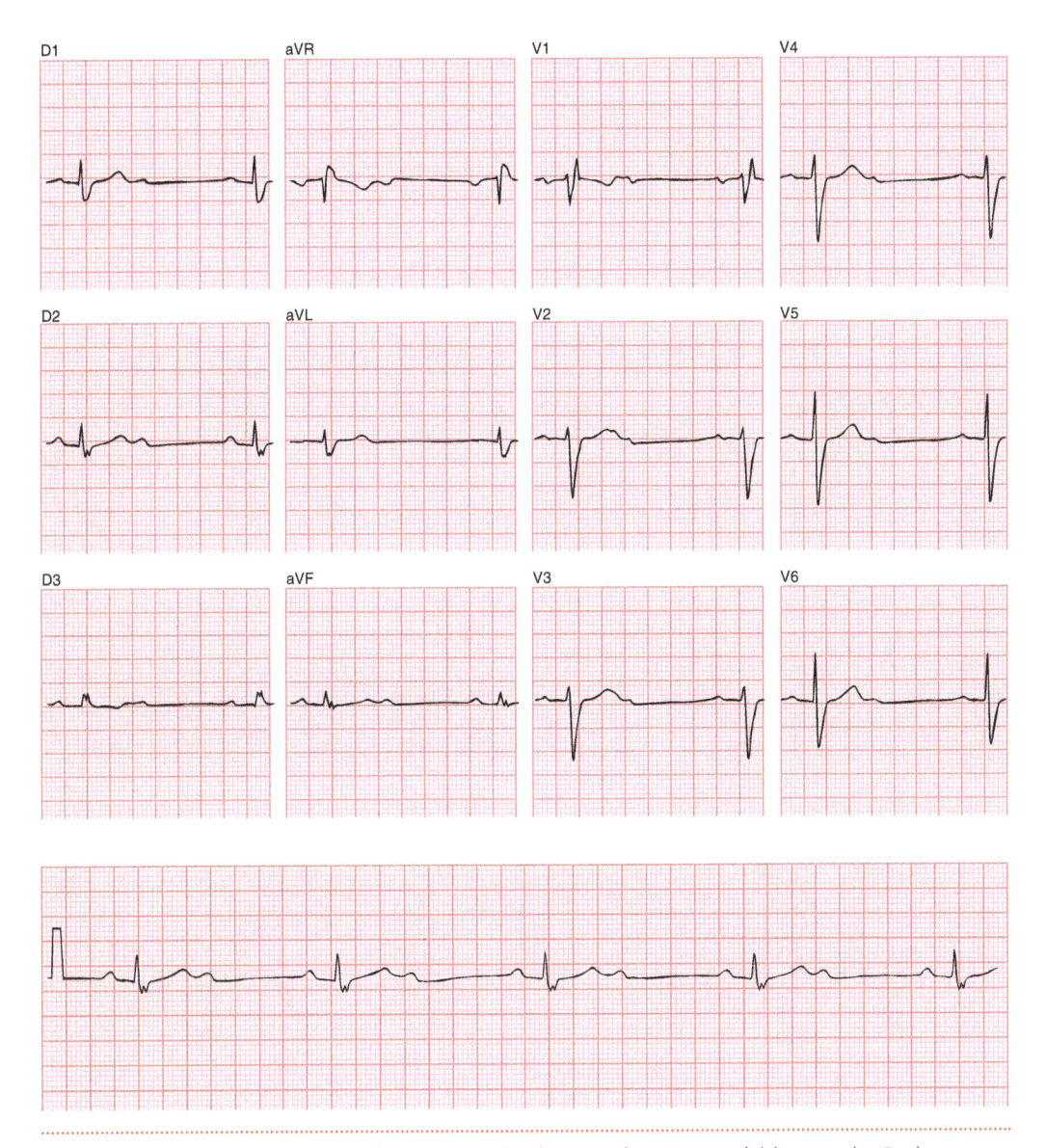

ECG 10.7. Bloqueio atrioventricular 2:1. A cada duas ondas P, uma é bloqueada. Pode ser resultante do BAV de 2º grau tipo I (Wenchbach extremo) ou tipo II.

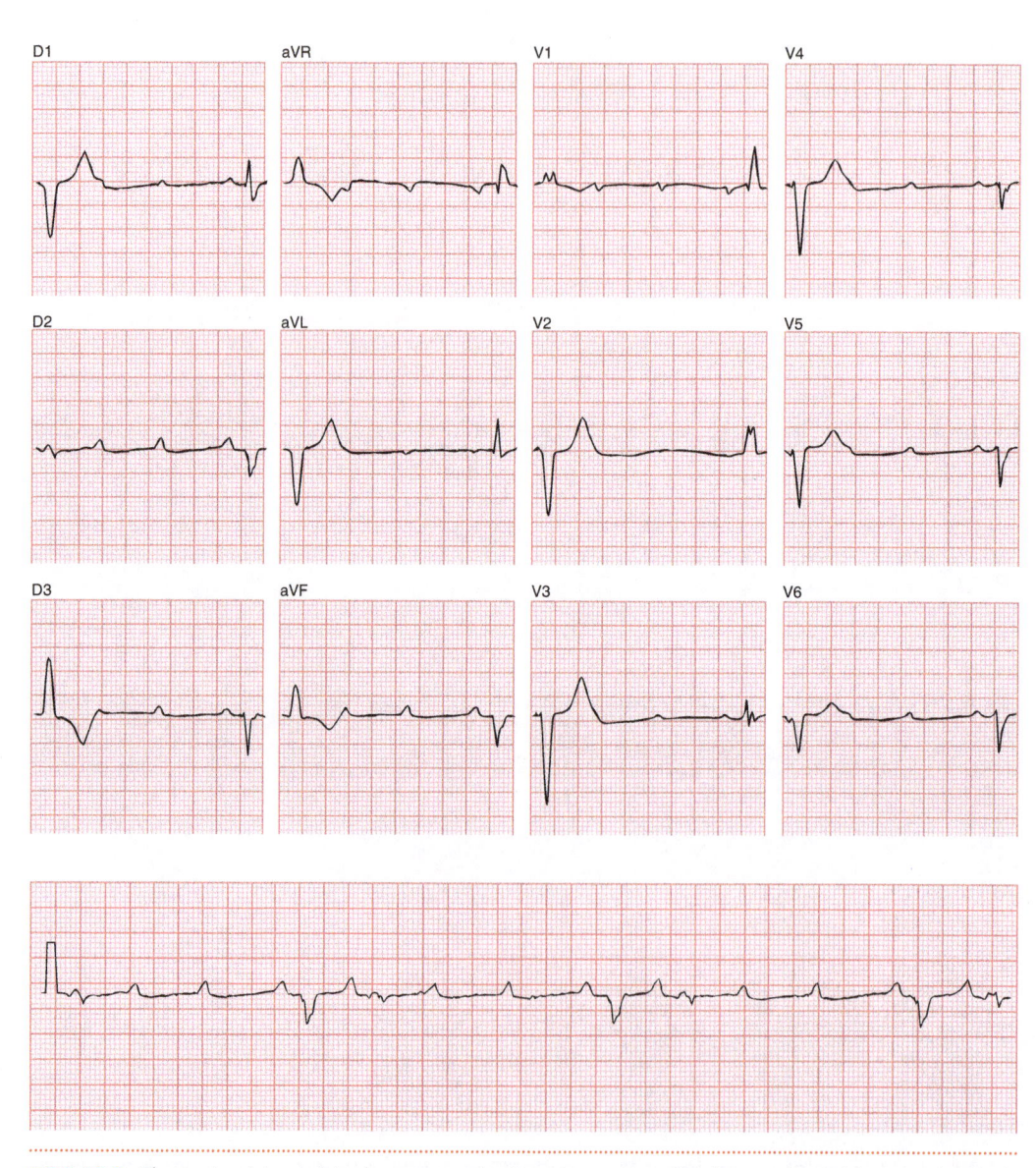

ECG 10.8. Bloqueio atrioventricular avançado. Presença de múltiplas ondas P bloqueadas (4:1).

Bradiarritmias

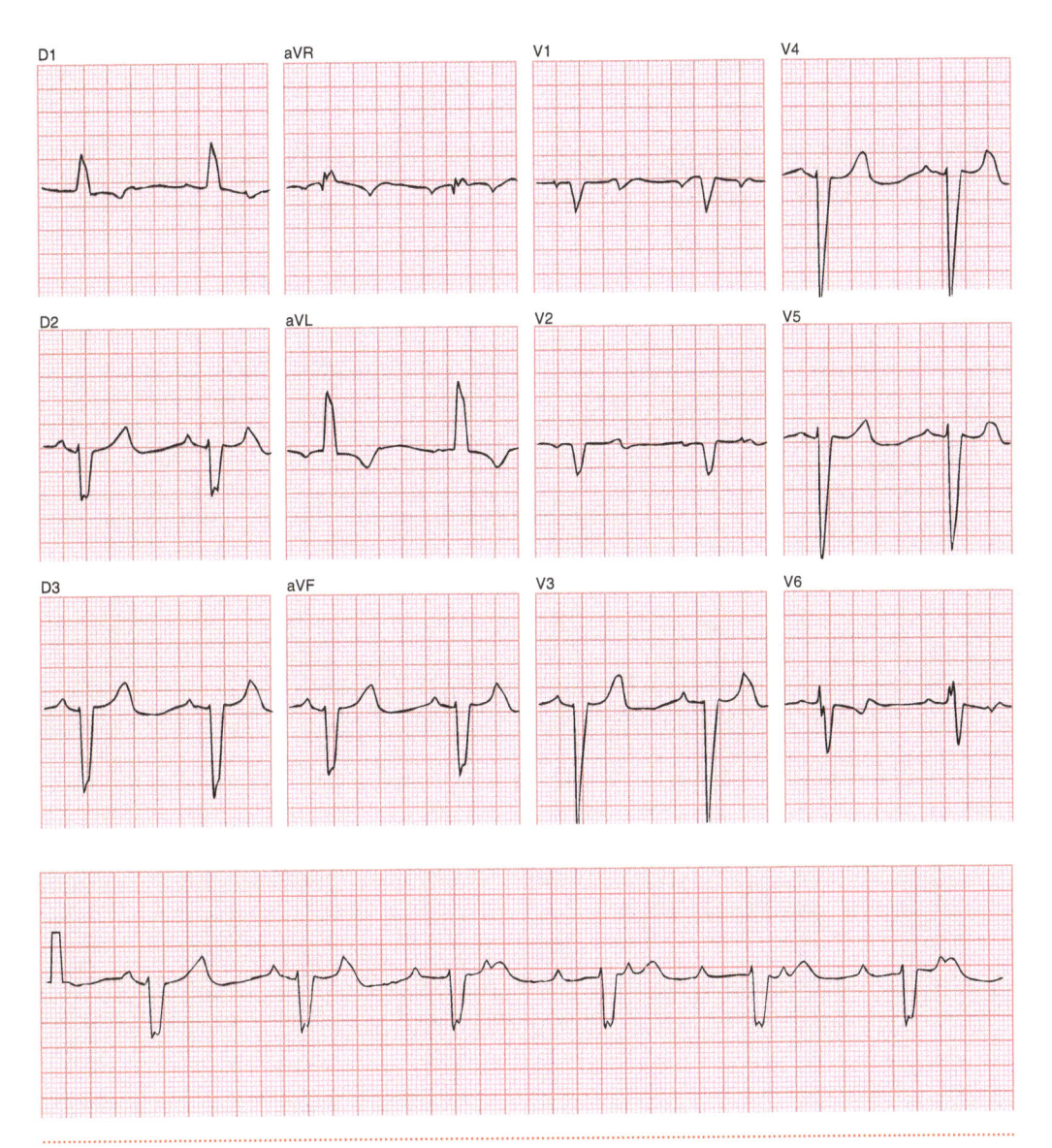

ECG 10.9. Bloqueio atrioventricular de 3ª grau ou total. Não há correlação entre as atividades elétricas atrial e ventricular (dissociação AV) e a frequência atrial é maior que a frequência ventricular de escape. A presença de complexo QRS largo indica escape idioventricular.

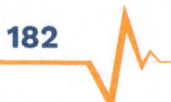

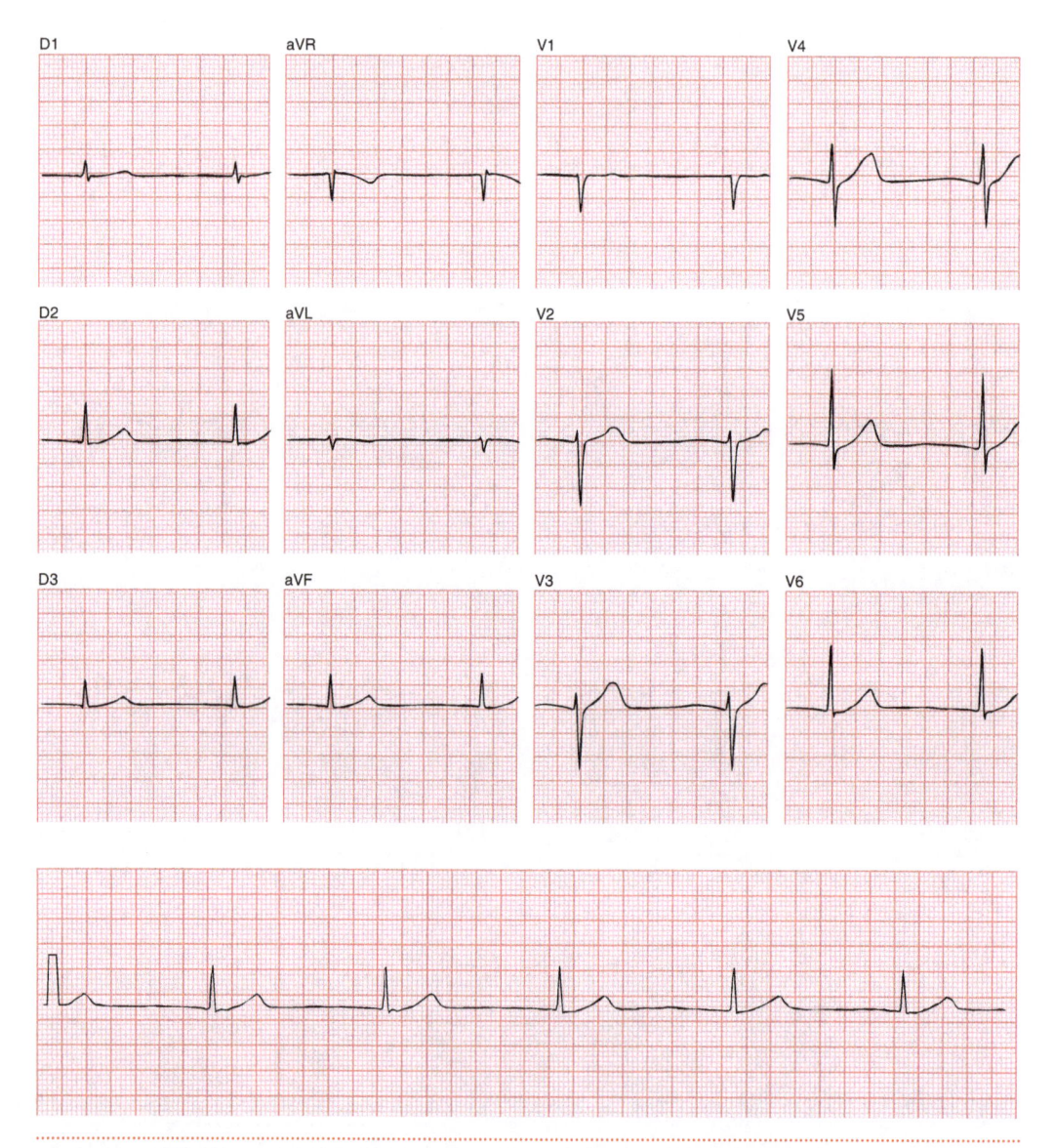

ECG 10.10. Ritmo de escape juncional. Ritmo de suplência originado no nó AV e que apresenta QRS estreito e ausência de ondas P.

Bradiarritmias

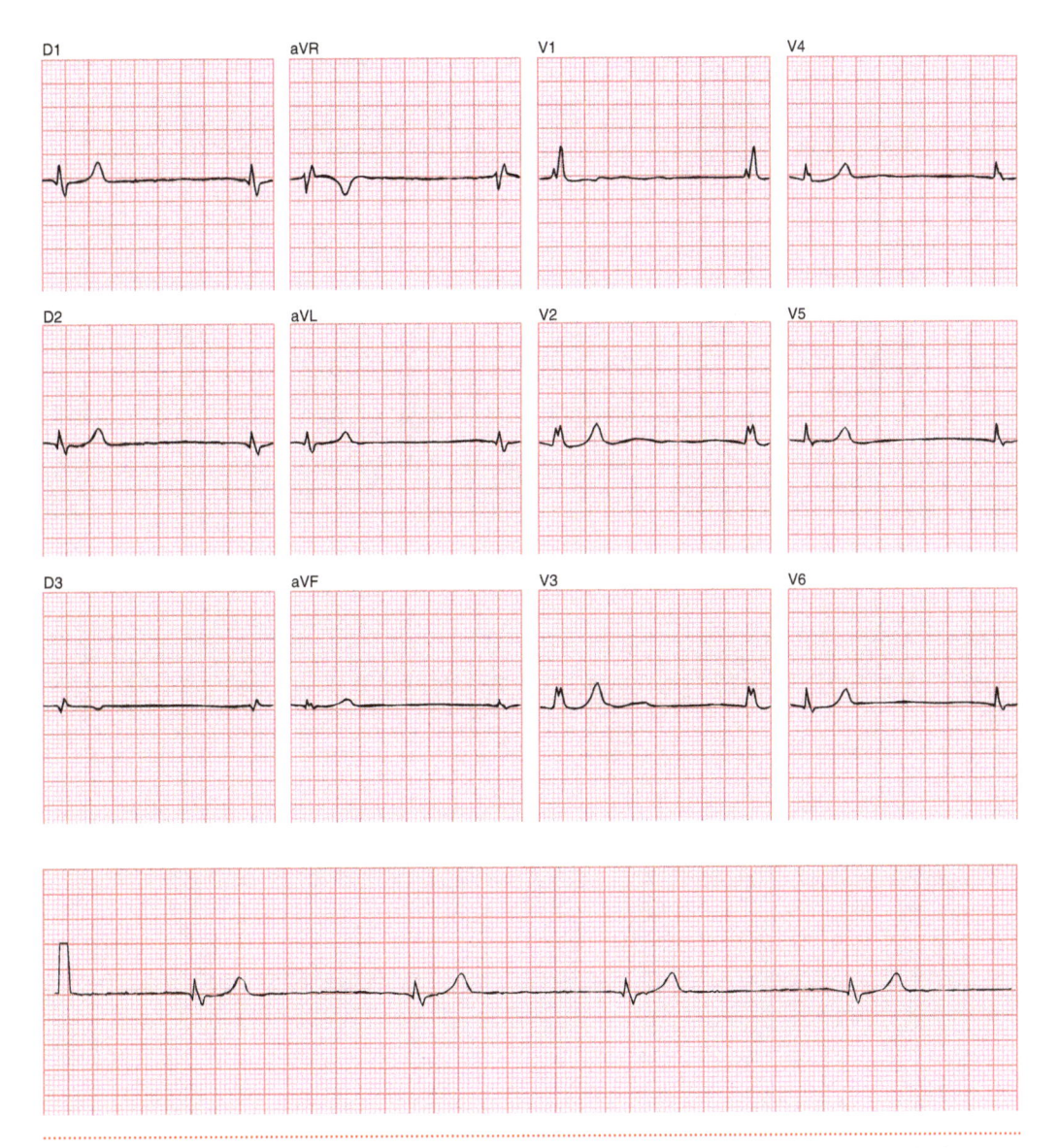

ECG 10.11. Ritmo de escape idioventricular. Ritmo de suplência originado nos ventrículos que se apresenta com complexos QRS largos e frequência de escape < 40 bpm.

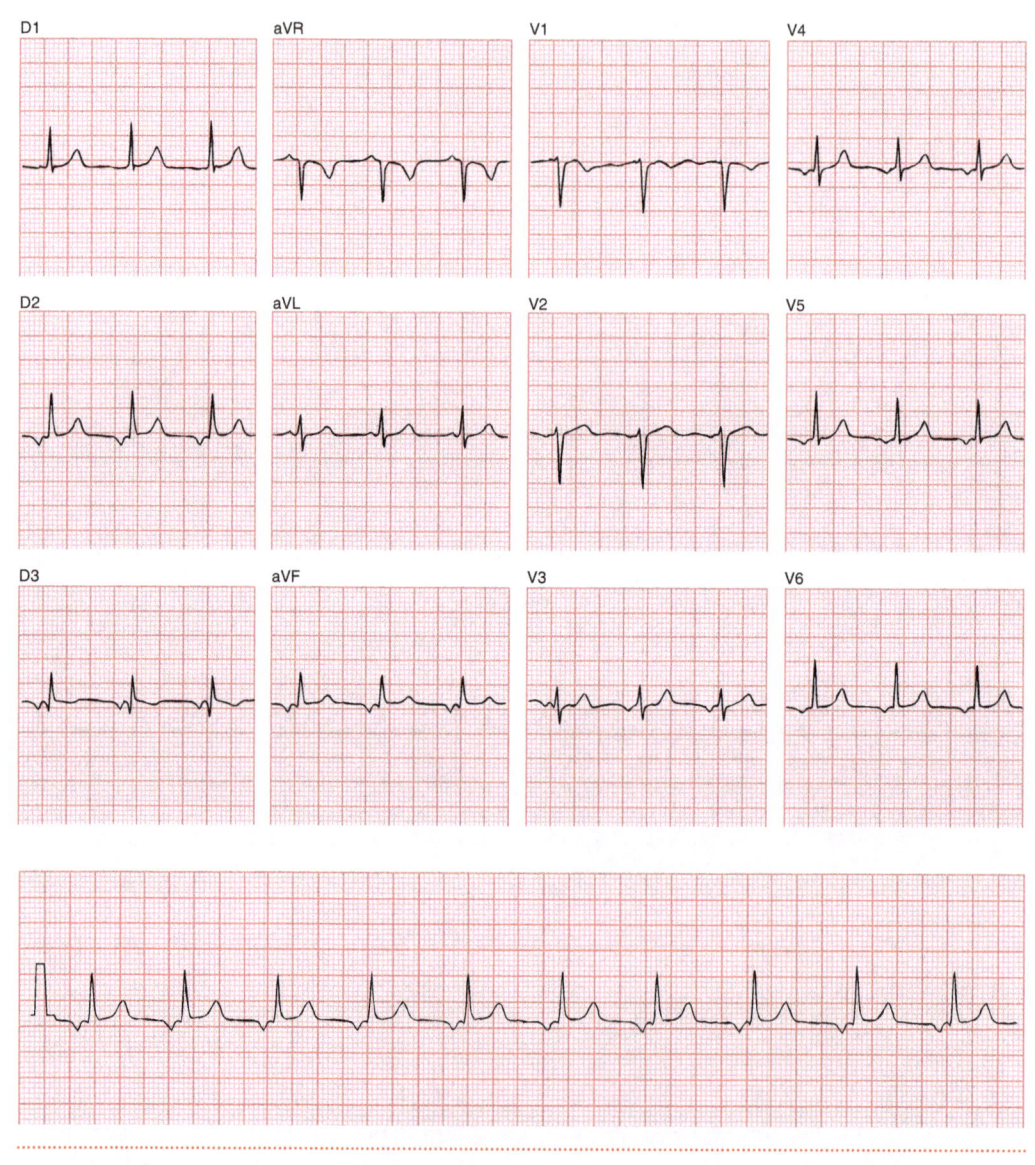

ECG 10.12. Ritmo atrial ectópico. Ritmo de origem atrial cujo foco pode estar localizado em qualquer parte dos átrios. A onda P terá morfologia distinta da onda P sinusal – notamos a presença de ondas P negativas na parede inferior, além de V4 a V6.

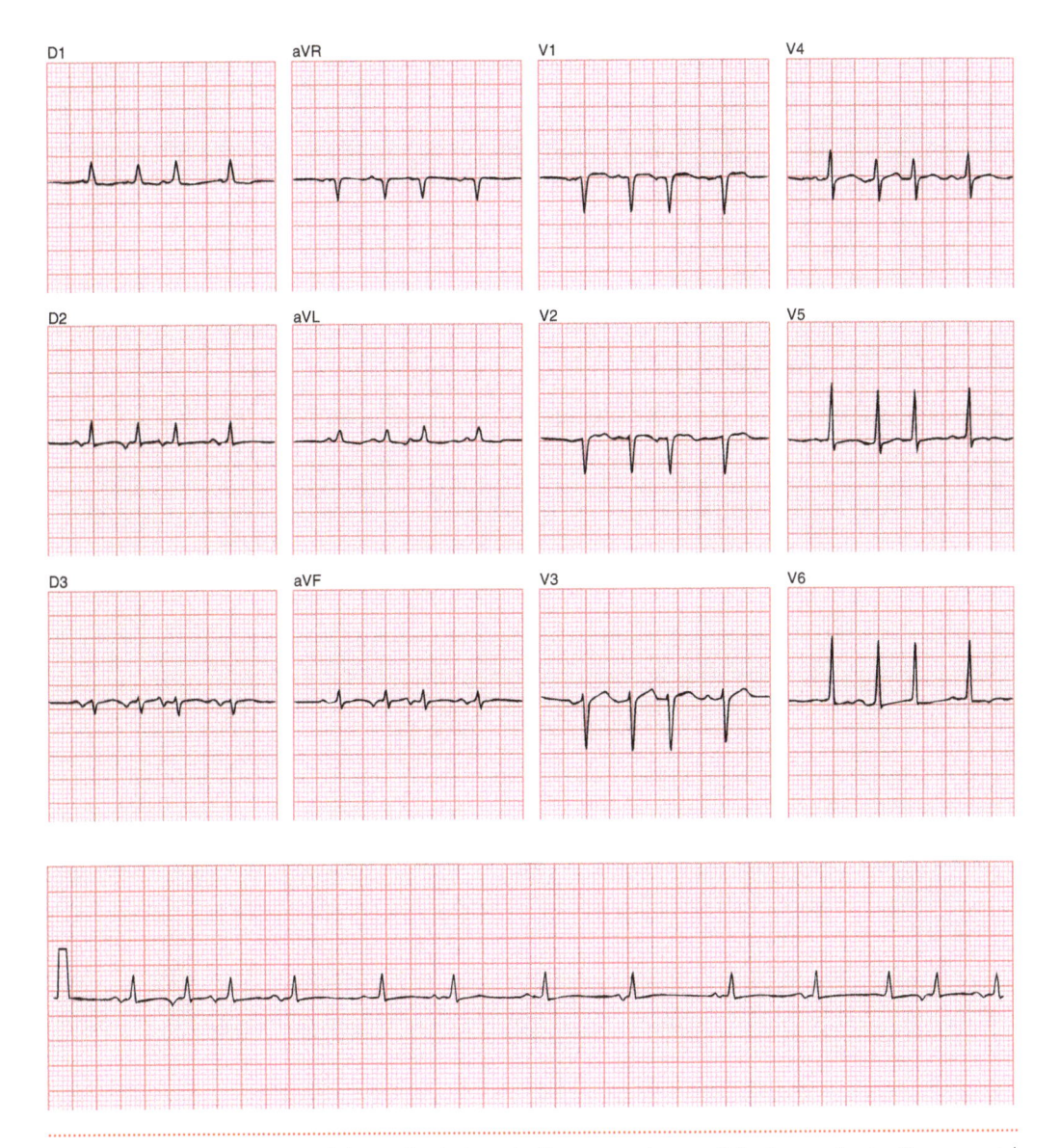

ECG 10.13. Marcapasso atrial mutável. A onda P apresenta morfologia e orientação espacial variáveis, consequentemente observam-se intervalos PR e RR variáveis. No D2 longo podemos notar diversas morfologias diferentes de onda P.

Referências bibliográficas

1. Hachul DT, Kuniyoshu RR, Darrieux FC da C. Tratado de arritmias cardíacas: fisiopatologia, diagnóstico e tratamento. 1a ed. Rio de Janeiro: Atheneu; 2019. 1206 p.
2. Issa Z, Miller J, Zipes D. Clinical Arrhythmology and Electrophysiology: A Companion to Braunwald's Heart Disease. 3a ed. Philadelphia: Elsevier; 2019. 752 p.
3. Pastore CA, Pinho JA, Pinho C, Samesima N, et al. III Diretrizes da Sociedade Brasileira de Cardiologia sobre análise e emissão de laudos eletrocardiográficos. Arq Bras Cardiol. 2016;106(4 Supl.1):1-23.
4. Kusumoto FM, Schoenfeld MH, Barrett C, Edgerton JR, et al. 2018 ACC/AHA/HRS Guideline on the Evaluation and Management of Patients With Bradycardia and Cardiac Conduction Delay. J Am Coll Cardiol. 2019;74(7):e51-156.
5. De Ponti R, Marazzato J, Bagliani G, Leonelli FM, et al. Sick Sinus Syndrome. Card Electrophysiol Clin. 2018;10(2):183-95.
6. Mond HG, Vohra J. The Electrocardiographic Footprints of Wenckebach Block. Hear Lung Circ. 2017;26(12):1252-66.
7. Barold SS, Hayes DL. Second-Degree Atrioventricular Block: A Reappraisal. Mayo Clin Proc. 2001;76(1):44-57.
8. Sanches PCR, Moffa PJ. Eletrocardiograma - Normal e Patológico - Tranchesi. 1a ed. São Paulo: Roca; 2001. 936 p.
9. Alencar Neto JN de. Manual de ECG. 1a ed. Salvador: Sanar; 2019. 718 p.
10. Friedmann AA. Dissociação atrioventricular. Diagn Trat. 2014;19(2):89-93.

11

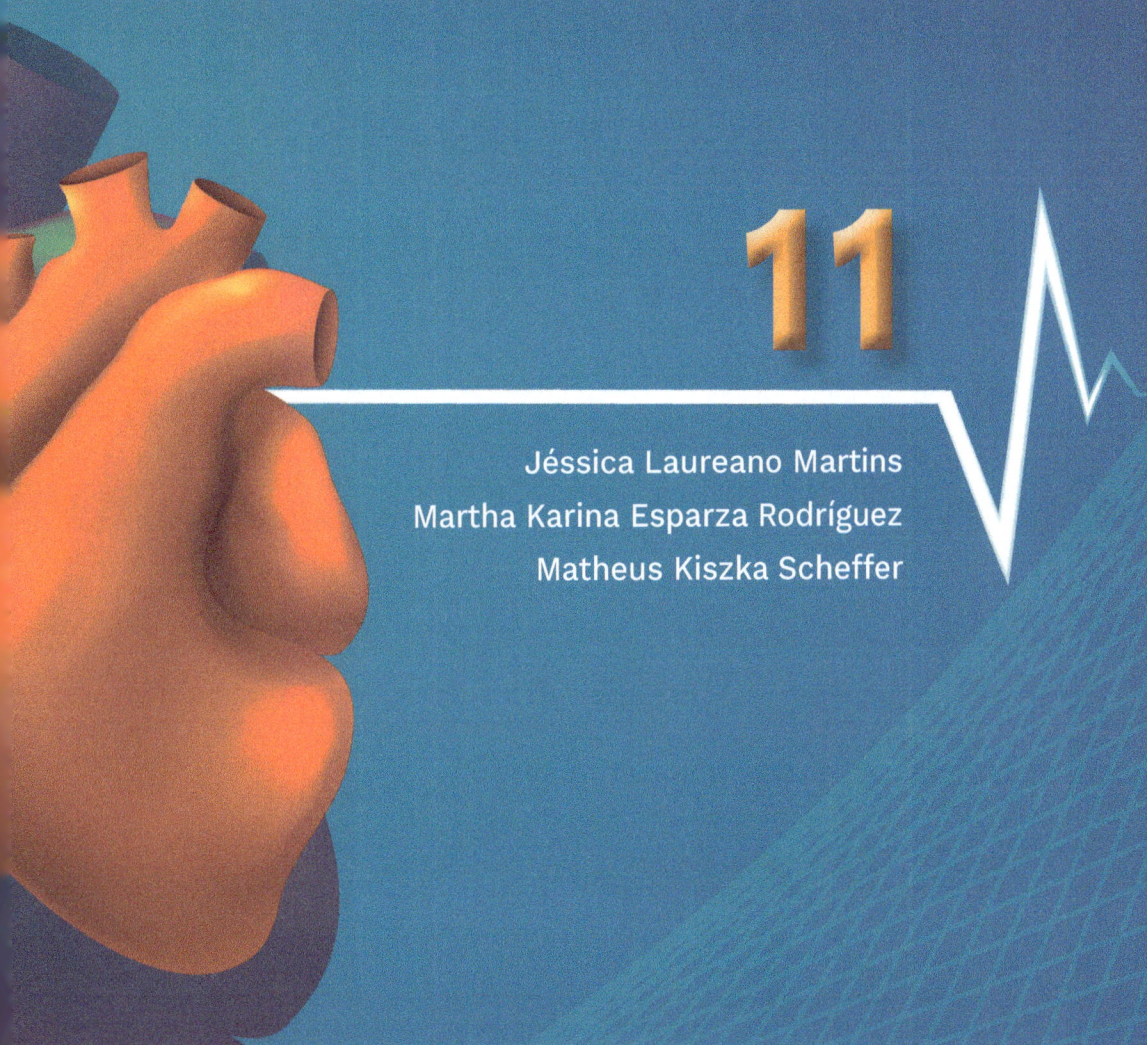

Jéssica Laureano Martins
Martha Karina Esparza Rodríguez
Matheus Kiszka Scheffer

Extrassístoles

INTRODUÇÃO

Extrassístoles são batimentos precoces geralmente originados de um foco ectópico e que se apresentam antes do próximo ciclo esperado. São arritmias frequentes, principalmente em idosos, sexo masculino e pacientes com fatores de risco cardiovascular, embora também ocorram em indivíduos sem cardiopatia estrutural. Podem ser classificadas sob diferentes aspectos, sendo o critério mais comum a origem da ectopia. Assim, podem ser classificadas em supraventriculares e ventriculares. A **Tabela 11.1** demonstra os diferentes tipos de classificações das extrassístoles.

Em sua grande maioria, as extrassístoles supraventriculares possuem um QRS estreito ou com a mesma morfologia do ritmo sinusal de base. Quando o foco ectópico é ventricular, o estímulo não percorre o feixe de His e suas ramificações no sentido normal, apresentando um QRS anômalo, alargado e desviado em sua orientação espacial.

Geralmente logo após o encurtamento do ciclo cardíaco provocado pelas extrassístoles existe uma *pausa compensatória*. São ditas como *completas* quando o intervalo é igual ou maior que o dobro do RR precedente e são provocadas por ectopias mais tardias que não conseguem despolarizar o nó sinusal. Quando esse intervalo é menor que o dobro do ciclo básico, a pausa é dita *incompleta*, visto que ocorre a despolarização de parte do nó sinusal e reinício de seu ciclo. Entretanto, quando não houver modificação do ciclo RR e, portanto, ausência de uma pausa pós-extrassistólica, a extrassístole ventricular é classificada como interpolada.

O *intervalo de acoplamento* é definido como o intervalo de tempo entre o batimento extrassistólico e o batimento que o precede. Nas extrassístoles geralmente temos este intervalo constante, embora pequenas variações sejam aceitas. Pode ser considerado como fixo quando a diferença dos intervalos no mesmo paciente for inferior a 120ms, ou variável se essa diferença for superior a 120ms. Este comportamento é útil para distinguir da parassístole, cujos intervalos de acoplamento são nitidamente variáveis.

Tabela 11.1. Classificação das extrassístoles

Localização
- Supraventricular:
  - Atrial: unifocal x multifocal
  - Juncional
- Ventricular

Frequência
- Isoladas
- Agrupadas: pareadas x em salvas

Agrupadas em relação aos complexos do ritmo de base
- Bigeminadas
- Trigeminadas
- Quadrigeminadas

Quanto a morfologia – ventriculares
- Monomórfica
- Polimórfica

Box 11.1 Parassístole

A parassístole é proveniente de um foco de disparo com ritmo próprio que não sofre interferência dos batimentos sinusais. A parassístole ventricular é uma forma menos comum de extrassistolia ventricular repetitiva. As características eletrocardiográficas clássicas são (**Figura 11.1**):
1. Intervalo de acoplamento variável
2. Intervalos entre as extrassístoles são múltiplos do menor intervalo observado
3. Presença de batimentos de fusão

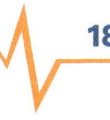

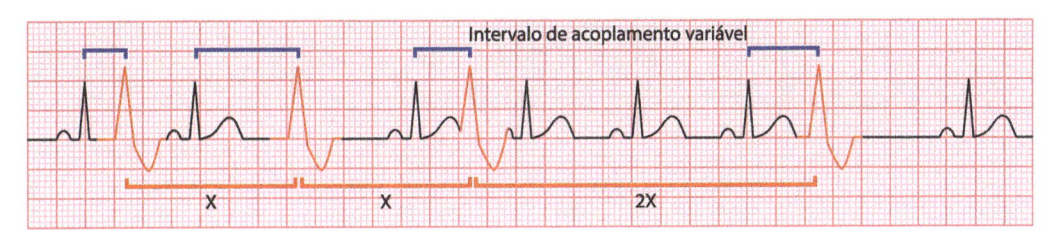

Figura 11.1. Parassístole ventricular. O foco de disparo ventricular ocorre com frequência mais baixa que o ritmo sinusal e se manifesta com intervalos de acoplamento variáveis. O foco ectópico nem sempre despolariza os ventrículos, visto que pode disparar enquanto os ventrículos se encontram em período refratário devido a ativação pela via de condução normal. Entretanto, o intervalo entre dois batimentos ectópicos sempre será múltiplo da taxa de disparo do foco ectópico.

EXTRASSÍSTOLES SUPRAVENTRICULARES

Extrassístole Atrial
- Batimento ectópico de origem atrial que pode reciclar o ciclo PP basal (**Figura 11.2**)
- QRS de morfologia semelhante ao ritmo sinusal basal (na maioria das vezes)
- Ondas P prematuras (P'), em relação ao ciclo normal
- Morfologia de P' ligeiramente diferente da onda P sinusal
- A onda P' pode estar ausente ou oculta na onda T precedente
- O comportamento do sistema de condução após a ectopia, pode apresentar:
- Um intervalo PR normal, mais curto ou mais longo. O PR longo é consequência de uma extrassístole mais precoce, que atingiu o sistema de condução em seu período refratário ou que foi conduzida com aberrância
- Nenhuma condução AV (ectopia atrial bloqueada ou não conduzida) (**Figura 11.3**)
- Complexo QRS normal ou largo por condução com aberrância (**Figura 11.4**)
- Uma pausa sinusal (entre 2 ondas P normais) compensatória completa ou incompleta (mais comum na ectopia atrial, quando a extrassístole consegue despolarizar o nó sinusal e reiniciar o ciclo)

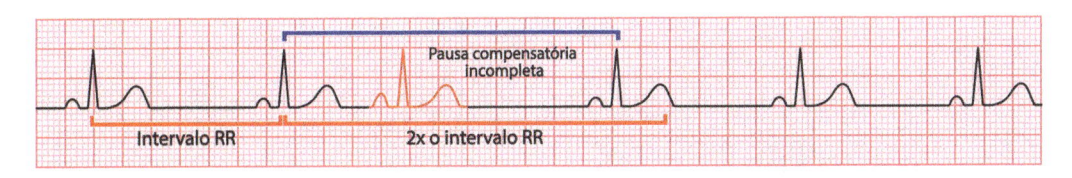

Figura 11.2. Extrassístole atrial. Batimento ectópico de origem atrial, precedido de onda P prematura em relação ao ciclo base e que provoca uma pausa compensatória incompleta.

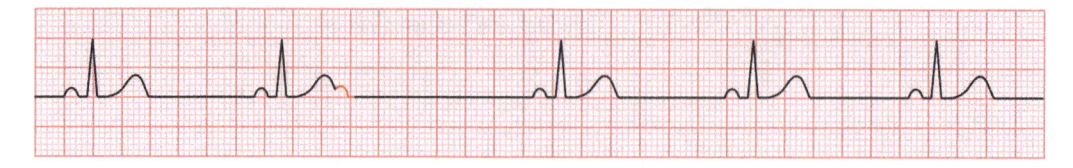

Figura 11.3. Extrassístole atrial bloqueada. Batimento prematuro que encontra o sistema de condução ainda em período refratário, não sendo portanto capaz de despolarizar os ventrículos.

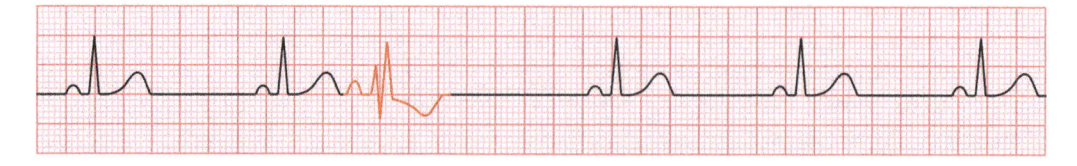

Figura 11.4. Extrassístole atrial com aberrância de condução. Batimento prematuro que encontra um dos ramos em período refratário, produzindo assim um QRS largo

- A maioria das ectopias atriais são originadas de um único foco. Entretanto, algumas extrassístoles podem ser oriundas de vários focos (multifocal). O ritmo atrial multifocal apresenta pelo menos 3 morfologias distintas da onda P

- AD: Onda P negativa ou bifásica (positivo/negativa), o vetor "foge" de V1
- AE: Onda P positiva ou bifásica (negativa/positiva), o vetor se aproxima de V1
- Anel tricúspide (anterior e à direita): Onda P negativa em V1
- Veias pulmonares: Onda P positiva em V1
- As derivações inferiores fornecem a localização crânio-caudal

Localização das Extrassístoles Supraventriculares

A localização da origem da extrassístole baseada no ECG possui limitações. Os algoritmos foram estudados na TSV e dependem de uma visualização adequada da onda P, cuja análise pode ser dificultada pela distorção de sua morfologia quando está oculta na onda T, no meio, ou logo após.

A morfologia da onda P em V1 é o critério mais útil para distinguir se é do AD ou AE. Além disso, devido a sua posição anterior e a direita do átrio, o V1 também ajuda na distinção da origem em estruturas anteriores e posteriores. Simplificando o esquema, temos:

Extrassístole Juncional

- Batimento ectópico precoce originado na junção AV (**Figura 11.5**)
- Apresenta 3 possíveis apresentações eletrocardiográficas:
    - Onda P negativa nas derivações inferiores com intervalo PR curto
    - Ausência de atividade atrial pregressa ao QRS
    - Onda P negativa nas derivações inferiores após o QRS
- QRS de morfologia e duração similar ao do ritmo basal (aberrâncias de condução podem ocorrer)

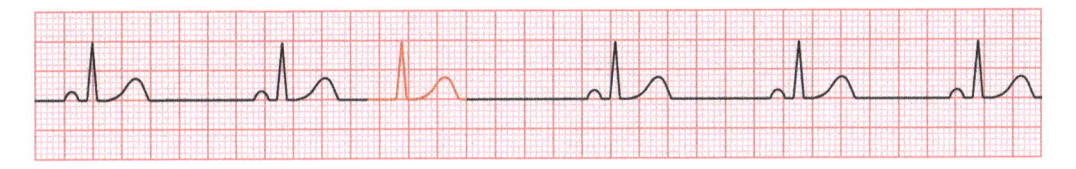

Figura 11.5. Extrassístole juncional. Batimento ectópico precoce originado na junção AV.

Box 11.2
Extrassístole atrial bloqueada

Em algumas situações podemos evidenciar uma extrassístole atrial bloqueada, que não consegue ser conduzida ao ventrículo e não gera o complexo QRS. A não condução pode acontecer devido à precocidade acentuada da ectopia (sistema de condução intraventricular em período refratário) ou por doença do sistema His-Purkinje. Podem ser vistas ao ECG como entalhes na onda T.

Box 11.3
Diferenciação entre extrassístole supraventricular com aberrância de condução de extrassístole ventricular

As extrassístoles atriais, apesar de supraventriculares, caracterizam-se, não pela morfologia do QRS, mas pela presença da onda P ectópica; e o QRS pode ser estreito ou aberrante por bloqueio de ramo transitório. A aberrância ocorre quando um estímulo elétrico, ao despolarizar o ventrículo, encontra parte do sistema de condução em período refratário. Os ramos que apresentam período refratário mais longo, são o direito do feixe de His e a divisão anterossuperior do ramo esquerdo. Portanto, uma extrassístole supraventricular aberrante possui características de uma condução fisiológica com bloqueio de ramo, tendo as seguintes particularidades:

1. Onda P sempre precedendo QRS
2. Aberrância com BRD (V1 com rSR' ou rsR')
3. Aberrância com BRE (V1 com QRS alargado e negativo; tempo de ativação ventricular estreito; V6 entalhado com perda das ondas Q septais)
4. Ciclo curto precedido por um RR longo (sequência longo-curto)
5. Vetor inicial maior que o vetor final (voltagem dos primeiros e últimos 40 ms)

EXTRASSÍSTOLES VENTRICULARES

Extrassístole Ventricular

- QRS prematuro, largo e bizarro, com onda T oposta ao QRS (**Figura 11.6 a 11.10**)
- Intervalo de acoplamento (medida da duração entre o QRS do ciclo básico e o QRS da extrassístole ventricular) geralmente fixo ou pouco variável
- Pausas compensatórias podem ser completas (distância RR do intervalo que engloba a extrassístole é o dobro ou maior que do intervalo RR do ciclo básico, não havendo interferência da ectopia), exceto na interpolada
- Podem apresentar mais de um tipo de morfologia
- Podem se apresentar como batimentos de fusão (morfologia intermediária entre o QRS do ciclo basal e a morfologia do batimento ectópico ventricular)
- A captura atrial retrógrada pode ou não ocorrer (condução VA)

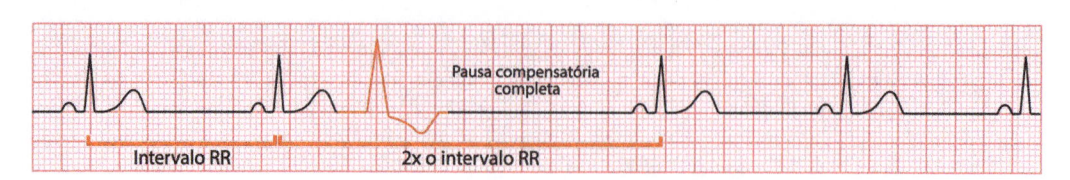

Figura 11.6. Extrassístole ventricular. Batimento ectópico de origem ventricular que apresenta QRS largo e bizarro. É capaz de gerar uma pausa compensatória completa (a distância RR do intervalo que engloba a extrassístole é o dobro ou maior que do intervalo RR do ciclo básico).

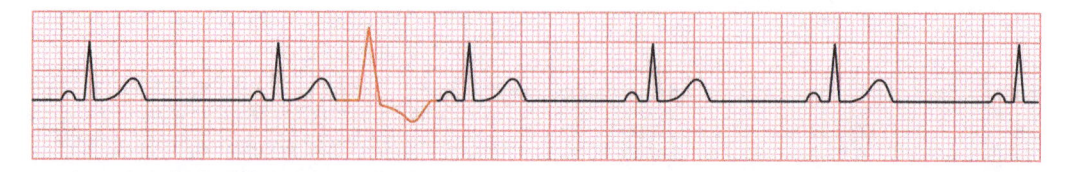

Figura 11.7. Extrassístole ventricular interpolada. A ectopia não provoca modificações no ciclo RR basal.

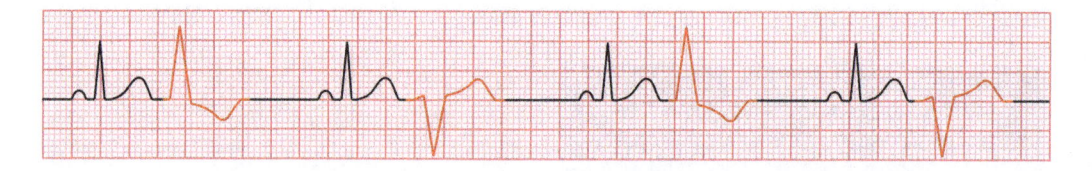

Figura 11.8. Extrassístoles ventriculares polimórficas. Presença de ectopias de origem ventricular com diferentes morfologias.

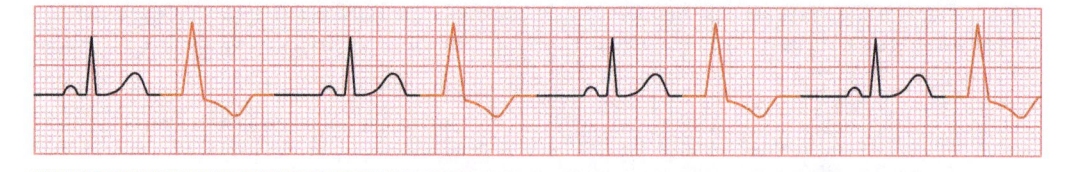

Figura 11.9. Bigeminismo ventricular. Alternância entre um batimento normal e outro de origem ventricular.

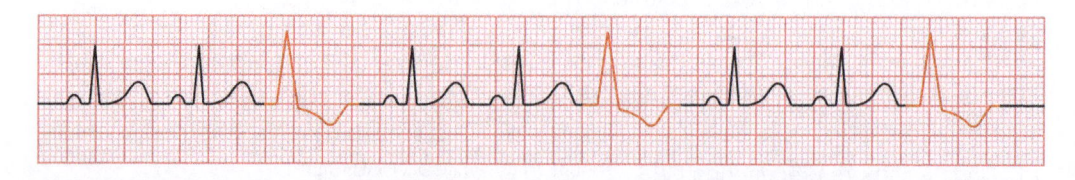

Figura 11.10. Trigeminismo ventricular. A cada 2 batimentos normais, ocorre um batimento de origem ventricular.

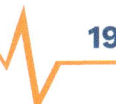

Extrassístoles Ventriculares de Via de Saída

A VSVD e VSVE constituem o sítio mais comum de origem das arritmias ventriculares idiopáticas. Tipicamente presentes em pacientes jovens, sem cardiopatia estrutural, de caráter benigno e focal. No entanto, quando muito frequentes, alguns casos podem evoluir para taquicardiomiopatia.

A maioria destas extrassístoles (70-80%) estão localizadas na VSVD (anteriormente e à esquerda da VSVE), sendo mais frequente na região septal do que parede livre do VD. Na VSVE (15-25%), o local mais comum é o das cúspides, seguido pela continuidade mitroaórtica.

A determinação do sítio de origem da extrassístole com base na análise eletrocardiográfica tem implicações importantes em relação à facilidade técnica e programação da ablação. Para localizar sua origem é importante avaliar o padrão do bloqueio de ramo, transição precordial, eixo do QRS no plano frontal e largura do QRS, além de demais padrões sugestivos de determinadas origens. Nas ectopias vias de saída, sempre teremos o desvio do eixo do QRS inferiormente no plano frontal.

Tendo em vista que V1 está posicionado na parede torácica anterior, teremos que estruturas mais próximas do tórax apresentarão um padrão de BRE, enquanto que as mais posteriores com morfologia de BRD.

Ectopias originadas na VSVD, possuem padrão de BRE com raras exceções. Da mesma forma, estruturas mais anteriores da VSVE, como a cúspide coronariana direita, também poderão apresentar morfologia de BRE. Conforme o sítio da ectopia progressivamente se origina mais posterior à cúspide coronariana direita, como a continuidade mitroaórtica e o anel mitral, o padrão de V1 será modificado para BRD (Figura 11.11).

Extrassístoles da VSVD

- Morfologia típica de BRE, com eixo inferior no plano frontal (R monofásico em D2, D3 e aVF)
- Transição do QRS nas derivações precordiais auxilia na diferenciação da origem em parede livre ou septal
  - Parede livre: transição tardia (V4 ou V5); QRS mais amplo e com entalhe; derivações inferiores menos positivas quando comparadas as de origem septal
  - Septo: transição mais precoce (V3 ou V4)
- Incomum transição precordial antes de V2
- Morfologia do QRS em D1 diferencia os 3 segmentos da VSVD: negativo (anterior), bifásico (médio) e positivo (posterior)
- Deve ser feito diagnóstico diferencial com CAVD (ver Capítulo 17)

Extrassístoles da VSVE

- **Raiz aórtica e cúspides coronárias:** morfologia de BRE com eixo inferior e transição em V1, V2 ou V3
  - **Cúspide coronariana direita:** RS ou rS em V1, transição ≤ V3, R de D2 > D3
  - **Cúspide coronária esquerda:** QRS multifásico com entalhes em V1 ("M" ou "W"), rS ou RS em V1, transição ≤ V2
  - **Cúspide não coronariana:** QRS mais estreito das cúspides (rara)

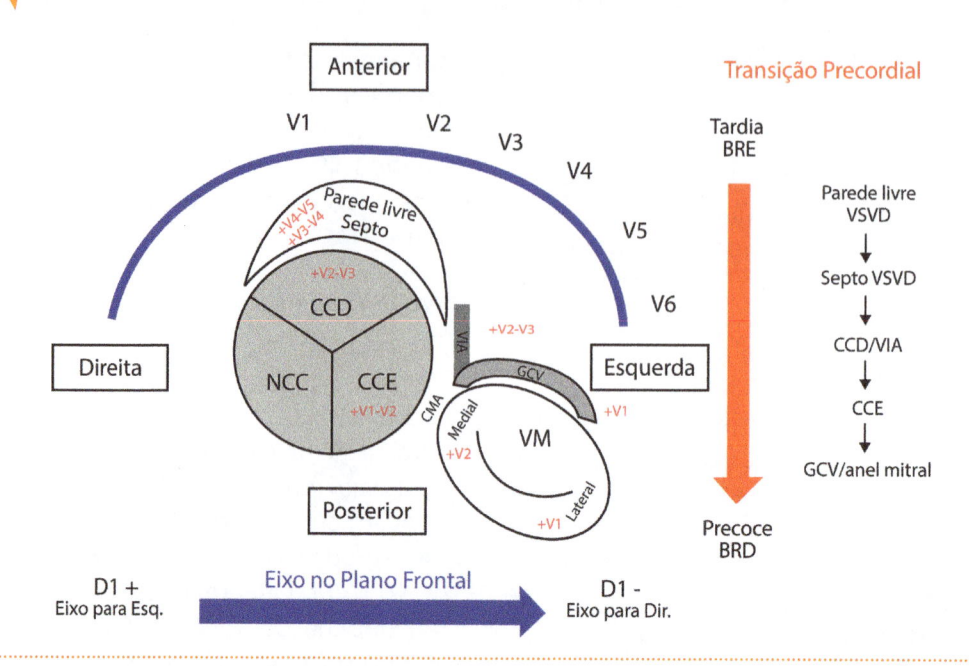

Figura 11.11. Desenho esquemático para o entendimento da morfologia eletrocardiográfica das arritmias localizadas nas vias de saída ventricular. A determinação do eixo do QRS no plano frontal (seta azul) e a transição precordial (seta vermelha) permitem rapidamente a interpretação e localização do provável sítio de arritmia. Ver o texto para mais detalhes. CCD: cúspide coronariana direita; CCE: cúspide coronariana esquerda; CNC: cúspide não-coronariana; CMA: continuide mitroaórtica; GVC: grande veia cardíaca; VM: valva mitral; VIA: veia interventricular anterior. Adaptado de Hutchinson MD, Garcia FC. An Organized Approach to the Localization, Mapping, and Ablation of Outflow Tract Ventricular Arrhythmias. J Cardiovasc Electrophysiol. 2013;24:1189-9.

- **Comissura entre as cúspides esquerda e direita:** QS com entalhe na descendente em V1 e transição ≤ V2
- **Região anular do VE:** morfologia típica de BRD com eixo inferior e D1 positivo
  - **Continuidade mitroaórtica:** qR em V1, concordância precordial positiva e ausência de S em V6
  - **Anel mitral anterolateral:** R em V1, com entalhe nas derivações inferiores; concordância precordial positiva e R de D3 > 2
- **Epicárdica:** mais comum na região do *Summit* (porção mais superior do VE)
  - ***Summit:*** BRE, eixo inferior, *pattern break* (perda abrupta de R em V2)
- ***Crux cordis:*** BRD, com concordância positiva de V2 a V6

Box 11.4
Origem da ectopia epicárdica

Podemos conferir a origem da ectopia epicárdica a partir de um algoritmo de 4 passos. Se apenas um achado positivo, confirma sua localização.

1. Ausência de ondas Q em parede inferior
2. Pseudo-delta (> 75 ms)
3. Índice de deflexão máxima > 0,59 (início do QRS ao pico da R dividido pela duração do QRS)
4. Presença de onda Q em D1 (mais sensível)

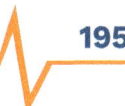

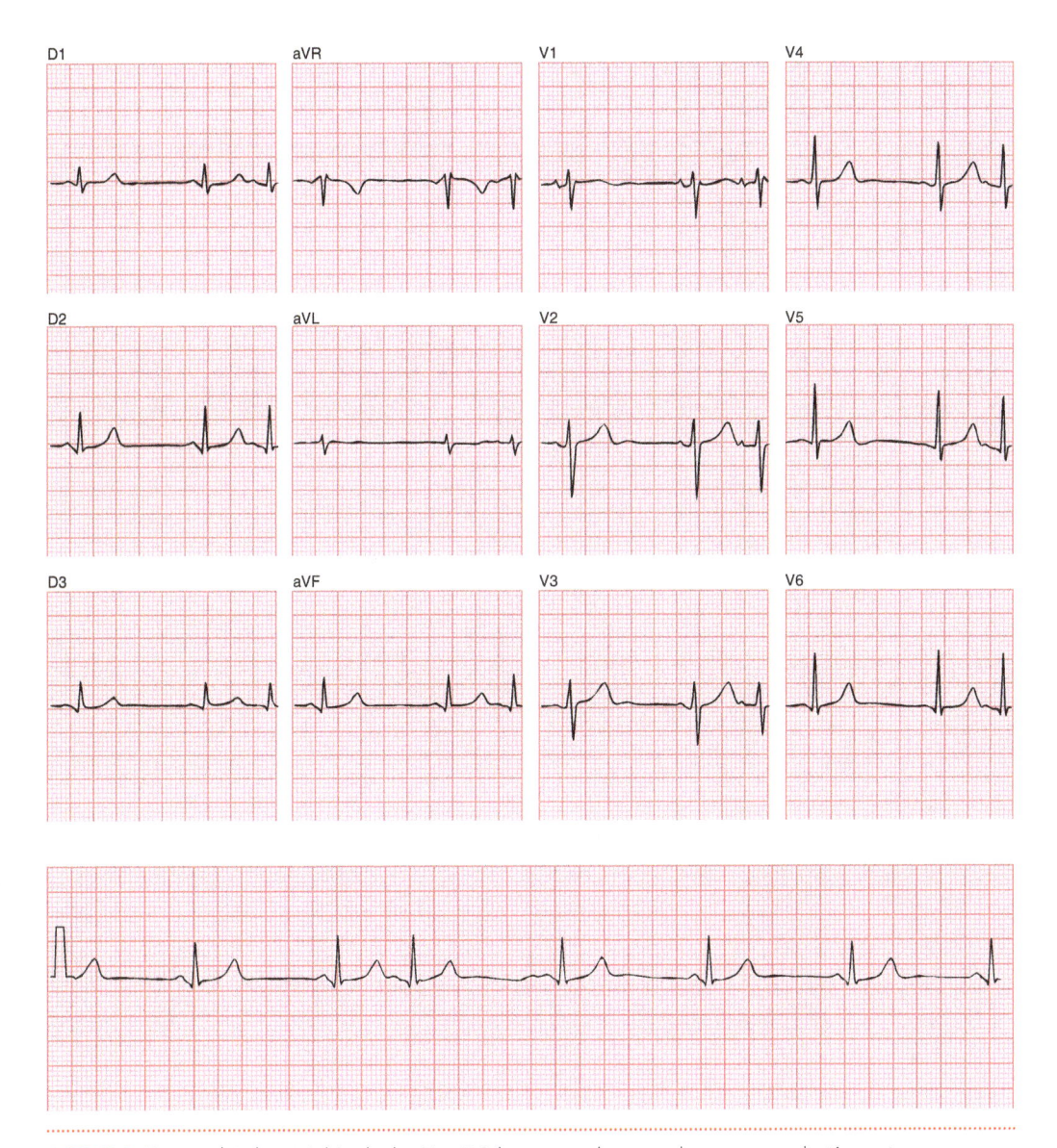

ECG 11.1. Extrassístole atrial isolada. Em D2 longo podemos observar um batimento precoce e com presença de onda P, porém com morfologia diferente da onda P sinusal. O QRS é estreito e seguido de pausa não compensatória, ou seja, menor que o dobro do intervalo RR basal.

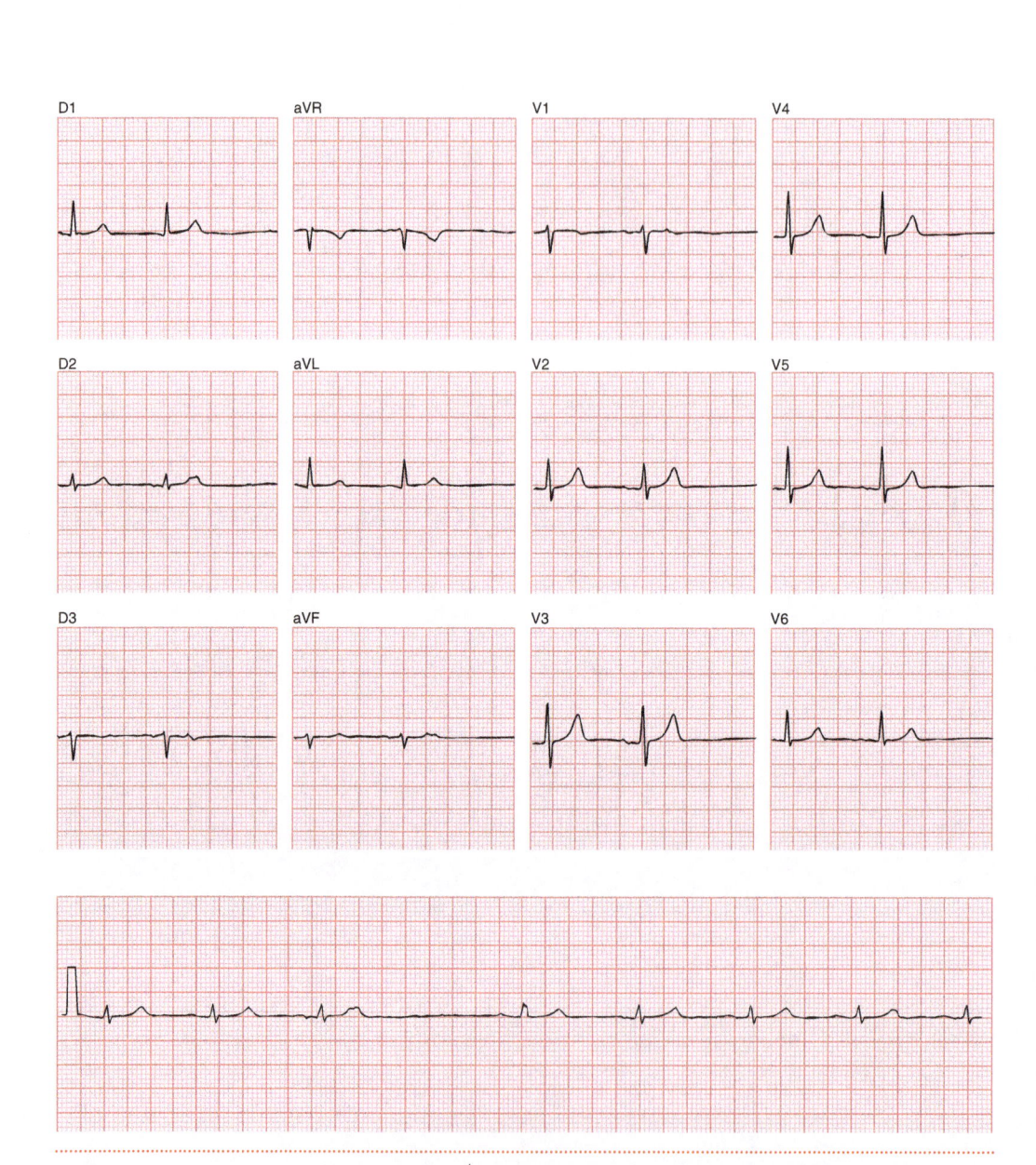

ECG 11.2. Extrassístole atrial bloqueada. É possível observar uma onda P dentro da onda T do terceiro batimento no D2 longo. A precocidade da ectopia encontra o sistema de condução em período refratário, sendo assim, não é capaz de gerar um complexo QRS. Difere dos bloqueios 2:1 por ser mais precoce em relação ao ciclo basal.

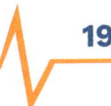

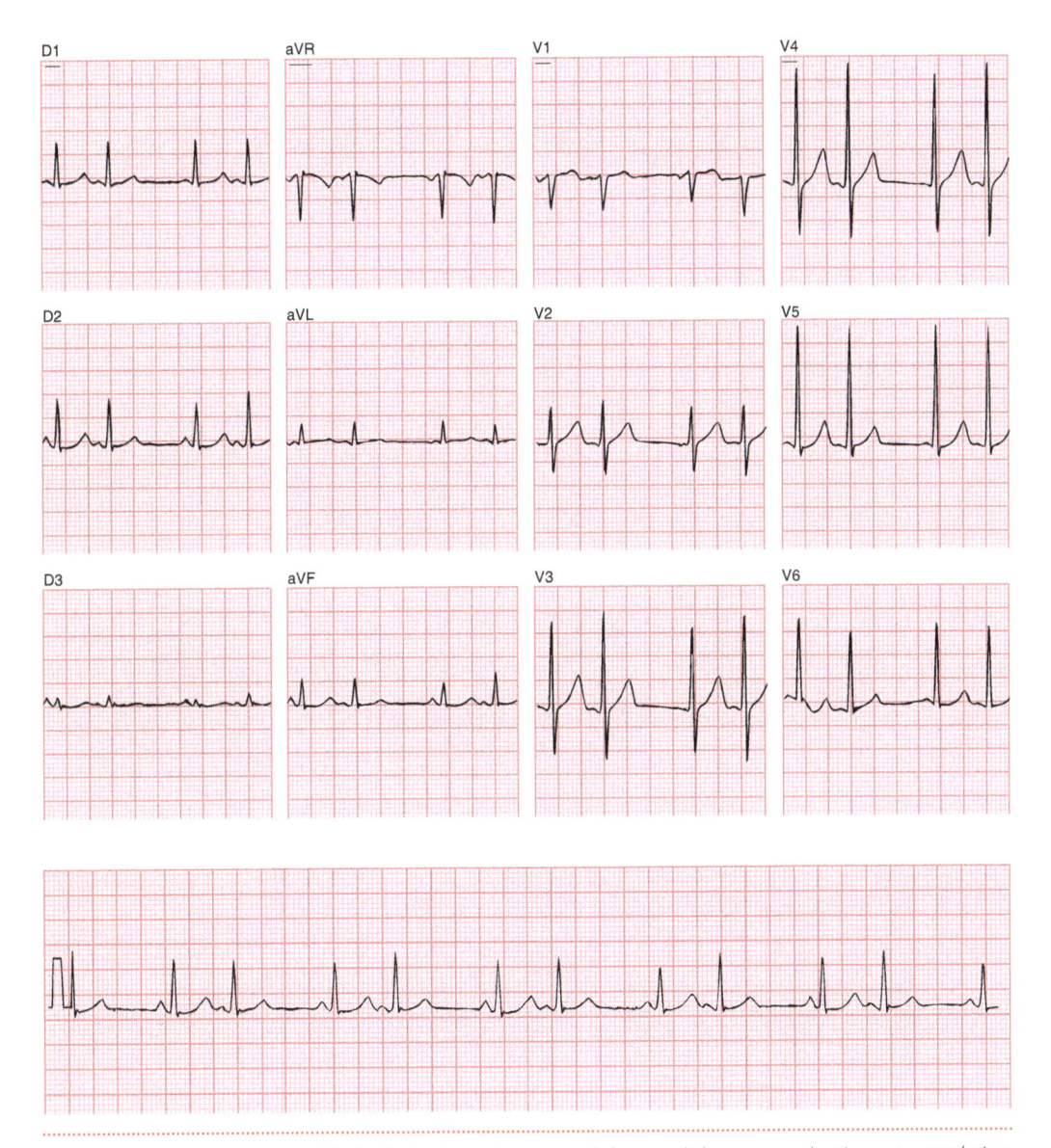

ECG 11.3. Bigeminismo atrial. Cada batimento normal é sucedido por um batimento ectópico precedido de onda P de origem atrial.

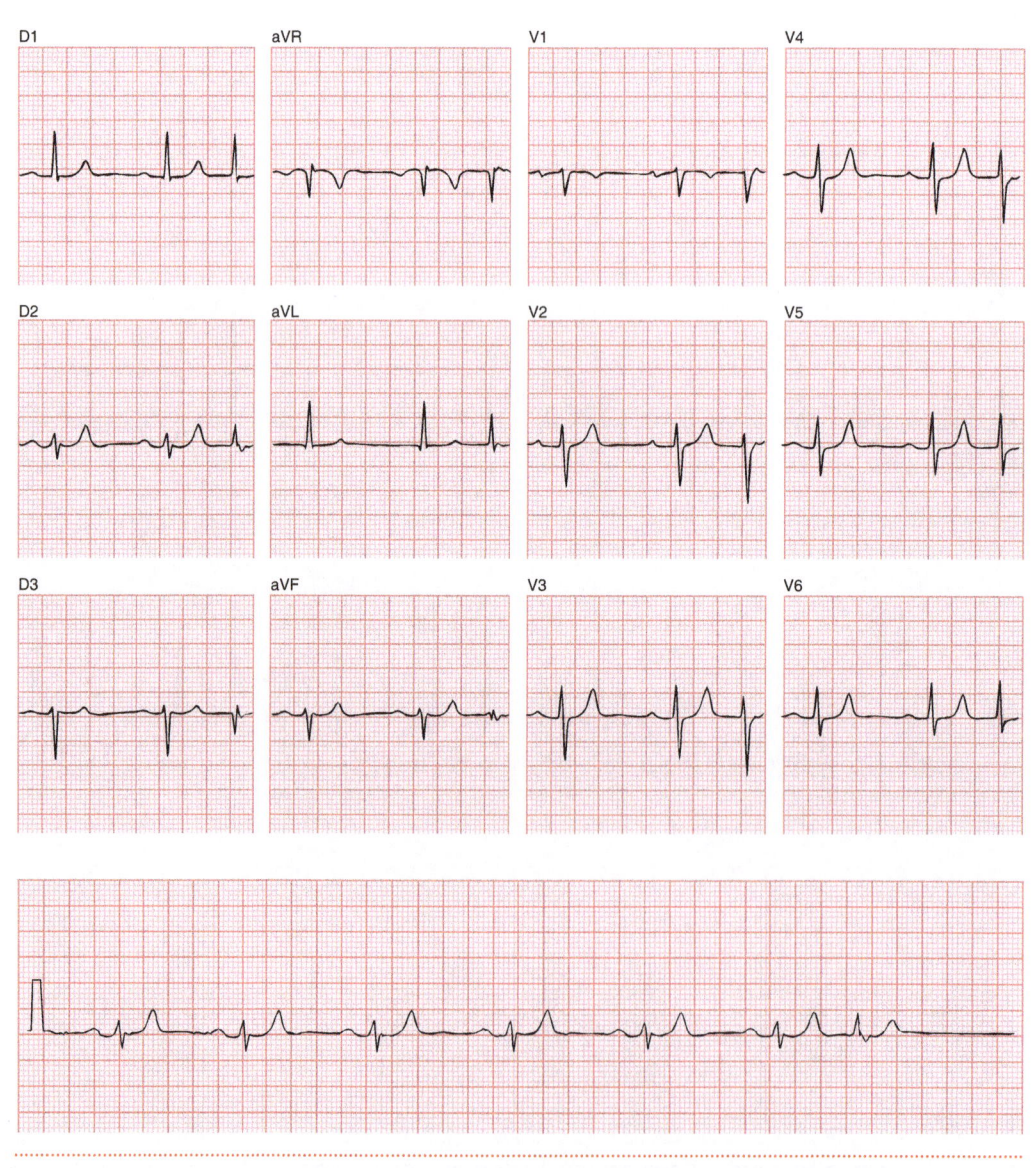

ECG 11.4. Extrassístole juncional. O último batimento do D2 longo corresponde a uma ectopia juncional. Observar a presença de uma onda P retrógrada (negativa) logo após o complexo QRS.

Extrassístoles

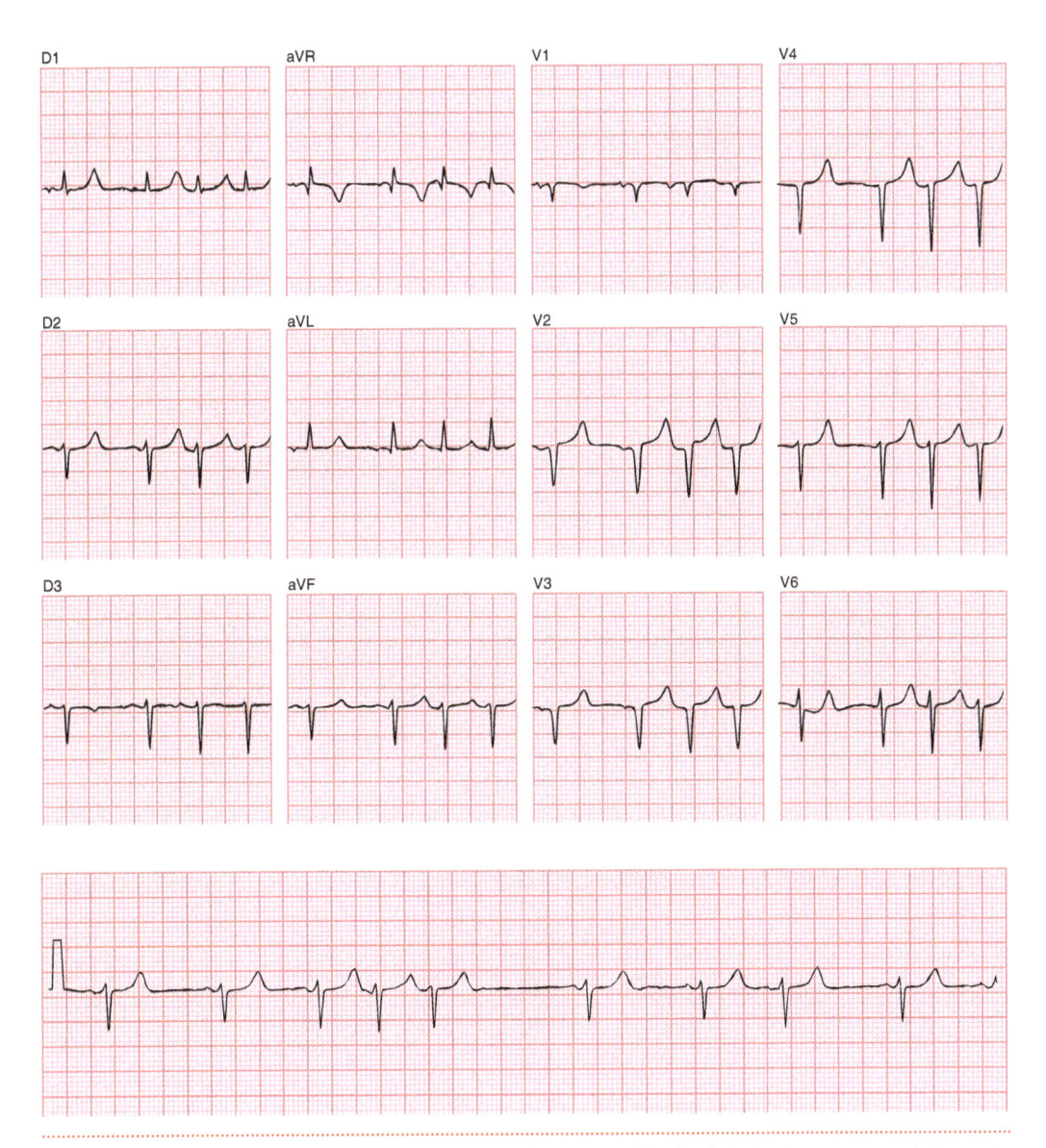

ECG 11.5. Extrassístole supraventricular pareada. Sucessão de dois batimentos ectópicos de origem supraventricular.

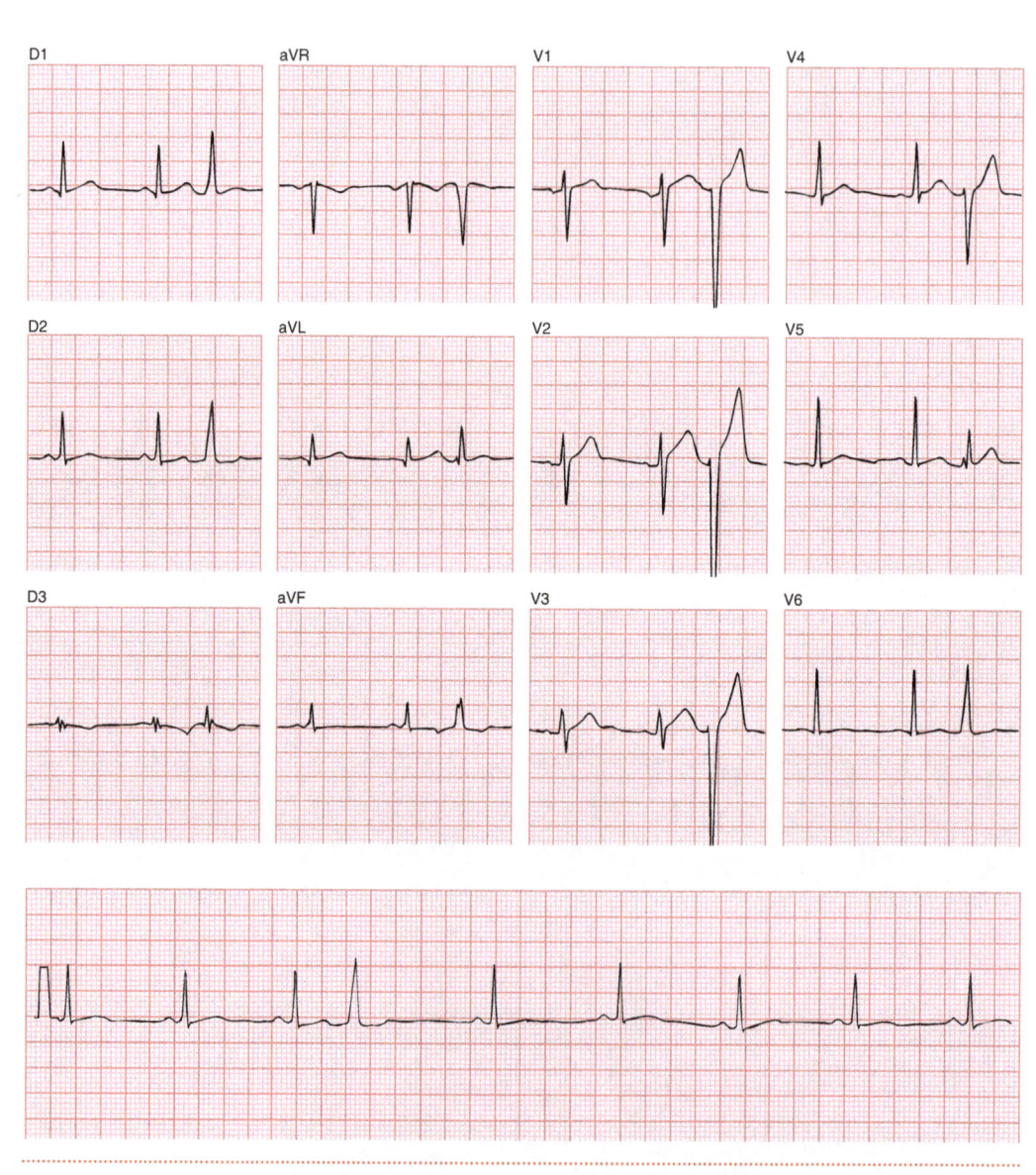

ECG 11.6. Extrassístole supraventricular com aberrância de condução. A precocidade do batimento ectópico supraventricular encontra um dos ramos em período refratário e gera um QRS alargado. Contudo, é possível observar a onda P da ectopia pelo entalhe na onda T precedente (mais visível em V1).

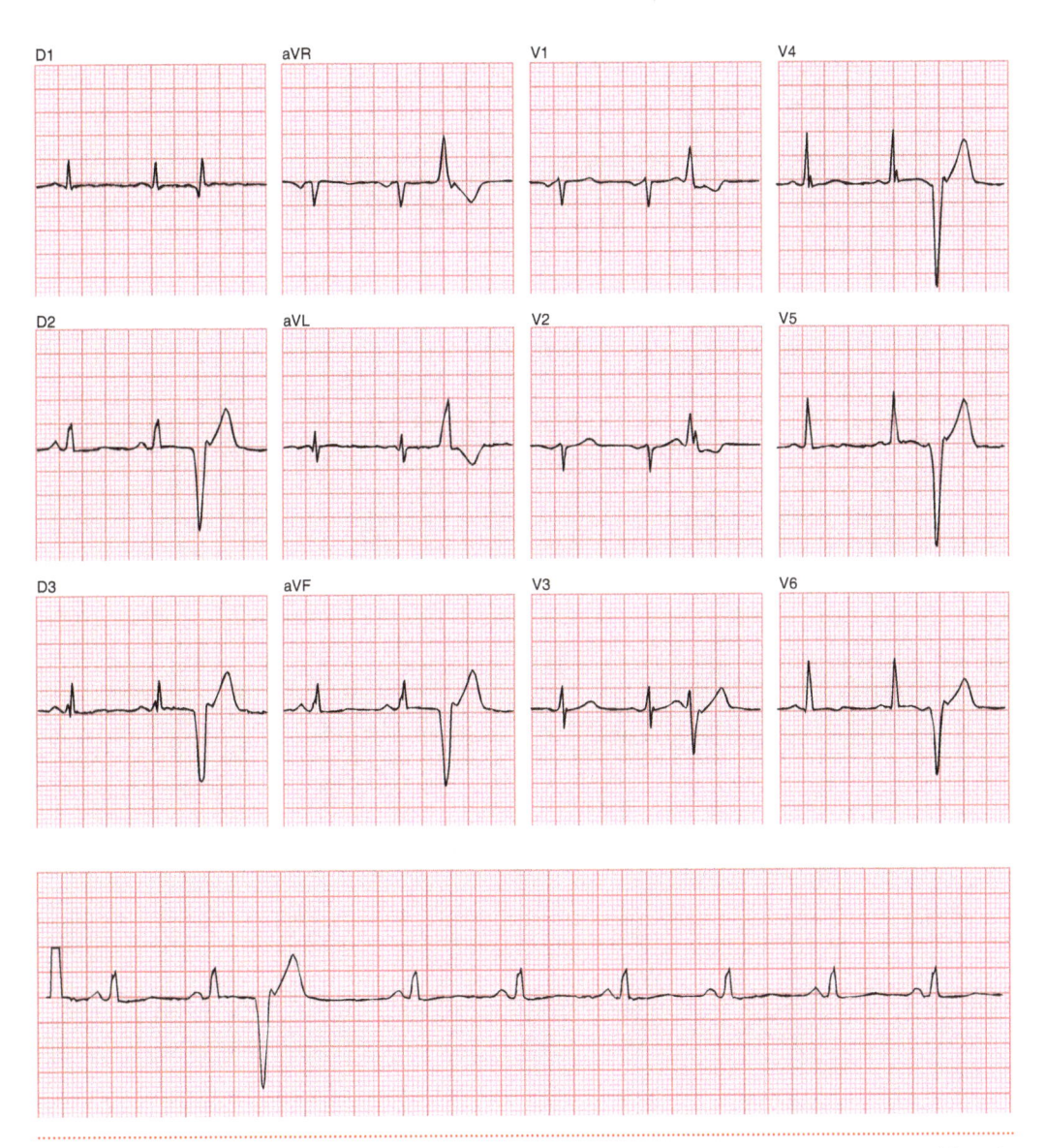

ECG 11.7. Extrassístole ventricular isolada. A ectopia apresenta QRS largo e bizarro, além de alterações secundárias da repolarização. A pausa compensatória é completa, pois a distância RR do intervalo que engloba a EV é maior que o dobro do intervalo RR do ciclo básico. Além disso, há captura atrial retrógrada, demonstrada pela presença de onda P logo ao final do complexo QRS.

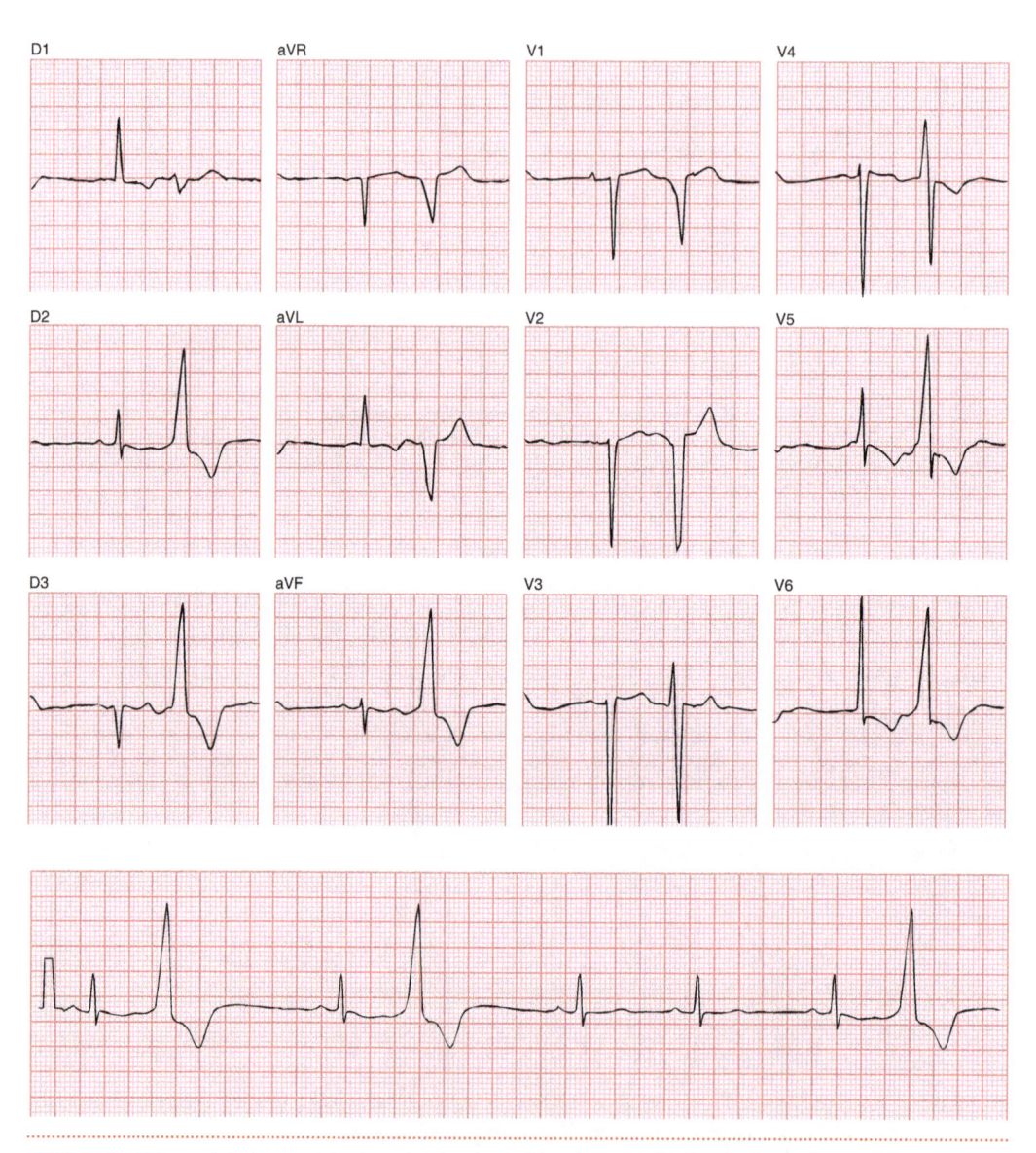

ECG 11.8. Extrassístole ventricular da via de saída do ventrículo direito. A ectopia apresenta eixo inferior no plano frontal (positiva em D2, D3 e aVF) e morfologia de BRE em V1 com transição do QRS em V5.

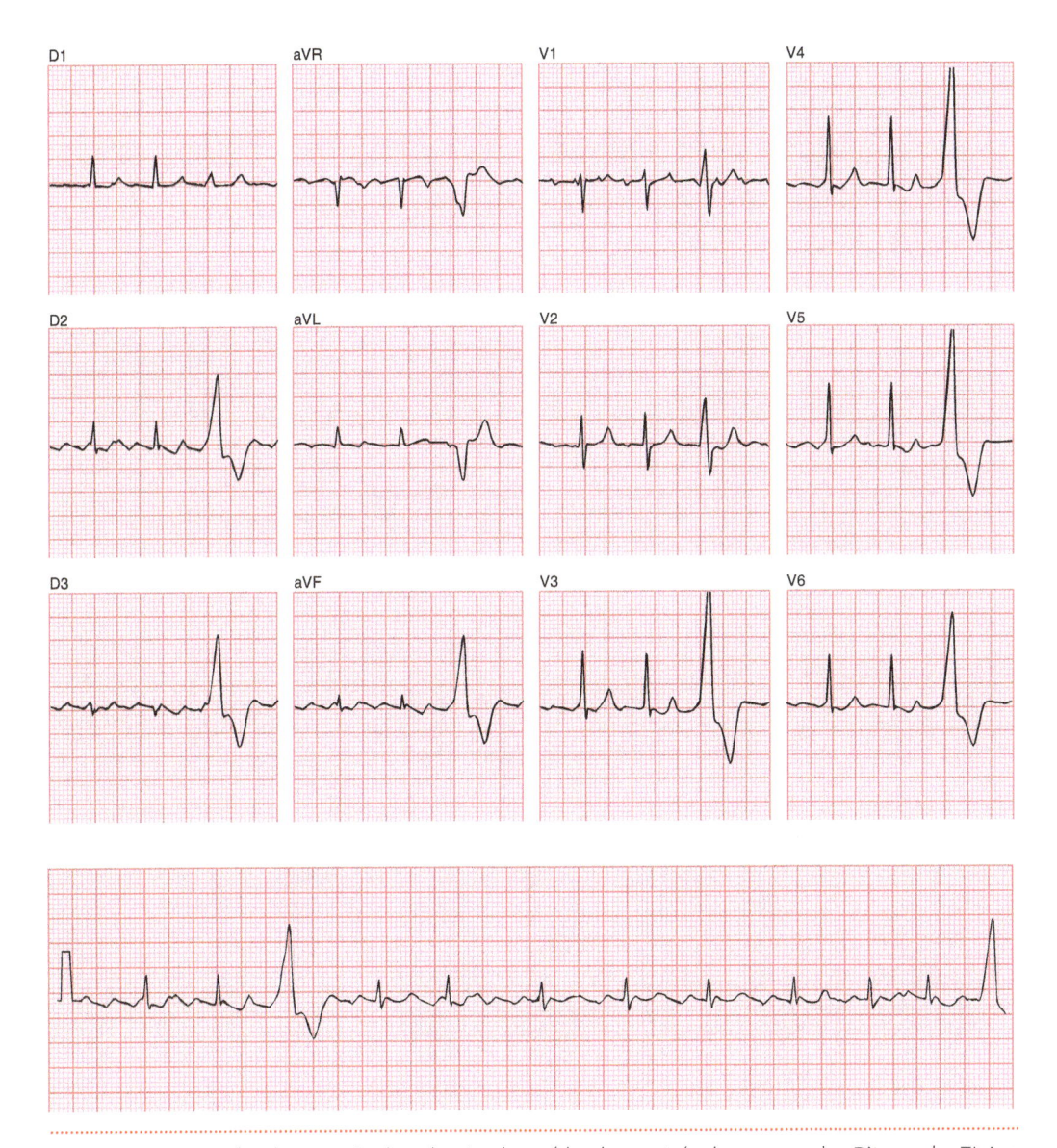

ECG 11.9. Extrassístole ventricular da via de saída do ventrículo esquerdo. Ritmo de FLA e ectopias com eixo inferior (positiva em D2 D3 e aVF), morfologia de BRE em V1 e transição do QRS em V2, sugerindo origem na cúspide coronariana direita.

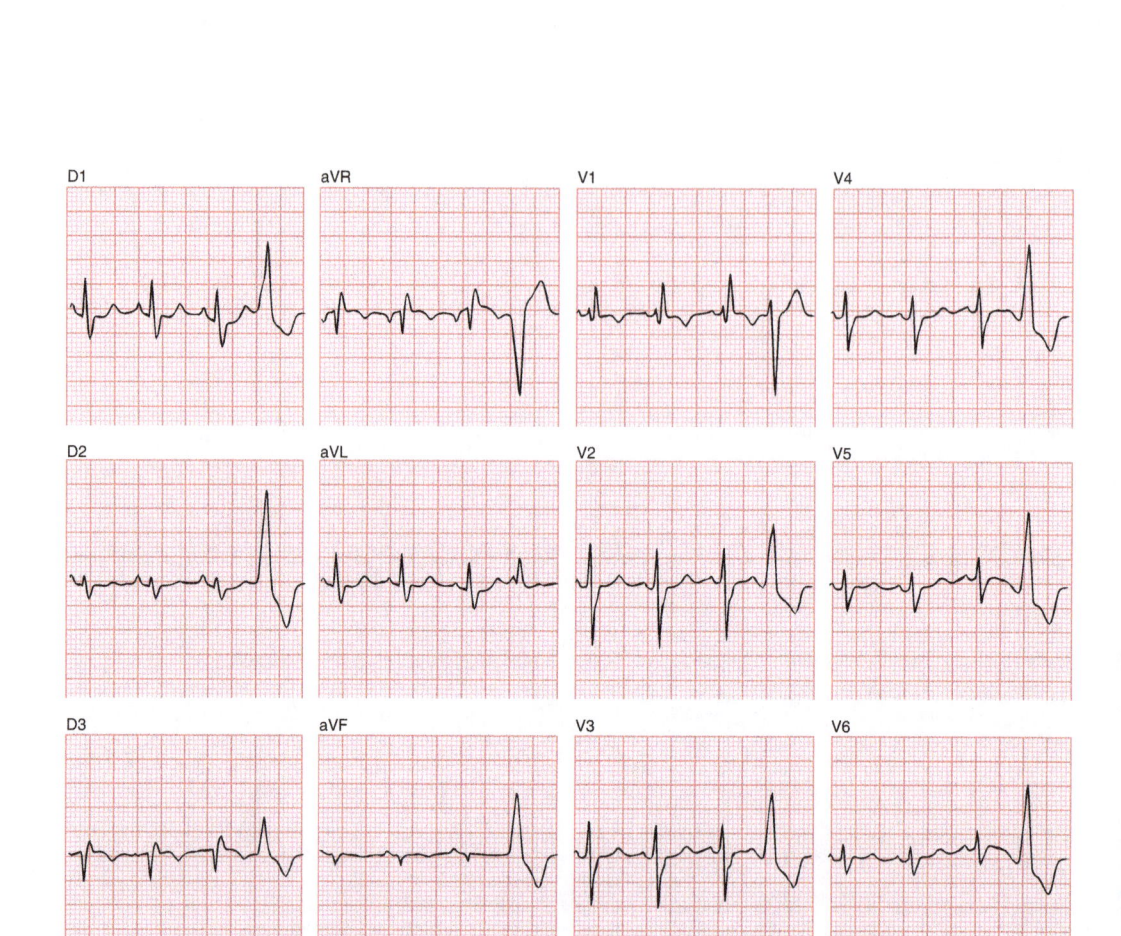

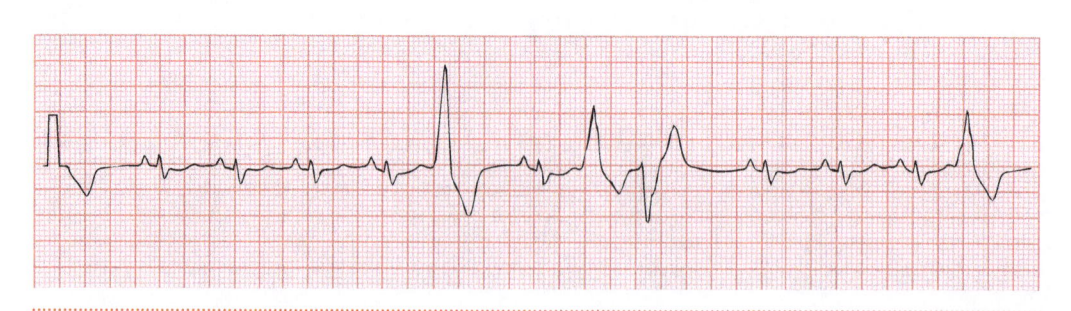

ECG 11.10. Extrassístoles ventriculares polimórficas. Notar a presença de três extrassístoles ventriculares com morfologias e polaridades distintas no D2 longo.

Extrassístoles

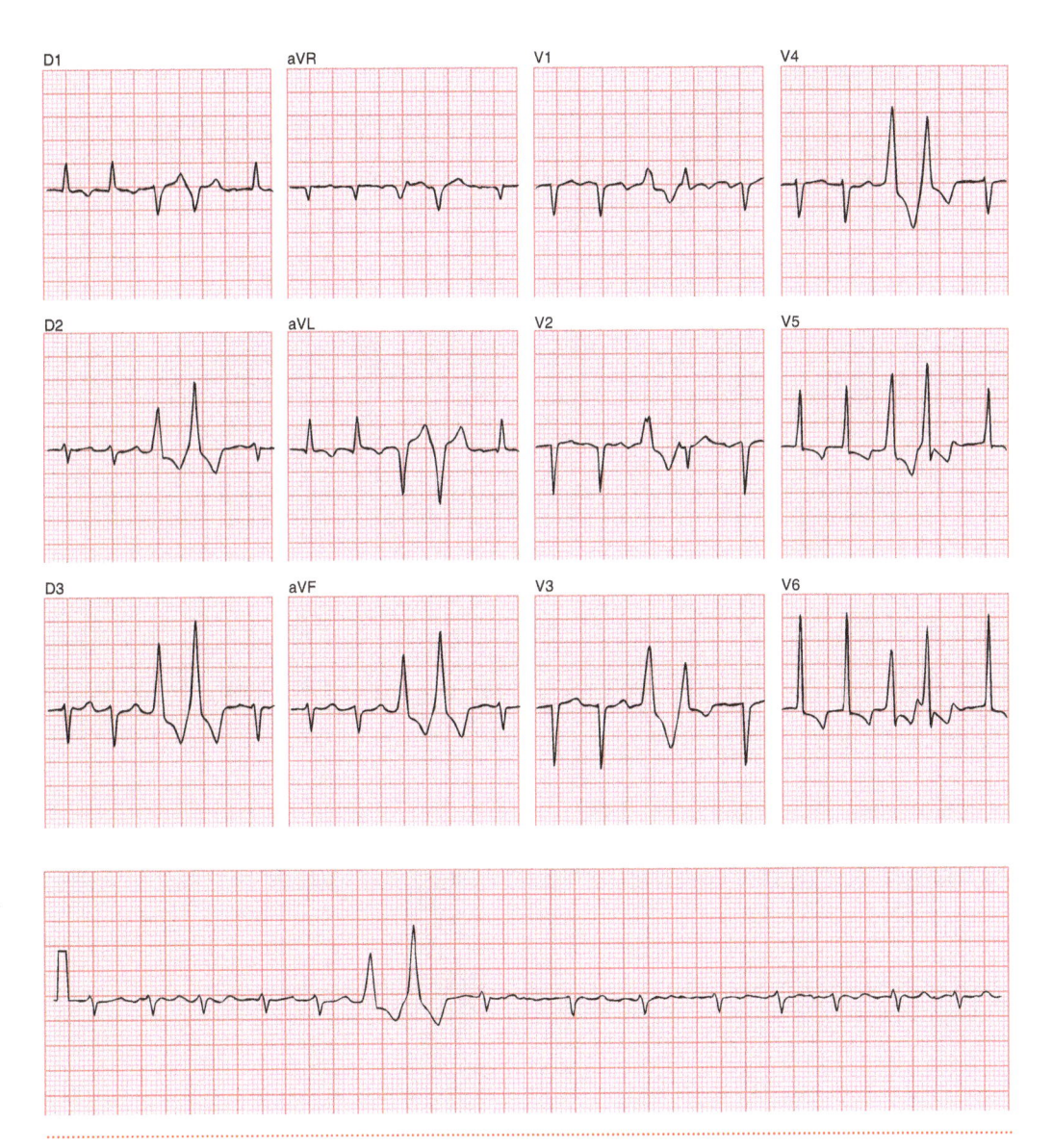

ECG 11.11. Extrassístoles ventriculares pareadas. Sucessão de dois batimentos ectópicos de origem ventricular.

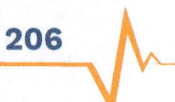

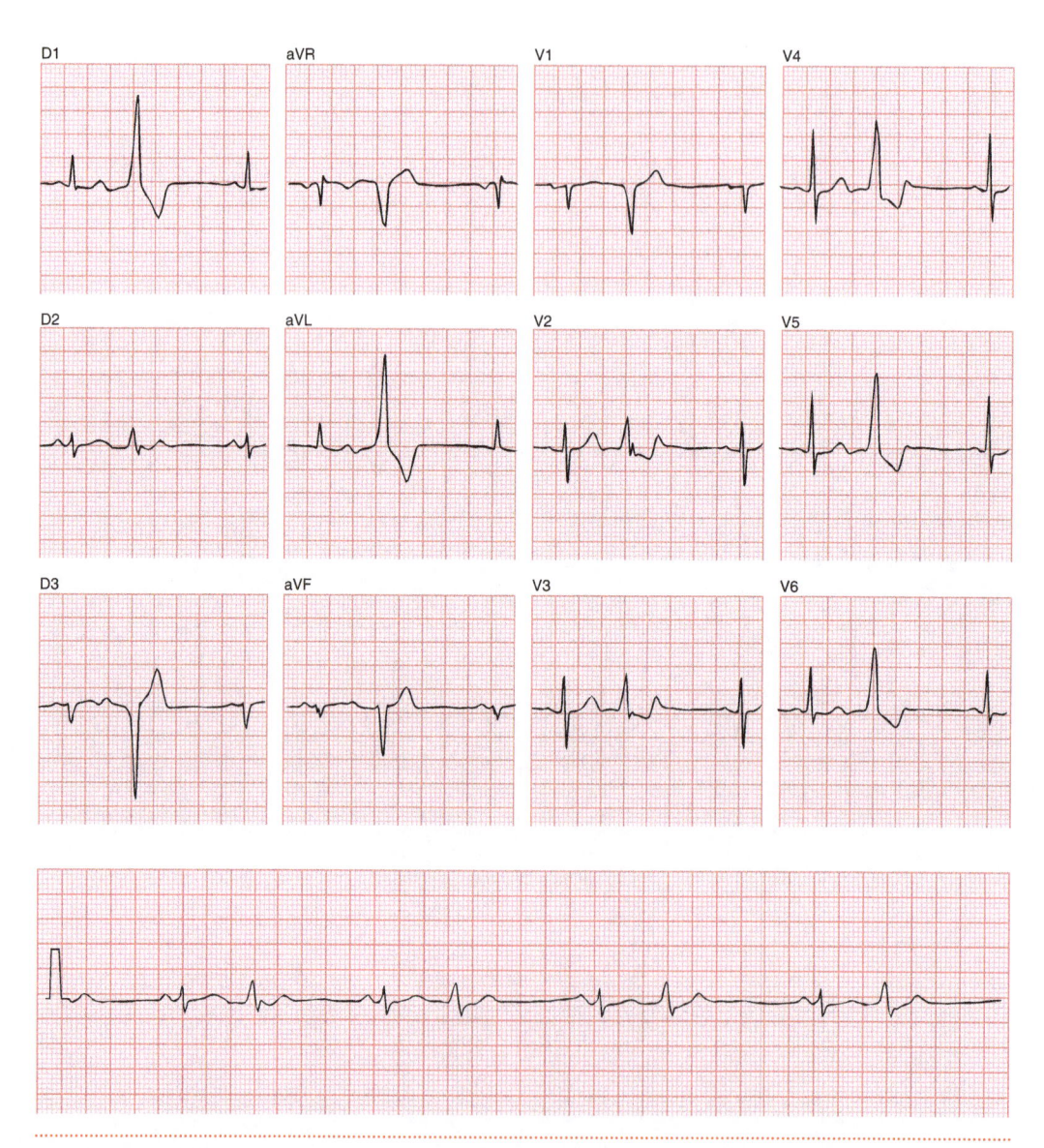

ECG 11.12. Bigeminismo ventricular. Cada batimento normal é sucedido por um batimento ectópico de origem ventricular.

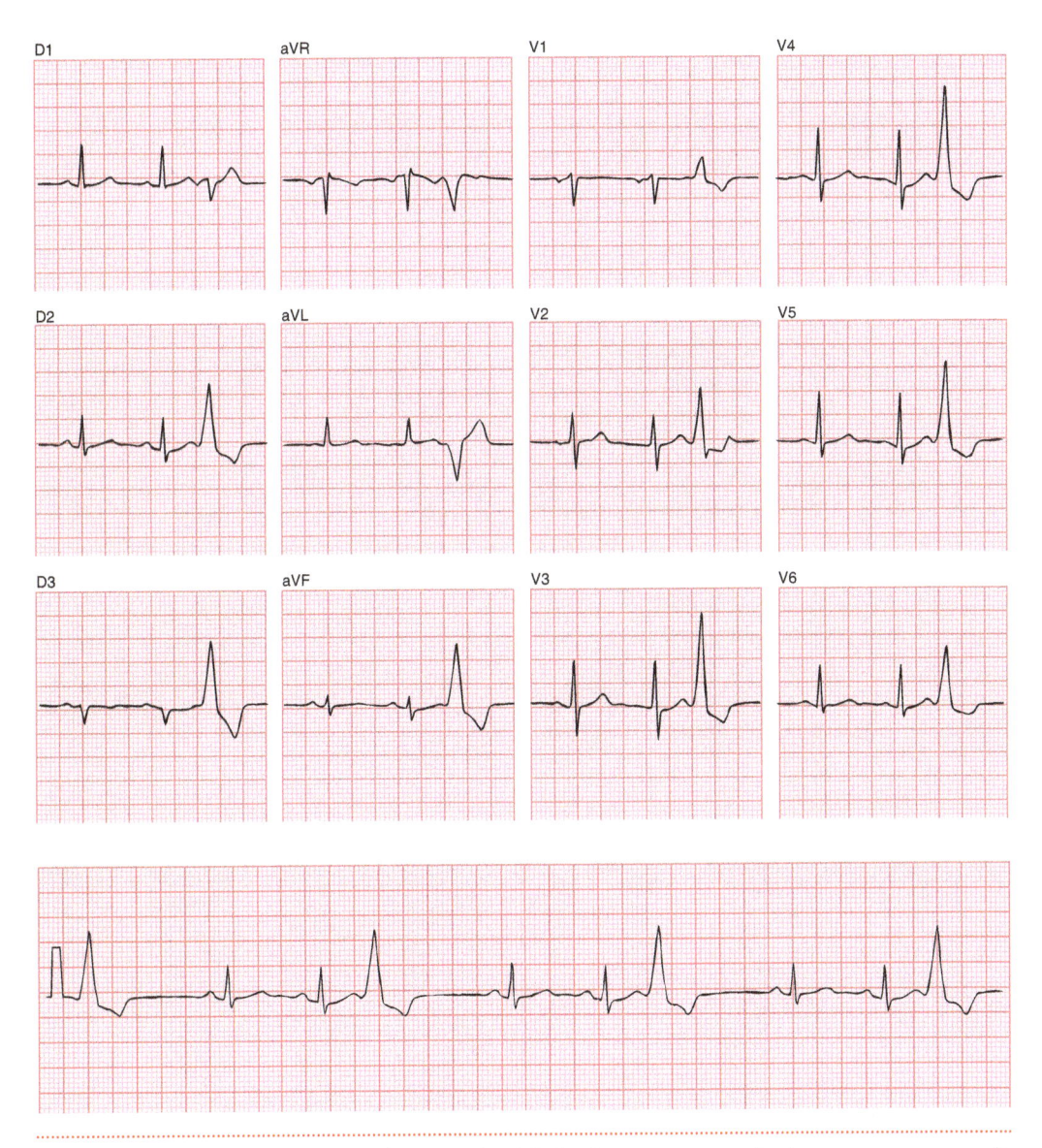

Extrassístoles

ECG 11.13. Trigeminismo ventricular. A cada dois batimentos normais, temos a presença de um batimento ectópico de origem ventricular.

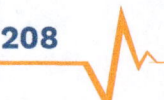

Referências Bibliográficas

1. Hachul DT, Kuniyoshu RR, Darrieux FC da C. Tratado de arritmias cardíacas: fisiopatologia, diagnóstico e tratamento. 1a ed. Rio de Janeiro: Atheneu; 2019. 1206 p.
2. Issa Z, Miller J, Zipes D. Clinical Arrhythmology and Electrophysiology: A Companion to Braunwald's Heart Disease. 3a ed. Philadelphia: Elsevier; 2019. 752 p.
3. Pastore CA, Pinho JA, Pinho C, Samesima N, et al. III Diretrizes da Sociedade Brasileira de Cardiologia sobre análise e emissão de laudos eletrocardiográficos. Arq Bras Cardiol. 2016;106(4 Supl.1):1–23.
4. Hutchinson MD, Garcia FC. An Organized Approach to the Localization, Mapping, and Ablation of Outflow Tract Ventricular Arrhythmias. J Cardiovasc Electrophysiol. 2013;24(10):1189–97.
5. Anderson RD, Kumar S, Parameswaran R, Wong G, et al. Differentiating Right- and Left-Sided Outflow Tract Ventricular Arrhythmias. Circ Arrhythmia Electrophysiol. 2019;12(6):e007392.
6. Manolis AS. Premature ventricular complexes: Clinical presentation and diagnostic evaluation. Uptodate. 2020. Disponível em: < http://www.uptodate.com/online>.
7. Friedmann AA. Extrassístoles ventriculares ou supraventriculares? Diagn Trat. 2016;21(2):82–3.
8. Josephson ME, Callans DJ. Using the twelve-lead electrocardiogram to localize the site of origin of ventricular tachycardia. Hear Rhythm. 2005;2(4):443–6.
9. Gorenek B, Fisher JD, Kudaiberdieva G, Baranchuk A, et al. Premature ventricular complexes: diagnostic and therapeutic considerations in clinical practice. J Interv Card Electrophysiol. 2020;57(1):5–26.
10. Verdile L, Maron BJ, Pelliccia A, Spataro A, et al. Clinical significance of exercise-induced ventricular tachyarrhythmias in trained athletes without cardiovascular abnormalities. Hear Rhythm. 2015;12(1):78–85.
11. Kistler PM, Roberts-Thomson KC, Haqqani HM, Fynn SP, et al. P-Wave Morphology in Focal Atrial Tachycardia. J Am Coll Cardiol. 2006;48(5):1010–7.
12. Mond HG, Haqqani HM. The Electrocardiographic Footprints of Atrial Ectopy. Hear Lung Circ. 2019;28(10):1463–71.
13. Bagliani G, Della Rocca DG, De Ponti R, Capucci A, et al. Ectopic Beats. Card Electrophysiol Clin. 2018;10(2):257–75.
14. Tzeis S, Asvestas D, Yen Ho S, Vardas P. Electrocardiographic landmarks of idiopathic ventricular arrhythmia origins. Heart. 2019;105(14): 1109–16.
15. Vallès E, Bazan V, Marchlinski FE. ECG Criteria to Identify Epicardial Ventricular Tachycardia in Nonischemic Cardiomyopathy. Circ Arrhythmia Electrophysiol. 2010;3(1):63–71.

12

Daniela Bruno Conforti
Hugo Ribeiro Ramadan
Matheus Kiszka Scheffer

Taquicardias Supraventriculares

INTRODUÇÃO

As taquiarritmias podem ser classificadas em taquicardias supraventriculares e taquicardias ventriculares. Por definição, as TSVs são aquelas que tem origem acima do feixe de His. São arritmias comuns e frequentemente sintomáticas, exigindo tratamento medicamentoso e procedimentos eletrofisiológicos. Exemplos de TSV são: TA, TAM, TJ, FA, FLA, TRN e TRAV.

As arritmias supraventriculares geralmente exibem um complexo *QRS estreito* e podem ser *regulares ou irregulares*. Exceções nas quais a TSV se apresenta com um QRS largo, e fazem diagnóstico diferencial com TV, incluem: (1) presença de bloqueio de ramo pré-existente ou aberrância de condução (relacionado à FC); (2) taquicardia por reentrada AV antidrômica ou taquicardia por reentrada atriofascicular; (3) participação da via acessória nas taquicardias reentrantes nodais, taquicardias atriais e na FA.

As taquicardias reentrantes, sejam por micro ou macroreentradas, geralmente são regulares. A FA, a TAM e a TA com condução AV variável são exemplos de TSV com ritmo irregular. Em certas situações a FA pode simular um ritmo regular quando muito rápida e merece atenção especial.

Se o início da taquicardia for observado no ECG, holter ou gravação por telemetria, o modo de início e término da taquicardia pode fornecer informações úteis para o seu diagnóstico. As taquicardias com mecanismo de reentrada se iniciam geralmente com uma ectopia atrial. O prolongamento repentino do intervalo PR (salto de onda) ocorre na TRN típica após um batimento ectópico atrial. A TA também pode ser iniciada por um batimento ectópico atrial, mas não depende de prolongamento acentuado do intervalo PR. Batimentos atriais ou ventriculares prematuros podem desencadear TRAV e os complexos ventriculares prematuros são um gatilho comum da TRN atípica, mas raramente induzem a TRN típica, e apenas excepcionalmente induzem TA.

A **Figura 12.1** apresenta um algoritmo simplificado para o diagnóstico diferencial das taquicardias supraventriculares.

TAQUICARDIA SINUSAL

A taquicardia sinusal é um importante diagnóstico diferencial das TSV e ocorre de forma secundária a alguma condição clínica como febre, anemia, desidratação, uso de droga vasoativa, choque, etc. Porém, também pode ocorrer de forma inapropriada quando não estiver relacionada a uma causa secundária (**Figura 12.2**).

Taquicardia Sinusal
- Onda P sinusal
- FC > 100 bpm

Taquicardia Sinusal Inapropriada
- Não pode ser explicada pela demanda fisiológica em repouso, com mínimo exercício ou na fase de recuperação do exercício
- FC > 100 bpm em repouso e > 90 bpm na média de 24 horas

Taquicardias Supraventriculares

```
Taquicardia de QRS estreito
         (QRS < 120 ms)
         /            \
      Regular        Irregular
        |                |
   Ondas P visíveis?   FA
    /        \         TA/FLA com condução AV variável
   Sim       Não       TAM
    |         |
Frequência   TRN ou outro
atrial >     mecanismo com
ventricular  ondas P não identificadas
  /    \
 Sim   Não
  |     |
 TA   Intervalo RP
 FLA    /      \
      Curto   Longo
      /  \      |
RP<70ms  RP>70ms  TA
  |        |     Taquicardia de Coumel
 TRN      TRAV   TRN atípica
           TA
```

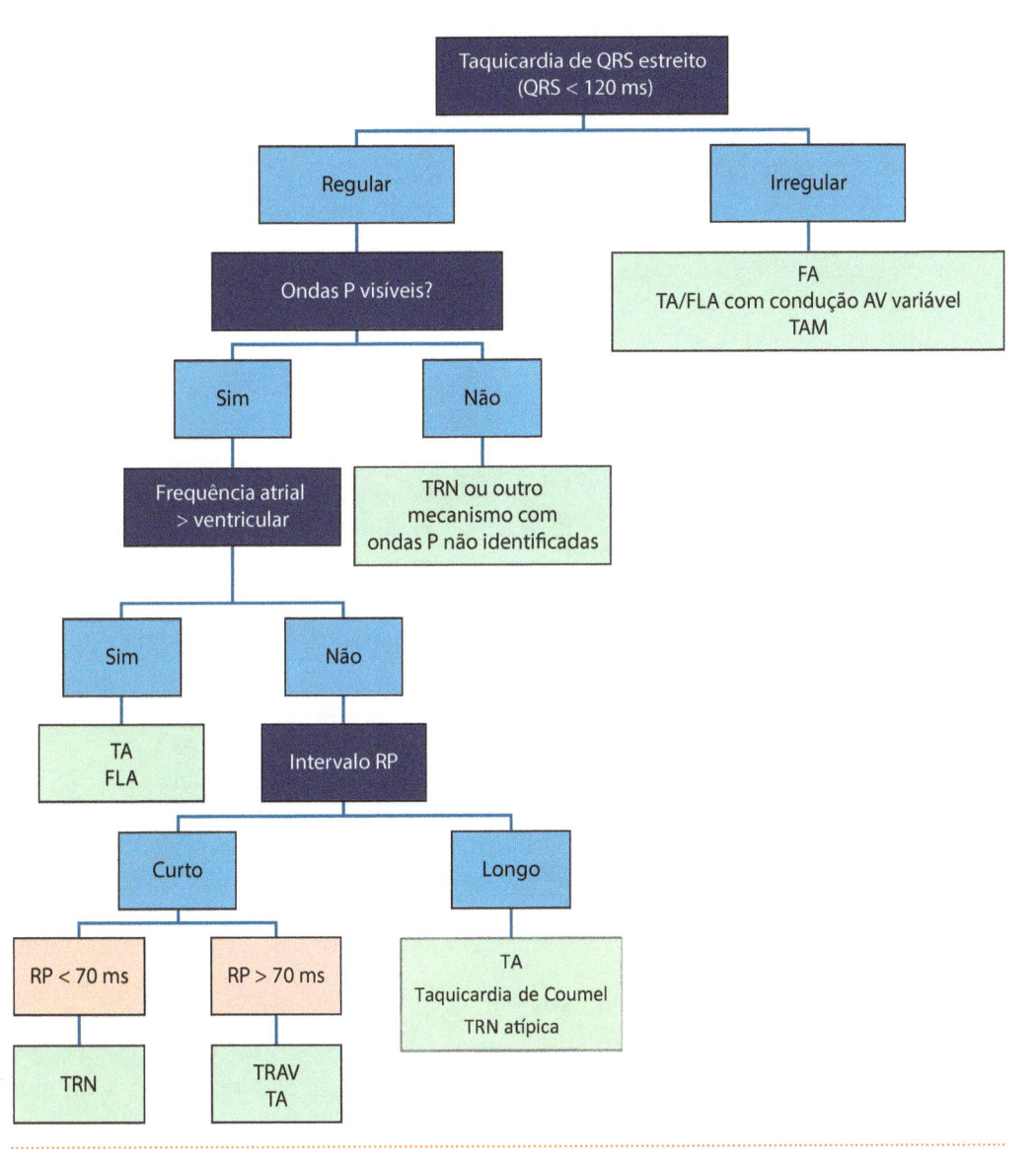

Figura 12.1. Algoritmo simplificado para diagnóstico das taquicardias supraventriculares.

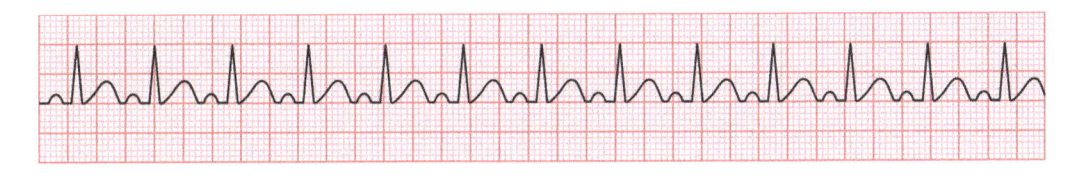

Figura 12.2. Taquicardia sinusal.

TAQUICARDIAS ATRIAIS

São ritmos originados a partir da ativação de áreas atriais distintas do nó sinusal. Podem ser causados por automatismo, atividade deflagrada ou microreentradas. A morfologia da onda P é variável e depende da localização do foco da arritmia (**Figura 12.3**). A TA focal se inicia em um único ponto ou pequena área e se irradia de forma centrífuga pelo restante do tecido atrial; e a TAM ocorre quando três ou mais focos coexistem, com morfologias e frequências distintas, estando frequentemente associada a DPOC, DAC, valvopatias, hipomagnesemia ou uso de teofilina.

Taquicardia Atrial (TA)
- Onda P de morfologia distinta da sinusal (pode estar parcialmente mascarada pelo segmento ST ou onda T precedentes)
- Linhas isoelétricas entre as ondas P em todas as derivações
- Intervalo RR regular quando relação AV for 1:1 ou irregular se ocorrer bloqueio AV variável
- FC entre 130-230 bpm
- Onda P positiva ou minus-plus em V1 sugere foco no AE, enquanto onda P negativa ou plus-minus em V1 sugere foco no AD
- Intervalo RP geralmente longo (alguns casos podem apresentar intervalo PR curto dependendo do grau de atraso de condução AV – TA com BAV 1º grau, por exemplo)
- Variação dos intervalos RP (ausência de *linking* VA)

Taquicardia Atrial Multifocal (TAM)
- Três ou mais morfologias distintas de onda P em uma mesma derivação
- Intervalos PP, RR e PR variáveis
- FC entre 120-180 bpm

FIBRILAÇÃO ATRIAL (FA)

A FA é caracterizada por atividade atrial desorganizada, gerando oscilações na linha de base e ausência de ondas P. Apenas parte das múltiplas frentes de onda conseguem se propagar aos ventrículos devida as propriedades eletrofisiológicas do nó AV, o que resulta em irregularidades dos intervalos RR (**Figuras 12.4 a 12.7**).

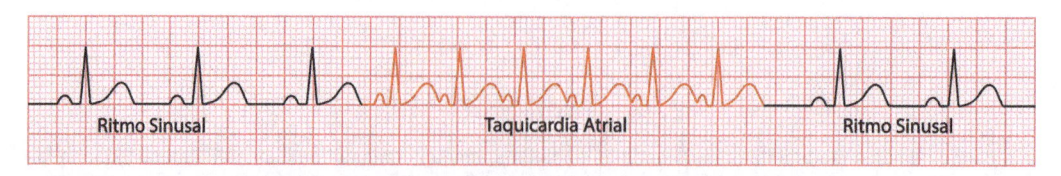

Figura 12.3. Taquicardia atrial. Exemplo de TA não-sustentada, na qual se observa ondas P com morfologia distinta da sinusal e condução 1:1.

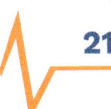

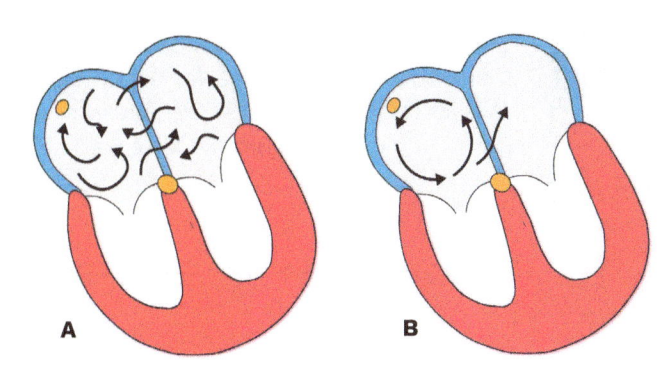

Figura 12.4. (A) Fibrilação atrial e **(B)** flutter atrial. Na FA a atividade elétrica atrial é completamente desorganizada apresentando múltiplas frentes de onda. No FLA a atividade elétrica é organizada num circuito de macroreentrada.

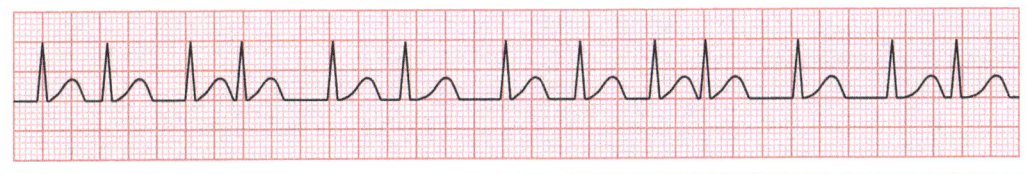

Figura 12.5. Fibrilação atrial. Ritmo irregular e ausência ondas P.

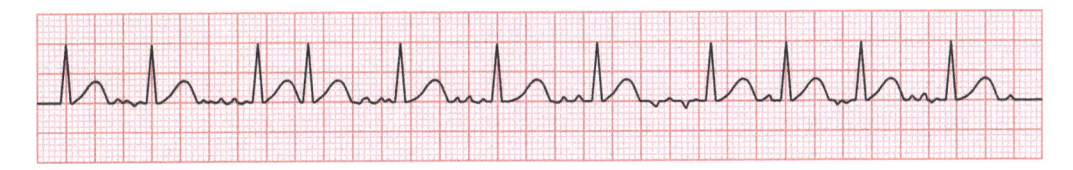

Figura 12.6. Fibrilação atrial com presença de ondas f. Observar a presença de ondas com morfologias variáveis e irregulares na linha de base.

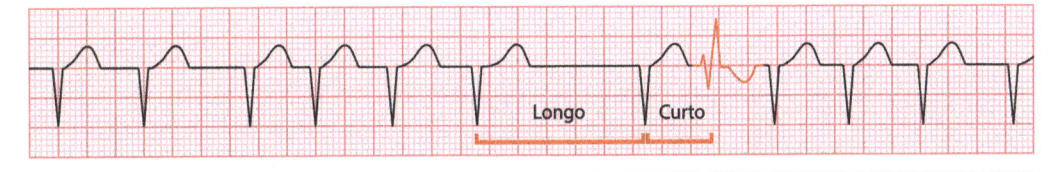

Figura 12.7. Fibrilação atrial com fenômeno de Ashman. O fenômeno de Ashman é a aberrância de condução que ocorre após um ciclo longo-curto pelo aumento do período refratário em um dos ramos (geralmente o ramo direito). Deve ser diferenciado da extrassístole ventricular.

Fibrilação Atrial
- Ausência de ondas P
- Intervalos RR irregulares
- Ondas f podem ou não estar presentes
- A linha de base pode se apresentar isoelétrica ou com irregularidades finas ou grosseiras
- Frequência atrial entre 450 e 700 ciclos por minutos e resposta ventricular variável (baixa resposta quando < 60 bpm ou alta resposta quando > 100 bpm)

> **Box 12.1**
> **Fenômeno de Ashman**
>
> Condução aberrante que ocorre em batimento que segue imediatamente um intervalo RR curto após um RR longo (sequência de ciclos longo-curto) em razão do aumento do período refratário no sistema de condução. Ocorre mais frequentemente pelo ramo direito e tem como diagnóstico diferencial as extrassístoles ventriculares.

> **Box 12.2**
> **FA com "Ondas Grossas" x FLA**
>
> Oscilações grosseiras da linha de base podem causar confusão entre FA e FLA. A variação de morfologia e de frequência das ondas f é característica da atividade desorganizada da FA.

FLUTTER ATRIAL (FLA)

O FLA é uma arritmia macroreentrante que resulta em ondulações características em formato de dente de serra no ECG. Sua forma mais comum utiliza o ICT como parte do circuito, com a frente de onda rodando no sentido anti-horário (mais comum) ou horário (**Figuras 12.4, 12.8 e 12.9**).

> **Flutter Atrial Típico**
> - Presença de ondas F em formato de "dente de serra"
> - Ausência de linha isoelétrica em D2, D3 e aVF (pode apresentar linha isoelétrica nas derivações precordiais)
> - Frequência das ondas F entre 240 a 340 ciclos por minutos
> - Intervalo RR regular nas conduções 1:1, 2:1, 3:1 ou irregular se BAV variável
> - FC próxima a 150 bpm quando condução AV 2:1
> - Circuito típico anti-horário (mais comum): Apresenta ondas F negativas em D2, D3 e aVF, positiva em V1 e negativa em V6
> - Circuito típico horário ou reverso: Apresenta ondas F positivas em D2, D3 e aVF, negativa em V1 e positiva em V6

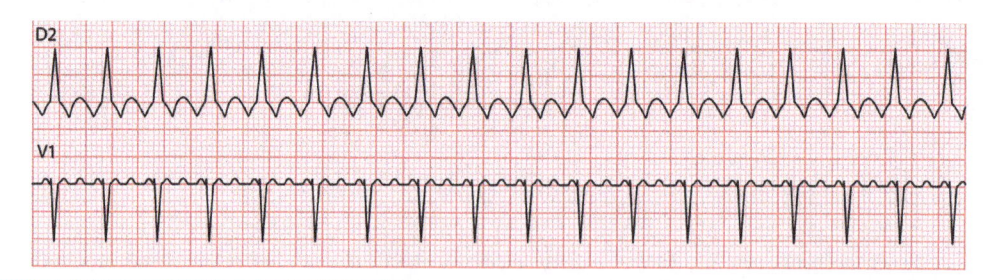

Figura 12.8. Flutter atrial com condução 2:1. Notar a ausência de linha isoelétrica entre os complexos QRS em D2 e FC próxima a 150 bpm.

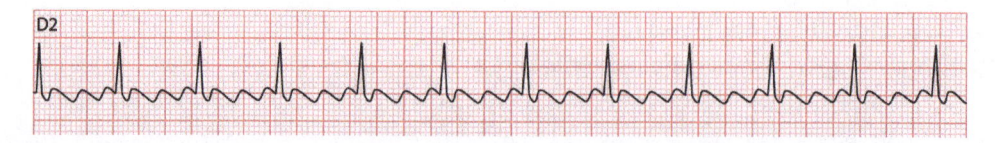

Figura 12.9. Flutter atrial com condução 3:1. Notar o aspecto característico em "dente de serra" da linha de base com ondas F negativas.

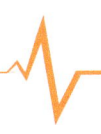

Box 12.3
Taquicardias Atriais Macroreentrantes

As taquicardias atriais macroreentrantes são divididas em dois grupos: as dependentes e as não-dependentes do ICT. As dependentes do ICT incluem o FLA típico, reentrada por lower loop e reentrada intra-ístimo. O termo FLA típico é reservado para o circuito de macroreentrada em que a frente de onda contorna o anel tricuspídeo no sentido horário ou anti-horário, utilizando o ICT como parte essencial do circuito de reentrada. O FLA atípico é apenas um termo descritivo para uma taquicardia atrial com padrão eletrocardiográfico de continua ondulação dos complexos atriais que não depende do ICT, ocorrendo frequentemente em pacientes com cicatrizes atriais provocadas por cirurgia prévia.

TAQUICARDIAS RELACIONADAS AO NÓ AV

Para que ocorra uma TRN, se faz necessária a presença de duas vias de condução pelo nó AV (dupla via nodal); uma via alfa com condução lenta e período refratário curto, e uma via beta com condução rápida e período refratário longo. Na TRN típica, o estímulo elétrico é conduzido dos átrios aos ventrículos de forma anterógrada pela via lenta e de forma retrógrada pela via rápida, gerando assim um circuito de reentrada nodal (**Figura 12.10**). A TJ ocorre por mecanismo de hiperautomaticidade na junção AV, podendo ocorrer no pós-operatório de cirurgias cardíacas pediátricas, na intoxicação digitálica, no

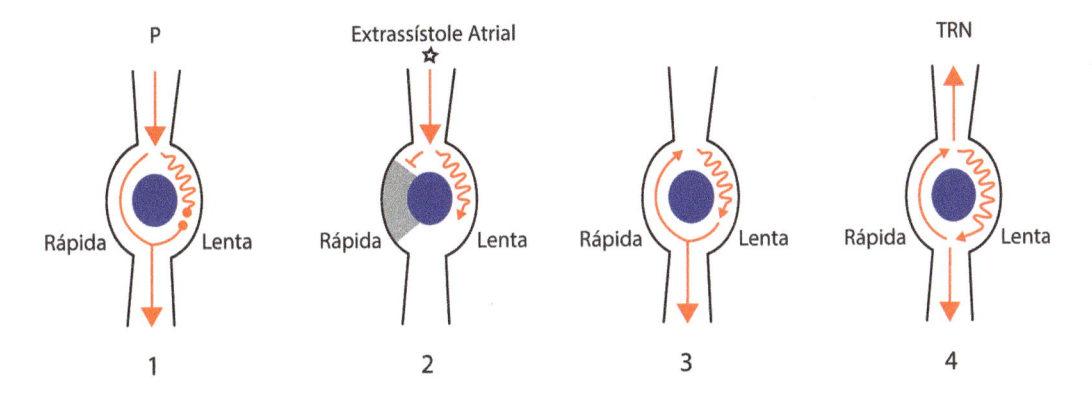

Figura 12.10. Mecanismos da taquicardia por reentrada nodal típica. (1) Durante o ritmo sinusal, o impulso elétrico é transmitido simultaneamente pelas vias alfa (lenta) e beta (rápida) do nó AV, porém a condução pela via lenta é bloqueada ao encontrar o restante do sistema de condução em período refratário, provocado pela passagem do estímulo pela via rápida. (2) Quando ocorre uma extrassístole atrial muito precoce, o estímulo pode não conseguir penetrar na via rápida que possui período refratário longo, e seguirá para os ventrículos através da via lenta, cujo período refratário é curto. (3 e 4) Como o tempo de condução do estímulo pela via lenta é prolongado, até que ele atravesse toda a sua extensão, ocorrerá a recuperação da via rápida. Assim, ao atingir o fim da via lenta, o estímulo conduzirá simultaneamente para os ventrículos e, retrogradamente, para os átrios. Como a via lenta sempre está apta para a condução dos estímulos, com a chega do estímulo ao átrio, este penetrará novamente na via lenta em direção aos ventrículos, mantendo o circuito da taquicardia.

IAM e na febre reumática. Já a taquicardia por duplo passo nodal é um fenômeno raro, na qual um batimento atrial é capaz de gerar dois complexos QRS, através da condução do estímulo atrial simultaneamente pelas vias rápida e lenta do nó AV.

Taquicardia por Reentrada Nodal Típica (TRN)

- O estímulo atrial é conduzido de forma anterógrada pela via lenta e forma retrógrada pela via rápida (forma lenta-rápida)
- A onda P retrógrada pode distorcer a porção inicial do QRS (mimetizando uma onda Q nas derivações inferiores), estar dentro do QRS (inaparente) ou surgir após o QRS (com pseudo-s em D2, D3 e aVF e pseudo-r em V1) (**Figura 12.11**)
- Intervalo RP curto e < 70 ms
- Intervalo RR regular
- FC entre 150 a 250 bpm
- Salto de condução: Observado antes do início da taquicardia, quando o primeiro estímulo atrial desce pela via lenta provocando alargamento do intervalo PR

Taquicardia por Reentrada Nodal Atípica

- O estímulo atrial é conduzido de forma anterógrada pela via rápida e forma retrógrada pela via lenta, ou ainda, utilizada de duas vias lentas (formas rápida-lenta ou lenta-lenta)
- Intervalo RP longo

Taquicardia Juncional (TJ)

- Pode ter condução VA intacta ou dissociada
- Quando condução VA intacta, apresenta interval RP curto e < 70 ms com onda P negativa em D2, D3 e aVF
- Intervalo RR regular ou irregular

Taquicardia por Duplo Passo Nodal (*Double Fire Tachycardia*)

- Um único impulso atrial pode conduzir simultaneamente pela via rápida e via lenta produzindo dois complexos QRS *(double fire)* – Condução 1:2
- Diferenciar de bigeminismo atrial ou juncional

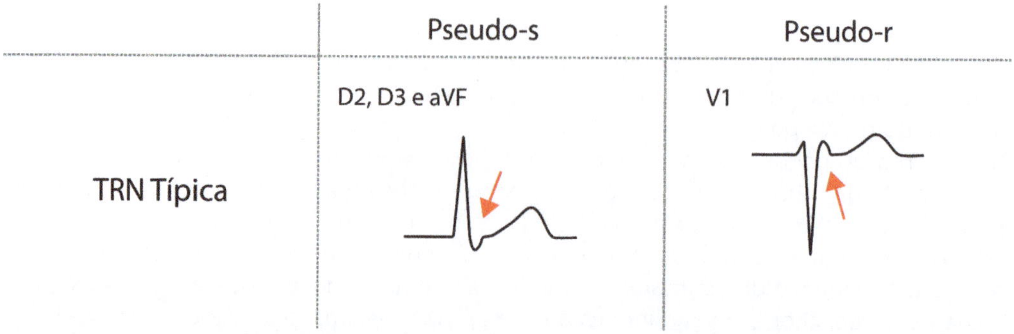

Figura 12.11. Taquicardia por reentrada nodal típica. Na maioria dos casos a onda P retrógrada estará dentro do complexo QRS e não será visível. Quando ela se insere após o QRS, notaremos um intervalo RP curto com < 70 ms e pseudo-s nas derivações inferiores e pseudo-r em V1.

Box 12.4
Intervalos RP e PR

As TSV podem ser classificadas de acordo com o intervalo RP em: RP curto (quando o RP < PR) ou RP longo (quando RP > PR). Esta relação não diagnostica nenhum tipo de taquicardia, mas auxilia no diagnostico diferencial (**Figura 12.12**). O RP curto pode ainda ser subdividido em menor ou maior que 70 ms. Nas taquicardias com RP curto, como a TRN típica por exemplo, o intervalo é < 70 ms com onda P retrógrada logo após o complexo QRS. Já na TRAV ortodrômica, o impulso tem de viajar por todo o ventrículo para chegar à via acessória, assim, apesar do RP curto ele terá > 70 ms de duração.

TAQUICARDIAS POR REENTRADA ATRIOVENTRICULAR (TRAV)

A via acessória que liga eletricamente os átrios aos ventrículos de forma anômala pode predispor ao surgimento de uma taquicardia pela formação de um circuito de macroreentrada (**Figura 12.13**). Nas taquicardias ortodrômicas, o estímulo elétrico dos átrios utiliza sistema de condução normal no sentido anterógrado e uma via acessória no sentido retrógrado. Nas taquicardias antidrômicas, o impulso é conduzido pela via acessória de forma anterógrada e

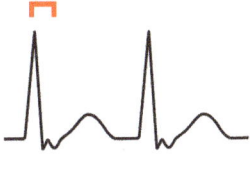

RP curto e < 70 ms
TRN típica

Onda P não visível
TRN típica

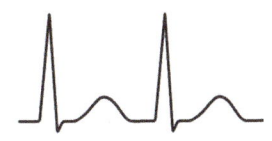

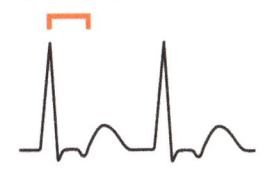

RP curto e > 70 ms
TRAV
Ocasionalmente TRN atípica ou TA

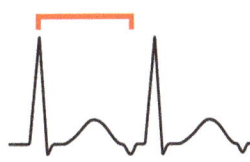

RP longo
TA
Ocasionalmente TRN atípica
Raramente Taquicardia de Coumel

Figura 12.12. Diagnóstico diferencial baseado no intervalo RP.

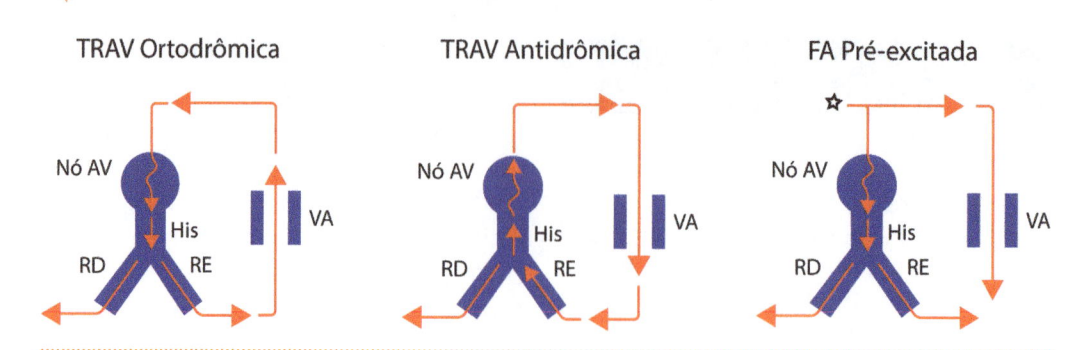

Figura 12.13. Arritmias por reentrada AV e arritmias pré-excitadas.

retorna ao átrio pelo sistema normal de condução, gerando complexos QRS largos indistinguível da TV. A taquicardia de Coumel é um tipo raro de TRAV, de caráter incessante, causada por uma via acessória com propriedades decrementais e condução retrógrada exclusiva. As vias acessórias são abordadas no Capítulo 15.

Taquicardia por reentrada AV Ortodrômica

- QRS estreito com desaparecimento da onda delta (nos casos de pré-excitação manifesta) durante a taquicardia ou QRS alargado devido bloqueio de ramo funcional durante frequências mais elevadas
- Intervalo RP curto e > 70 ms
- Intervalo RR regular
- FC entre 150 a 250 bpm (geralmente mais rápida que a TRN)
- Pode ocorrer Infradesnivelamento do segmento ST devido a fusão com a onda P retrógrada, sendo mais comum nas derivações precordiais e variando conforme a localização da via acessória:
  - V3-V6: Via lateral esquerda
  - D2, D3, aVF e onda T negativa: Via posterior ou posteroseptal
- T negativa ou entalhada em V2-V3 com onda P positiva em 2 derivações inferiores: Via anteroseptal
- Alternância elétrica nas precordiais (vista em FC mais elevadas)

Taquicardia por reentrada AV Antidrômica

- QRS largo por pré-excitação máxima (mimetizando uma TV)
- Onda P não visível devido alargamento do complexo QRS e do segmento ST-T
- Intervalo RR regular
- FC de até 250 bpm

Taquicardia Juncional Recíproca Permanente (Taquicardia de Coumel)

- Caráter incessante; cessa e reinicia espontaneamente a cada poucos batimentos
- Ondas P retrógradas são facilmente visíveis e negativas em D2, D3, aVF e V3 a V6
- FC entre 120 e 200 bpm
- Intervalo RP longo

RESPOSTA À INFUSÃO DE ADENOSINA NAS TSV

A infusão de adenosina pode ajudar no diagnóstico diferencial das TSV ao reduzir a condução pelo nó AV e permitir melhor visualização das ondas do ECG ou encerrar o circuito da arritmia. Os possíveis efeitos da adenosina em relação as TSV estão resumidos na **Tabela 12.1**.

Tabela 12.1. Resposta a infusão de Adenosina	
Término da Taquicardia	TRN TRAV TA TJ
Sem alteração da frequência atrial (com ou sem BAV associado)	TA FLA
Diminuição da frequência atrial ou término transitório (com ou sem BAV associado)	TA TSI
Bloqueio VA com ou sem diminuição da frequência ventricular transitória	TJ

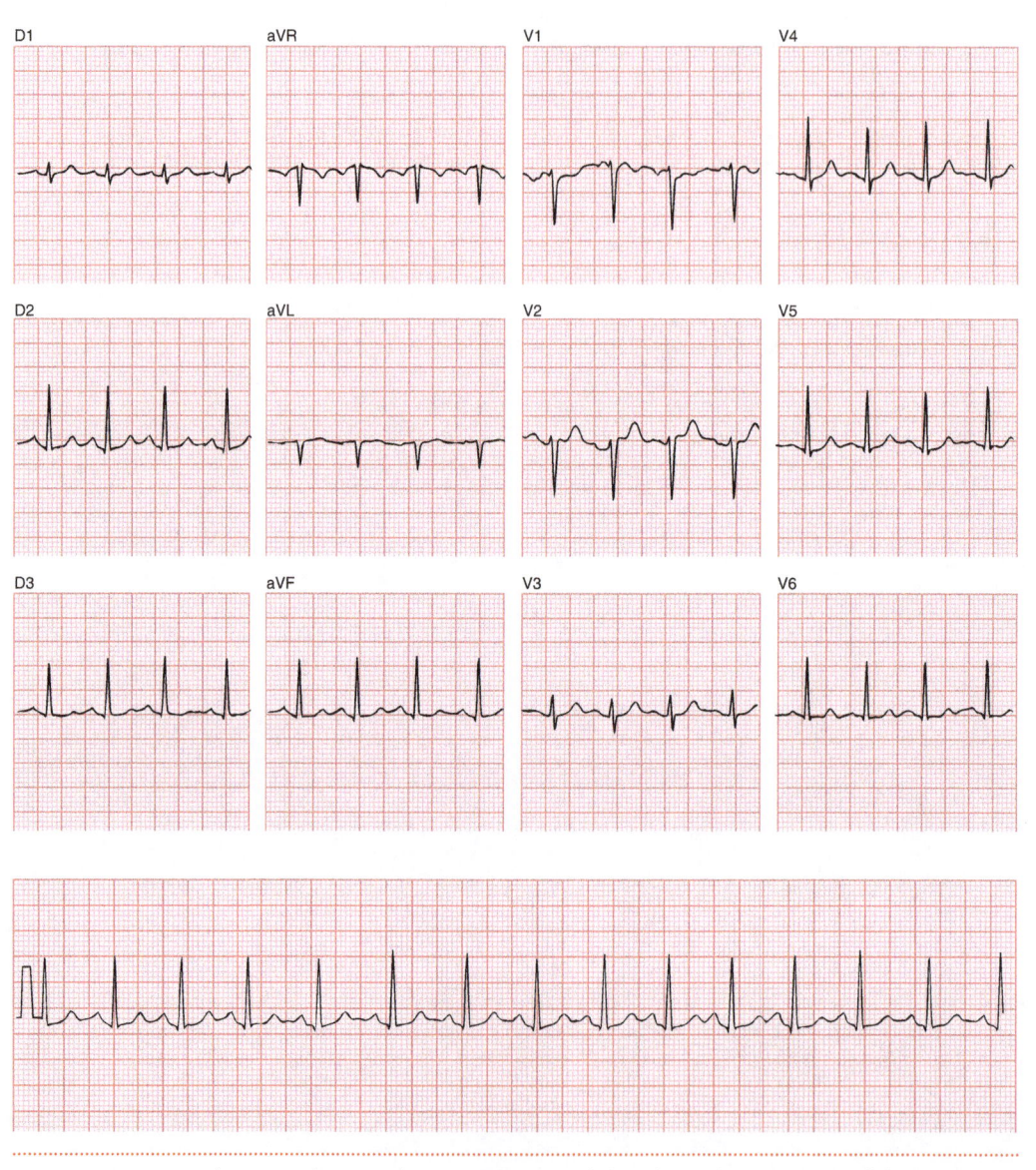

ECG 12.1. Taquicardia sinusal. Complexos QRS precedidos de onda P com morfologia sinusal e FC > 100 bpm.

Taquicardias Supraventriculares

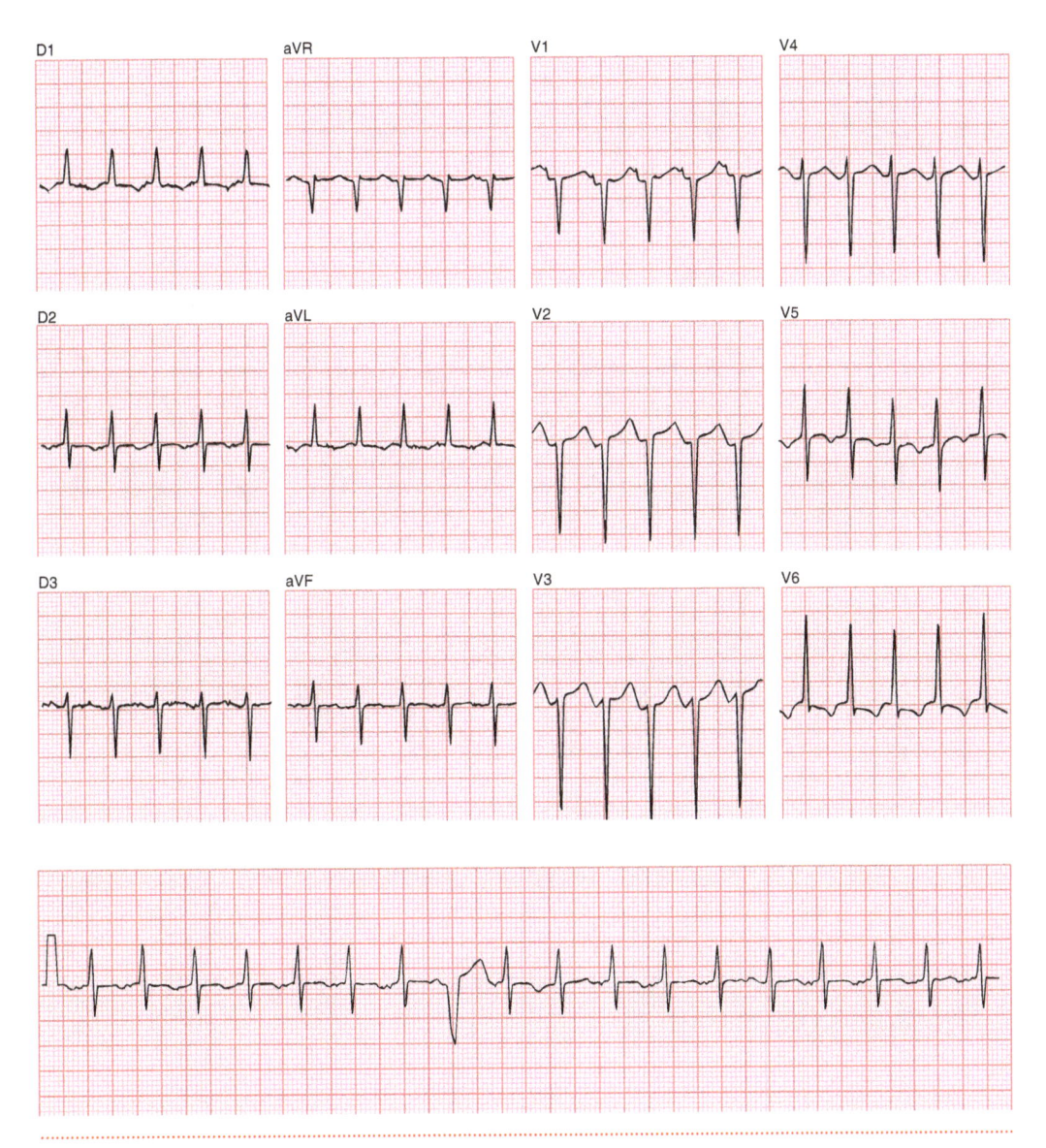

ECG 12.2. Taquicardia atrial com condução 1:1. O intervalo RR é regular e as ondas P apresentam morfologia distinta da sinusal. Além disso, observa-se uma extrassístole ventricular no D2 longo.

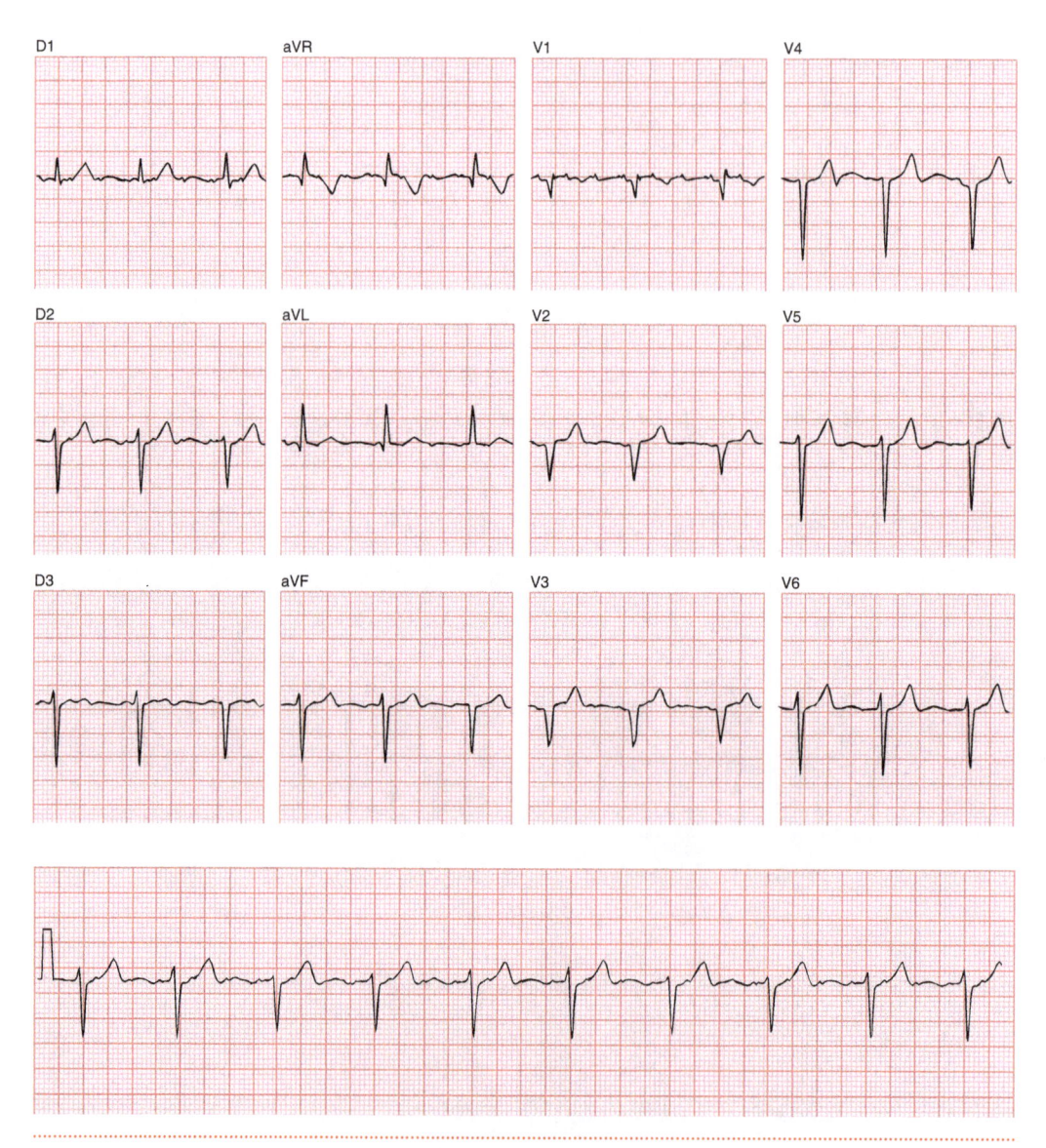

ECG 12.3. Taquicardia atrial com condução 3:1. Notar a presença de ondas P não conduzidas (mais visíveis em V1).

Taquicardias Supraventriculares

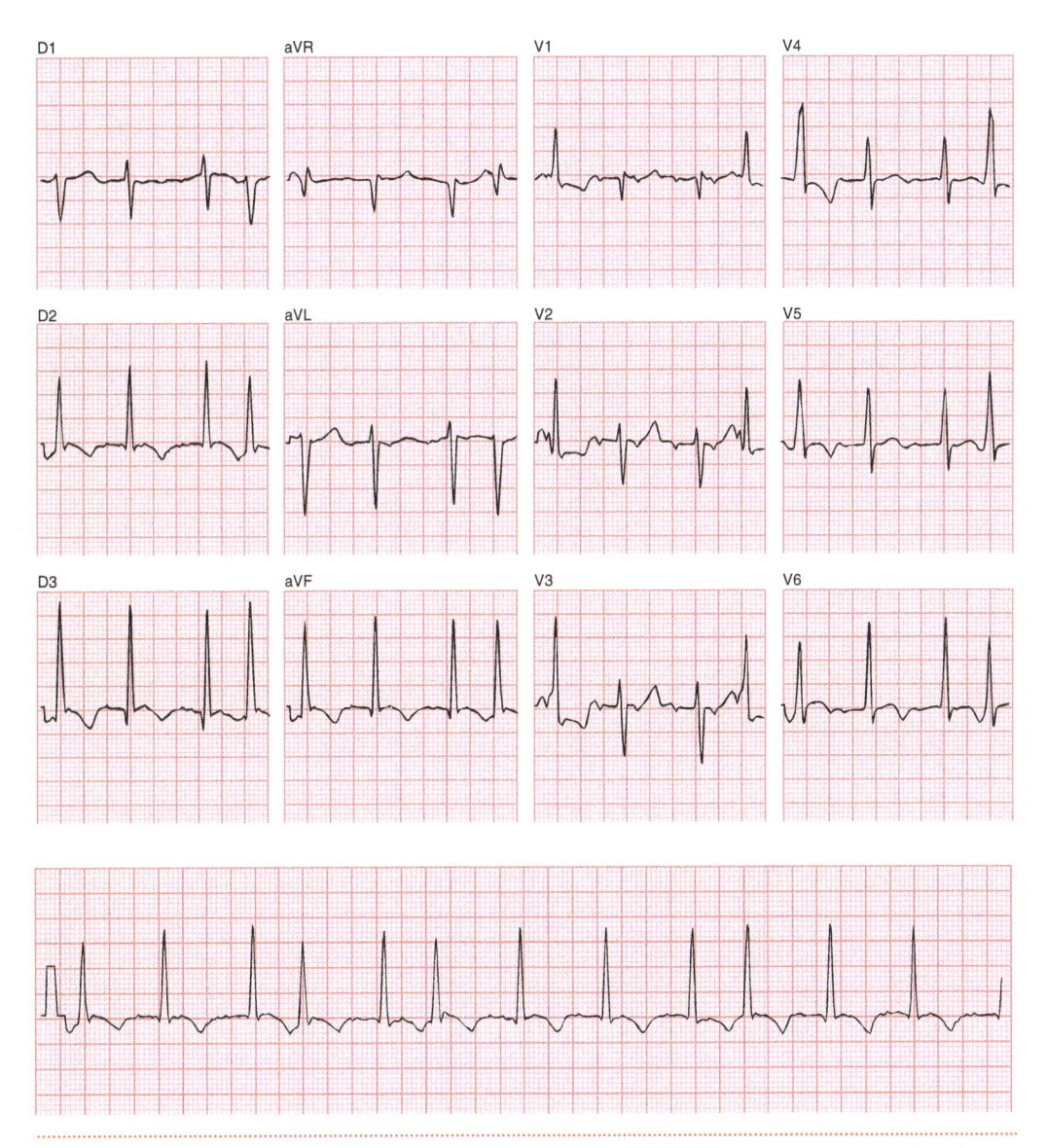

ECG 12.4. Taquicardia atrial com condução AV variável. O ritmo encontra-se irregular decorrente do bloqueio variável na condução AV.

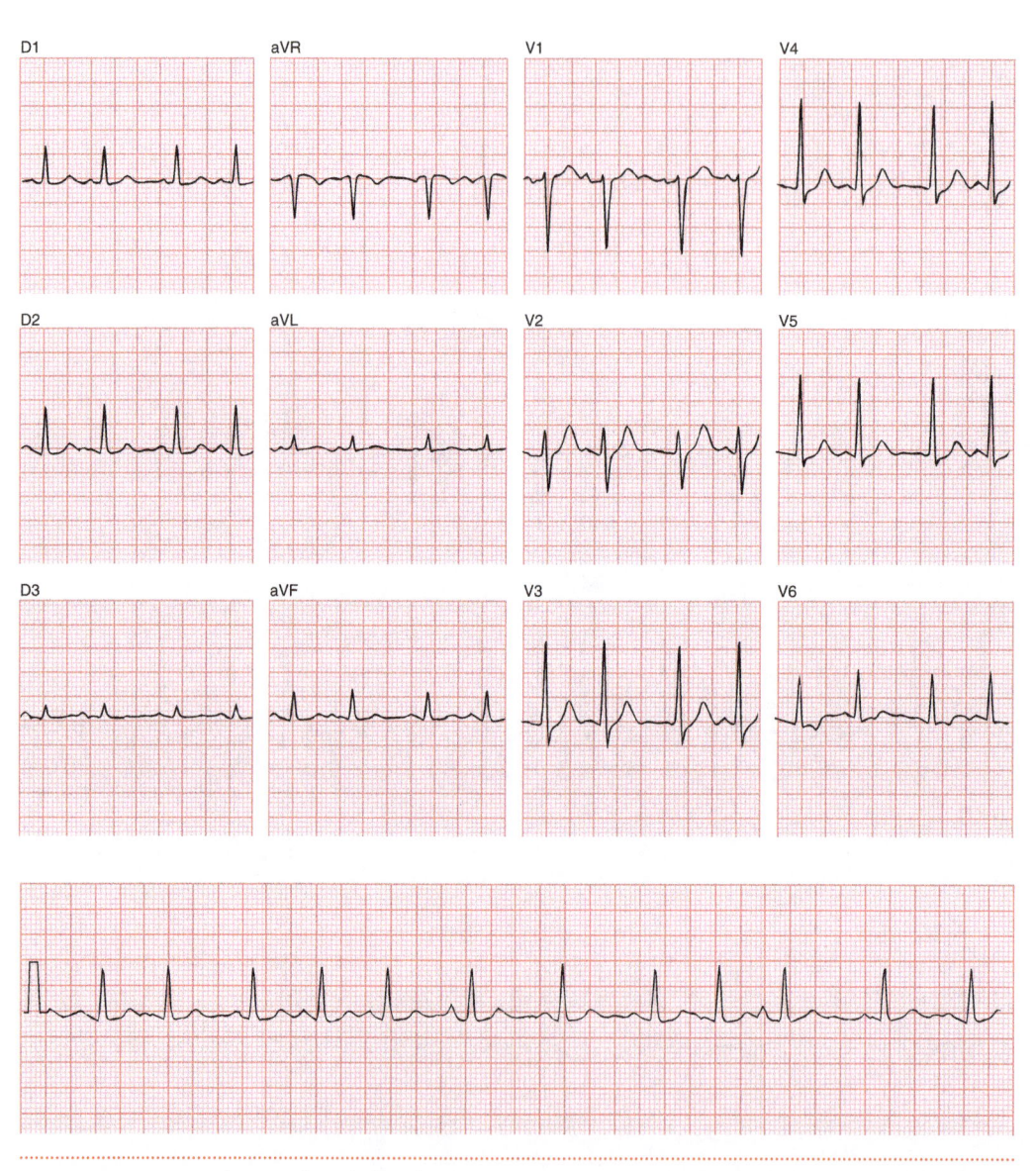

ECG 12.5. Taquicardia atrial multifocal. Notamos a presença de mais de 3 morfologias distintas de ondas P no D2 longo, resultando em intervalos PR, PP e RR variáveis.

Taquicardias Supraventriculares

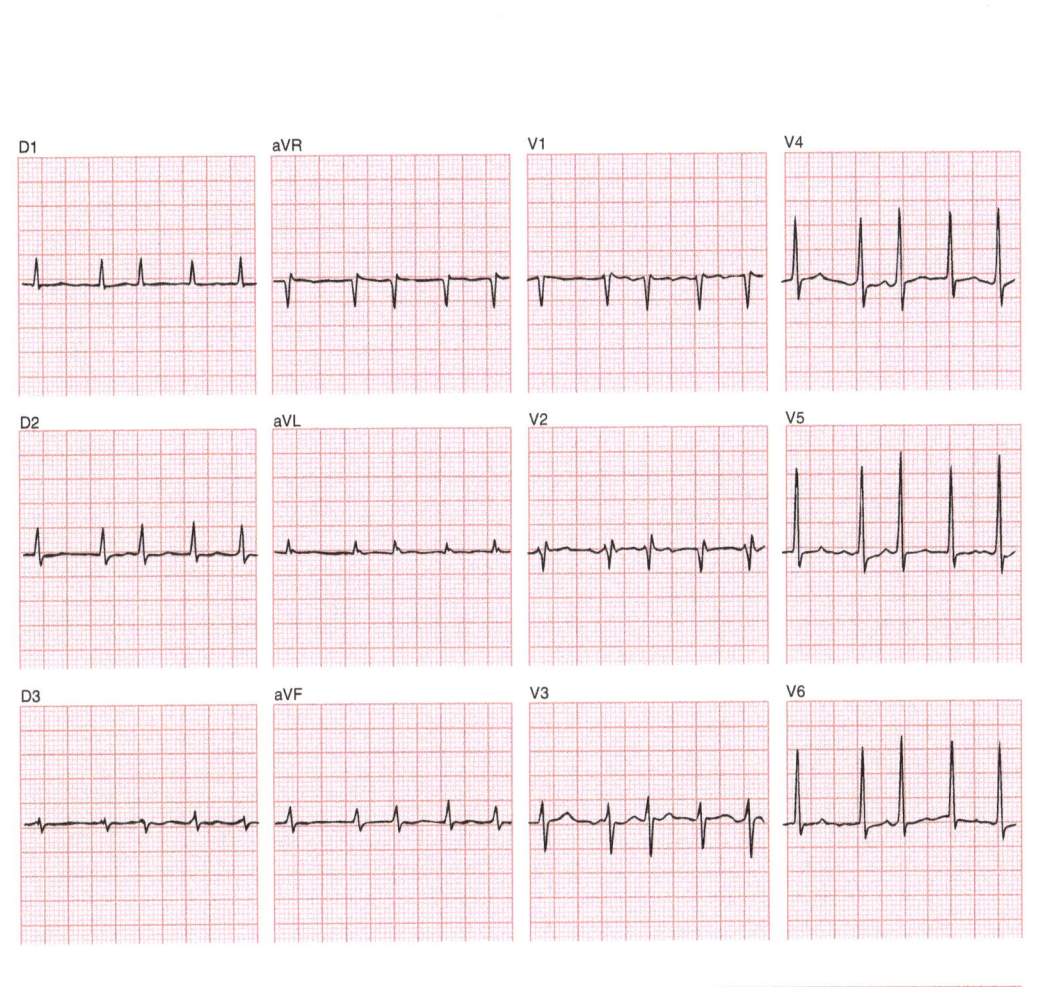

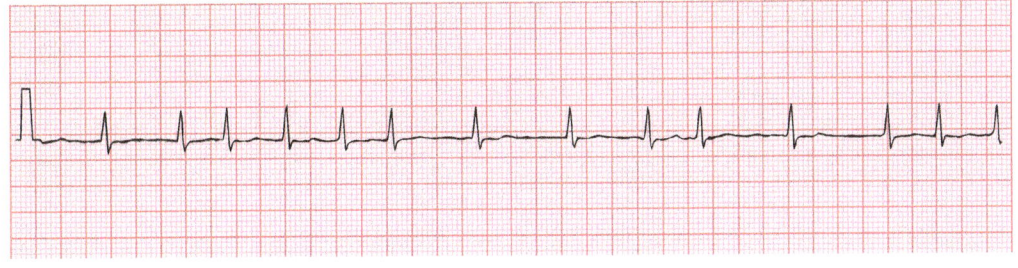

ECG 12.6. Fibrilação atrial. Observamos ritmo irregular e ausência de ondas P. Notar pequenas oscilações na linha de base.

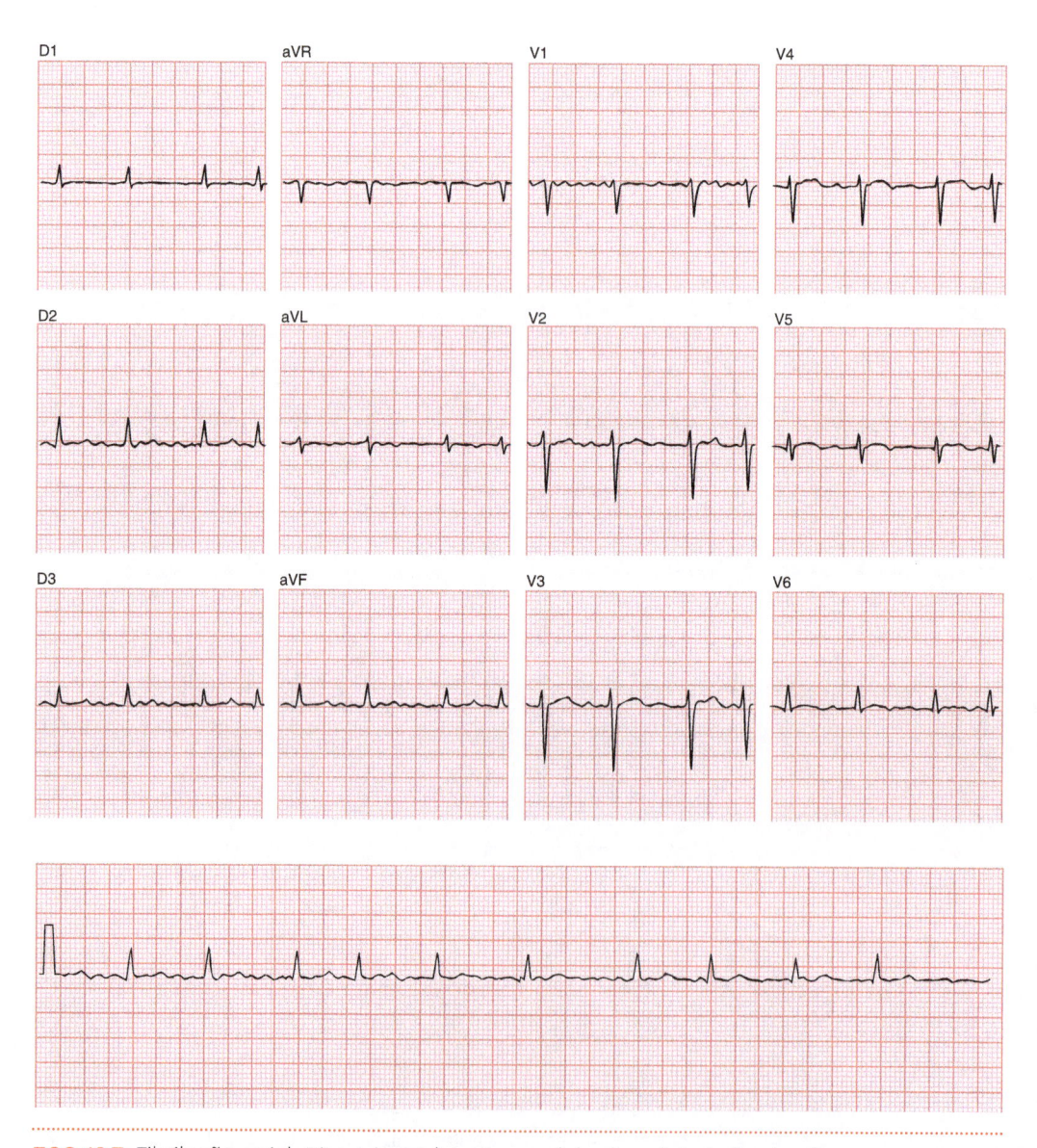

ECG 12.7. Fibrilação atrial. Ritmo irregular com ondulações visíveis (ondas f).

Taquicardias Supraventriculares

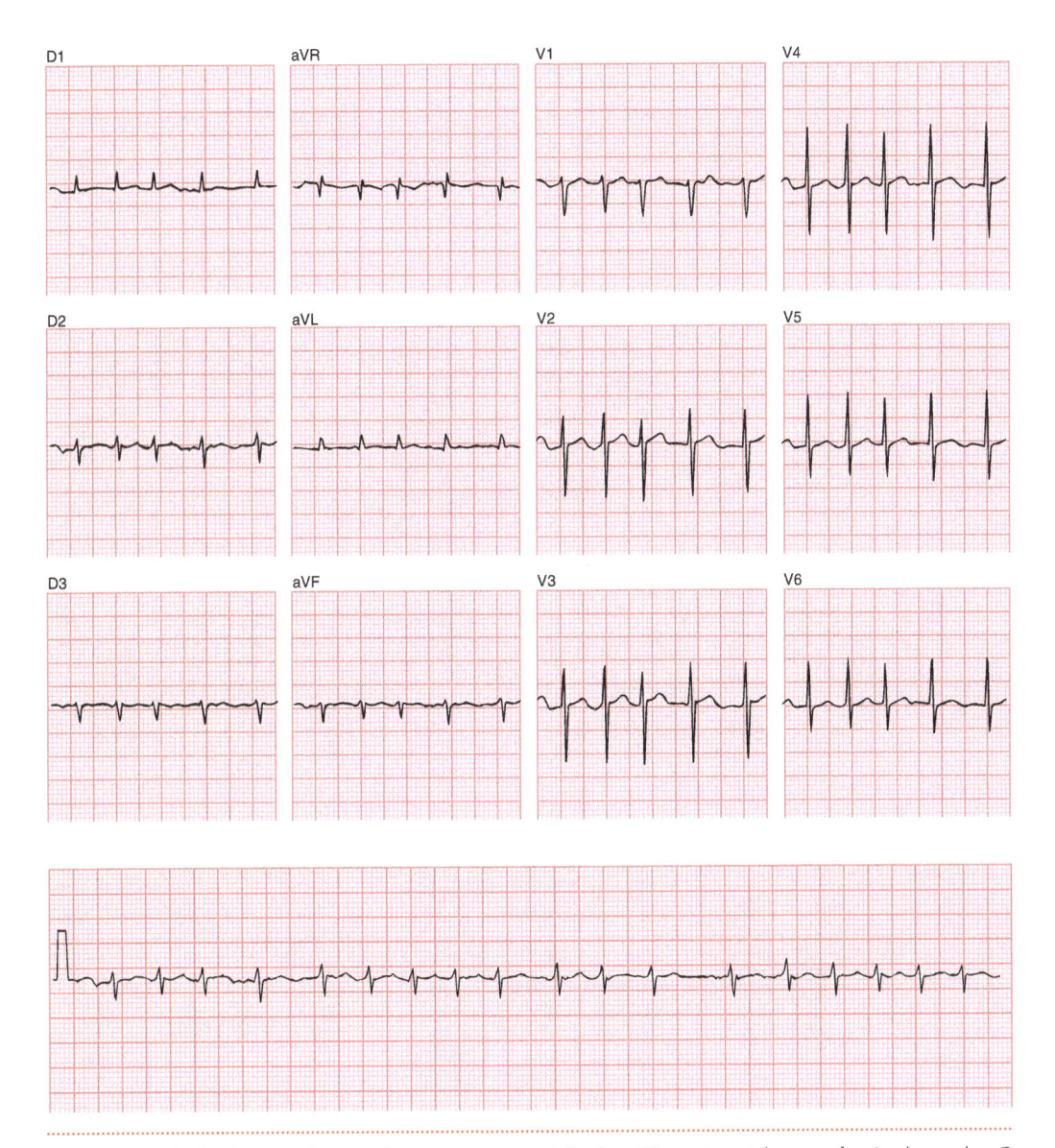

ECG 12.8. Fibrilação atrial com alta resposta ventricular. Ritmo irregular, ausência de ondas P e FC > 100 bpm.

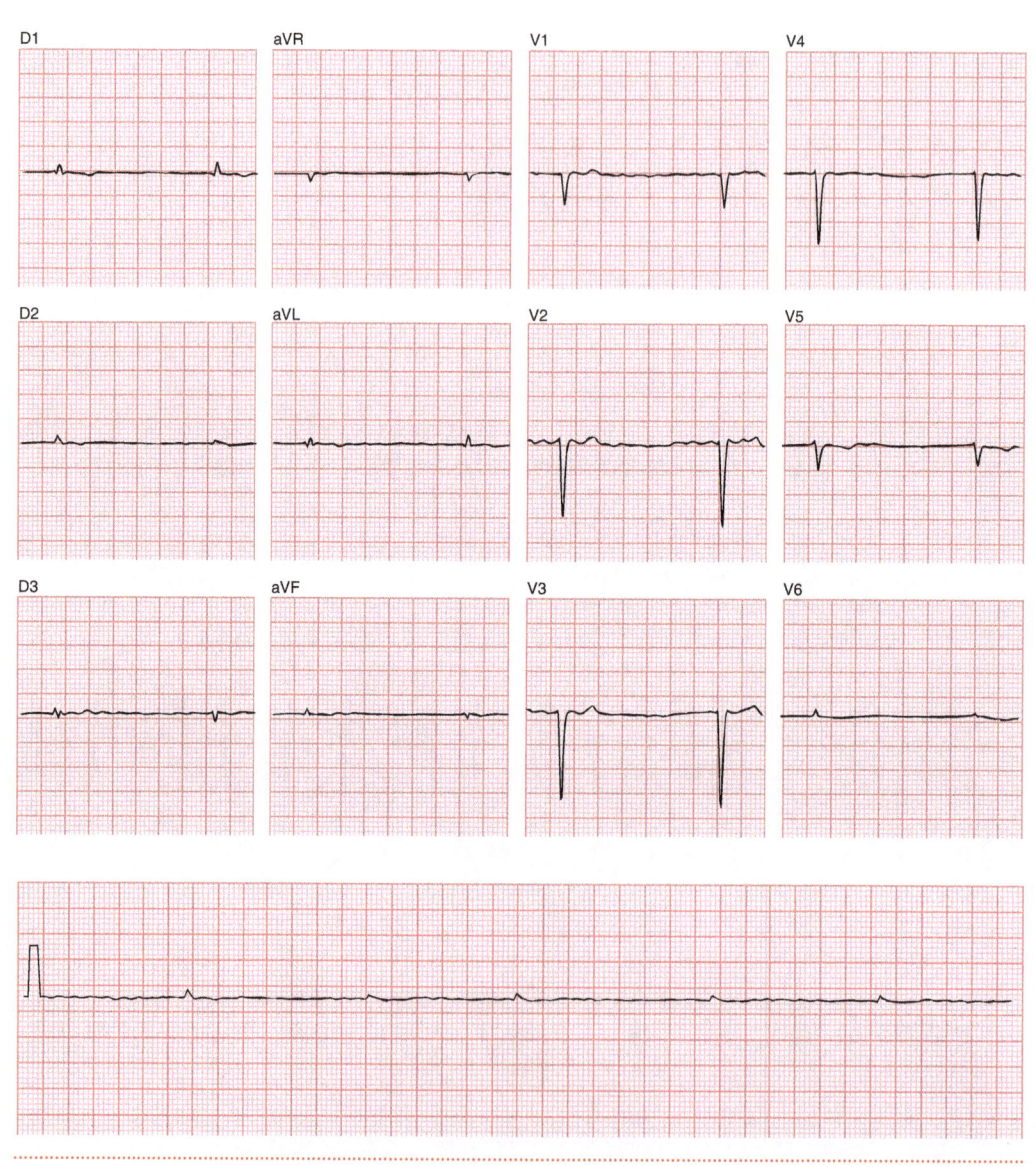

ECG 12.9. Fibrilação atrial com baixa resposta ventricular. Ritmo irregular, ausência de ondas P e FC < 60 bpm.

Taquicardias Supraventriculares

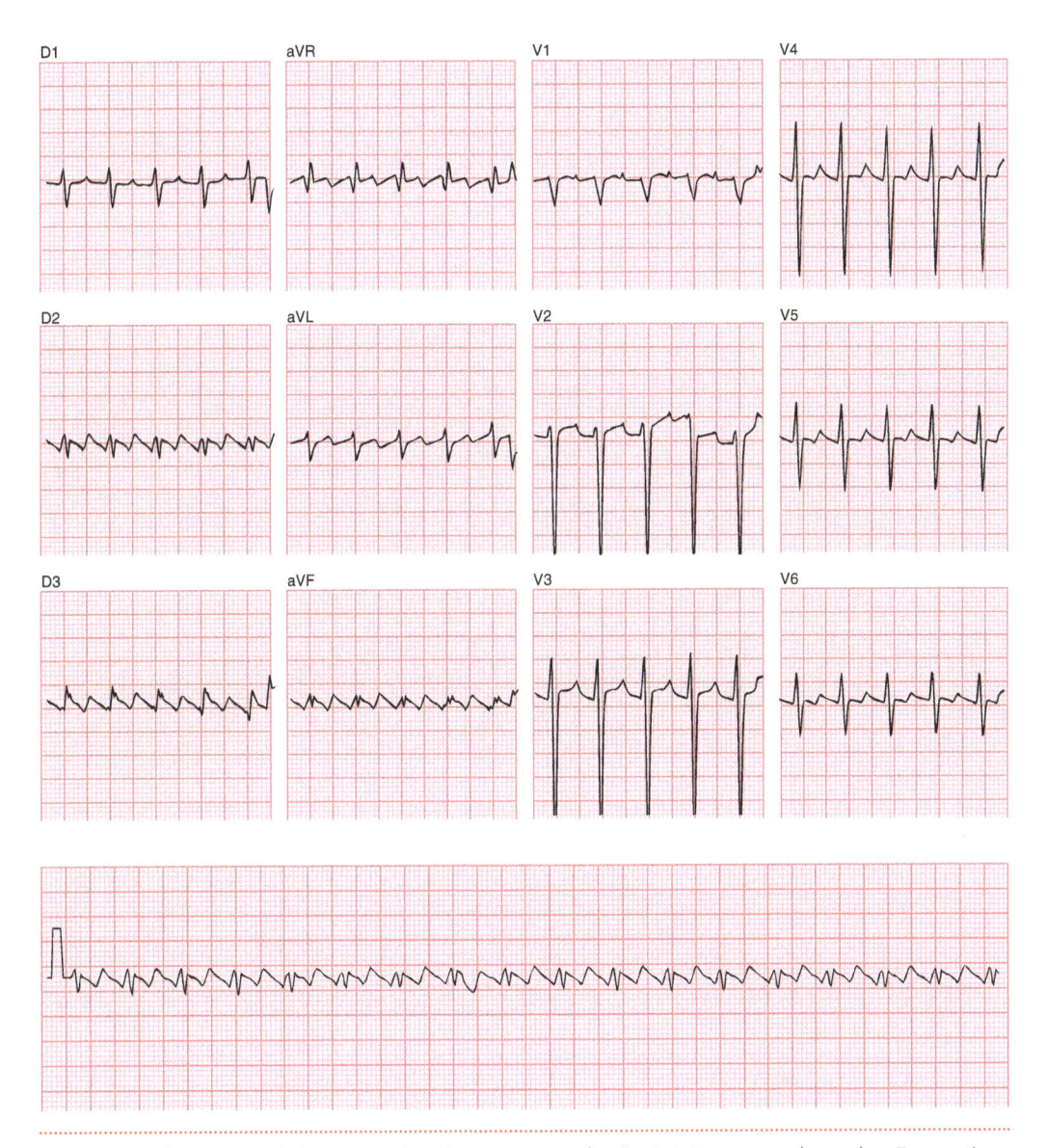

ECG 12.10. Flutter atrial típico anti-horário com condução 2:1. Presença de ondas F negativas na parede inferior (em formato de serra) e positivas em V1.

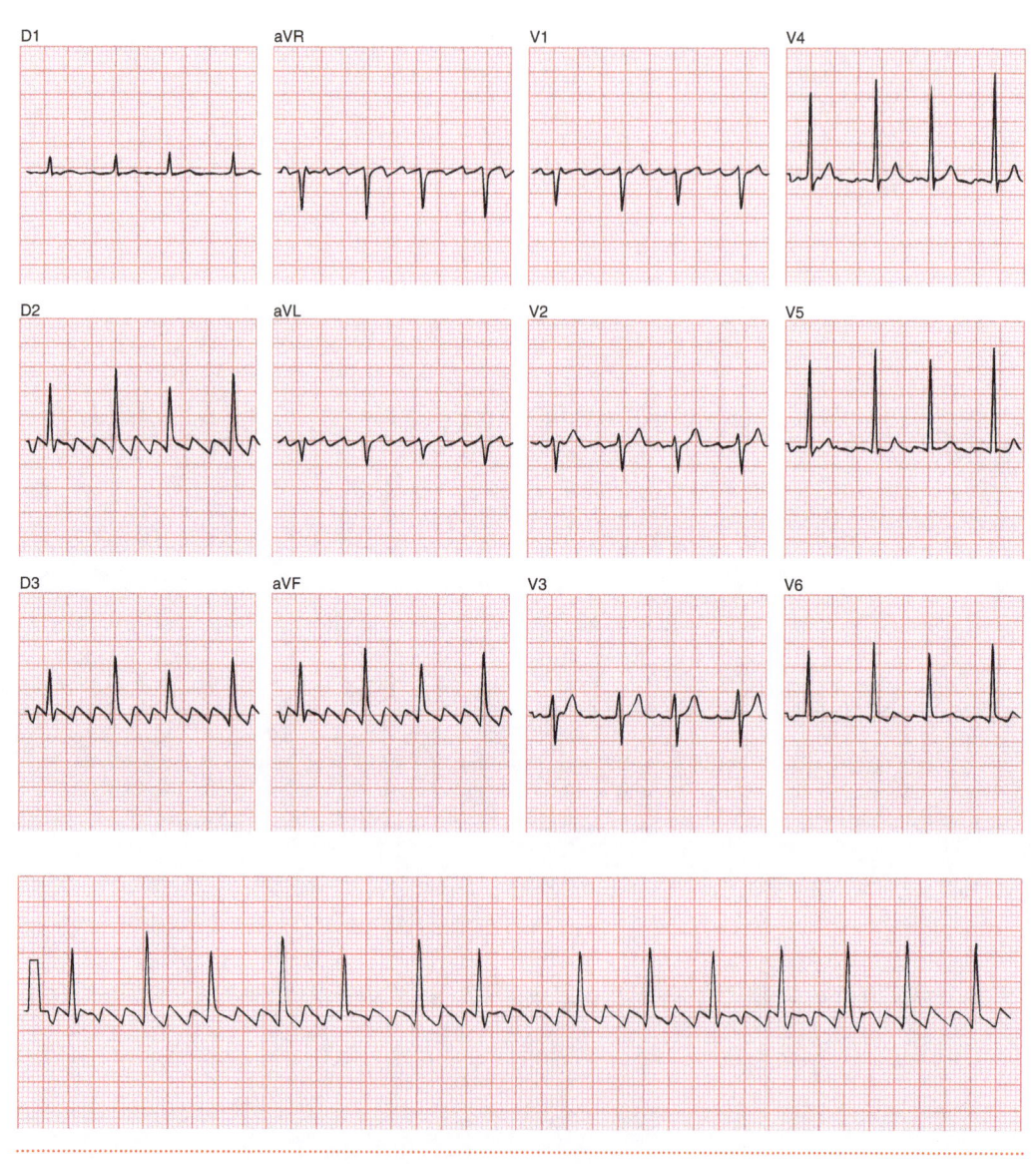

ECG 12.11. Flutter atrial típico anti-horário com condução AV variável. Presença de ondas F negativas na parede inferior e positivas em V1. O Intervalo RR encontra-se irregular devido a condução variável pelo nó AV (condução 3:1 e 4:1).

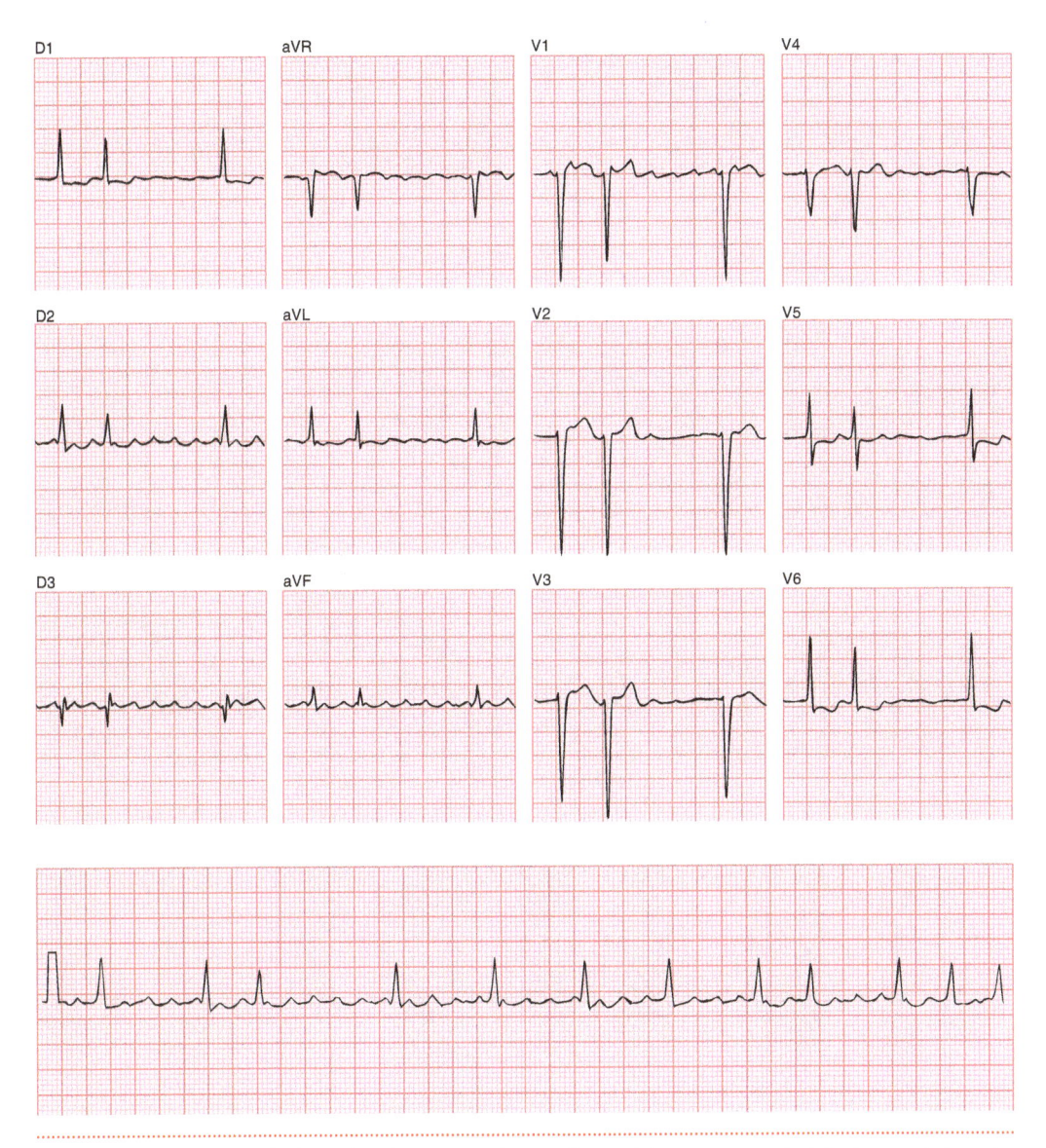

ECG 12.12. Flutter atrial típico horário. As ondas F são positivas na parede inferior e o intervalo RR é irregular pelo bloqueio AV variável.

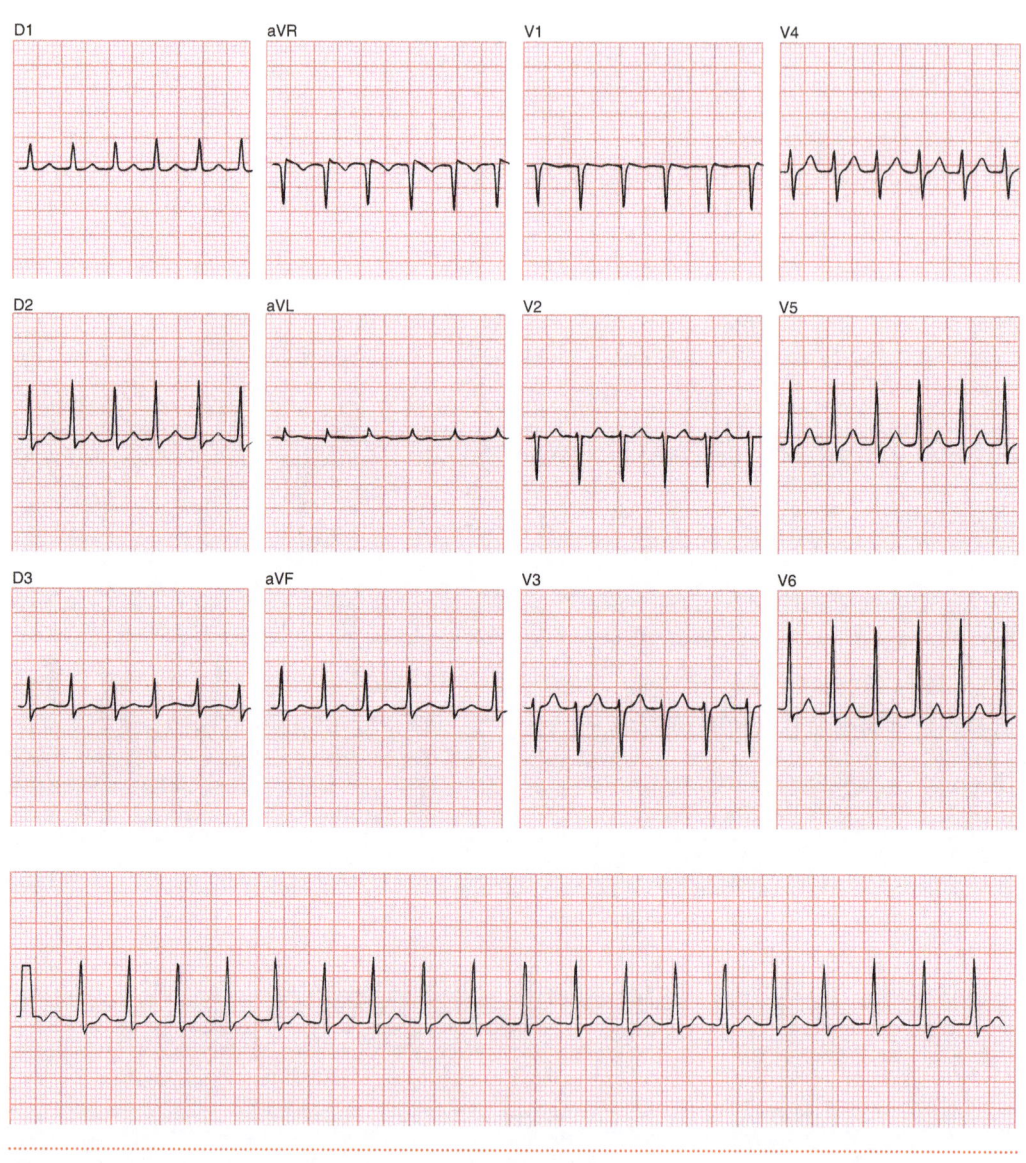

ECG 12.13. Taquicardia por reentrada nodal. Observamos onda P retrógrada ao final do complexo QRS, produzindo pseudo-s em D2, D3 e aVF e pseudo-r em V1. O intervalo RP é curto e < 70 ms.

Taquicardias Supraventriculares

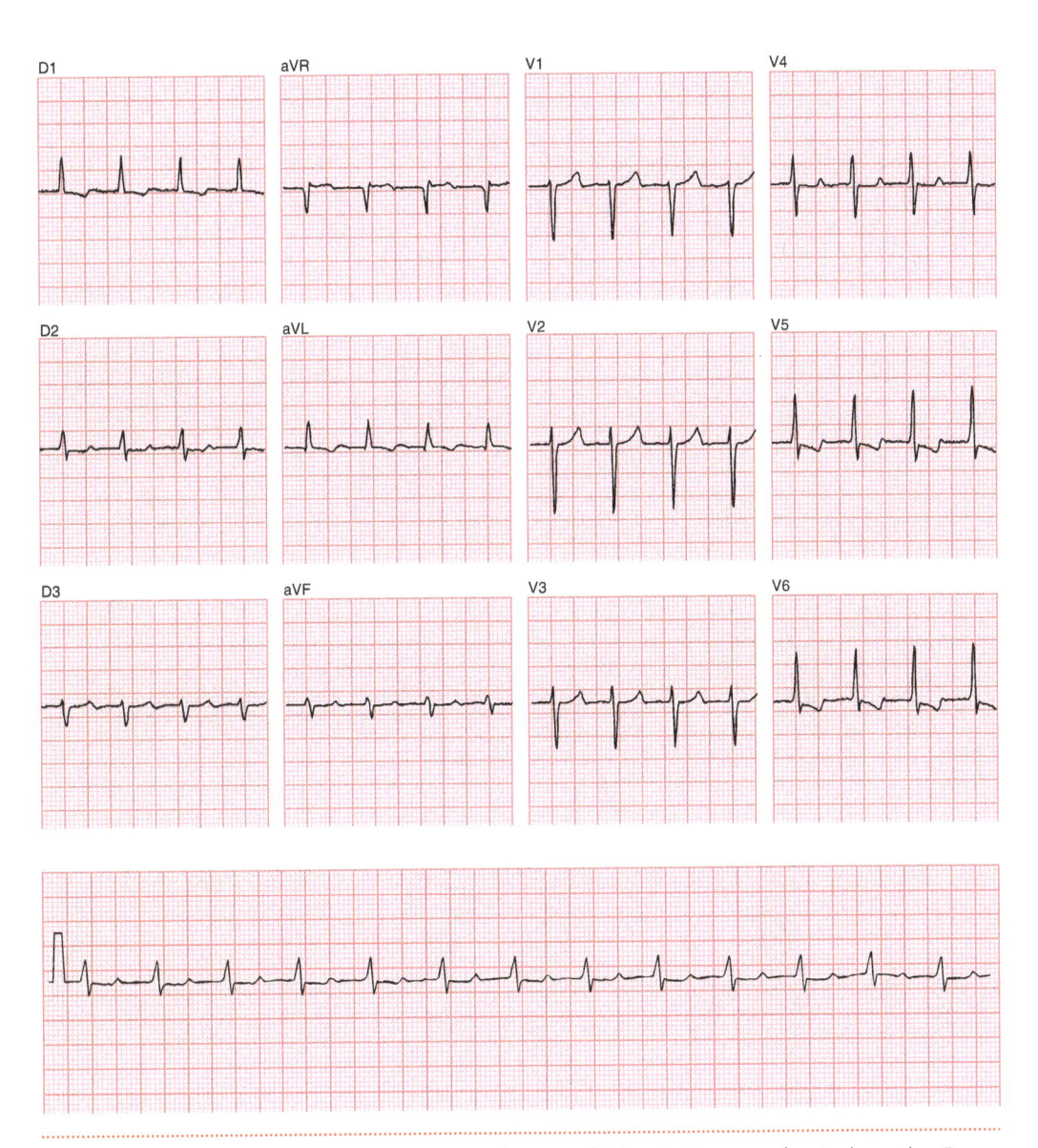

ECG 12.14. Taquicardia juncional. Ritmo regular com QRS estreito e ausência de ondas P.

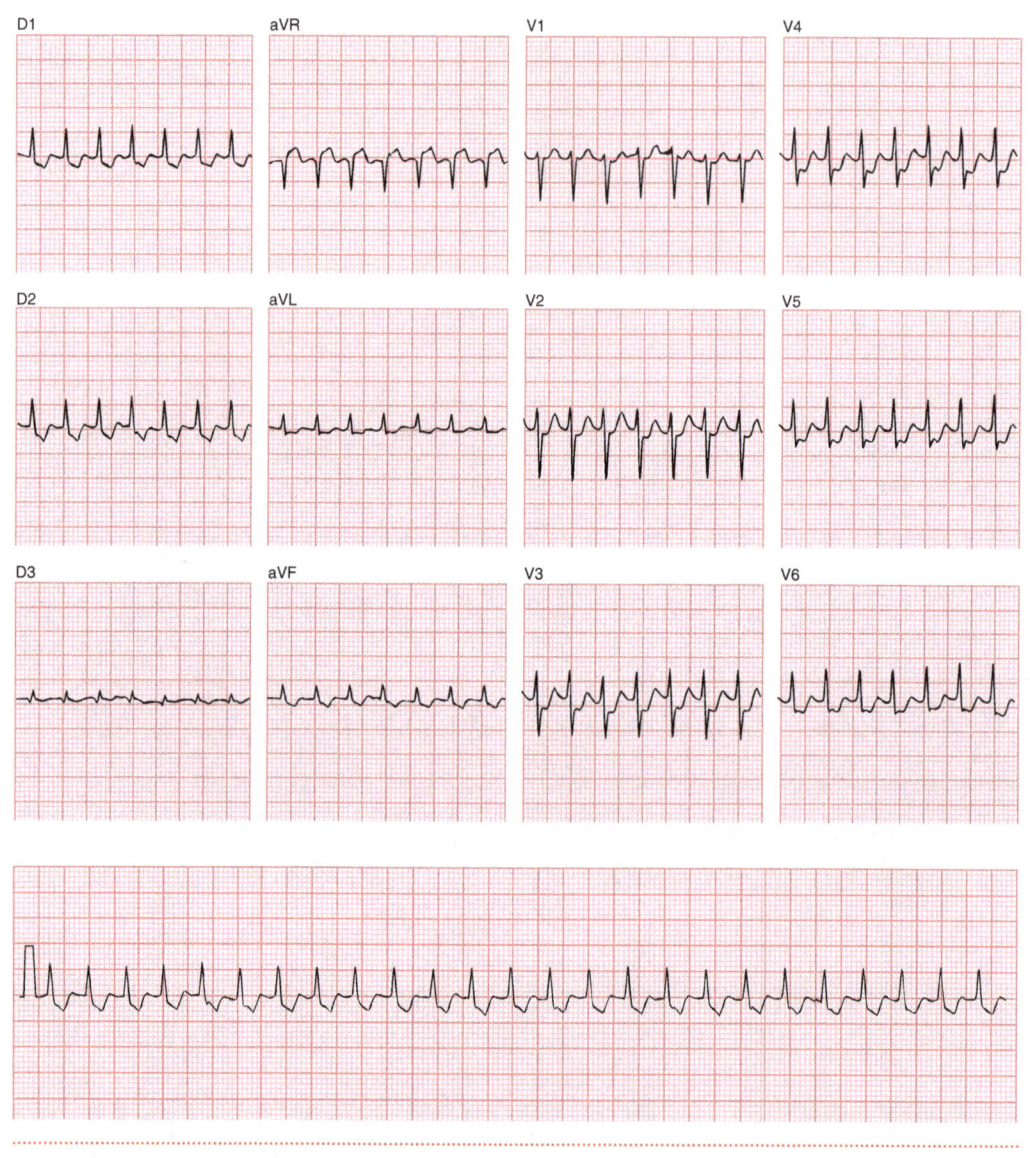

ECG 12.15. Taquicardia por reentrada atrioventricular ortodrômica. A onda P retrógrada é visível no segmento ST provocando seu infradesnivelamento. O intervalo RP é curto, porém > 70 ms. Estes achados sugerem a presença de TRAV.

Taquicardias Supraventriculares

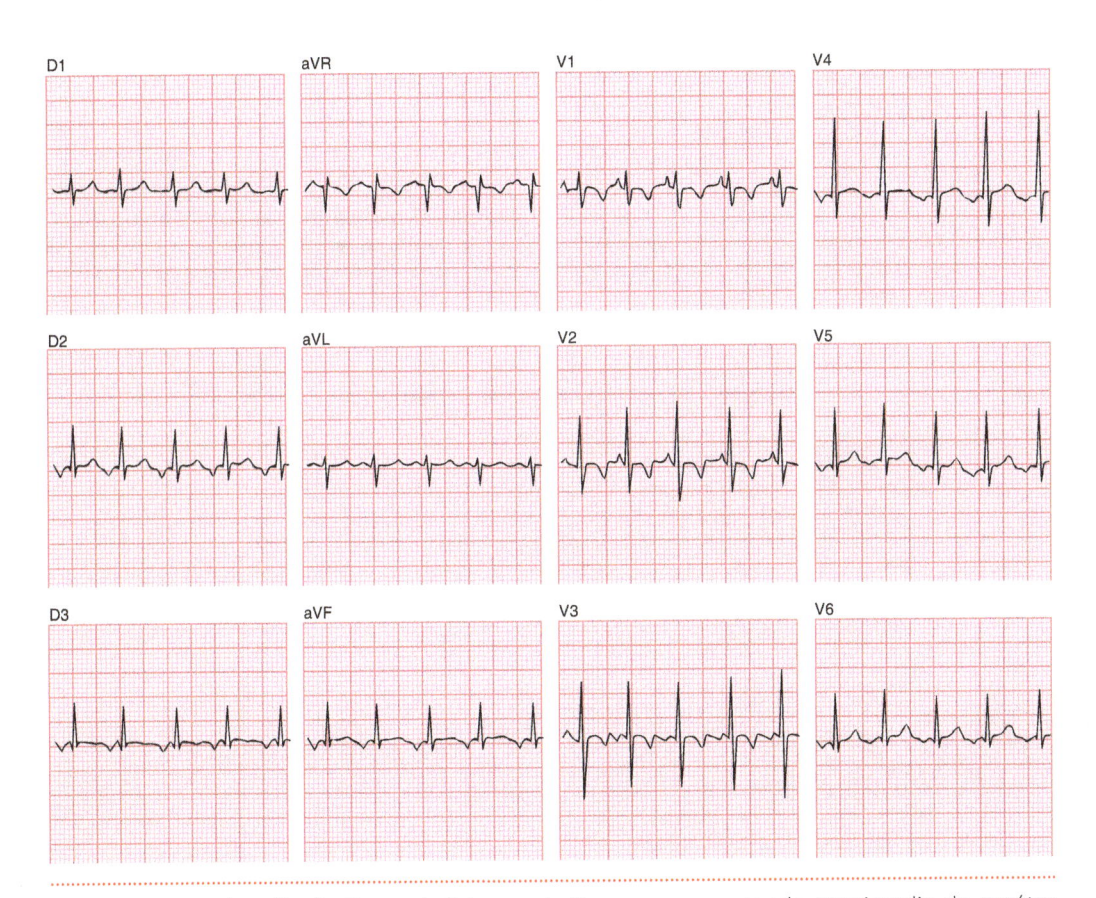

ECG 12.16. Taquicardia de Coumel. Criança de 2 anos apresentando taquicardia de caráter incessante. O intervalo RP é longo e as ondas P são negativas em D2, D3, aVF e V3 a V6. O diagnóstico diferencial com TA pode ser difícil nestas situações.

Referências Bibliográficas

1. Issa Z, Miller J, Zipes D. Clinical Arrhythmology and Electrophysiology: A Companion to Braunwald's Heart Disease. 3a ed. Philadelphia: Elsevier; 2019. 752 p.
2. Alencar Neto JN de. Manual de ECG. 1a ed. Salvador: Sanar; 2019. 718 p.
3. Pastore CA, Pinho JA, Pinho C, Samesima N, et al. III Diretrizes da Sociedade Brasileira de Cardiologia sobre análise e emissão de laudos eletrocardiográficos. Arq Bras Cardiol. 2016;106(4 Supl.1): 1–23.
4. Hachul DT, Kuniyoshu RR, Darrieux FC da C. Tratado de arritmias cardíacas: fisiopatologia, diagnóstico e tratamento. 1a ed. Rio de Janeiro: Atheneu; 2019. 1206 p.
5. Hindricks G, Potpara T, Dagres N, Arbelo E, et al. 2020 ESC Guidelines for the diagnosis and management of atrial fibrillation developed in collaboration with the European Association of Cardio-Thoracic Surgery (EACTS). Eur Heart J. 2020;1–126.
6. Page RL, Joglar JA, Caldwell MA, Calkins H, et al. 2015 ACC/AHA/HRS Guideline for the Management of Adult Patients With Supraventricular Tachycardia. J Am Coll Cardiol. 2016;67(13):e27–115.
7. Brugada J, Katritsis DG, Arbelo E, Arribas F, et al. 2019 ESC Guidelines for the management of patients with supraventricular tachycardiaThe Task Force for the management of patients with supraventricular tachycardia of the European Society of Cardiology (ESC). Eur Heart J. 2020;41(5):655–720.

13

Matheus Kiszka Scheffer
José Nunes de Alencar Neto

Diagnóstico Diferencial nas taquicardias de QRS Largo

INTRODUÇÃO

A taquicardia de QRS largo é definida pela presença de um complexo QRS com mais de 120 ms de duração e frequência superior a 100 bpm. Ela pode ter origem ventricular ou supraventricular com aberrância de condução, seja por bloqueio de ramo prévio ou funcional durante a taquicardia, pela presença de um marcapasso ventricular comandando, ou ainda por uma TSV com condução através de uma via acessória (**Tabela 13.1**). A TV é a causa mais frequente de taquicardia de QRS largo, correspondendo a 80% dos casos, enquanto a TSV com aberrância representa 15 a 20% e a TSV com pré-excitação entre 1 a 6%.

A distinção entre TV e TSV deve ser realizada, nomeadamente através de EEF (padrão-ouro) pois tem implicações prognósticas e terapêuticas. Além do ECG, os dados da história clínica, uso de medicações, manobras diagnósticas e o ECG de base, quando disponíveis, podem ajudar nesta diferenciação. A presença de doença cardíaca estrutural, por exemplo, apresenta alto VPP para o diagnóstico de TV, enquanto a ausência de doença estrutural e pacientes jovem apresentam alto VPP para o diagnóstico de TSV. É importante enfatizar, que os sintomas clínicos e o estado hemodinâmico não auxiliam no diagnóstico e estão primariamente relacionados ao aumento da FC, associados a doença cardíaca e a presença e extensão de disfunção ventricular.

Vários achados eletrocardiográficos foram descritos nas últimas décadas e apresentam alta especificidade para o diagnóstico de TV, embora muitos deles possuam baixa sensibilidade. O uso de algoritmos melhora até certo ponto a acuidade diagnóstica, sendo os mais utilizados o de Brugada e o de Vereckei-aVR. Porém, há outros algoritmos disponíveis na literatura e a **Tabela 13.2** traz uma comparação direta entre alguns deles. Contudo, mesmo com o uso correto desses critérios, estima-se que em cerca de 10% dos casos, a verdadeira causa da taquicardia de QRS largo permaneça mal diagnosticada.

Todos os critérios eletrocardiográficos ou algoritmos propostos se baseiam em alguns princípios simples:

1. Se a morfologia do QRS é compatível com qualquer combinação de bloqueio de ramo ou divisional típico, deve-se tratar de TSV com aberrância. Se por outro lado, não houver qualquer combinação de distúrbios de condução intraventricular que resultem em uma morfologia particular de QRS, ela deve ser causada provavelmente por uma TV ou TSV pré-excitada (aplicações deste fenômeno em: critérios morfológicos).

Tabela 13.1. Possibilidades diagnósticas diante de uma taquicardia de QRS largo
Taquicardia ventricular
Taquicardia supraventricular conduzida com bloqueio de ramo (bloqueio de ramo prévio ou bloqueio de ramo funcional)
Taquicardia supraventricular conduzida por via acessória
Taquicardia supraventricular com drogas antiarrítmicas (agentes das classes IA e IC)
Anormalidade hidroeletrolíticas (hipercalemia)
Marcapasso ventricular

Tabela 13.2. Comparação da acurácia diagnóstica entre diferentes algoritmos de diferenciação de taquicardias de QRS largo

Algoritmo	Acurácia (%)	Sensibilidade (%)	Especificidade (%)	RVP	RVN
Brugada	77,5	89	59,2	2,18	0,18
Vereckei aVR	71,9	87,1	48	1,67	0,27
Griffith	73,1	94,2	39,8	1,56	0,15
Pava	68,8	60	82,7	3,46	0,48

Adaptada de Jastrzebski M, Kukla P, Czarnecka D, Kawecka-Jaszcz K. Comparison of five electrocardiographic methods for differentiation of wide QRS-complex tachycardias. Europace. 2012;14:1165–1171.

2. A maioria das TVs estão associadas com ativação ventricular inicial lenta devido a condução do estímulo músculo a músculo, o que provoca aumento do tempo de ativação ventricular (aplicações deste fenômeno em: critério de duração do QRS, 2º critério de Brugada – RS > 100 ms e critério de Pava).
3. Na TSV com aberrância a ativação inicial é usualmente rápida, por ocorrer através do sistema His-Purkinje, apresentando um início de QRS rápido e curto seguido de uma porção médio-terminal substancialmente alargada em comparação ao início, devido à passagem do estímulo elétrico por algumas áreas bloqueadas ou lentas, como ocorre nos bloqueios de ramo em ritmo sinusal. Na TV, ocorre o contrário: a ativação inicial é tão ou mais lenta do que a fase médio-terminal (aplicações deste fenômeno em: critério Vi/Vt).
4. Na TSV com aberrância, ambos os vetores de ativação septal e ventricular se direcionam para longe de aVR provocando um complexo negativo ou predominantemente negativo nesta derivação. Portanto, uma onda R ou complexo Rs inicial usualmente não está presente em aVR, assim como o eixo desviado entre −90° e +180° (desvio para o quadrante superior direito). Outra consequência da direção do impulso de propagação que tem origem no sistema his-Purkinjie é que ele deve provocar o surgimento de onda R em pelo menos uma ou mais derivações precordiais (V1 a V6) durante a TSV, portanto a ausência de complexos RS nas derivações precordiais sugere fortemente TV com origem apical ou basal – em outras palavras, ter complexos QRS totalmente positivos ou negativos de V1 a V6 sugere TV, especialmente se totalmente negativos (aplicações deste fenômeno em: onda R ou complexo Rs inicial em aVR, critério do desvio extremo de eixo, 1º critério de Brugada – ausência de RS nas precordiais).
5. A presença de dissociação AV ou bloqueio VA sugere TV com quase 100% de especificidade, mas não é patognomônico.

Apesar disso, deve-se considerar, ainda, a dificuldade na diferenciação entre TV e TRAV antidrômica, um tipo de TSV pré-excitada em que a reentrada AV ocorre anterogradamente pela via acessória. Apesar de ser uma causa infrequente, não pode ser distinguida da TV com o uso dos critérios tradicionais (com exceção da dissociação AV, nunca presente na TRAV). Pensando nisso, Brugada et al. desenvolveram um algoritmo que pode ser aplicado nos casos em que a pré-excitação seja provável (pacientes jovens sem doença estrutural ou pacientes com via acessória conhecida, por exemplo). Este algoritmo apresenta especificidade de 100% e sensibilidade de 75% para TV, ou seja, mesmo que todos os critérios sejam negativos, 25% ainda serão TVs.

Vale ressaltar que diante de pacientes com instabilidade hemodinâmica ou na dúvida diagnóstica, o tratamento não deve ser postergado, presumindo-se que a taquicardia de QRS largo seja uma TV. Além disso, que o tratamento a longo prazo, seja qual for a arritmia de QRS largo, necessita da avaliação de um eletrofisiologista e que, nessa avaliação, pode ser solicitado um EEF para diferenciação básica de TV x TSV, além do tipo de TV ou TSV, porque a partir daí o tratamento se modifica sobremaneira. Os critérios, portanto, não são indicativos nem modificadores da conduta em urgências (devem ser tratados genericamente como taquicardia de QRS largo) nem em condutas ambulatoriais após a alta.

ACHADOS ELETROCARDIOGRÁFICOS SUGESTIVOS DE TAQUICARDIA VENTRICULAR

As TVs devem inicialmente ser classificadas como possuindo um padrão de BRD (QRS com polaridade predominantemente positiva em V1 e V2) ou padrão de BRE (QRS com polaridade predominantemente negativa em V1 e V2). Essa diferenciação auxilia na avaliação dos demais componentes do ECG. O leitor deve ficar atento que, apesar da descritas a sensibilidade e a especificidade de cada achado a partir de revisão de literatura, a variabilidade interobservador e as razões de verossimilhança, dois fatores que incidem negativamente na boa especificidade dos critérios, não estão descritos. Todos os achados a dispostos a seguir sugerem o diagnóstico de TV.

Dissociação Atrioventricular (Figura 13.1) [S 20-50%, E 100%]
- Ondas P dissociadas
- Batimentos de fusão
- Batimentos de Captura
- Relação AV < 1

Box 13.1
TV com QRS Estreito

Raramente a TV pode se apresentar com complexos QRS estreitos (duração menor que 120 a 140 ms). Contudo, isso pode ocorrer na TV de origem septal ou naquelas em que o estímulo usa e se perpetua no sistema His-Purkinje, como no caso da TV fascicular (verapamil-sensível).

Box 13.2
Dissociação AV

Na dissociação AV ocorrem dois ritmos independentes entre si, um de origem sinusal e outro ventricular. A derivação de Lewis (ver Capítulo 1) ou a aplicação de compressão no seio carotídeo (que reduz a frequência de disparo do nó sinusal) podem auxiliar na detecção da dissociação AV.

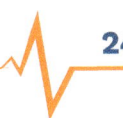

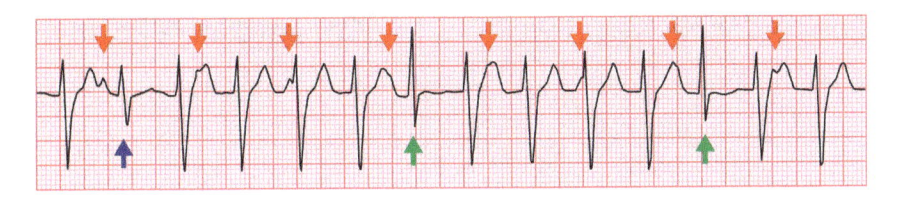

Figura 13.1. Dissociação atrioventricular. Ondas P dissociadas (*setas vermelhas*), batimentos de fusão (*seta azul*) e captura (*setas verdes*).

Box 13.3
Batimento de Fusão e Captura

O batimento de fusão apresenta morfologia do complexo QRS intermediária entre o batimento sinusal e o da taquicardia e é resultante da despolarização ventricular provocada por um batimento sinusal e outro batimento proveniente da taquicardia ao mesmo tempo. O batimento de captura apresenta morfologia do complexo QRS idêntica ao batimento normal, sendo resultante da despolarização ventricular provocada por um batimento proveniente do átrio e conduzido através do sistema His-Purkinje.

Duração do QRS
- Padrão de BRE com > 160 ms [VPP 89%]
- Padrão de BRD com > 140 ms [E 57-75%, VPP 89%]
- QRS mais estreito durante a taquicardia que durante o ritmo sinusal

Eixo do QRS
- Mudança > 40° entre o ritmo sinusal e a taquicardia
- Eixo elétrico no quadrante superior direito (−90° a ±180°) [S 20%, E 96%]
- BRD com desvio do eixo para esquerda [VPP 88-96%]
- BRE com desvio do eixo para direita [VPP 87-96%]

Concordância Precordial do QRS
(Figura 13.2) [S 20%, E 90%]
- Concordância positiva
- Concordância negativa

Box 13.4
Concordância Precordial

A concordância está presente quando o QRS de todas as derivações precordiais (V1-V6) têm polaridade positiva (Onda R altas) ou negativa (complexos QS). O padrão de concordância positiva também pode ser encontrado na TSV com condução por via acessória posterior esquerda.

Morfologia do QRS
- Bloqueio de ramo contralateral na taquicardia e no ritmo sinusal
- Ausência de padrão RS em todas as derivações precordiais
- Intervalo RS > 100 ms em derivações precordiais com morfologia RS
- Tempo da inscrição da onda R em D2 ≥ 50 ms
- Derivação aVR
  - Presença de onda R inicial
  - Presença de onda r ou q iniciais com duração > 40 ms
  - Entalhe na porção descendente da ativação inicial negativa de um QRS predominantemente negativo
  - Vi/Vt ≤ 1 (ver adiante)

Morfologia do QRS com Padrão de BRD (Figura 13.3)
- V1
  - Complexos R, qR, Rs ou Rr' [VPP 82-100%]
  - Onda R inicial larga (≥ 40 ms)

Concordância Negativa

Concordância Positiva

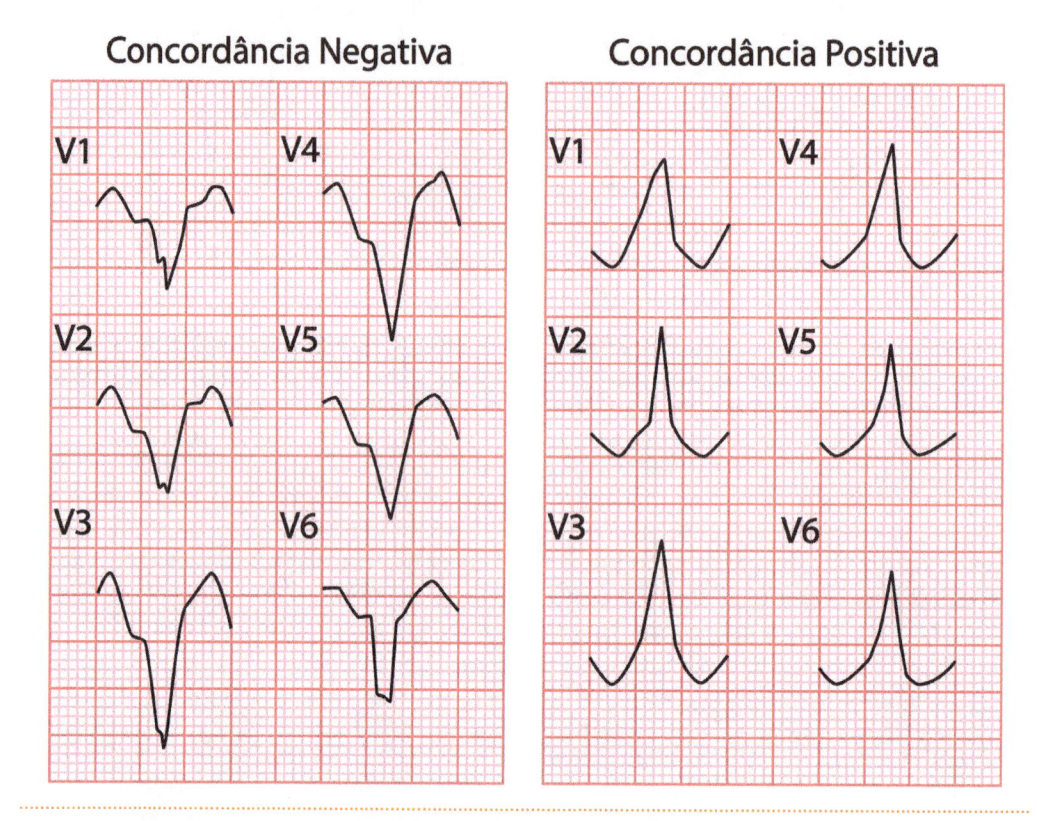

Figura 13.2. Concordância precordial positiva e negativa. Complexos QRS negativos de V1 a V6 no exemplo à esquerda e positivos de V1 a V6 no exemplo à direita.

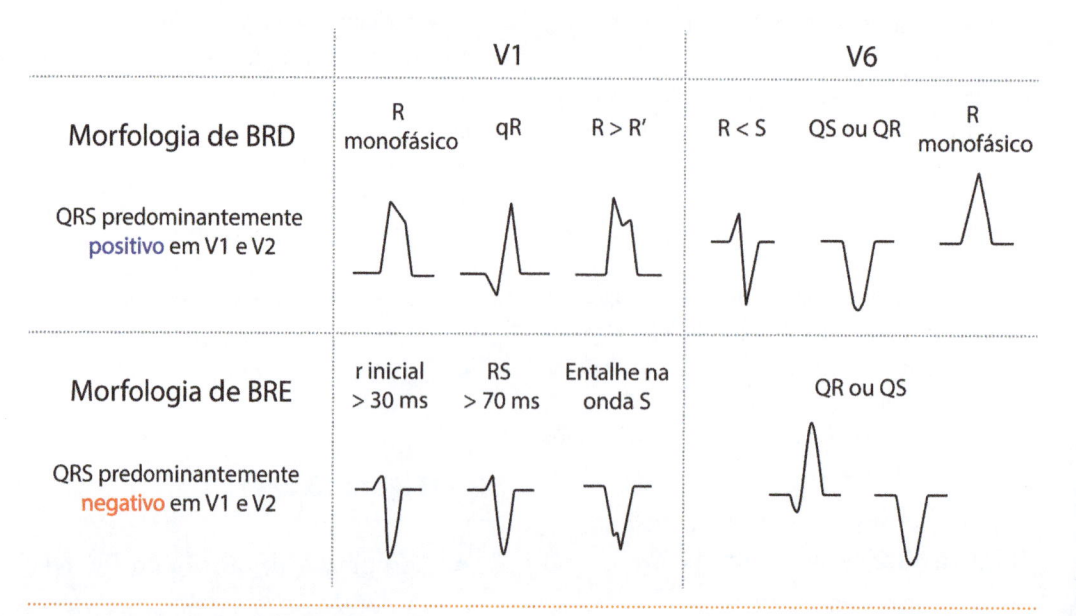

		V1			V6	
Morfologia de BRD QRS predominantemente *positivo* em V1 e V2	R monofásico	qR	R > R'	R < S	QS ou QR	R monofásico
Morfologia de BRE QRS predominantemente *negativo* em V1 e V2	r inicial > 30 ms	RS > 70 ms	Entalhe na onda S		QR ou QS	

Figura 13.3. Critérios morfológicos de TV.

- "Sinal da orelha de Coelho": R > R' [VPP 100%]
- V6
  - Complexos rS, QS, QR ou R
  - Relação RS < 1 [VPP 90-100%]

Morfologia do QRS com padrão de BRE (Figura 13.3)

- V1 e V2
  - Onda R inicial larga (≥ 30 ms) [VPP 100%]
  - Intervalo RS > 70 ms [VPP 98%]
  - Onda R durante taquicardia mais alta do que onda R durante ritmo sinusal
  - Entalhe na porção descendente da onda S [VPP 97%]
- V6
  - Complexos QR ou QS [VPP 98%]

> **Box 13.5**
> **Alterações sugestivas de TSV com aberrância de condução**
> - Padrão típico de BRE ou BRD
> - ECG de base mostrando mesmo padrão morfológico do bloqueio de ramo

ALGORITMOS PARA DIAGNÓSTICO DE TAQUICARDIA DE QRS LARGO

Algoritmo de Brugada

Consiste em 4 critérios sequenciais. A presença de qualquer um deles faz o diagnóstico de TV. A ausência dos critérios sugere TSV com aberrância de condução. [S 98,7%; E 96,5%]

1. Ausência de complexos RS em todas as derivações precordiais
2. Intervalo RS > 100 ms em qualquer derivação precordial (Figura 13.4)
3. Dissociação AV
4. Critérios Morfológicos compatíveis com TV em V1 e V6
   - BRD
     - V1: R monofásico, RS ou QR
     - V6: R < S, QS ou QR ou R monofásico
   - BRE
     - V1 ou V2: entalhe na onda S, R > 30 ms, > 60 ms até o nadir da onda S
     - V6: QR ou QS

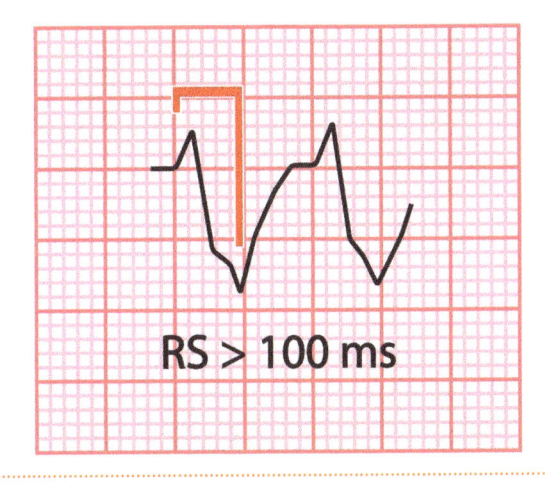

Figura 13.4. Segundo passo dos critérios de Brugada. Presença de Intervalo RS > 100 ms em qualquer derivação precordial.

Algoritmo de Vereckei – aVR

Consiste em 4 critérios sequenciais avaliados apenas na derivação aVR (**Figura 13.5**). A presença de qualquer um dos critérios sugere o diagnóstico de TV enquanto a ausência sugere TSV com aberrância de condução. Pode ser de difícil aplicação quando a derivação aVR tiver baixa amplitude ou for multifásica. **[S 96,5%; E 75%]**

1. Presença de R inicial
2. Onda r ou q iniciais > 40 ms
3. Entalhe na porção descendente da ativação inicial negativa de um QRS predominantemente negativo
4. Vi/Vt ≤ 1

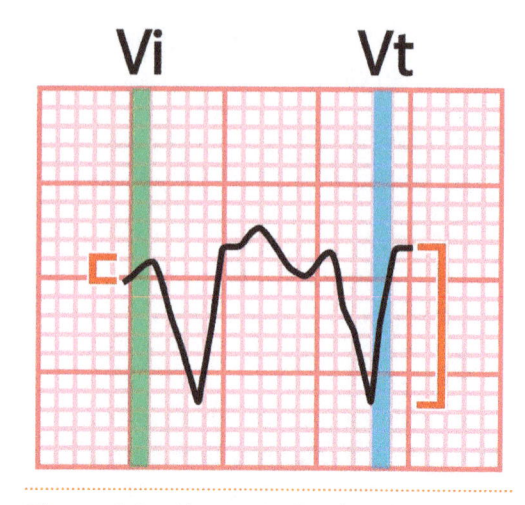

Figura 13.6. Vi/Vt. Variação da voltagem nos 40 ms iniciais (verde) sobre a variação de voltagem nos 40 ms finais (azul) ≤ 1 sugere TV.

Box 13.6
Conceito da relação Vi/Vt

Este conceito baseia-se na diferença entre o tempo de ativação ventricular inicial e final. O cálculo é realizado através da medida da variação da voltagem do QRS nos 40 ms iniciais (Vi) dividida pela variação de voltagem nos 40 ms finais (Vt). A ativação ventricular inicial é mais lenta durante a TV, manifestando-se como onda inicial mais larga e, portanto, com menor variação de voltagem; a maior velocidade de condução nos 40 ms finais se traduz como ganho de voltagem (**Figura 13.6**).

Algoritmo de Griffith

Inverte a lógica dos demais algoritmos, aqui um critério positivo sugere TSV e a ausência sugere TV. Ele analisa apenas a morfologia do bloqueio de ramo. **[S 96%; E 64%]**

- BRE: onda rS ou QS em V1 e V2, retardo para o nadir da onda S < 70 ms e onda R e nenhuma onda Q na derivação V6
- BRD: onda rSR' em V1 e onda RS em V6, com altura da onda R maior que profundidade da onda S

1	2	3	4
Onda R inicial	q ou r inicial > 40 ms	Entalhe na proção descendente de um QRS negativo	Vi/Vt ≤ 1

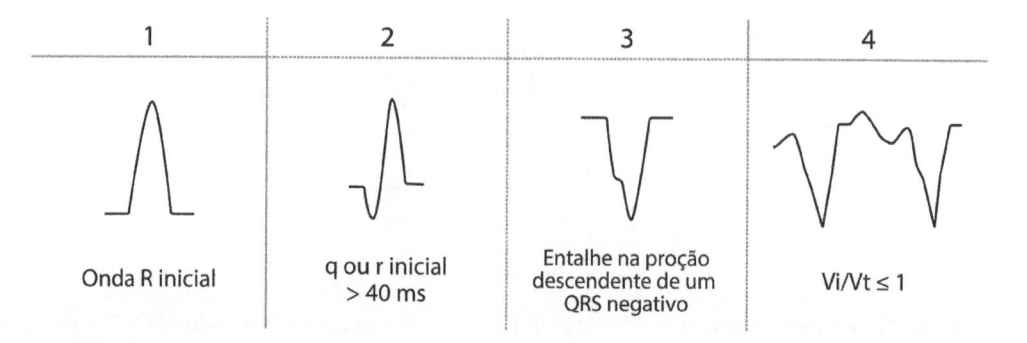

Figura 13.5. Critérios de Verecki-aVR.

Algoritmo de Pava

Utiliza a derivação D2 medindo-se o tempo do início do complexo QRS até o pico ou nadir da onda inicial. [S 93%; E 99%]

- Tempo de inscrição da onda R em D2 ≥ 50 ms (**Figura 13.7**)

Algoritmo de Santos – D12V16

Algoritmo simplificado que permite reconhecer TV, sobretudo por médicos menos experientes. Observa-se a polaridade do QRS nas derivações D1, D2, V1 e V6. Sugere-se TV em uma das seguintes situações: [S 67,1-70,1%; E 84,2-85,5%]

1. As 4 derivações apresentam polaridade com predominância negativa
2. 3 das 4 derivações apresentam complexos negativos
3. 2 das 4 derivações apresentam complexos negativos, contanto que D1 ou V6 esteja incluída

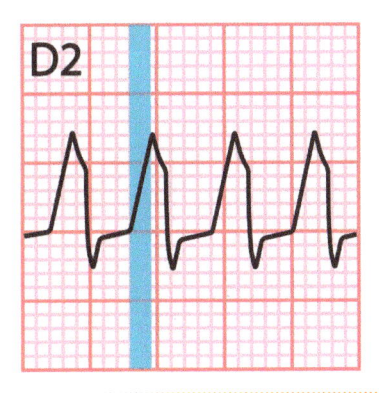

Figura 13.7. Critério de Pava. O tempo de inscrição da onda R > 50 ms sugere TV.

Box 13.7
Sensibilidade e especificidade dos algoritmos diagnósticos de TV

Os valores de sensibilidade e especificidade dos algoritmos para o diagnóstico de TV foram obtidos dos artigos originais, porém, vale ressaltar que estes valores não foram reprodutíveis em diversos outros estudos na literatura. A **Tabela 13.2** demonstra o resultado de um estudo comparativo com alguns destes algoritmos. Leve em mente que uma boa RVP é de no mínimo 5 e uma boa RVN de no máximo 0,2. Nenhum dos critérios possui essa combinação.

TAQUICARDIA VENTRICULAR X TAQUICARDIA SUPRAVENTRICULAR PRÉ-EXCITADA

Critérios de Brugada para diferenciação entre TV e TSV pré-excitada

Consiste em 3 critérios sequenciais. Na presença de qualquer um dos critérios, faz-se o diagnóstico de TV. Quando todos os critérios são negativos, sugere-se a possibilidade de TSV pré-excitada. [S 75%; E 100%]

1. Complexos QRS predominantemente negativos de V4 a V6
2. Presença de complexos qR em uma ou mais derivações de V2 a V6
3. Dissociação VA

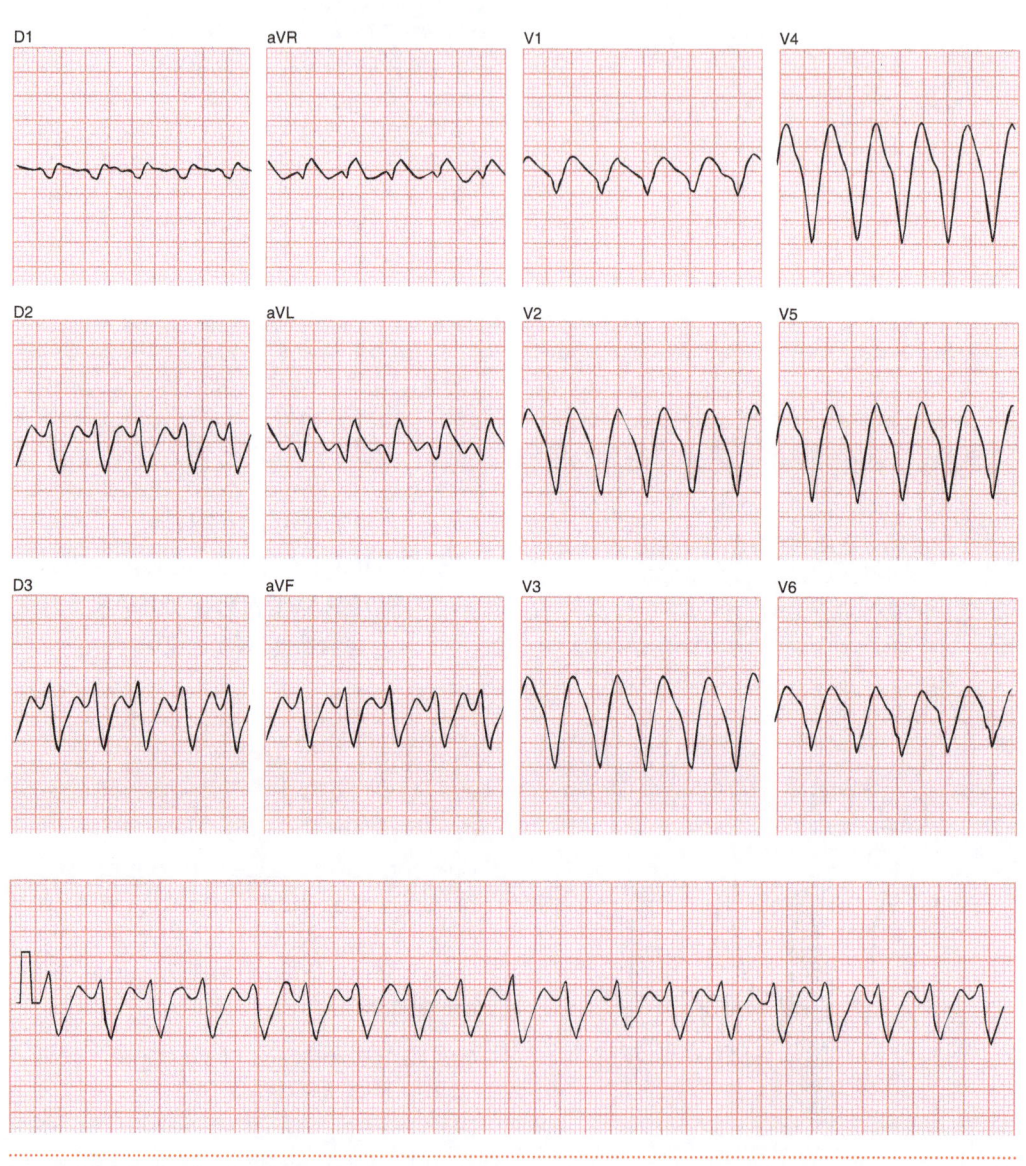

ECG 13.1. Sugestiva taquicardia ventricular com padrão de BRE e concordância precordial negativa. Notar a ausência de RS nas precordias (1º critério de Brugada). A derivação aVR apresenta onda q inicial > 40 ms (2ª critério de Vereckei-aVR) e em D2 o tempo de inscrição da onda R é > 50 ms (critério de Pava).

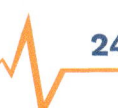

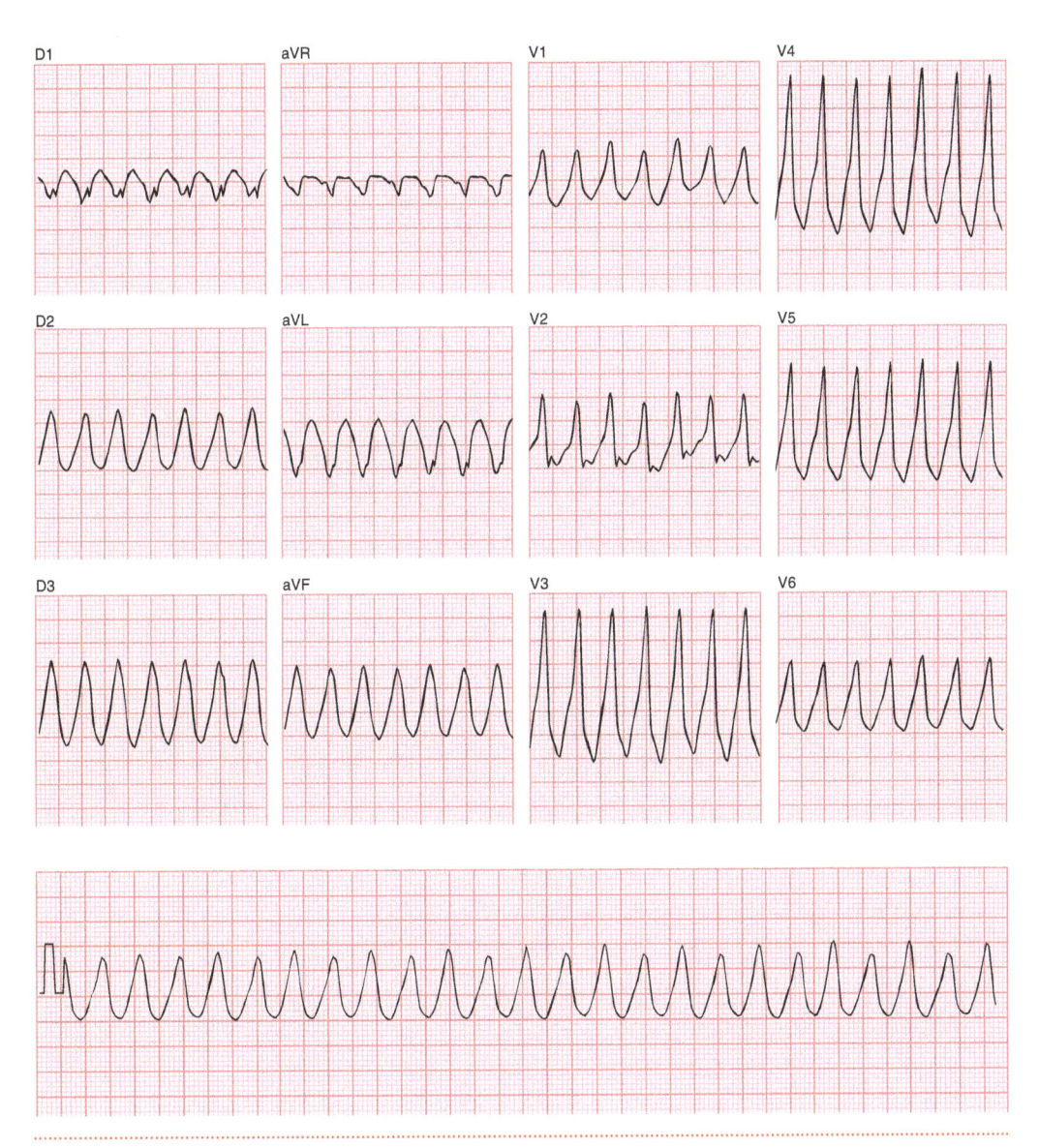

ECG 13.2. Sugestiva taquicardia ventricular com padrão de BRD e concordância precordial positiva. Notar a ausência de RS nas precordias (1º critério de Brugada). A derivação aVR apresenta entalhe na porção descendente da ativação inicial negativa de um QRS predominantemente negativo (3º critério de Vereckei-aVR) e em D2 observamos tempo de inscrição da onda R > 50 ms. Lembrar que o padrão de concordância positiva também pode ser encontrado na TSV com condução por via acessória posterior esquerda.

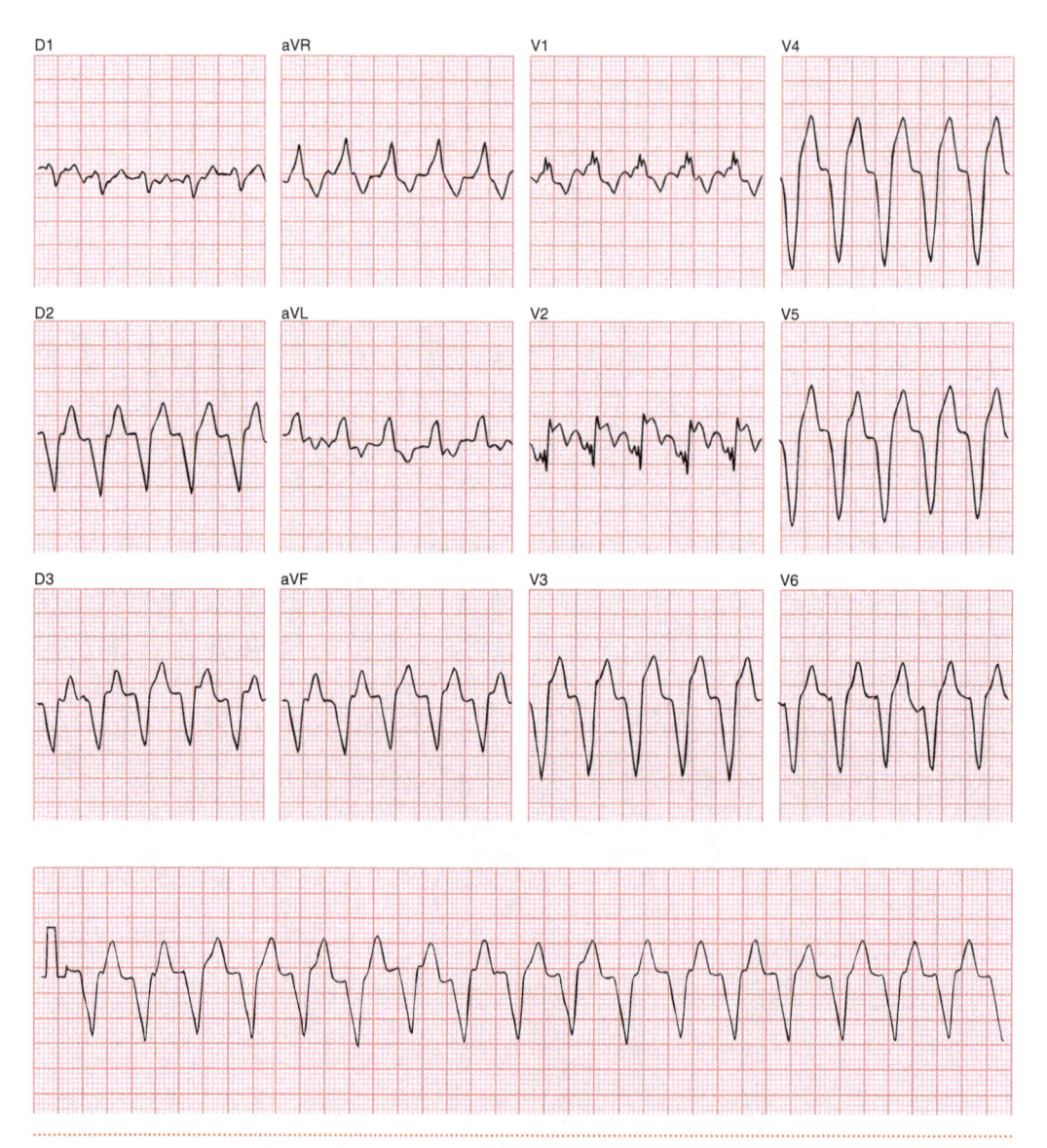

ECG 13.3. Sugestiva taquicardia ventricular com padrão de BRD e critério morfológicos. Em V1 nota-se onda R > R' (sinal da Orelha de Coelho) e em V6 onda R < S (4ª critério de Brugada). A derivação aVR apresenta R inicial proeminente (1ª critério de Vereckei-aVR) e há desvio do eixo para o quadrante superior direito.

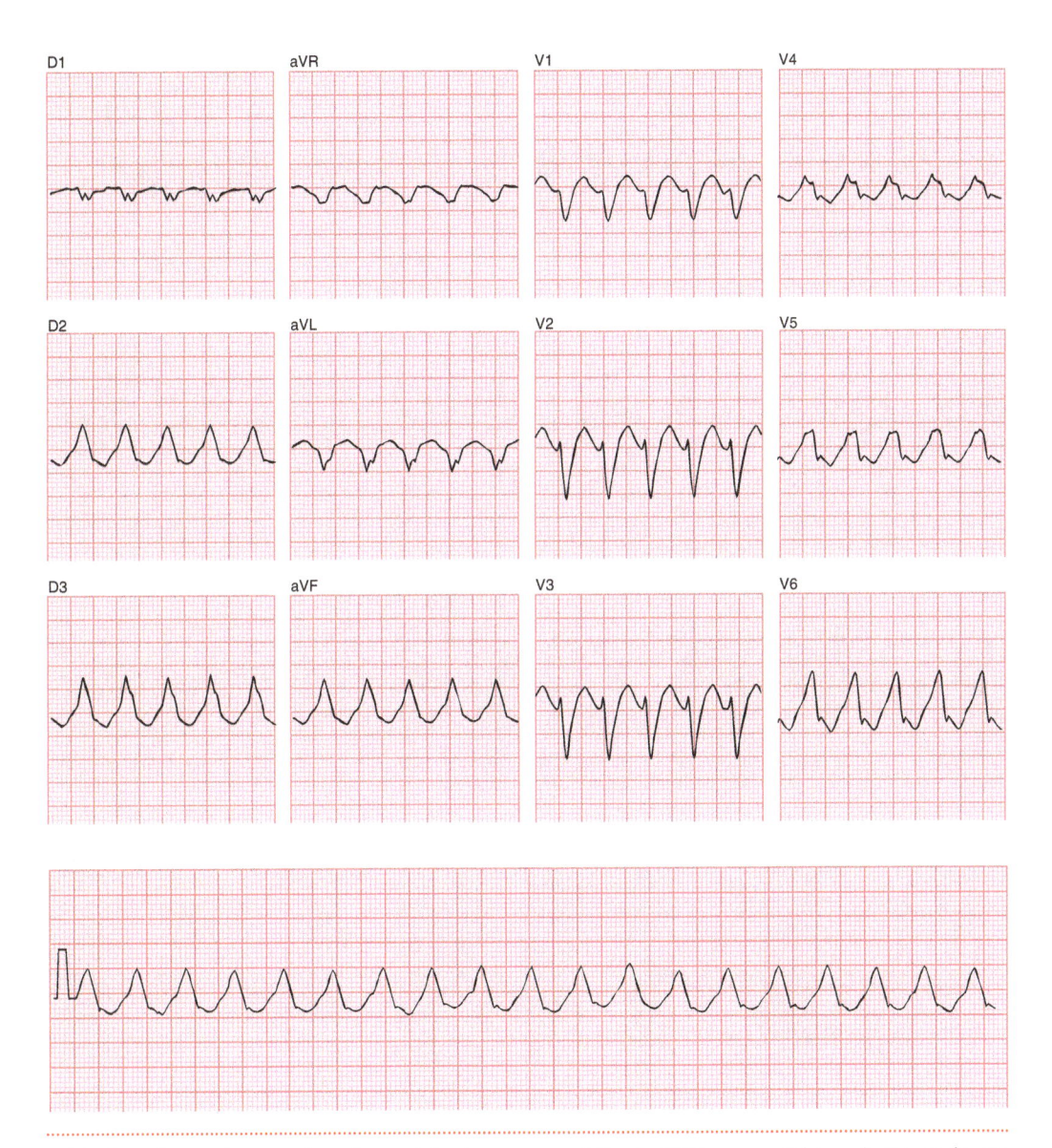

ECG 13.4. Sugestiva taquicardia ventricular com padrão de BRE com critérios de Brugada. Os achados de QRS > 160 ms e desvio do eixo para direita com padrão de BRE em V1 sugerem TV. Em V2 e V3 o intervalo RS é > 100 ms (2º critério de Brugada) e em D2 observamos tempo de inscrição da onda R > 50 ms.

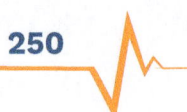

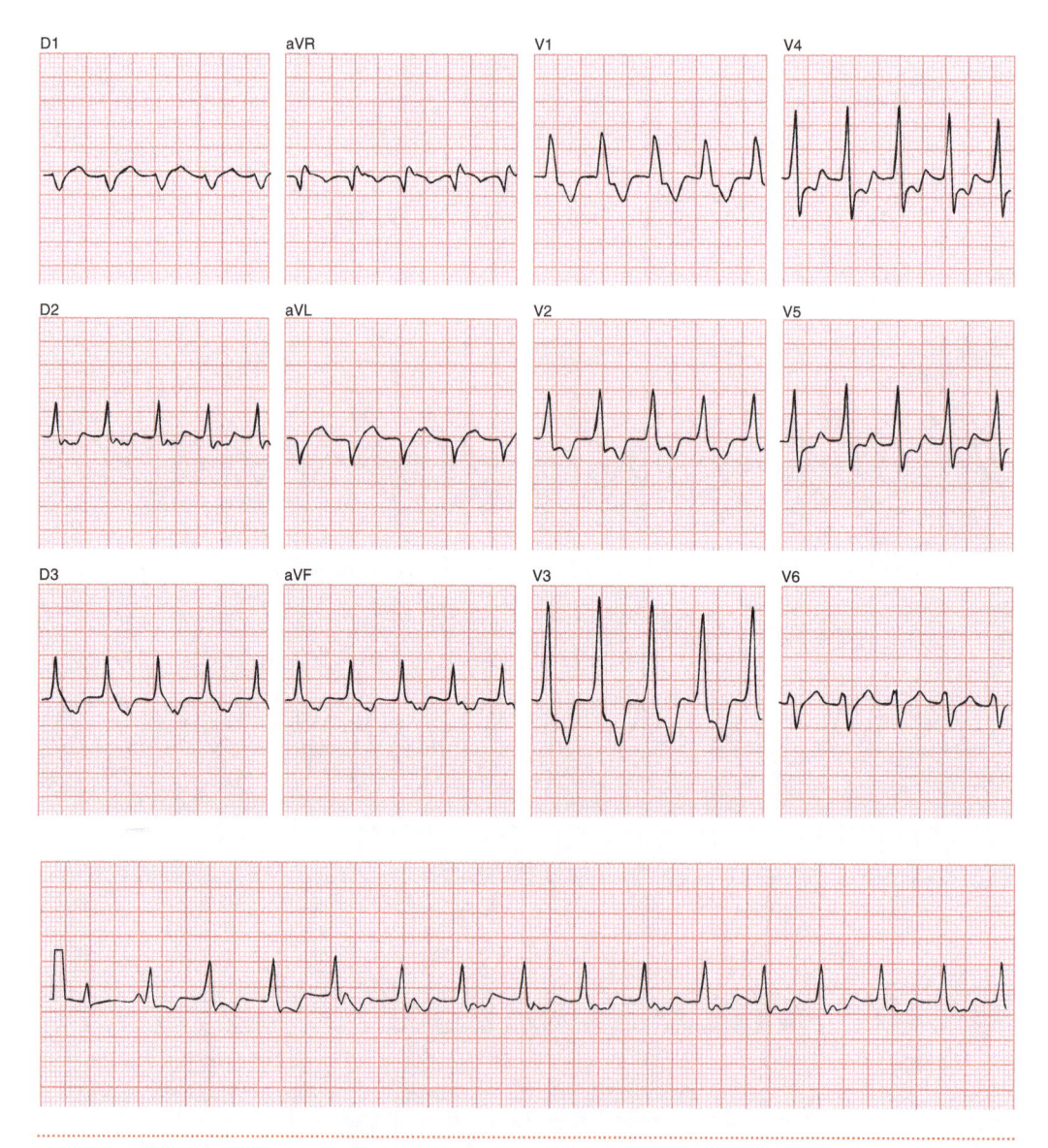

ECG 13.5. Sugestiva taquicardia ventricular com padrão de BRD, dissociação AV e critérios morfológicos. A presença de dissociação AV é altamente específica para TV (3ª critério de Brugada). Observamos também critérios morfológicos com a presença de onda R monofásica em V1 e onda R < S em V6 (4ª critério de Brugada). A derivação aVR apresenta onda q inicial > 40 ms e em D2 nota-se que o tempo de inscrição da onda é R > 50 ms.

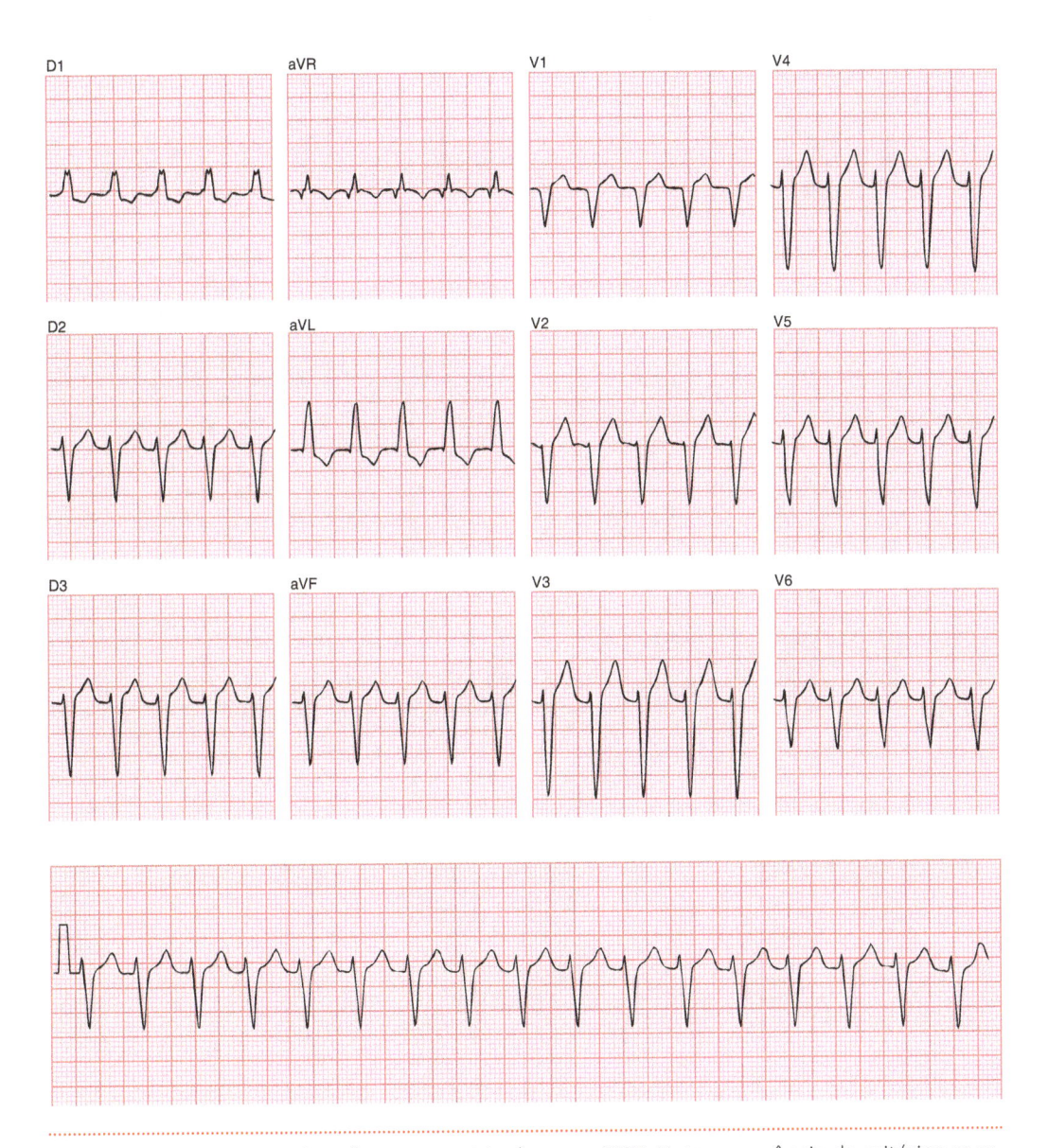

Diagnóstico Diferencial nas taquicardias de QRS Largo

ECG 13.6. Sugestiva taquicardia supraventricular com BRE. Notar a ausência de critérios morfológicos para TV. A derivação aVR apresenta complexo do tipo qR com onda q inicial < 40 ms e Vi/Vt > 1. Em D2 o tempo de inscrição da onda R é de 20 ms.

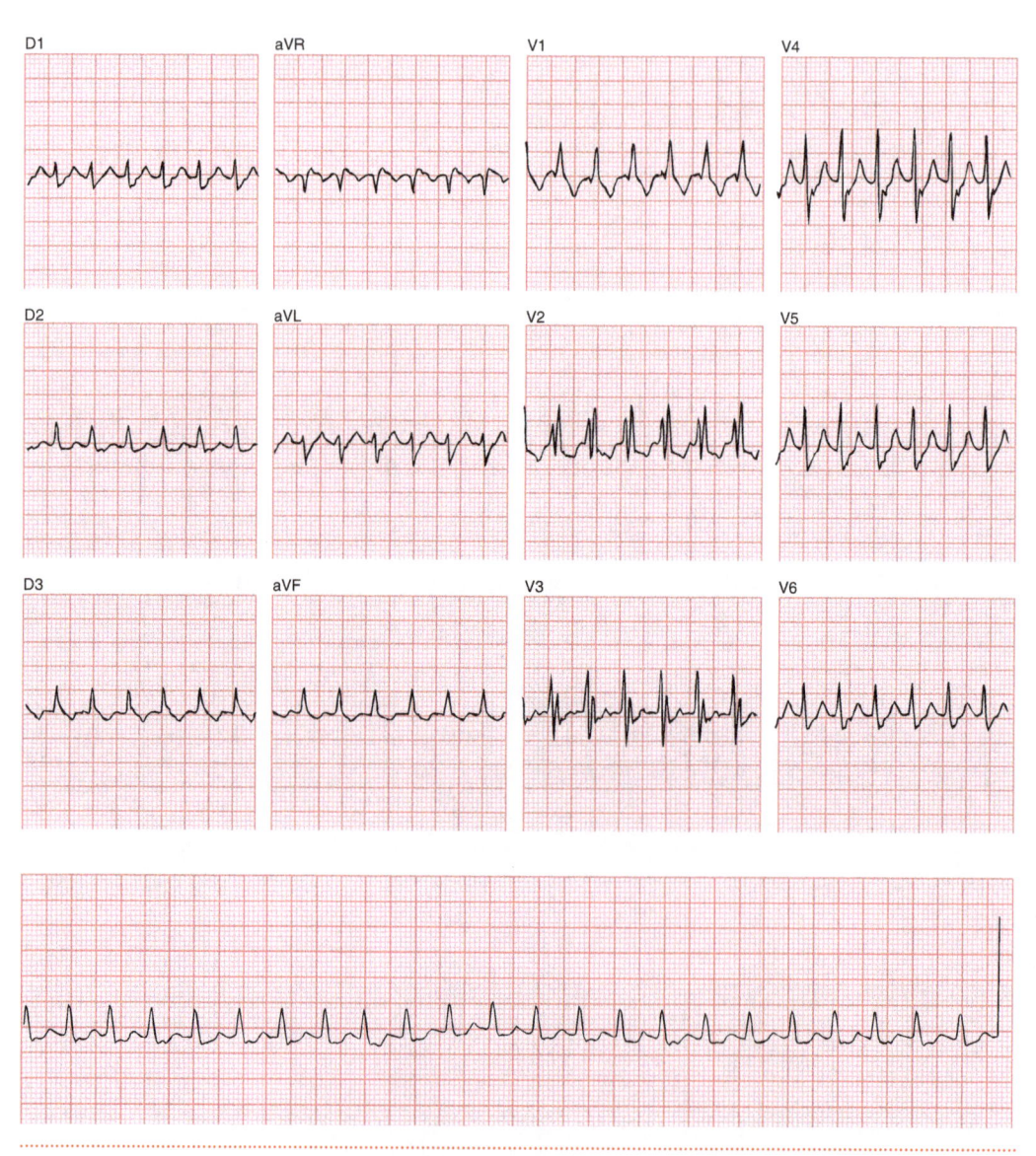

ECG 13.7. Sugestiva taquicardia supraventricular com BRD. Notar ausência de critérios morfológicos para TV (complexo rSR em V1 e onda R > S em V6). Em D2 o tempo de inscrição da onda R é de 30 ms.

Referências Bibliográficas

1. Issa Z, Miller J, Zipes D. Clinical Arrhythmology and Electrophysiology: A Companion to Braunwald's Heart Disease. 3a ed. Philadelphia: Elsevier; 2019. 752 p.
2. Garner JB, Miller JM. Wide Complex Tachycardia – Ventricular Tachycardia or Not Ventricular Tachycardia, That Remains the Question. Arrhythmia Electrophysiol Rev. 2013;2(1):23–9.
3. Vereckei A. Current Algorithms for the Diagnosis of wide QRS Complex Tachycardias. Curr Cardiol Rev. 2014;10(3):262–76.
4. Brugada P, Brugada J, Mont L, Smeets J, et al. A new approach to the differential diagnosis of a regular tachycardia with a wide QRS complex. Circulation. 1991;83(5):1649–59.
5. Vereckei A, Duray G, Szénási G, Altemose GT, et al. New algorithm using only lead aVR for differential diagnosis of wide QRS complex tachycardia. Hear Rhythm. 2008;5(1):89–98.
6. Griffith M., Mounsey P, Camm A, Garratt C. Ventricular tachycardia as default diagnosis in broad complex tachycardia. Lancet. 1994;343(8894):386–8.
7. Pava LF, Perafán P, Badiel M, Arango JJ, et al. R-wave peak time at DII: A new criterion for differentiating between wide complex QRS tachycardias. Hear Rhythm. 2010;7(7):922–6.
8. Santos Neto FR dos. Análise de um novo critério de interpretação no diagnóstico diferencial das taquicardias de complexo QRS largo. São Paulo: Universidade de São Paulo; 2015.
9. Santos F, Pisani CF, Darrieux FC da C, Cirino CMF, et al. Validação de um Algoritmo Simples para Detecção de Taquicardia Ventricular no Eletrocardiograma. Arq Bras Cardiol. 2021;[online].ahead print, PP.0-0.
10. Antunes E, Brugada J, Steurer G, Andries E, et al. The Differential Diagnosis of a Regular Tachycardia with a Wide QRS Complex on the 12-Lead ECG: Ventricular Tachycardia, Supraventricular Tachycardia with Aberrant Intraventricular Conduction, and Supraventricular Tachycardia with Anterograde Conduction. Pacing Clin Electrophysiol. 1994;17(9):1515–24.
11. Kaiser E, Darrieux FCC, Barbosa SA, Grinberg R, et al. Differential diagnosis of wide QRS tachycardias: comparison of two electrocardiographic algorithms. Europace. 2015;17(9):1422–7.
12. Jastrzebski M, Kukla P, Czarnecka D, Kawecka-Jaszcz K. Comparison of five electrocardiographic methods for differentiation of wide QRS-complex tachycardias. EP Eur. 2012;14(8):1165–71.

14

Jéssica Laureano Martins
Matheus Kiszka Scheffer

Taquicardias Ventriculares

INTRODUÇÃO

A TV é uma arritmia originada nos ventrículos com duração de três ou mais complexos QRS consecutivos e uma FC acima de 100 bpm. Além disso, deve ser caracterizada de acordo com seu eixo, morfologia, repercussão hemodinâmica e possível associação com cardiopatia estrutural. É considerada sustentada quando sua duração é superior a 30 segundos ou apresenta instabilidade hemodinâmica (**Figura 14.1**). Em contrapartida, quando o tempo é inferior a 30 segundos é dita como TVNS (**Figura 14.2**).

As TVs monomórficas apresentam uma configuração uniforme de seus batimentos, diferentemente das TVs polimórficas, nas quais observamos diferentes morfologias dos complexos QRS. Por fins didáticos, abordaremos as TVs neste capítulo de acordo com a classificação da **Tabela 14.1**.

Tabela 14.1. Classificação das TV

TV monomórfica
- Com coração estruturalmente normal (TV idiopática): focal x fascicular
- Relacionada à cardiopatia estrutural (cicatriz)

TV polimórfica

TAQUICARDIA VENTRICULAR MONOMÓRFICA

Coração estruturalmente normal (TV idiopática)

São geralmente bem toleradas na prática clínica, necessitando de tratamento quando são sintomáticas, sustentadas ou quando cursam com disfunção ventricular pelo desenvolvimento de taquicardiomiopatia.

TV idiopática focal

Corresponde a 60 a 70% dos casos e são representadas, principalmente, por

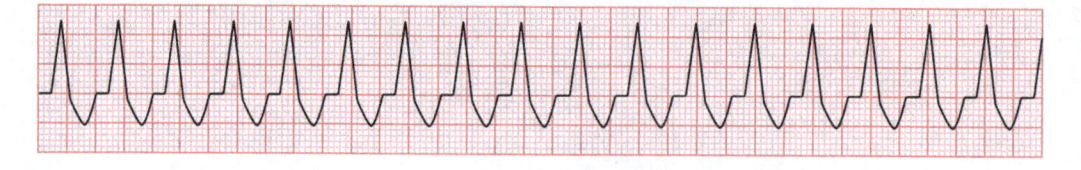

Figura 14.1. Taquicardia ventricular sustentada. Ritmo de origem ventricular com duração superior a 30 s.

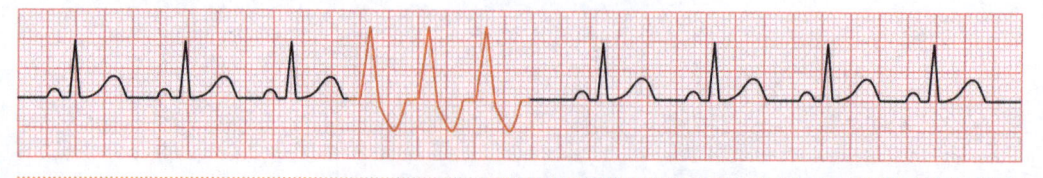

Figura 14.2. Taquicardia ventricular não-sustentada. Ritmo de origem ventricular com 3 ou mais batimentos consecutivos e duração < 30 s.

aquelas originadas na VSVD. Acometendo mais adultos jovens (30 a 50 anos) e com a forma de apresentação mais comum através de uma TVNS monomórfica desencadeada por uma ectopia ventricular de acoplamento longo e curso clínico geralmente benigno.

A grande maioria deste grupo ocorre pelo mecanismo de atividade deflagrada (relação com a atividade do AMP cíclico, catecolaminas e liberação do cálcio). Portanto, apresenta relação com o esforço, podendo ser desencadeada ou suprimida durante o exercício, com seu reaparecimento durante a fase de recuperação.

O tratamento agudo, cardioversão elétrica ou antiarrítmico, deve ser guiado de acordo com o estado hemodinâmico do paciente. A nível ambulatorial, o uso de betabloqueadores ou bloqueadores dos canais de cálcio é feito em pacientes sintomáticos. Outra opção terapêutica a ser considerada é a ablação por radiofrequência.

A Tabela 14.2 lista as possíveis localizações das TV focais.

- As *TVs de via de saída* apresentam morfologia de BRE, na maioria das vezes, e eixo inferior no plano frontal (positividade em D2, D3 e aVF). Quando originada na *VSVD* apresenta morfologia de BRE com transição precordial em V4 ou adiante. A TV de *VSVE* pode apresentar morfologia de BRD ou de BRE com transição em V2. Quando a transição ocorre em V3 a localização pelo ECG pode ser um desafio. Nestes casos, quando a transição RS ocorre mais precocemente do que no QRS em ritmo sinusal, provavelmente a origem é na VSVE; quando mais tardia, o local mais provável é na VSVD (para mais detalhes ver Capítulo 11 – extrassístoles ventriculares de via de saída)

Tabela 14.2. Localização das TVs focais
VSVD e VSVE

Cúspides aórticas e artéria pulmonar

Anel mitral e anel tricúspide

Músculos papilares

Epicárdio e *summit*

TV por reentrada

Sessenta a oitenta por cento deste tipo de TV corresponde a *TV fascicular ou TV "verapamil sensível"*. Esta forma incide mais no sexo masculino e dos 15 aos 40 anos. A reentrada se faz através do fascículo posteroinferior e tecido de Purkinje anormal.

- O ECG característico apresenta um QRS relativamente estreito (120 a 140ms) com morfologia de BRD e BDAS em 95% dos casos
- Se o circuito envolver o fascículo anterossuperior, a morfologia será de BRD e BDPI (5 % dos casos)

Um outro tipo de TV por reentrada é a chamada *TV ramo a ramo*, que obrigatoriamente utiliza os ramos direito e esquerdo. São mais descritas nos pacientes com cardiomiopatia dilatada, acompanhadas de rápidas frequências, deterioração hemodinâmica e síncope. Por isso, são mais relatadas no estudo EEF.

- O ECG geralmente apresenta padrão de BRE, que pode ser igual ao padrão de bloqueio do ECG basal

Cardiopatia Estrutural (Cicatriz)

As cicatrizes de pacientes com infarto, cardiomiopatias ou decorrentes de cirurgia cardíaca prévia são responsáveis por até 90% das TVs. Devido a presença de cardiopatia estrutural os sintomas já podem ser alertas para deterioração hemodinâmica e rápida reversão. Trinta por cento das TVs de etiologia isquêmica ocorrem após o primeiro ano do IAM. A presença da cicatriz com miocárdio viável em seu interior estabelece as condições necessárias para formação de um substrato e mecanismo de reentrada.

No tratamento agudo, pode ser optada pela cardioversão elétrica nos casos de instabilidade ou antiarrítmicos (amiodarona, lidocaína) se estabilidade hemodinâmica. O CDI também poderá ser indicado nos casos de TVs com cardiopatia estrutural. Outras opções terapêuticas adjuntas em casos refratários é a associação da amiodarona, betabloqueadores e ablação. Com o avanço nas técnicas da eletrofisiologia e mapeamento eletroanatômico, existe uma crescente evolução na eficácia e segurança do procedimento.

Cardiomiopatia Isquêmica

No ECG, o padrão do QRS é menos acurado para indicar a localização do sítio de origem das TVs por reentrada em pacientes com infarto prévio ou alterações da contratilidade do que nas TVs focais em pacientes com coração estruturalmente normal. TVs que se originam do miocárdio normal tipicamente apresentam forças iniciais rápidas, enquanto TVs originadas nas áreas de cicatriz ou no epicárdio apresentam frequentemente empastamento na ativação inicial. TVs originadas do tecido miocárdio doente apresentam menor amplitude dos complexos QRS e a presença de entalhes é um sinal de tecido cicatricial. A presença de complexos com morfologias qRr, qr ou QS é altamente sugestiva de infarto.

Alguns achados eletrocardiográficos podem sugerir a localização das TVs pós-infarto:

- O local de origem da TV afeta a duração do QRS. TVs septais geralmente exibem QRS menos largo do que as que se originam na parede livre
- Eixo elétrico superior direito sugere origem septal apical ou septal lateral, geralmente demonstrando QS de D1, D2 e D3 e QS ou rS em V5 e V6. Eixo inferior direito sugere origem na porção superior do septo ou parede lateral. Eixo inferior esquerdo ocorre ocasionalmente em TVs originadas na porção superior do septo
- TVs com morfologia de BRD originam-se no VE e aquelas com morfologia de BRE localizam-se no septo interventricular ou regiões adjacentes
- Concordância precordial positiva indica origem na região basal, enquanto concordância precordial negativa indica origem apical
- Presença de QS em qualquer derivação sugere que a arritmia se propaga a partir daquela localização

TAQUICARDIA VENTRICULAR POLIMÓRFICA

Conforme definida anteriormente, a TV polimórfica consiste em um ritmo ventricular com morfologias distintas do QRS ao longo do traçado eletrocardiográfico, configurando a presença de vários focos ventriculares que compõem o circuito.

As TVs polimórficas podem acontecer na presença ou não de cardiopatia estrutural. As cardiopatias mais associadas são: CAVD, cardiomiopatias (chagásica, hipertrófica, restritiva, isquêmica, dilatada) e cardiopatias congênitas no adulto. Na ausência de cardiopatia estrutural é importante sempre lembrar das síndromes elétricas: TVPC, SQTL, SQTC, síndrome de Brugada e SRP (ver Capítulo 16) (**Figura 14.3**).

- A *TVPC* ocorre pelo mecanismo de atividade deflagrada com a presença de ectopias ventricular no esforço que são suprimidas durante o repouso. Apresenta um padrão típico no ECG como uma TV bidirecional com eixo do QRS alternando em 180° a sua morfologia. Os betabloqueadores são a primeira linha para prevenção de eventos
- A TV polimórfica decorrente do QT longo (congênito ou adquirido) é denominada de *Torsades de Pointes* ou "torção das pontas", por sua morfologia

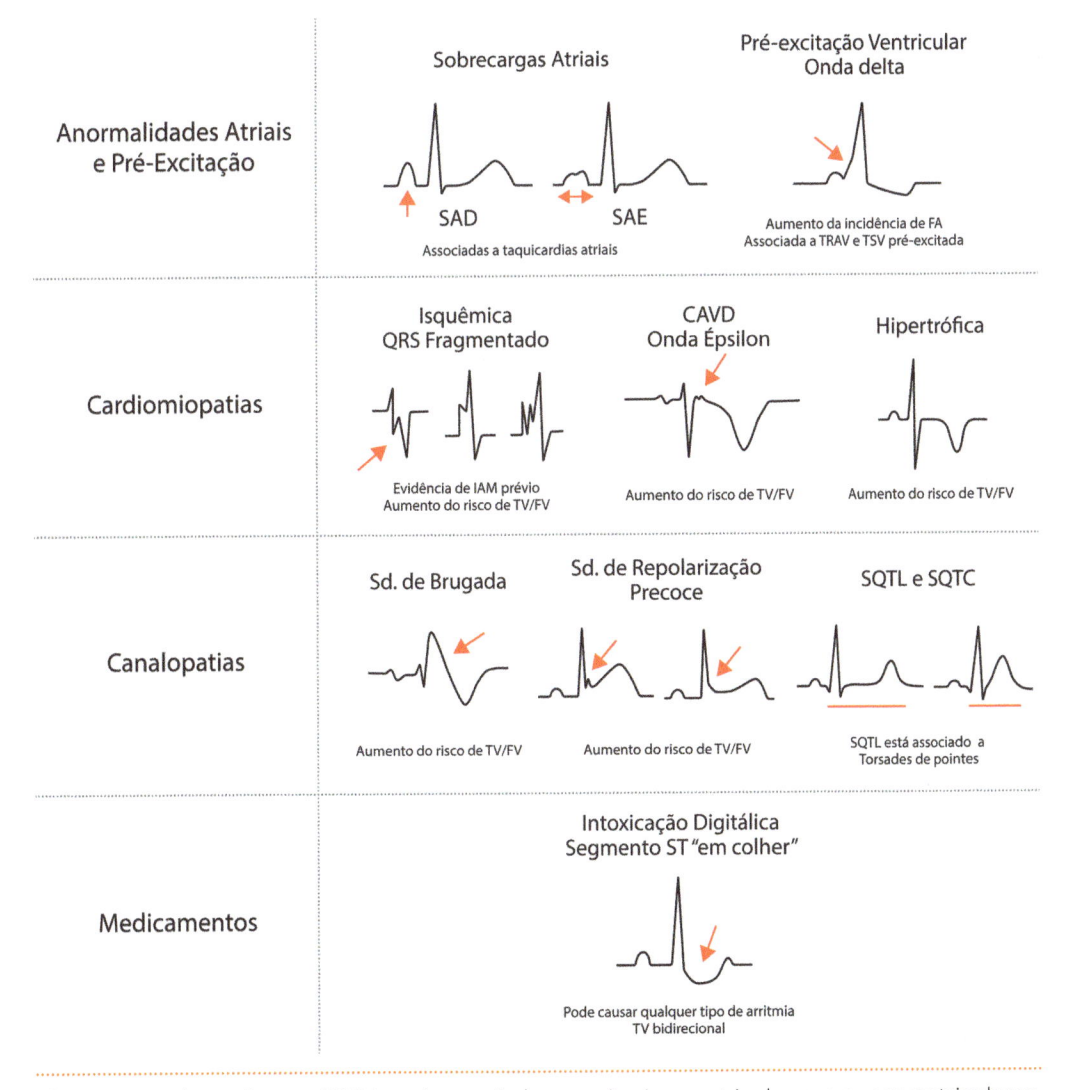

Figura 14.3. Alterações no ECG basal associadas a arritmias ventriculares e supraventriculares.

característica de inversão gradual da polaridade dos complexos QRS, como se o QRS "girasse" em torno da linha de base (**Figura 14.4**). Geralmente é autolimitada ou degenera para FV, além de ser comumente precedida por bigeminismo ventricular e ciclos curto-longo-curto (extrassístole – batimento sinusal – extrassístole). O tratamento agudo consiste na infusão endovenosa de sulfato de magnésio, além de evitar agentes que prolonguem o QT

FIBRILAÇÃO E FLUTTER VENTRICULAR

Define-se *fibrilação ventricular* como atividade elétrica rápida, caótica e desorganizada na qual não é possível a identificação de complexos QRS (**Figura 14.5**). O *flutter ventricular* é um termo que pode ser aplicado a uma TV rápida (250 a 350 complexos/min) que apresenta QRS de configuração sinusoidal, impedindo a clara identificação da morfologia do QRS.

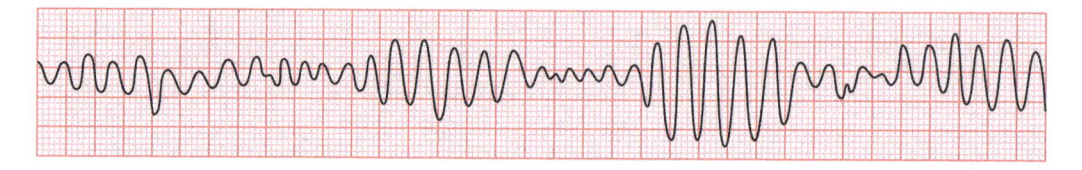

Figura 14.4. Torsades de Pointes. Morfologia característica de inversão gradual da polaridade dos complexos QRS.

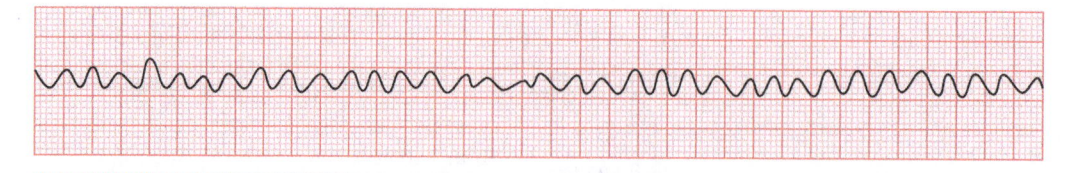

Figura 14.5. Fibrilação ventricular. Atividade elétrica rápida, caótica e desorganizada na qual não é possível a identificação de complexos QRS.

Taquicardias Ventriculares

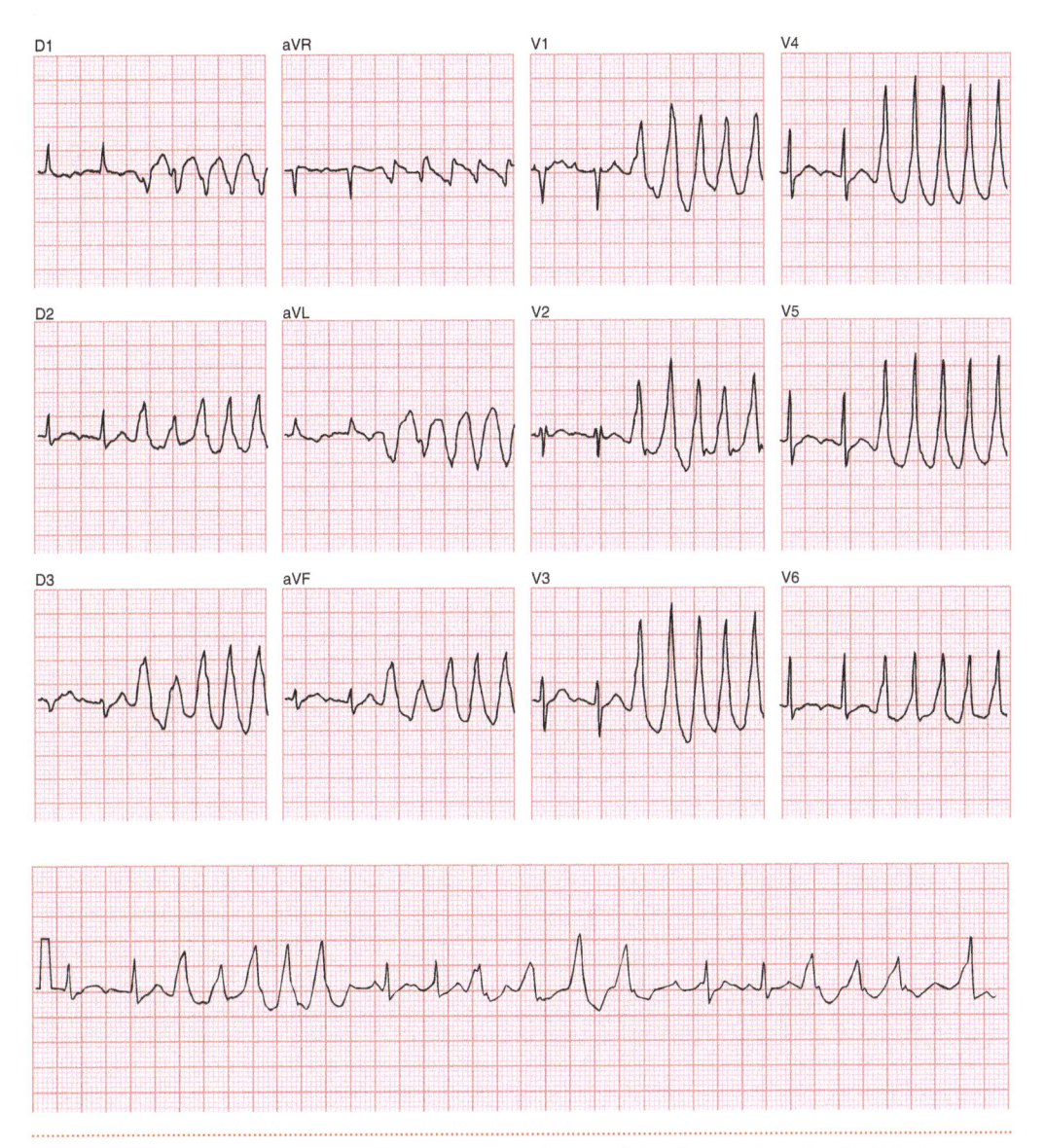

ECG 14.1. Taquicardia ventricular não-sustentada. Episódio de taquicardia de 5 batimentos pode ser vista no D2 longo. Observar a concordância positiva dos complexos QRS no plano horizontal durante a TVNS.

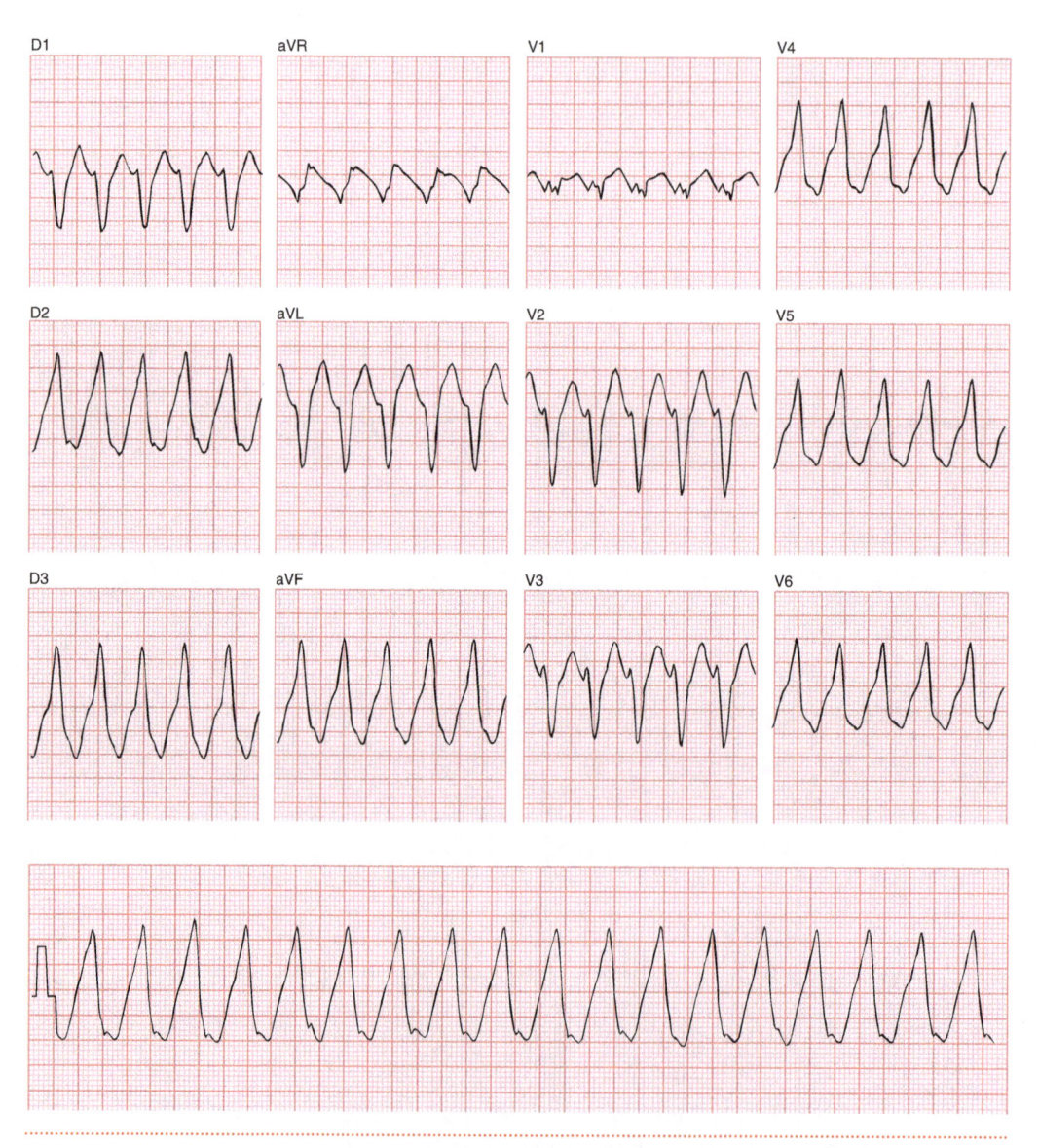

ECG 14.2. Taquicardia ventricular de via de saída do ventrículo direito. Observamos TV com eixo inferior no plano frontal (D2, D3 e aVF positivos), morfologia de BRE em V1 e transição precordial do QRS em V4.

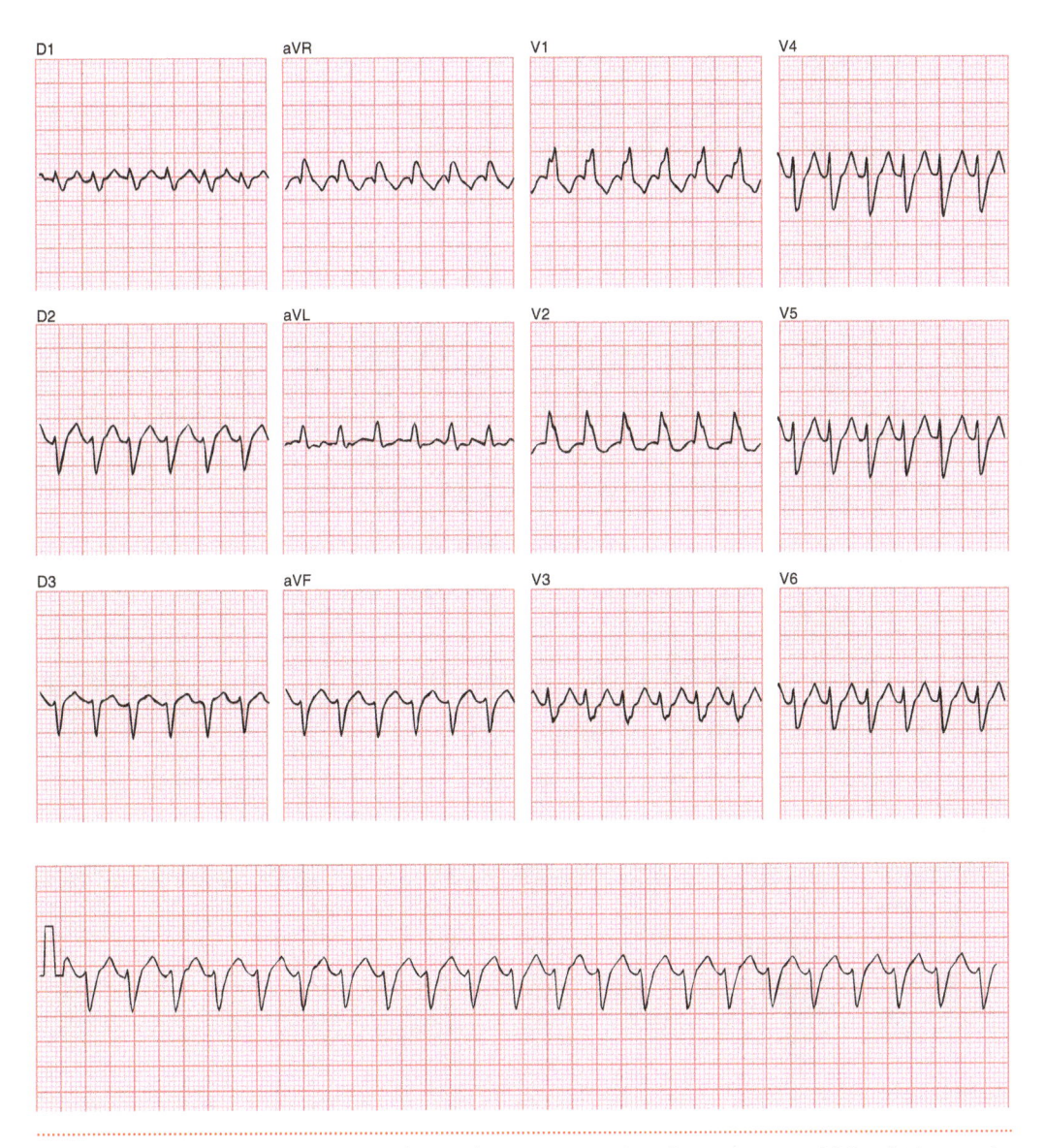

ECG 14.3. Taquicardia ventricular fascicular. Esta taquicardia apresenta QRS relativamente estreito (entre 120 a 140 ms) e morfologia de BRD com BDAS.

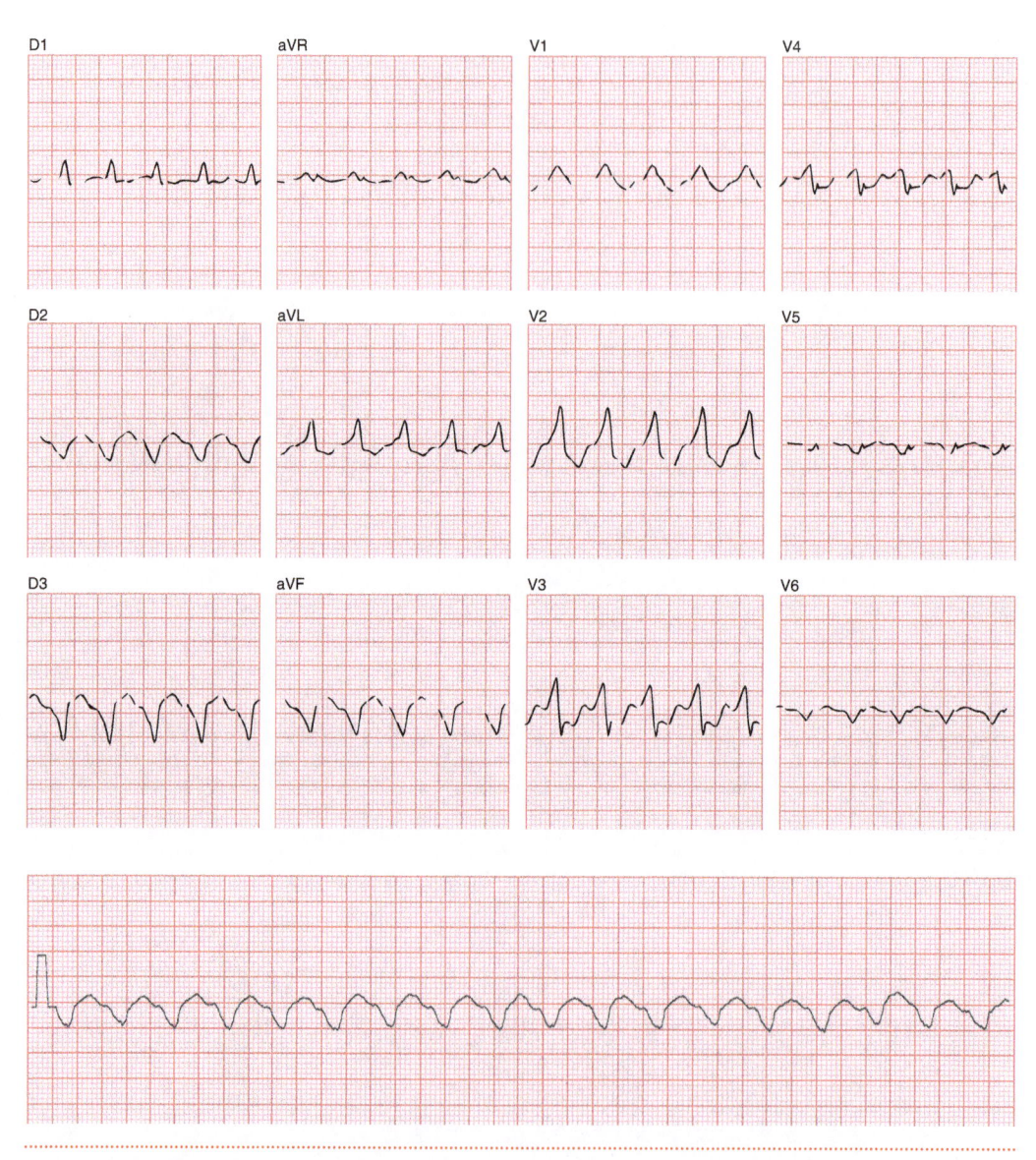

ECG 14.4. Taquicardia ventricular em coração estruturalmente doente. Presença de complexos com morfologia QS na parede inferolateral em paciente com IAM prévio, sugerindo que a arritmia se propaga a partir desta localização.

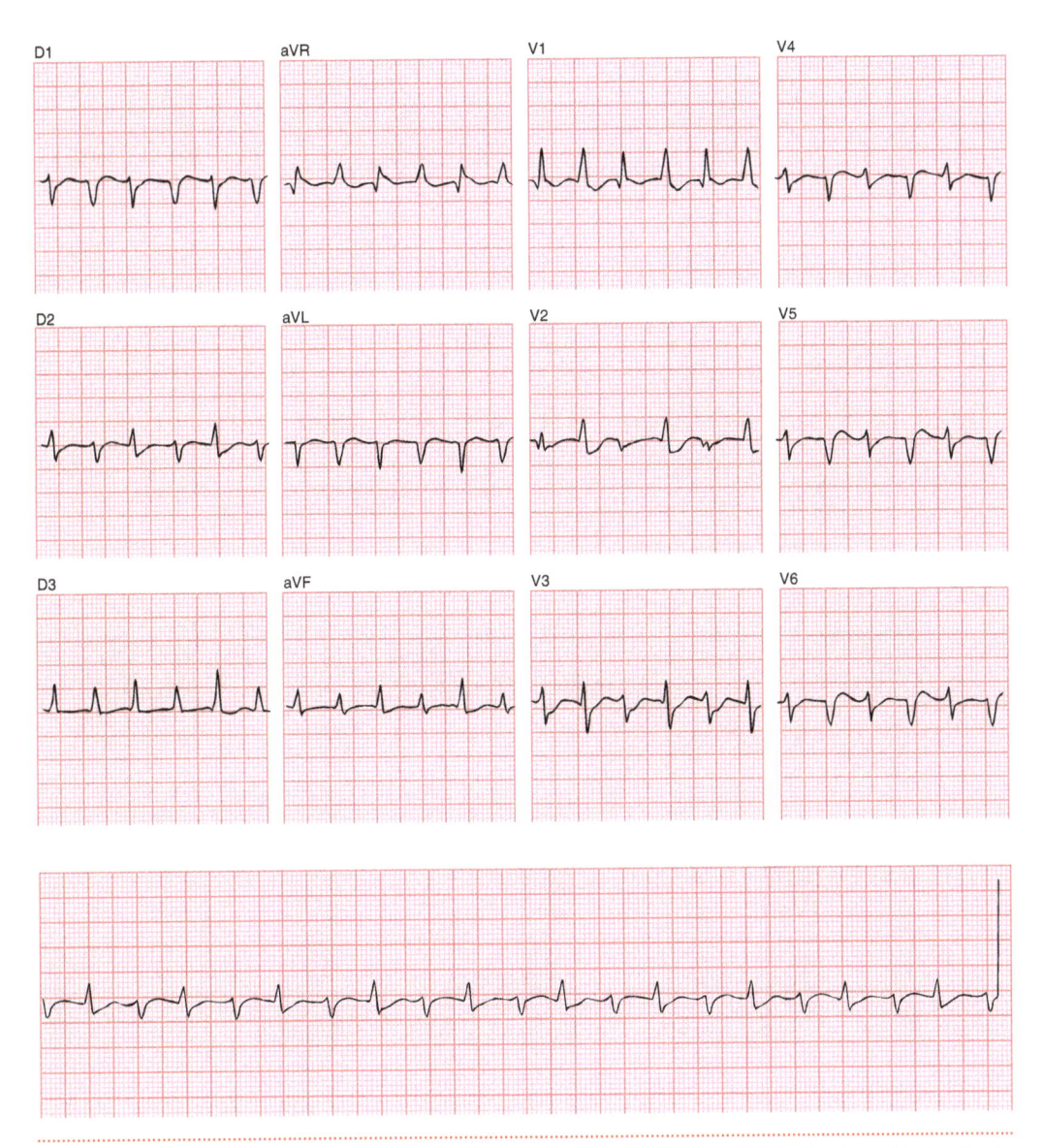

ECG 14.5. Taquicardia ventricular bidirectional. Observamos alternância do eixo elétrico batimento a batimento. A intoxicação digitálica é uma possível causa de TV bidirectional.

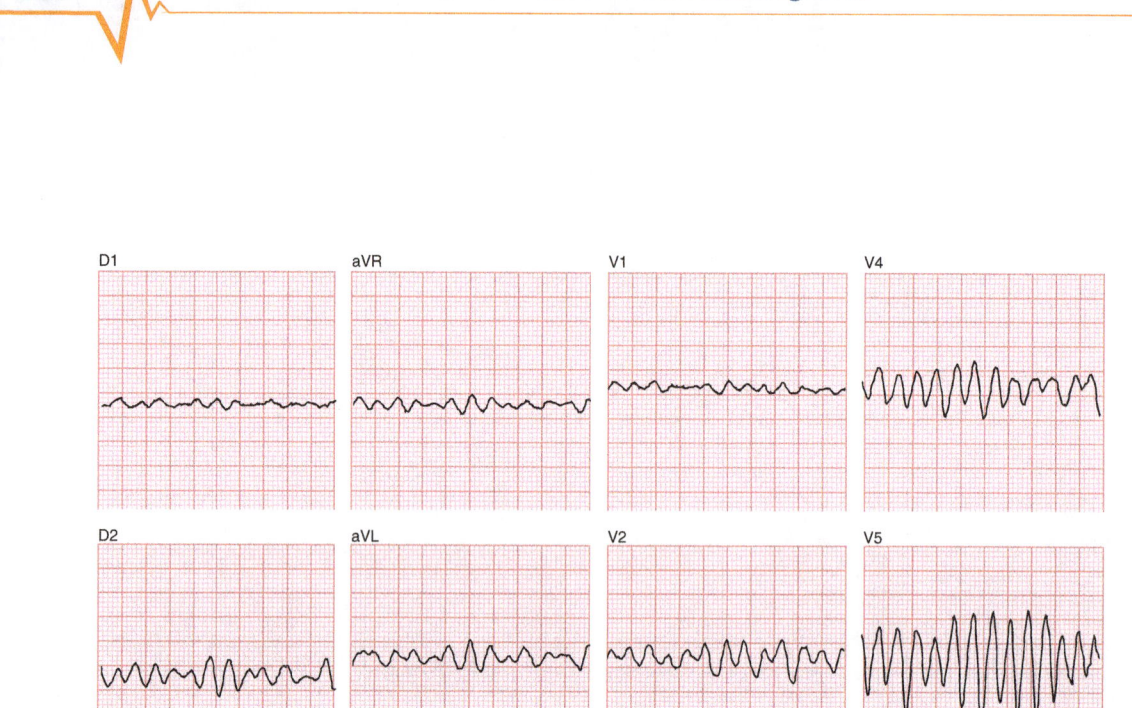

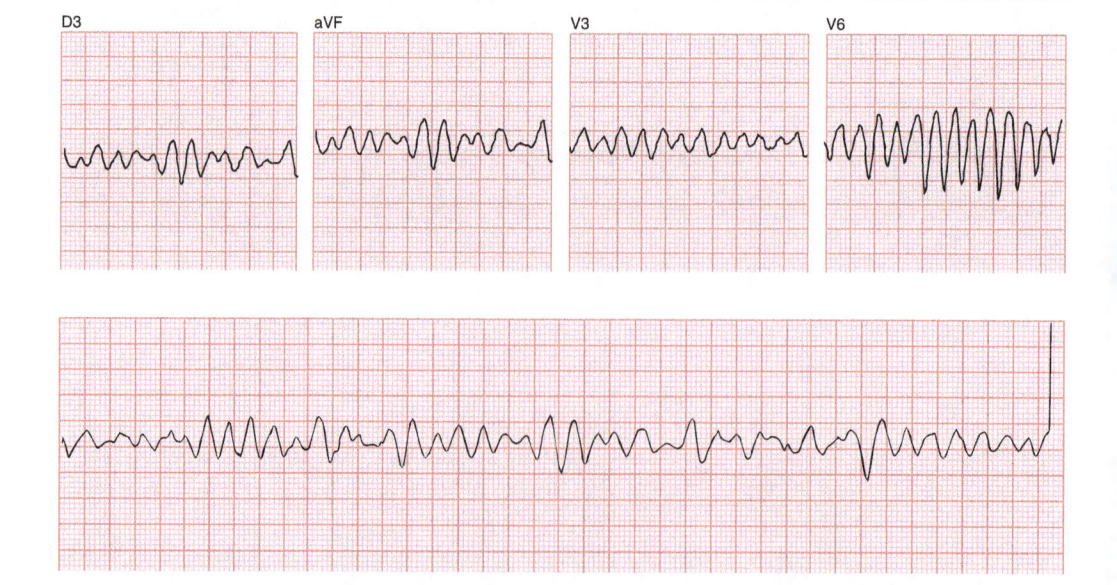

ECG 14.6. Torsades de pointes. Observar a morfologia característica de inversão gradual da polaridade do complexo QRS, como se ele "girasse" em torno da linha de base.

Taquicardias Ventriculares

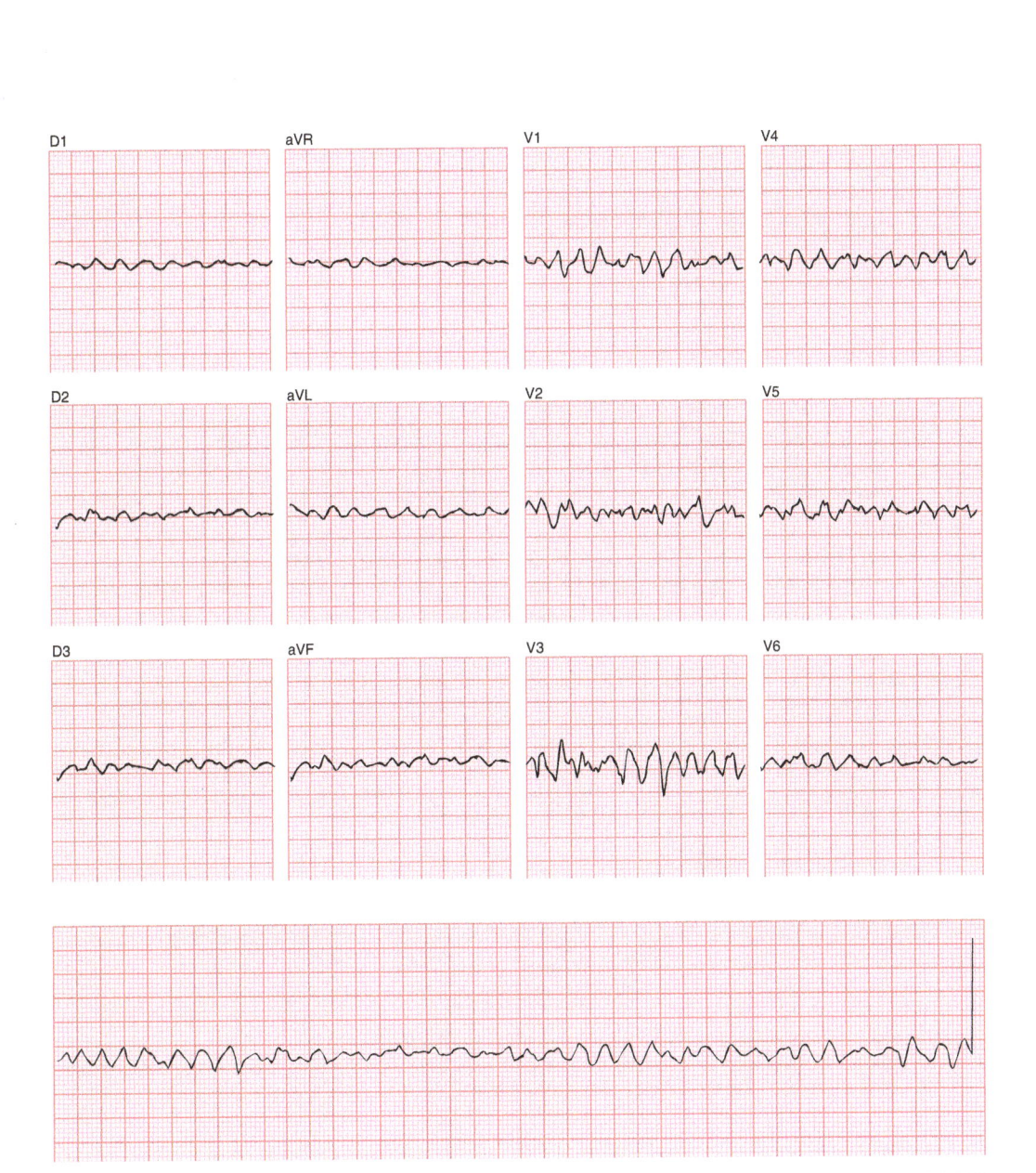

ECG 14.7. Fibrilação ventricular. Ritmo de PCR, onde observamos atividade elétrica rápida e desorganizada, não sendo possível identificar complexos QRS.

Referências Bibliográficas

1. Hachul DT, Kuniyoshu RR, Darrieux FC da C. Tratado de arritmias cardíacas: fisiopatologia, diagnóstico e tratamento. 1a ed. Rio de Janeiro: Atheneu; 2019. 1206 p.
2. Issa Z, Miller J, Zipes D. Clinical Arrhythmology and Electrophysiology: A Companion to Braunwald's Heart Disease. 3a ed. Philadelphia: Elsevier; 2019. 752 p.
3. Pastore CA, Pinho JA, Pinho C, Samesima N, et al. III Diretrizes da Sociedade Brasileira de Cardiologia sobre análise e emissão de laudos eletrocardiográficos. Arq Bras Cardiol. 2016;106(4 Supl.1):1–23.
4. Hutchinson MD, Garcia FC. An Organized Approach to the Localization, Mapping, and Ablation of Outflow Tract Ventricular Arrhythmias. J Cardiovasc Electrophysiol. 2013;24(10):1189–97.
5. Anderson RD, Kumar S, Parameswaran R, Wong G, et al. Differentiating Right- and Left-Sided Outflow Tract Ventricular Arrhythmias. Circ Arrhythmia Electrophysiol. 2019;12(6):e007392.
6. Josephson ME, Callans DJ. Using the twelve-lead electrocardiogram to localize the site of origin of ventricular tachycardia. Hear Rhythm. 2005;2(4):443–6.
7. Gorenek B, Fisher JD, Kudaiberdieva G, Baranchuk A, et al. Premature ventricular complexes: diagnostic and therapeutic considerations in clinical practice. J Interv Card Electrophysiol. 2020;57(1):5–26.
8. Verdile L, Maron BJ, Pelliccia A, Spataro A, et al. Clinical significance of exercise-induced ventricular tachyarrhythmias in trained athletes without cardiovascular abnormalities. Hear Rhythm. 2015;12(1):78–85.
9. Tzeis S, Asvestas D, Yen Ho S, Vardas P. Electrocardiographic landmarks of idiopathic ventricular arrhythmia origins. Heart. 2019;105(14):1109–16.
10. Vallès E, Bazan V, Marchlinski FE. ECG Criteria to Identify Epicardial Ventricular Tachycardia in Nonischemic Cardiomyopathy. Circ Arrhythmia Electrophysiol. 2010;3(1):63–71.

15

Alexia Hallack Dreicon
Matheus Kiszka Scheffer
José Nunes de Alencar Neto

Pré-Excitação Ventricular

INTRODUÇÃO

Vias acessórias são fibras miocárdicas remanescentes da conexão AV originadas por desenvolvimento embrionário incompleto do anel AV e falha na separação fibrosa entre átrios e ventrículos. Aproximadamente 60% delas estão localizadas na região lateral esquerda, próxima ao anel mitral e cerca de 5 a 10% dos pacientes apresentam múltiplas vias. A condução do impulso pelos feixes acessórios pode seguir no sentido anterógrado ou, na maioria das vezes, retrógrado. A **Tabela 15.1** classifica os diferentes tipos de vias acessórias e a **Tabela 15.2** demonstra a distribuição das vias AV.

A *pré-excitação ventricular* é a ativação prematura dos ventrículos através de uma via acessória, que despolariza parte do ventrículo por condução miócito a miócito, momento em que se produz a onda delta no ECG (**Figura 15.1**). Em determinado momento, ocorre o mecanismo de fusão entre essa onda e o impulso que progride pela via normal (nó AV - sistema His-Purkinje), momento em que o QRS se encurta. A magnitude da pré-excitação, ou seja, quão longa será a onda delta, depende da localização da via acessória (vias próximas ao nó sinusal tem maior pré-excitação), estado de condução da via acessória e do nó AV (período refratário). Dessa forma, o ECG pode variar do tipo clássico de apresentação até formas inaparentes em que há pequena contribuição da via acessória na ativação ventricular. A pré-excitação pode ser intermitente quando há a perda abrupta da pré-excitação, uma vez que o estímulo encontra a via acessória em seu período refratário.

A vias acessórias podem ainda fazer parte de um circuito de reentrada junto ao nó AV, ventrículo e átrio, predispondo a TRAV, ou permitir a passagem de impulsos de arritmias atriais (arritmias pré-excitadas).

Tabela 15.1. Tipos de Vias Acessórias
Vias atrioventriculares (Feixes de Kent) – 98%
Vias atrionodais (Feixe de James)
Vias atriohissianas (Raras)
Vias atípicas (Fibras de Mahaim): • Atriofasciculares • Nodofascicular • Nodoventricular • Fasciculoventricular

Tabela 15.2. Localização das Vias Atrioventriculares	
Parede livre esquerda	46-60%
Posterosseptal	25%
Parede livre direita	13-21%
Anterosseptal	7%
Mediosseptal	5%

SÍNDROMES DE PRÉ-EXCITAÇÃO

O termo síndrome é utilizado quando a via acessória está relacionada com episódios de taquiarritmias.

Síndrome Wolff-Parkinson-White
- O ECG demonstra pré-excitação manifesta
- Condução AV parcial ou completa pela via acessória

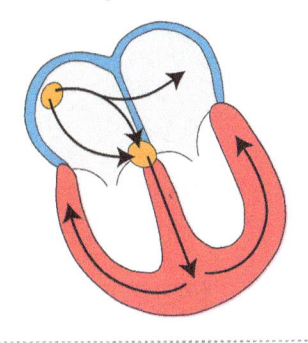

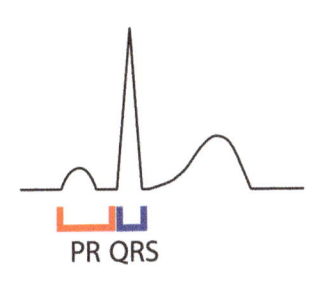

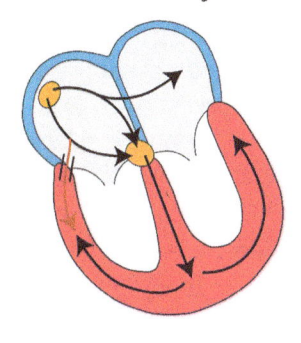

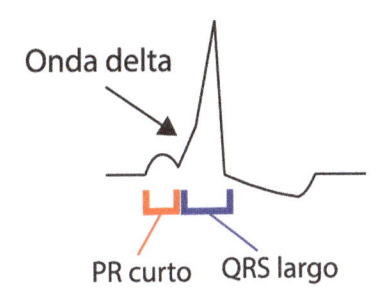

Figura 15.1. Pré-excitação ventricular. A existência de uma via acessória entre os átrios e ventrículos permite que o impulso atrial desvie o nó AV. Deste modo, a ativação ventricular se inicia antes do esperado, provocando um encurtamento do intervalo PR e prolongamento da duração do QRS.

Vias Acessória Oculta
- ECG basal sem alteração
- Via acessória tem condução retrógrada exclusiva

Síndrome de Lown-Ganong-Levine
- Intervalo PR curto + *SEM* onda delta
- Ocorre provavelmente por condução AV acelerada (condução por feixe átrio-His ou pelo feixe de James)
- Termo atualmente em *desuso* devido a falta de correlação clínico-eletrocardiográfica. Seu laudo não é recomendado pelos autores deste capítulo

Variantes de Mahaim
- Intervalo PR normal com perda do primeiro vetor septal em D1, aVL, V5 e V6 ou ECG completamente normal ou insuspeito
- Condução lenta através das fibras de Mahaim próximas ao sistema de condução

ACHADOS ELETROCARDIOGRÁFICOS DE PRÉ-EXCITAÇÃO VENTRICULAR

A condução anterógrada pela via acessória AV produz o clássico padrão de pré-excitação, caracterizado pela fusão entre a condução pala via acessória e o sistema normal de condução (**Figura 15.2**).

Pré-excitação Ventricular
- Intervalo PR < 120 ms
- Empastamento na porção inicial do complexo QRS (onda delta)
- QRS usualmente > 120 ms
- Alterações secundárias da repolarização

Pré-excitação inaparente
- Pré-excitação ausente ou discreta devido o período refratário da via acessória ser maior que o nó AV, pela existência de um nó AV hiperdinâmico ou por um BIA ou condução intra-atrial atrasada
- O intervalo PR é menor que o intervalo P-delta. Dessa forma, a transição entre pré-excitação manifesta e inaparente é caracterizada pela normalização do QRS com encurtamento do intervalo PR
- Pode ser desmascarada por uma extrassístole atrial, pela manobra de compressão do seio carotídeo (principalmente esquerdo) ou pela administração de adenosina, proporcionando uma inibição da despolarização do nó AV, facilitando a condução pela via acessória
- A presença de onda Q septal em V6 é um parâmetro útil para excluir a presença de pré-excitação mínima

---

Box 15.1
Pré-excitação Simulando Outros Achados Eletrocardiográficos

O padrão de pré-excitação pode mimetizar outros achados eletrocardiográficos como:
- Bloqueios de ramo
- Cardiomiopatia hipertrófica
- Doença de Fabry
- Onda Q de necrose
- Sobrecargas ventriculares

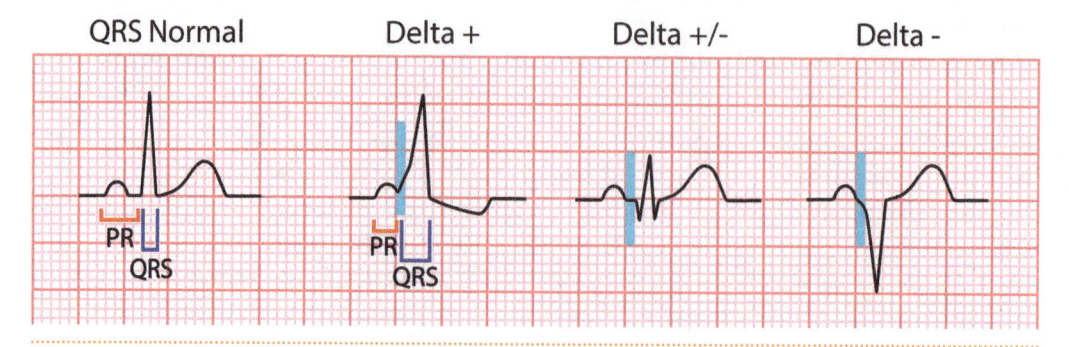

Figura 15.2. Exemplos de ondas delta. A polaridade da onda delta é avaliada nos 20 ms iniciais do complexo QRS.

Pré-excitação intermitente

- Perda abrupta da onda delta com normalização no intervalo PR na ausência de qualquer mudança significativa da FC
- Mecanismo pouco compreendido, mas provavelmente relacionada ao período refratário e conectividade celular da via acessória
- **Pré-excitação alternante:** Forma de pré-excitação intermitente na qual um complexo QRS que manifesta a onda delta se alterna com um QRS normal
- **Pré-excitação em concertina:** Outra forma de pré-excitação intermitente na qual o intervalo PR e a duração do QRS apresentam um padrão cíclico, com a pré-excitação se tornando cada vez mais proeminente para em seguida ir reduzindo gradualmente o grau de pré-excitação

LOCALIZAÇÃO DA VIA ACESSÓRIA ATRAVÉS DO ELETROCARDIOGRAMA

A análise do padrão de pré-excitação durante o ritmo sinusal pode estimar a localização da via acessória e auxiliar no planejamento da ablação por cateter. Existem vários algoritmos eletrocardiográficos para a localização da via, porém eles apresentam variados graus de complexidade e acurácia, além de variações na nomenclatura utilizada e no número de regiões identificadas. Estes algoritmos utilizam a morfologia da onda delta, razão R/S ou a polaridade do QRS e apresentam melhor predição para vias laterais esquerdas e pior acurácia para vias mediosseptais ou anterosseptais. A **Figura 15.3** demonstra as regiões anatômicas onde podem estar localizadas as vias acessórias AV.

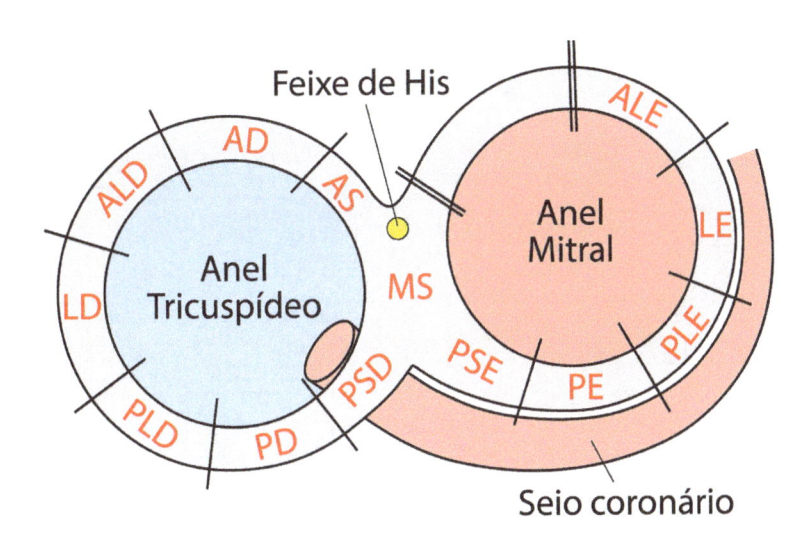

Figura 15.3. Possíveis localizações das vias acessórias através dos anéis AV. No septo - AS: anterosseptal; MS: mediosseptal; PSD: posterosseptal direita; PSE: posteroseptal esquerda; na parede livre direita - AD: anterior direita; ALD: anterolateral direita; LD: lateral direita; PLD: posterolateral direita; PD: posterior direita; e na parede livre esquerda – ALE: anterolateral esquerda; LE: lateral esquerda; PLE: posterolateral esquerda; PE: posterior esquerda.

Um bom ponto de partida para determinar a localização geral da via através dos anéis AV é o algoritmo de Milstein **(Figura 15.4)**. Esta abordagem pode ser combinada com algoritmos mais complexos para uma localização mais precisa. Dentre os algoritmos mais utilizados estão os propostos por Arruda **(Figura 15.5)**, que apresenta o maior grau de acurácia, Chiang **(Figura 15.6)** e D'Avila **(Figura 15.7)**. A **Tabela 15.3** compara o grau de acurácia destes algoritmos. O algoritmo de Taguchi **(Figura 15.8)** é uma alternativa por apresentar uma forma simplificada de localização da via através da razão R/S em algumas derivações.

> **Box 15.2**
> **Limitações dos Algoritmos**
>
> Todos os algoritmos apresentam limitações relacionadas a variabilidades biológicas, graus variados de fusão, presença de múltiplas vias acessórias, alterações eletrocardiográficas intrínsecas e até mesmo variabilidade técnica na aquisição do ECG. Anormalidade prévias como IAM e sobrecarga ventricular afetam o padrão de pré-excitação. Embora a via acessória possa estar presente em qualquer local ao longo dos anéis AV, os dois locais mais comuns são a parede livre esquerda e a área posterosseptal.

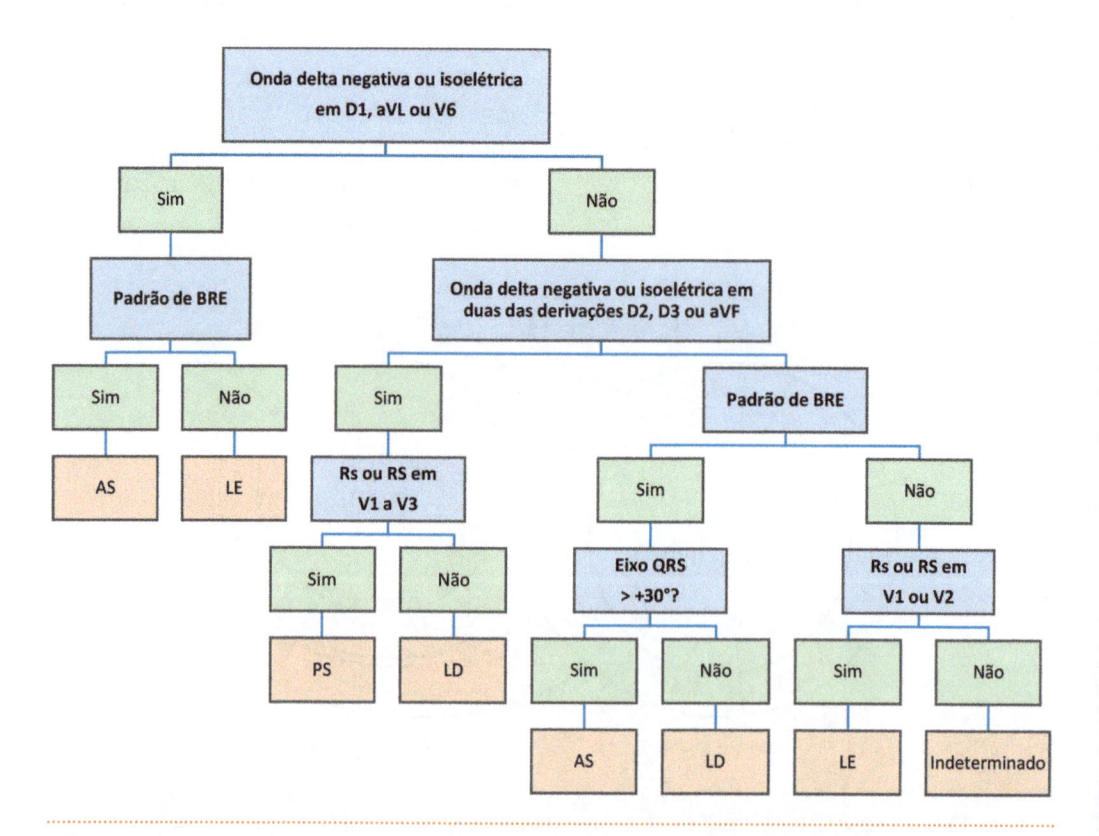

Figura 15.4. Algoritmo de Milstein. Baseado na morfologia da onda delta. O padrão de BRE é definido por QRS ≥ 90 ms de D1 com padrão rS em V1 ou V2. Adaptado de Milstein S, Sharma AD, Guiraudon GM, Klein GJ. An Algorithm for the Electrocardiographic Localization of Accessory Pathways in the Wolff-Parkinson-White Syndrome. Pacing Clin Electrophysiol. 1987;10(3):555–63.

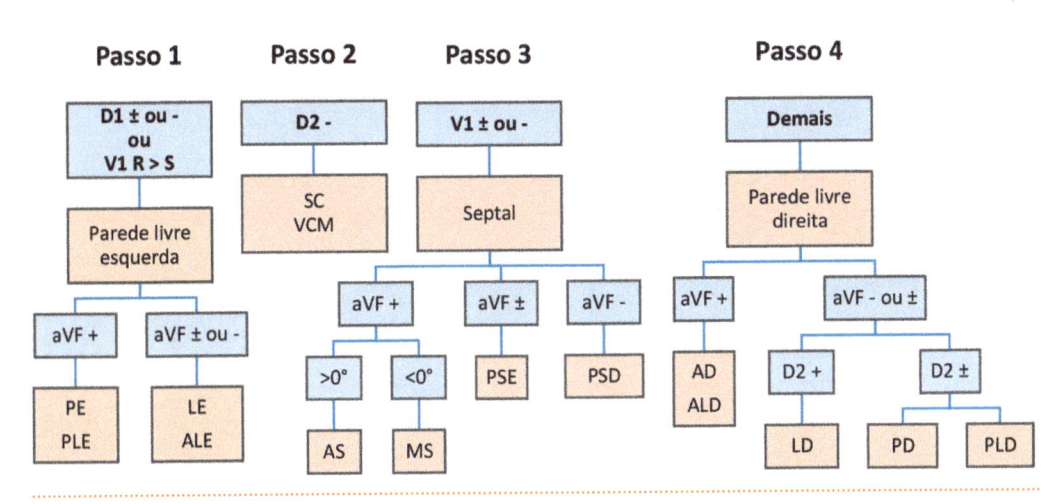

Figura 15.5. Algoritmo de Arruda. Baseado na morfologia da onda delta. +: onda delta positiva; ±: onda delta isoelétrica; −: onda delta negativa; SC: seio coronário; VCM: veia cardíaca média. Adaptado de Arruda MS, McClelland JH, Wang X, Beckman KJ, et al. Development and Validation of an ECG Algorithm for Identifying Accessory Pathway Ablation Site in Wolff-Parkinson-White Syndrome. J Cardiovasc Electrophysiol. 1998;9(1):2–12.

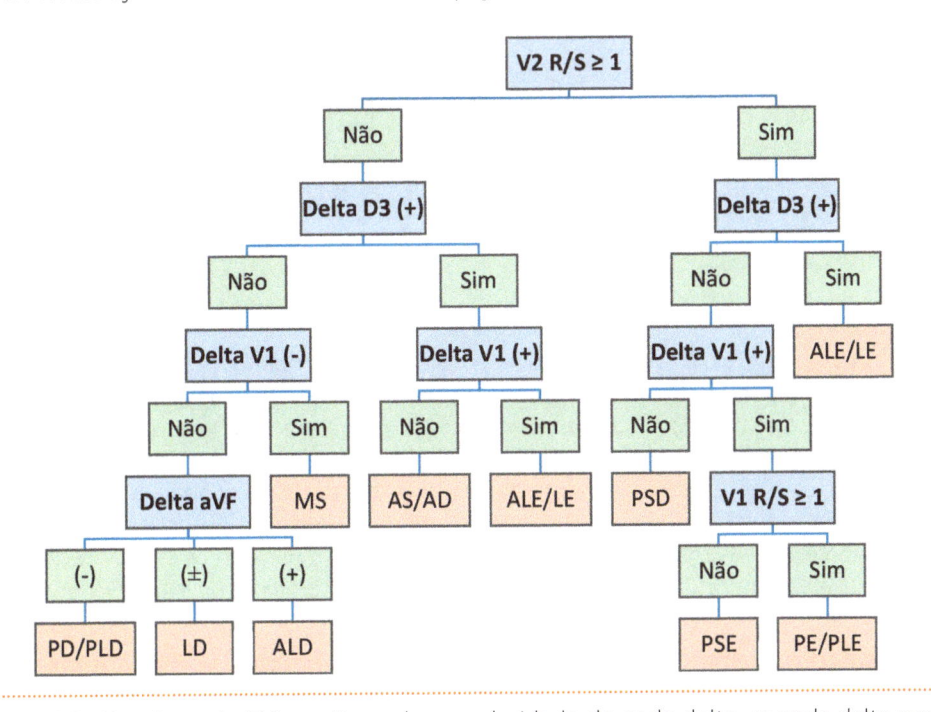

Figura 15.6. Algoritmo de Chiang. Baseado na polaridade da onda delta. +: onda delta positiva; ±: onda delta isoelétrica; −: onda delta negativa; R/S: razão das ondas R-S. Adaptado de Chiang CE, Chen SA, Siong Teo W, Tsai DS, et al. An Accurate Stepwise Electrocardiographic Algorithm for localization of Accessory Pathways in Patients With Wolff-Parkinson-White Syndrome from a Comprehensive Analysis of Delta Waves and R/S Ratio During Sinus Rhythm. Am J Cardiol. 1995;76(1–2):40–6.

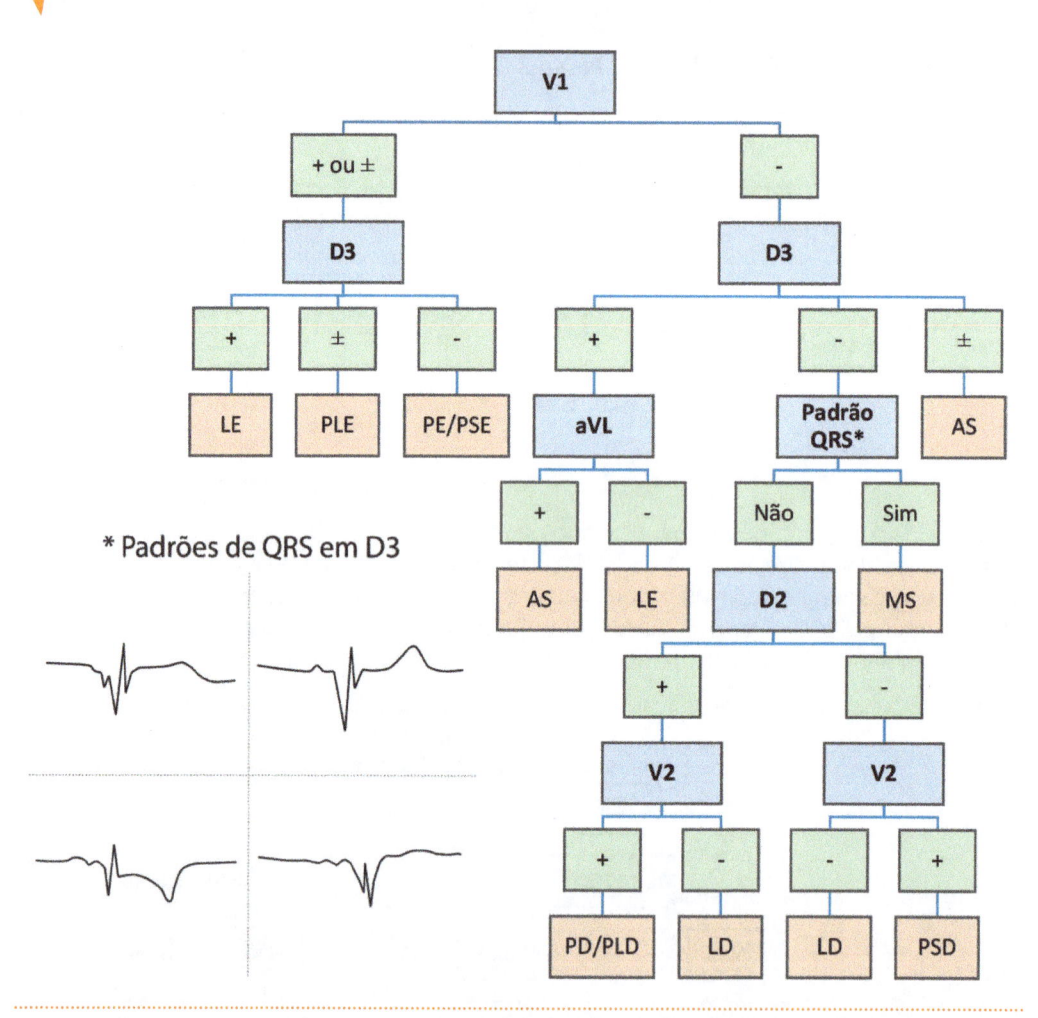

Figura 15.7. Algoritmo de D'Ávila. Baseado na polaridade do complexo QRS. Identifica a via acessória entre oito regiões distintas. O algoritmo original traz a nomenclatura parasseptal esquerda, que corresponde as regiões posterior e posteroseptal esquerdas; e parasseptal direita, que corresponde as regiões posterior e posterolateral direitas. +: QRS predominantemente positivo; ±: QRS isodifásico; –: QRS predominantemente negativo; *: padrões encontrados na derivação D3 correspondentes a via mediosseptal. Adaptado de d'Avila A, Brugada J, Skeberis V, Andries E, et al. A Fast and Reliable Algorithm to Localize Accessory Pathways Based on the Polarity of the QRS Complex on the Surface ECG During Sinus Rhythm. Pacing Clin Electrophysiol. 1995;18(9):1615–27.

Tabela 15.3. Acurácia dos algoritmos na localização das vias acessórias em %*			
	Arruda	Chiang	D'Ávila
Maden et al	71,5% (85,9)	71,5 (85)	72,4 (80,1)
Teixeira et al	38,7 (75,6)	36 (74,7)	19,8 (39,6)

*O primeiro valor refere-se ao acerto na localização da via acessória e o valor entre parênteses refere-se ao acerto, considerando também como correta a localização da via em áreas adjacentes.

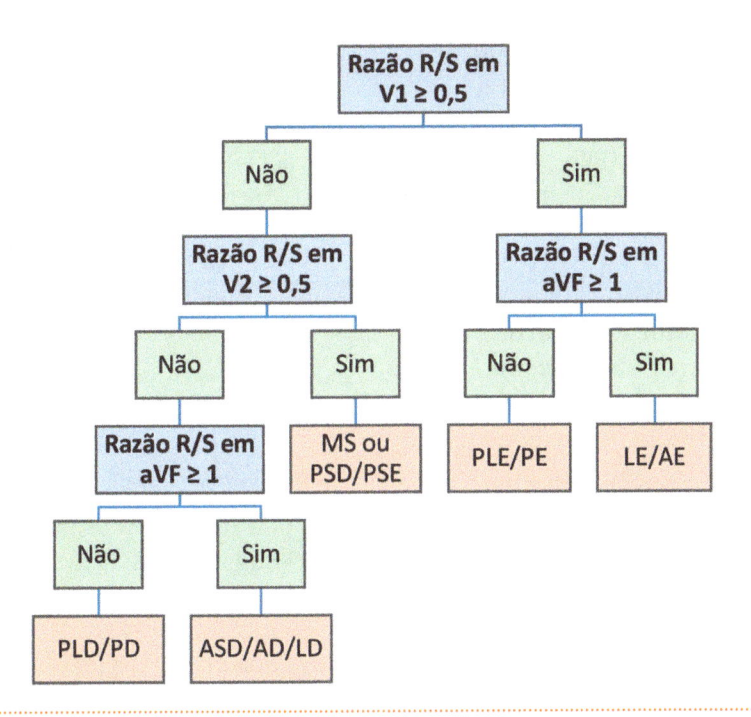

Figura 15.8. Algoritmo de Taguchi. Baseado na razão R/S. Adaptado de Taguchi N, Yoshida N, Inden Y, Yamamoto T, et al. A simple algorithm for localizing accessory pathways in patients with Wolff-Parkinson-White syndrome using only the R/S ratio. J Arrhythmia. 2014;30(6):439-43.

Abordagem Passo a Passo

- **Passo 1:** Avaliar o grau de pré-excitação no ECG. De forma geral, as vias laterais esquerdas apresentam menor grau de pré-excitação e um ECG normal não exclui completamente a presença de uma via lateral esquerda com condução anterógrada. Vias posterosseptais ou laterais direitas geralmente apresentam padrões de pré-excitação mais proeminentes. Após uma análise geral, o próximo passo é determinar a polaridade da onda delta nas derivações D1, aVL e V6.
    - **A onda delta é isoelétrica ou negativa em D1, aVL ou V6?** Se um destes critérios estiver presente, a via será lateral esquerda ou anterosseptal

- **Se não houver padrão de BRE,** a via é lateral esquerda. A maioria dos pacientes irão se enquadrar nestes critérios, visto ser a via mais frequente. A ativação inicial do VE também pode produzir um padrão atípico de BRD. Ao avaliar as derivações inferiores, uma onda delta positiva confirma a localização anterolateral/lateral esquerda; se forem predominantemente negativas, é mais provável que se encontre na região posterior do anel mitral. Ocasionalmente, a via lateral esquerda não preenche estes critérios, mas pode ser identificada através da morfologia Rs ou RS em V1 e V2 no Passo 3

- **Se houver um padrão de BRE** a via pode ser anteroseptal. O eixo do QRS > +30° ajuda a diferenciar da via lateral direita
- **Passo 2:** Se a onda delta não for isoelétrica ou negativa em D1, aVL e V6, deve-se examinar as derivações inferiores (D2, D3 e aVF)
    - **A onda delta é isoelétrica ou negativa em duas das derivações D2, D3 ou aVF?** A Onda delta negativa nestas derivações sugere uma via posteroseptal ou lateral direita. O próximo passo é examinar as derivações V1 a V3
    - Se houver morfologia RS ou Rs em V1 a V3, a via está localizada na região posteroseptal
    - Se houver qualquer outro padrão que não seja Rs ou RS, sugere-se uma via lateral direita. O eixo < +30° a distingue da via anteroseptal
- **Passo 3:** Se não houver ondas deltas isoelétricas ou negativas em D1, aVL ou V6 e não houver ondas deltas isoelétricas ou negativas em D2, D3 e aVF, deve-se examinar se há a presença da morfologia de BRE
    - A ausência de morfologia de BRE e presença de morfologia Rs ou RS em V1 ou V2, sugere localização lateral esquerda
    - Se houver morfologia de BRE, o próximo passo é checar o eixo elétrico. Se eixo > +30°, a via é anteroseptal; se < +30°, a via é lateral direita. Nesta última situação, se a polaridade da onda delta for negativa ou isoelétrica em aVF, avalia-se D2. Uma onda delta positiva em D2 sugere via lateral direita, enquanto isoelétrica sugere posterior/posterolateral direita
- Se o padrão de pré-excitação não preencher nenhum dos critérios anteriores, considerar a possibilidade de múltiplas vias, uma via septal, etc

Localização Utilizando a Polaridade da Onda P Retrógrada

A polaridade da onda P pode ser utilizada durante a TRAV ortodrômica para identificar o local atrial de inserção da via acessória (**Figura 15.9**).

- Onda P negativa em D1 e positiva em V1 sugere localização na parede livre do VE
- Onda P positiva em D1 e negativa em V1 sugere localização na parede livre do VD
- Onda P negativa nas derivações inferiores sugere localização posterior
- Onda P positiva nas derivações inferiores sugere localização anterior
- Via posteroseptal exibe onda P positiva em V1, aVR e aVL, e bifásica em D1, além de negativas na parede inferior
- Via anteroseptal exibe onda P positiva na parede inferior e bifásica em V1

ARRITMIAS POR REENTRADA AV

A conexão AV pela via acessória pode desencadear episódios de TSV pela formação de um circuito de macro-reentrante composto pelo nó AV, ventrículo, via acessória, átrio (ortodrômica) ou via acessória, ventrículo, nó AV, átrio (antidrômica) (**Figura 12.13**). A TRAV foi discutida no Capítulo 12 com as demais TSV.

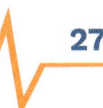

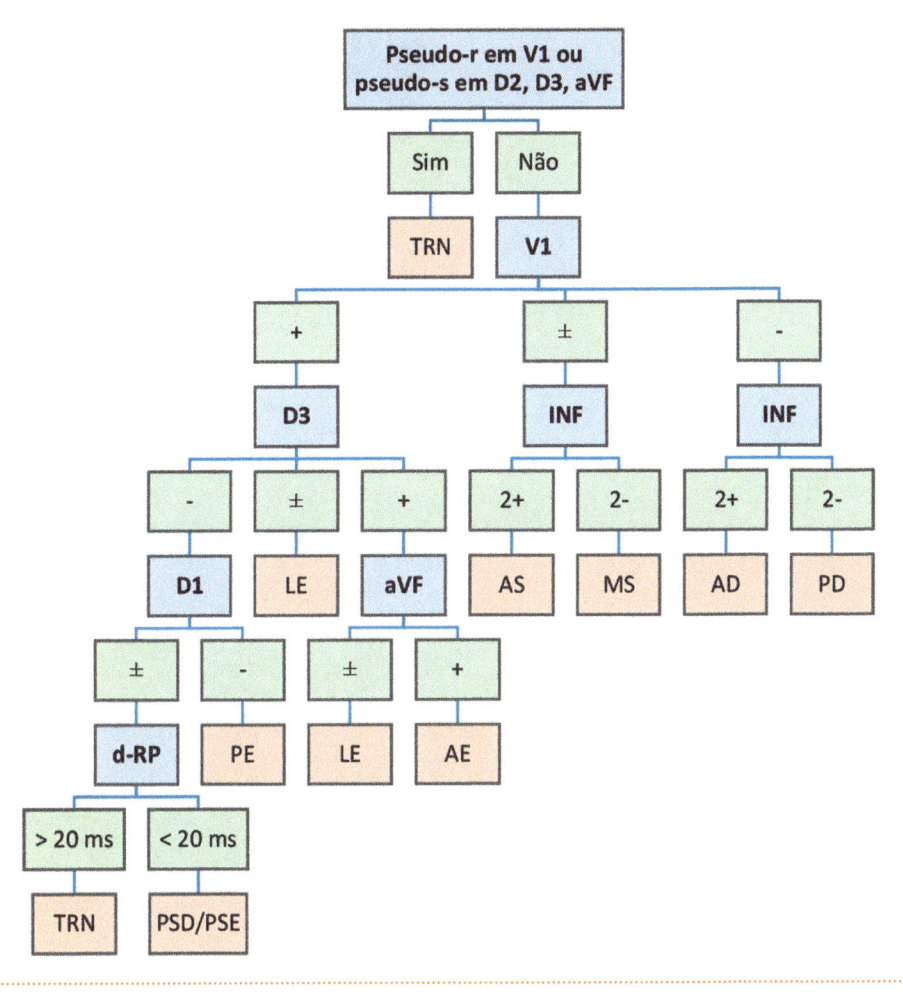

Figura 15.9. Algoritmo para determinar a localização da via acessória baseado na morfologia da onda P retrógrada durante a TRAV ortodrômica. INF: derivações inferiores (D2, D3 e aVF); d-RP: diferença entre o intervalo RP nas derivações D3 e V1. Adaptado de Tai CT, Chen SA, Chiang CE, Lee SH, et al. A New Electrocardiographic Algorithm Using Retrograde P Waves for Differentiating Atrioventricular Node Reentrant Tachycardia From Atrioventricular Reciprocating Tachycardia Mediated by Concealed Accessory Pathway. J Am Coll Cardiol. 1997;29(2):394–402.

ARRITMIAS PRÉ-EXCITADAS

A via acessória pode servir como uma via apenas de ativação ventricular. Dessa forma não é necessária para o início ou manutenção da arritmia. As arritmias supraventriculares que podem utilizar a via acessória para condução AV incluem:
- Taquicardia atrial
- Taquicardia de reentrada nodal
- Flutter atrial
- Fibrilação atrial
  - Condução anterógrada pela via acessória

- Produz um ECG típico
- Fatores de risco: múltiplas vias e período refratário da via acessória curto
- RR irregular
- Alta resposta ventricular pode degenerar para FV
- QRS largo, pleomórfico (aberrância)

**Box 15.3
Risco de Morte Súbita em Arritmias Pré-excitadas**

- RR < 250ms em FA
- Múltiplas vias
- Homem
- Localização septal
- Período refratário da via acessória < 220ms

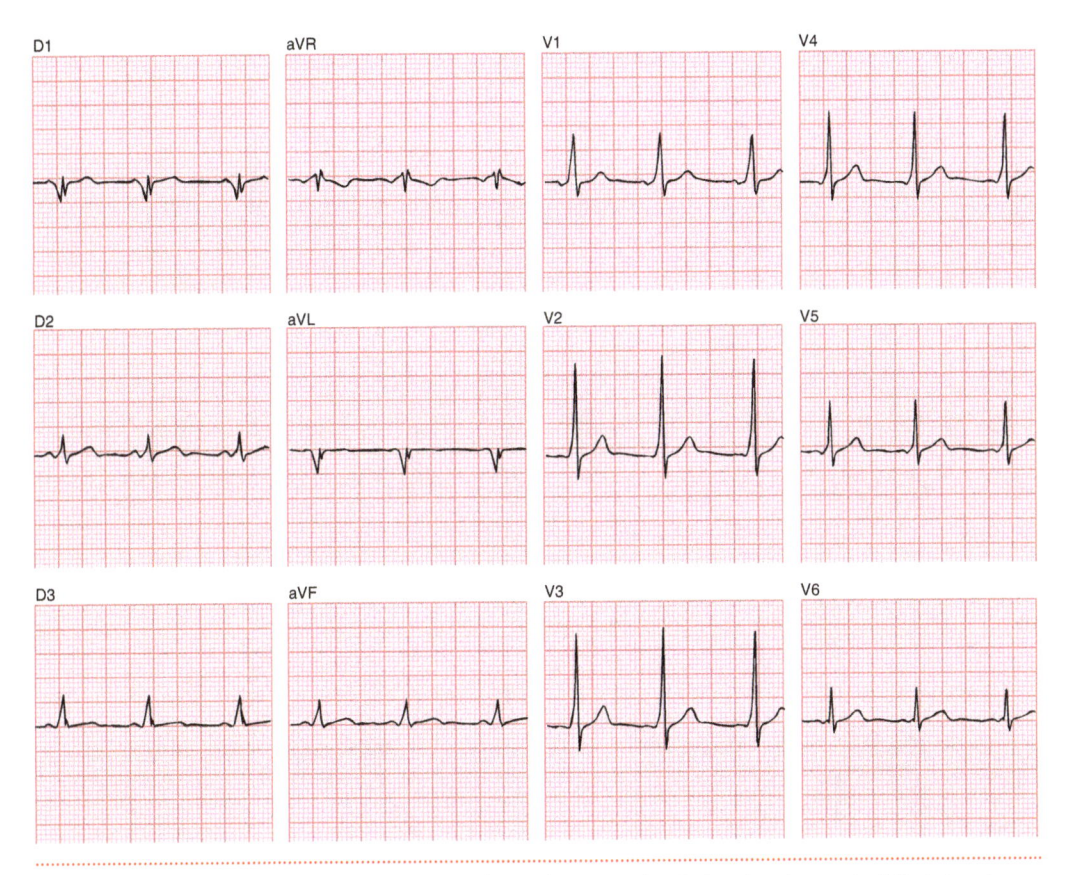

ECG 15.1. Pré-excitação ventricular – via lateral esquerda. Pelo algoritmo de Milstein observamos onda delta negativa em D1 e positiva em V1 (via LE). Pelo algoritmo de Arruda, já no primeiro passo há onda R > S em V1 com onda delta positiva em aVF (via LE/ALE). Todos os demais algoritmos também sugerem a presença de via LE.

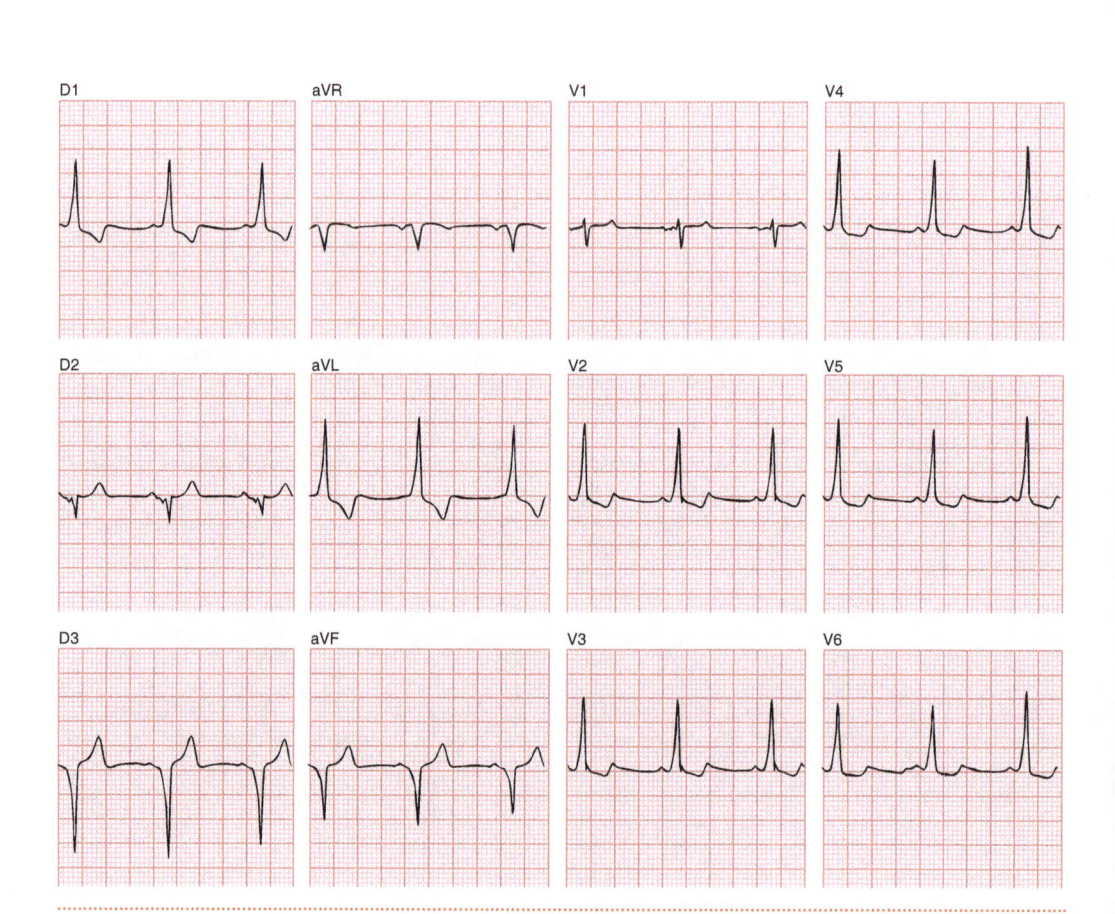

ECG 15.2. Pré-excitação ventricular – via posterosseptal direita. Pelo algoritmo de Milstein observamos ondas deltas positivas em D1, aVL e V6, negativas em D2, D3 e aVF e presença de RS em V1 a V3 (via PS). Pelo algoritmo de Arruda, no passo 2, notamos onda delta negativa em D2 sugerindo via no seio coronário/veia cardíaca média. Os algoritmos de Chiang e d'Ávilla sugerem via PSD.

Pré-Excitação Ventricular

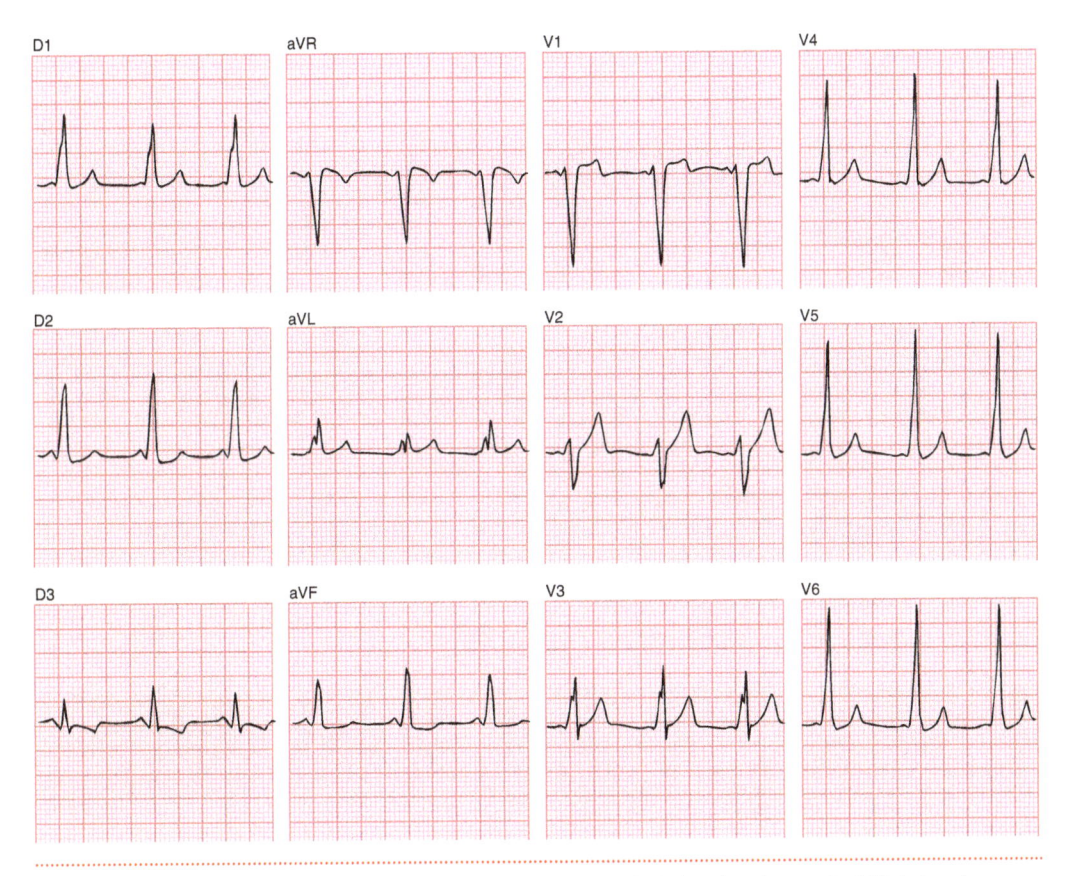

ECG 15.3. Pré-excitação ventricular – via anterosseptal. Pelo algoritmo de Milstein observamos ondas deltas positivas em D1, aVL e V6, positivas em D2, D3 e aVF, padrão de BRE e eixo > +30° (via AS). Pelo algoritmo de Arruda, no passo 3, observamos onda delta isoelétrica em V1 e positiva em aVF com eixo > 0° (via AS). O algoritmo de Chiang sugere via AS/AD e o de d'Ávilla via AS.

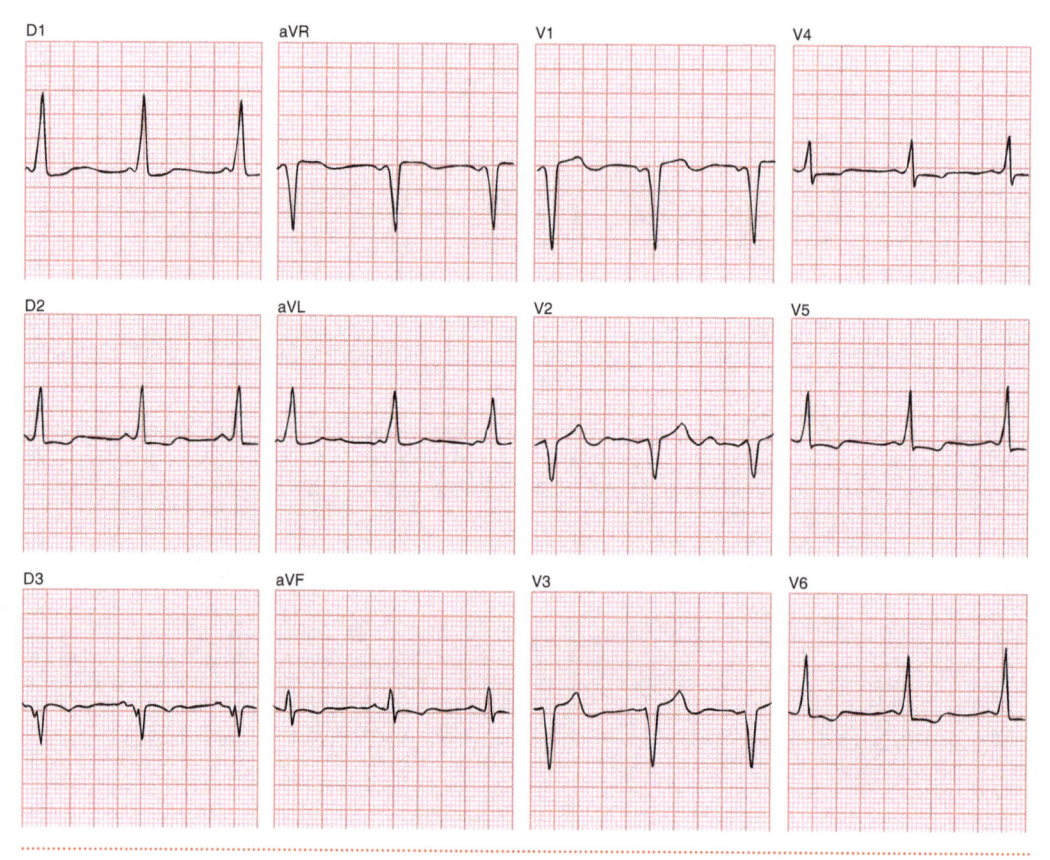

ECG 15.4. Pré-excitação ventricular – via latera direita. Pelo algoritmo de Milstein observamos ondas deltas positivas em D1, aVL e V6, isoelétricas em D3 e padrão de BRE com transição em V4 (via LD). Todos os demais algoritmos também sugerem a presença de via LD.

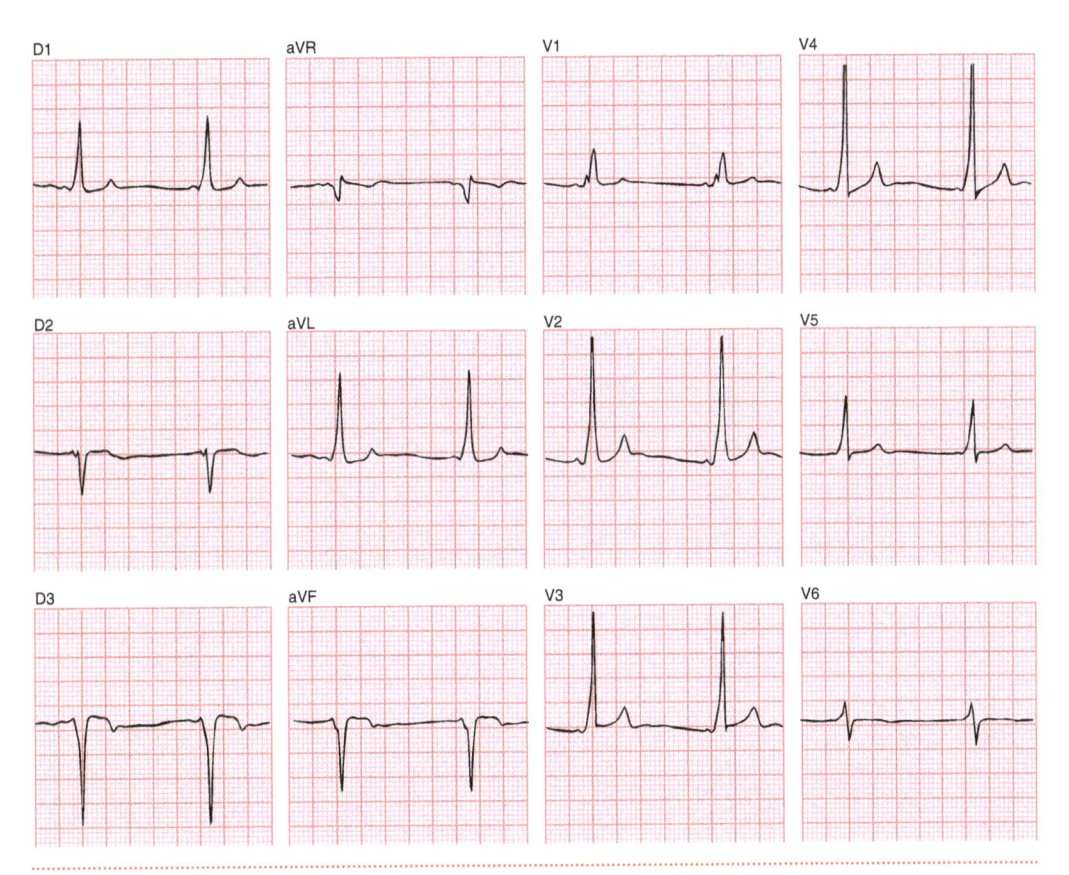

ECG 15.5. Pré-excitação ventricular – via posterior/posteroseptal esquerda. Pelo algoritmo de Milstein observamos ondas deltas positivas em D1, aVL e V6, negativas em D2, D3 e aVF e presença de RS em V1 a V3 (via PS). O algoritmo de Chiang sugere via PE/PLE, enquanto o de d'Ávila sugere via PE/PSE.

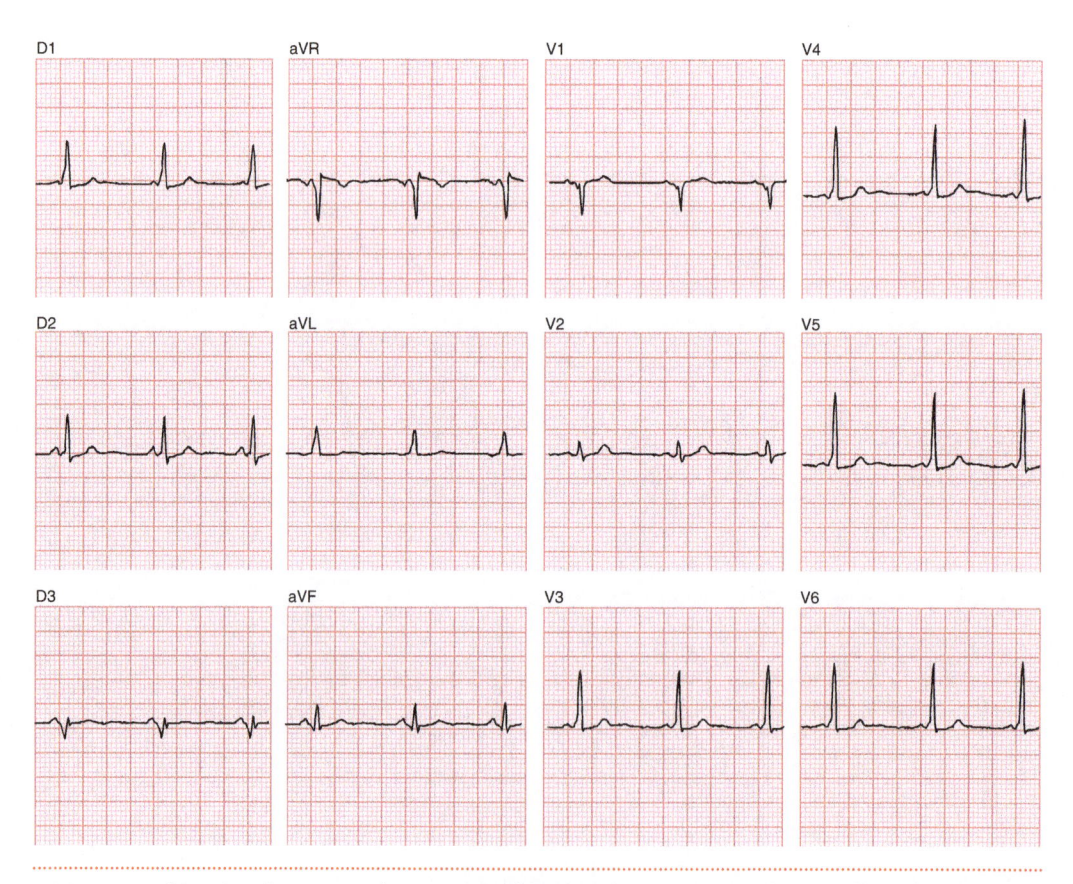

ECG 15.6. Pré-excitação ventricular – via medioseptal. As vezes pode ser difícil distinguir vias médio-septais de vias laterais direitas. O algoritmo de Chiang sugere via MS pelos achados de R/S > 1 em V2 e onda delta negativa em D3 e V1. O algoritmo de d'Ávilla também sugere via MS pelo padrão morfológico na derivação D3.

Pré-Excitação Ventricular

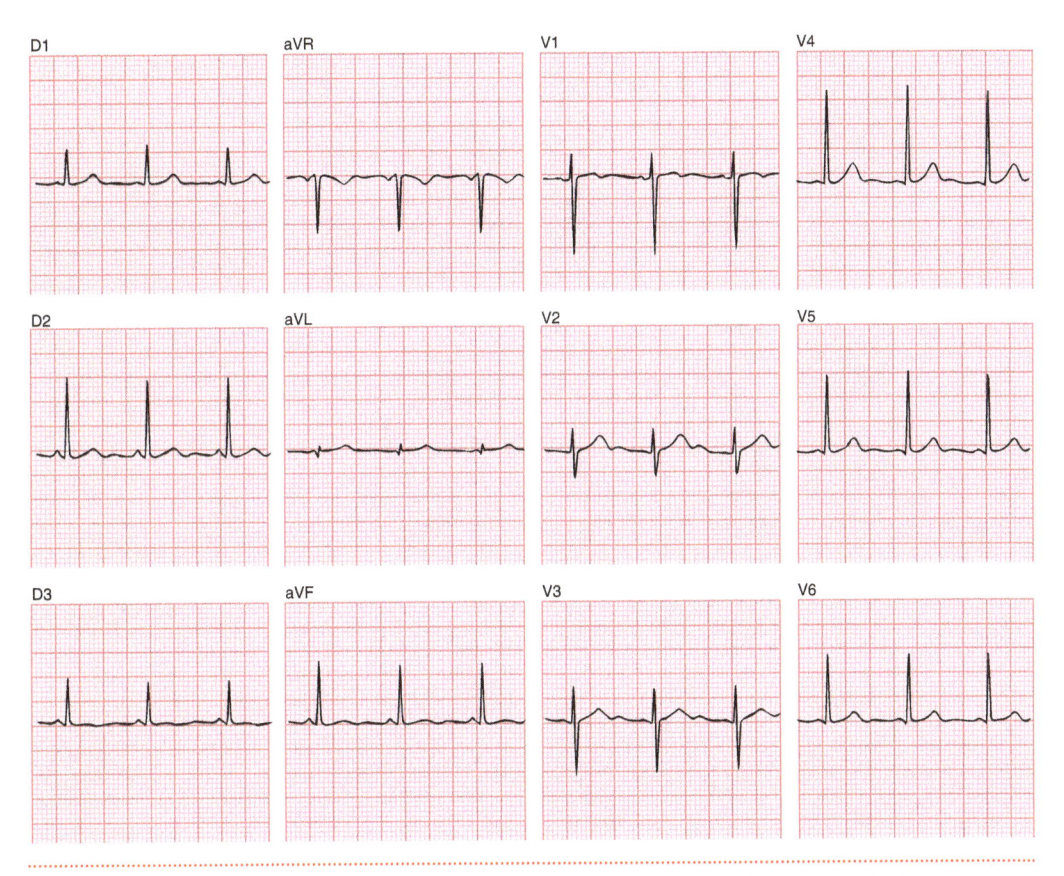

ECG 15.7. Intervalo PR curto sem onda delta. Provavelmente causado por condução acelerada pelo nó AV.

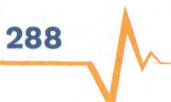

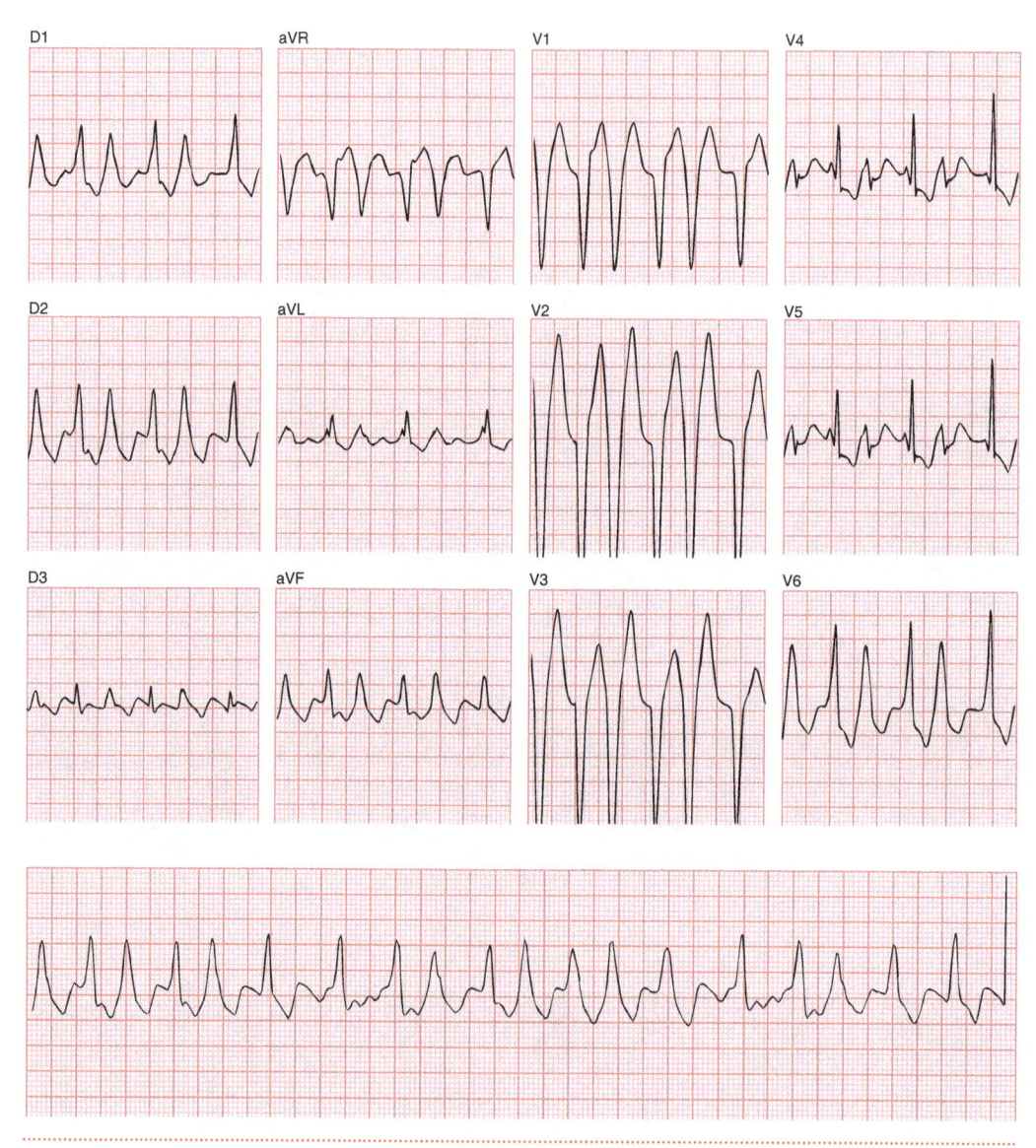

ECG 15.8. Fibrilação atrial pré-excitada. Ritmo irregular com QRS largo e pleomórfico, resultando em um padrão eletrocardiográfico típico de FA pré-excitada.

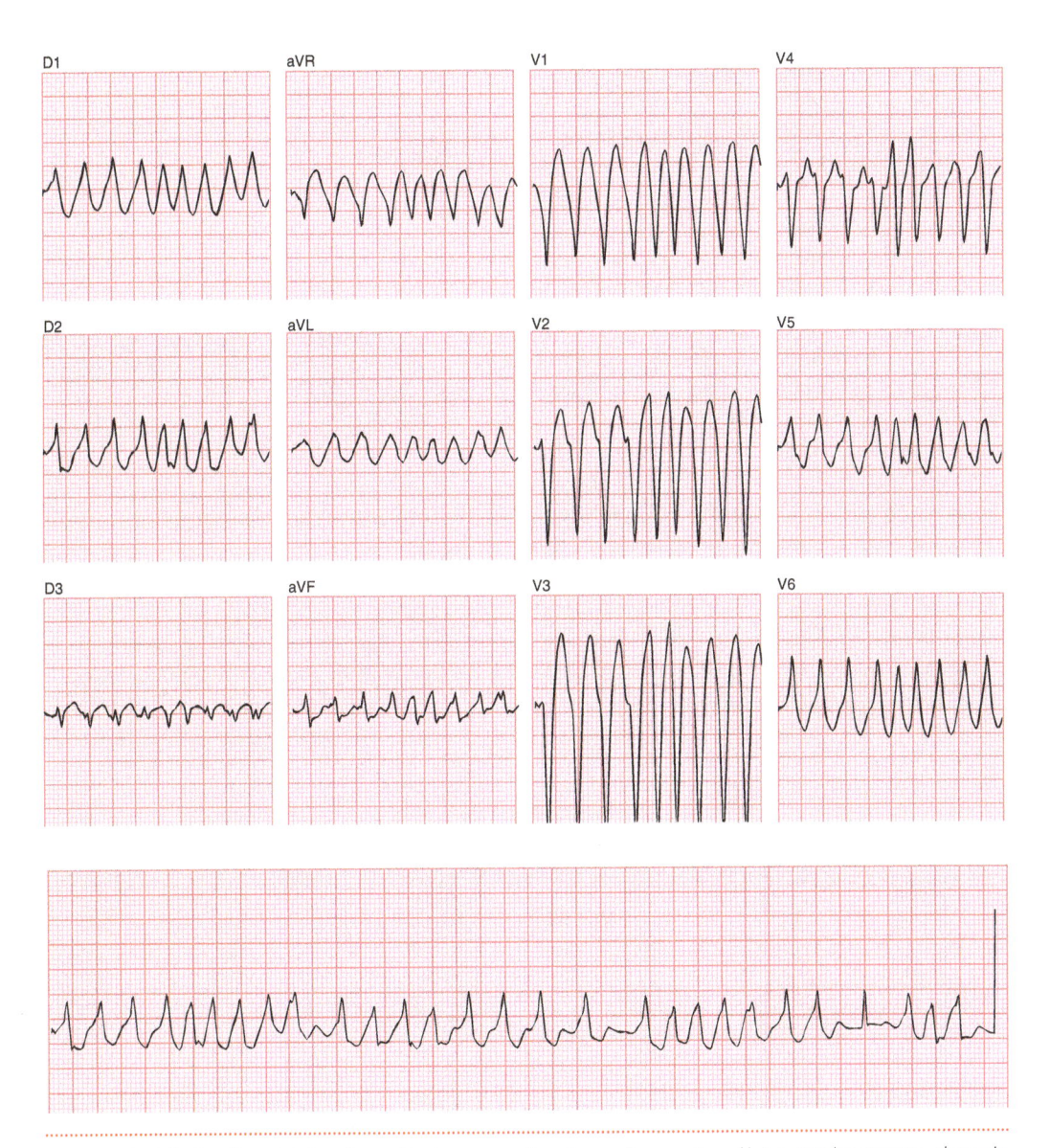

ECG 15.9. Fibrilação atrial pré-excitada com alto risco de morte súbita. FC bastante elevada com intervalos RR < 250 ms.

Referências Bibliográficas

1. Issa Z, Miller J, Zipes D. Clinical Arrhythmology and Electrophysiology: A Companion to Braunwald's Heart Disease. 3a ed. Philadelphia: Elsevier; 2019. 752 p.
2. Prutkin JM. ECG tutorial: Preexcitation syndromes. Uptodate. 2019. Disponível em: < http://www.uptodate.com/online>.
3. Knight BP. Anatomy, pathophysiology, and localization of accessory pathways in the preexcitation syndrome. Uptodate. 2019. Disponível em: < http://www.uptodate.com/online>.
4. Milstein S, Sharma AD, Guiraudon GM, Klein GJ. An Algorithm for the Electrocardiographic Localization of Accessory Pathways in the Wolff-Parkinson-White Syndrome. Pacing Clin Electrophysiol. 1987;10(3):555–63.
5. Fox DJ, Klein GJ, Skanes AC, Gula LJ, et al. How to identify the location of an accessory pathway by the 12-lead ECG. Hear Rhythm. 2008;5(12):1763–6.
6. Surawicz B, Knilans TK. Chou's Electrocardiography in Clinical Practice. 6a ed. Philadelphia: Elsevier; 2008.
7. Arruda MS, McClelland JH, Wang X, Beckman KJ, et al. Development and Validation of an ECG Algorithm for Identifying Accessory Pathway Ablation Site in Wolff-Parkinson-White Syndrome. J Cardiovasc Electrophysiol. 1998;9(1):2–12.
8. Chiang C-E, Chen S-A, Siong Teo W, Tsai D-S, et al. An Accurate Stepwise Electrocardiographic Algorithm for localization of Accessory Pathways in Patients With Wolff-Parkinson-White Syndrome from a Comprehensive Analysis of Delta Waves and R/S Ratio During Sinus Rhythm. Am J Cardiol. 1995;76(1–2):40–6.
9. D'Avila A, Brugada J, Skeberis V, Andries E, et al. A Fast and Reliable Algorithm to Localize Accessory Pathways Based on the Polarity of the QRS Complex on the Surface ECG During Sinus Rhythm. Pacing Clin Electrophysiol. 1995;18(9):1615–27.
10. Taguchi N, Yoshida N, Inden Y, Yamamoto T, et al. A simple algorithm for localizing accessory pathways in patients with Wolff-Parkinson-White syndrome using only the R/S ratio. J Arrhythmia. 2014;30(6):439–43.
11. Teixeira CM, Pereira TA, Lebreiro AM, Carvalho SA. Accuracy of the Electrocardiogram in Localizing the Accessory Pathway in Patients with Wolff-Parkinson-White Pattern. Arq Bras Cardiol. 2016;107(4):331–8.
12. Maden O, Balci KG, Selcuk MT, Balci MM, et al. Comparison of the accuracy of three algorithms in predicting accessory pathways among adult Wolff-Parkinson-White syndrome patients. J Interv Card Electrophysiol. 2015;44(3):213–9.
13. Tai C-T, Chen S-A, Chiang C-E, Lee S-H, et al. A New Electrocardiographic Algorithm Using Retrograde P Waves for Differentiating Atrioventricular Node Reentrant Tachycardia From Atrioventricular Reciprocating Tachycardia Mediated by Concealed Accessory Pathway. J Am Coll Cardiol. 1997;29(2):394–402.

16

Rainne André Siqueira
Guilherme Dagostin de Carvalho
José Nunes de Alencar Neto

Canalopatias

INTRODUÇÃO

As canalopatias representam um grupo de doenças que causam disfunção dos canais iônicos nas membranas das células miocárdicas. O reconhecimento das suas principais características eletrocardiográficas torna-se relevante tendo em vista que tais síndromes podem levar a arritmias ventriculares malignas e MSC, sendo, inclusive, uma de suas principais causas na ausência de doença cardíaca estrutural.

SÍNDROME DO QT LONGO (SQTL)

Síndrome genética rara e heterogênea, na maioria das vezes familiar com padrão autossômico originada por mutações nos genes codificadores dos canais iônicos de potássio ou de sódio dos miócitos, causando prolongamento da repolarização ventricular e aumentando, assim, a chance de aparecimento de arritmias ventriculares (como *torsades de pointes*) e MSC.

A real prevalência dessa síndrome é desconhecida, porém se constitui uma causa comum de MSC em crianças e adultos jovens sem cardiopatia estrutural. Em recém-nascidos, sua frequência pode chegar a 1 em 5.000 a 7.000 nascidos vivos.

A forma autossômica dominante é a mais comum, sendo conhecida como síndrome de Romano-Ward, com prevalência estimada em torno de 1:25.000 nascidos vivos. A forma autossômica recessiva é mais rara, tendo como representante mais clássico a síndrome de Jervell-Lange-Nielsen, fortemente associada fortemente à presença de surdez congênita neurossensorial.

Pelo menos, 13 genótipos (Tabela 16.1) foram bem identificados até o momento,

Tabela 16.1. Principais genótipos da SQTL (forma autossômica dominante)		
Tipo de SQTL	Gene	Canal/corrente alterada
SQTL 1 (60% dos casos)	KVLQT1 (KCNQ1)	Canais lentos retificadores da saída de potássio I_{Ks}
SQTL 2 (25-40% dos casos)	HERG (KCNH2)	Canais rápidos retificadores da saída de potássio I_{Kr}
SQTL 3 (5-10% dos casos)	SCN5A	Canal rápido de sódio
SQTL 4	ANKB	Canais de sódio e potássio
SQTL 5	KCNE1	Canais lentos retificadores da saída de potássio I_{Ks}
SQTL 6	MiRP1	Canais rápidos retificadores da saída de potássio I_{Kr}
SQTL 7	KCNJ2	I_{K1}
SQTL 8	CACNA1C	Canal de cálcio do tipo L
SQTL 9	CAV3	Corrente tardia da entrada de Na^+ na fase 2
SQTL 10	SCN4B	Entrada prolongada de Na^+
SQTL 11	AKAP9	I_{Ks}
SQTL 12	SNTA1	INa^+
SQTL 13	KCNJ5	I_{KACTH}, I_{K1}

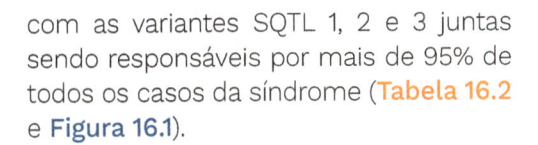

com as variantes SQTL 1, 2 e 3 juntas sendo responsáveis por mais de 95% de todos os casos da síndrome (Tabela 16.2 e Figura 16.1).

Manifestações Clínicas

- Pode ser assintomático
- Pode apresentar eventos cardíacos:
  - Síncope arrítmica (baixo débito cardíaco induzido por arritmias ventriculares)
  - Arritmias ventriculares (ex: *torsades de pointes*) em geral deflagradas por desencadeantes clássicos (natação e exposição à água fria no rosto na SQTL 1 / ruído ou estímulo auditivo na SQTL 2 / vagotonia noturna durante o sono na SQTL 3)
  - MSC – pode ser a 1ª manifestação clínica da doença

Box 16.1
Síncope arrítmica na SQTL x Epilepsia

As síncopes arrítmicas causadas pela SQTL podem ser acompanhadas ocasionalmente por convulsões tônico-clônicas generalizadas, gerando, por vezes, confusão diagnóstica com epilepsia. Assim, recomenda-se avaliação eletrocardiográfica com mensuração do intervalo QT em todo paciente após o 1º episódio convulsivo generalizado sem causa evidente, especialmente se desencadeado durante esforço físico ou emocional.

Box 16.2
Quando desconfiar de SQTL?

- Intervalo QT longo na ausência de causas adquiridas evidentes para tal (ex: uso de fármacos, alterações hidroeletrolíticas e distúrbios metabólicos)

Tabela 16.2. Principais características dos tipos mais frequentes de SQTL		
Tipo	Desencadeador dos sintomas	Aspecto da onda T
SQTL 1	Exercícios	Onda T ampla de base larga
SQTL 2	Estresse emocional	Onda T larga, bífida e de baixa amplitude, com *notchs*
SQTL 3	Repouso/sono	Onda T de curta duração, pontiaguda e tardia

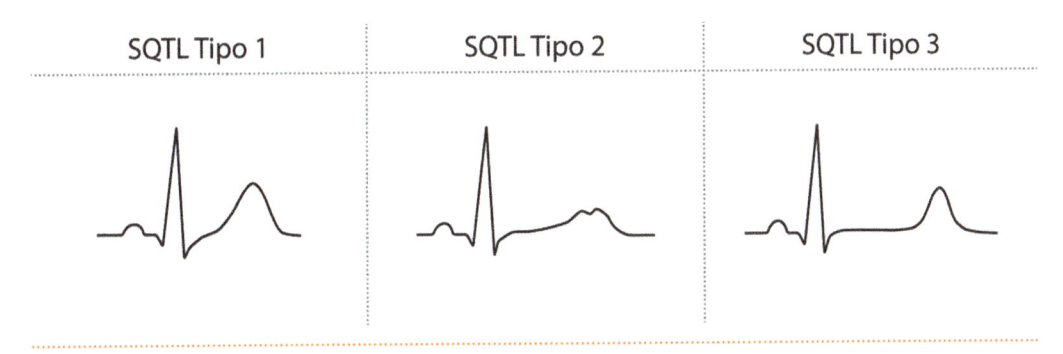

Figura 16.1. Características da onda T nos diferentes tipos de SQTL.

- Intervalo QT longo em crianças, adolescentes e adultos jovens assintomáticos ou com história de síncope, arritmias ventriculares ou morte súbita na família
- Síncope ou arritmias ventriculares (sobretudo, *torsades de pointes*) desencadeadas classicamente por estresse físico (ex: natação) ou emocional, ruído ou estímulo auditivo ou mesmo durante o sono
- MSC abortada sem cardiopatia estrutural identificada
- Presença de história familiar positiva (membros da família com diagnóstico confirmado de SQTL)
- Intervalo QT longo + presença de surdez central congênita (síndrome de Jervell-Lange-Nielsen)
- Intervalo QT longo + ondas U proeminentes + episódios de paralisia periódica + dismorfismos esqueléticos (síndrome de Andersen-Tawil = SQTL 7)
- Intervalo QT longo + macroalternância de onda T + deformações esqueléticas (ex: sindactilia) + distúrbio de crescimento (síndrome de Timothy = síndrome do SQTL 8)

Síndrome do QT Longo Tipo 1
- Mais comum das variantes descritas até o momento, responsável por mais de 45% de todos os casos de SQTL
- Perda da função da corrente dos canais de saída lenta de potássio (IKs) decorrente da mutação no braço curto do cromossomo 11
- **Características no ECG:** Prolongamento do intervalo QT + onda T de ampla de base larga
- Aumento paradoxal do intervalo QT sob infusão de doses baixas de epinefrina
- **Típicos fatores desencadeantes dos eventos arrítmicos:** Exercícios (classicamente, natação), bem como estresse físico e emocional (sobretudo, fase de recuperação de teste de estresse – ex: TE)

Síndrome do QT Longo Tipo 2
- Corresponde a aproximadamente 25-40% de todos os casos de SQTL
- Perda da função da corrente dos canais de saída rápida (IKr) de potássio decorrente da mutação cromossômica do gene HERG
- **Características no ECG:** Prolongamento do intervalo QT + onda T larga, bífida e de baixa amplitude, com *notchs* (distância entre os dois ápices T1-T2 usualmente < 150 ms)
- **Típicos fatores desencadeantes dos eventos arrítmicos:** Estresse emocional, ruídos e estímulos sonoros súbitos (ex: sustos, despertadores, alarmes e buzinas)

Síndrome do QT Longo Tipo 3
- Corresponde a aproximadamente 5-10% de todos os casos de SQTL
- Ganho de função do canal de sódio (subunidade alfa) decorrente de mutação no cromossomo 3, com alteração do gene SCN5A
- É considerada a imagem em espelho da síndrome de Brugada
- **Características no ECG:** Prolongamento do intervalo QT (tipicamente à custa de maior duração do segmento ST) + onda T pontiaguda, de curta duração e de aparecimento tardio
- **Típicos fatores desencadeantes dos eventos arrítmicos:** Repouso, especialmente durante o sono (hipertonia vagal com acentuação da bradicardia)
- Taxa de eventos é menor em comparação com as variantes 1 e 2, porém apresenta maior letalidade em cada evento

Diagnóstico da SQTL

- Recomenda-se a aplicação do escore de Schwartz (criado em 1985 e revisado pela última vez em 2011) para melhor estimar a probabilidade clínica do diagnóstico de SQTL (Tabela 16.3)
- Algumas manobras podem ser usadas para desmascarar um QT longo (Tabela 16.4)

Tabela 16.3. Escore de Schwartz para diagnóstico da SQTL*

Achados eletrocardiográficos	
QTc > 480 ms	3
QTc 460 – 479 ms	2
QTc 450 – 459 ms (homens)	1
QTc > 480 ms no 4º minuto do período de recuperação de um TE	1
Torsades de Pointes	2
Alternância da onda T	1
Ondas T com *notchs* em pelo menos três derivações	1
FC baixa para a idade	0,5
História clínica	
Síncope associada a exercício	2
Síncope não associada a exercício	1
Surdez congênita	0,5
História familiar	
Membros da família com SQTL definida	1
Morte súbita não explicada em parentes de 1º grau com idade < 30 anos	0,5

*Pontuação ≤ 1: baixa probabilidade; entre 1,5 e 3 pontos: probabilidade intermediária; ≥ 3,5 pontos: alta probabilidade. Para o cálculo do QTc utiliza-se a fórmula de Bazzet
Adaptado de Schwartz PJ, Crotti L. QTc behavior during exercise and genetic testing for the long-QT syndrome. Circulation. 2011;124:2181–2184.

Tabela 16.4. Manobras eletrocardiográficas para o diagnóstico de SQTL

Teste ergométrico	Resposta paradoxal nos pacientes com SQLT 1 na fase de recuperação: QTc > 460 ms + aumento paradoxal > 30 ms em comparação com o repouso
Teste da adrenalina (0,025 – 0,2 mcg/kg/min) – Protocolo da Mayo Clinic	Aumento > 30 ms do QTc no momento da maior taquicardia em relação ao QTc no repouso nos pacientes com SQLT 1
Teste de Viskin (Quick Standing Test) – Decúbito ortostático	Aumento do QTc > 80 ms medido em pé após 5 min em relação ao QTc medido deitado por 10 min = SQTL 1 ou SQTL 2

*Se aumento do QTc > 100 ms = SQLT 2

Adaptada de Alencar Neto JN de. Manual de ECG. 2019.

Box 16.3 Teste genético para o diagnóstico da SQTL

Em pacientes com alta suspeita clínica para o diagnóstico de SQTL (ex: escore de Schwartz ≥ 3,5 pontos), sugere-se fortemente a realização de teste genético, o qual permite a identificação de uma variante específica em aproximadamente 80% dos casos nesse cenário.

> **Box 16.4
> Armadilha diagnóstica na SQTL**
>
> Devido à penetrância variada dos diferentes tipos de SQTL, os achados eletrocardiográficos descritos para o diagnóstico podem ser intermitentes ou paroxísticos. Assim, nem sempre um paciente com SQTL terá obrigatoriamente o intervalo QT prolongado em todo ECG de superfície, sendo possível identificar eventualmente pacientes portadores de SQTL com intervalo QT dentro da faixa de normalidade, tornando ainda mais difícil o diagnóstico. Portanto, o intervalo QT dentro da normalidade em um ECG de superfície não descarta completamente a existência de uma SQTL.

QT Longo Adquirido

As causas adquiridas de alargamento do intervalo QT são muito mais frequentes na prática clínica do que as causas congênitas. Assim, ao identificar e confirmar um intervalo QT prolongado no ECG, o 1º passo será avaliar e pesquisar a presença de causas adquiridas de tal alteração eletrocardiográfica, dentre as quais se destacam uso de fármacos, alterações hidroeletrolíticas e distúrbios metabólicos (Tabela 16.5). A ausência de uma causa adquirida evidente que justifique o alargamento do intervalo QT sugere então a presença de uma SQTL.

SÍNDROME DO QT CURTO (SQTC)

Trata-se de uma canalopatia muito rara, com menos de 500 casos relatados no mundo até o momento. Apesar da sua extrema raridade, é altamente letal (MSC em aproximadamente 4% dos indivíduos no 1º ano de vida e, aos 40 anos de idade, estima-se que cerca de 40% dos pacientes já terão apresentado episódio de MSC). Sua fisiopatologia compreende o ganho de função dos canais de potássio ou perda de função dos canais de cálcio (mutação em 8 diferentes genes – Tabela 15.6). Os pacientes podem ser assintomáticos, ou cursar com palpitações, síncope, FA ou MSC.

Tabela 16.6. Subtipos de SQTC		
Tipo de SQTC	Gene	Canal/corrente alterada
SQTC 1	KCNH2	↑ IKr
SQTC 2	KCNQ1	↑ IKs
SQTC 3	KCNJ2	↑ IK1
SQTC 4	CACNB2b	↓ ICa
SQTC 5	CACNA1C	↓ ICa
SQTC 6	CACNA2D1	↓ ICa
SQTC 7	SLC22A5	↑ IKr
SQTC 8	SLC4A3	[Cl-]

Tabela 16.5. Principais causas adquiridas de intervalo QT longo	
Fármacos	Antibióticos/antimicrobianos, antiarrítmicos, antidepressivos, antipsicóticos, entre outros
Alterações eletrolíticas	Hipocalemia, hipomagnesemia e hipocalcemia
Distúrbios metabólicos	Hipotireoidismo, hipotermia e anorexia nervosa
Bradiarritmias	Disfunção do nó sinusal e BAVs 2º e 3º grau
Miscelâneas	Isquemia miocárdica (ex: síndrome de Takotsubo), doença intracraniana (miocárdio atordoado neurogênico), infecção pelo HIV, entre outros

Achados Eletrocardiográficos na SQTC
- Intervalo QT anormalmente curto (em geral, < 360 ms) (**Figura 16.2**).
- Ausência de segmento ST
- Ondas T altas e apiculadas (em geral simétricas) seguindo imediatamente o complexo QRS nas derivações precordiais

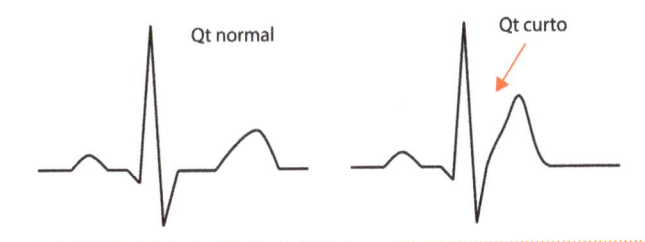

Figura 16.2. Qt curto.

Diagnóstico da SQTC
- O Escore de Gollob proposto em 2011 facilita o diagnóstico da SQTC (**Tabela 16.7**)
- O ECG deve ser registrado na ausência de modificadores conhecidos que encurtam o intervalo QT (**Tabela 16.8**)

Tabela 16.7. Escore de Gollob para diagnóstico da SQTC*	
QTc	
< 370 ms	1
< 350 ms	2
< 330 ms	3
Intervalo ponto J – pico de onda T < 120 ms	1
História clínica	
MSC	2
TV polimórfica ou FV documentada	2
Síncope inexplicada	1
FA	1
História familiar	
1º ou 2º grau com alta probabilidade	2
1º ou 2º grau com morte súbita e autópsia sem outras causas de óbito	1
Síndrome da morte súbita na infância	1
Genótipo	
Positivo	2
Mutação indeterminada em gene culpado	1

*4 pontos: alta probabilidade; 3 pontos: probabilidade intermediária; 2 pontos: baixa probabilidade. ECG: deve ser registrado na ausência de modificadores conhecidos que encurtem o QT. Intervalo ponto J-pico da onda T deve ser medido na derivação precordial com maior amplitude de onda T. História clínica: eventos devem ocorrer na ausência de uma etiologia identificável, incluindo doença cardíaca estrutural. Pontuação do intervalo QT: pré-requisito para o diagnóstico. Adaptada de Gollob MH, Redpath CJ, Roberts JD. The short QT syndrome: proposed diagnostic criteria. J Am Coll Cardiol. 2011 Feb 15;57(7):802-12

Tabela 16.8. Causas secundárias de intervalo QT curto
Hipercalemia
Hipercalcemia
Hipertermia
Hipertonia vagal
Efeito digitálico
Isquemia miocárdica
Acidose
Variante da normalidade

SÍNDROME DE BRUGADA

O diagnóstico da síndrome de Brugada é baseado em um ECG mostrando a morfologia do tipo 1, caracterizada por elevação do segmento ST ≥ 2 mm em 1 ou mais derivações entre as precordiais direitas (V1 a V3) posicionadas no 2º, 3º ou 4º EIC, ocorrendo espontaneamente ou após teste provocativo com administração intravenosa de bloqueadores dos canais de sódio (como ajmalina, flecainida, procainamida ou pilsicainida).

Acredita-se que sua prevalência seja de 1 para 2-5 mil indivíduos. A incidência do padrão eletrocardiográfico varia de 0,8 a 0,12% na literatura. É considerada responsável por 4% a 12% de todas as MSC, e até 20% das mortes súbitas em pacientes com corações estruturalmente normais. Sua prevalência é de 8 a 10 vezes maior em homens do que mulheres.

Pacientes com síndrome de Brugada podem apresentar síncope, convulsões e respiração agônica noturna devido a TV polimórfica ou FV. Caso essas arritmias se sustentem, pode ocorrer MSC. A incidência de síncope e MSC varia de 17% a 42%. No entanto, esse número é provavelmente superestimado, dado que a maioria dos pacientes assintomáticos nunca é diagnosticada. De fato, estudos recentes relatam uma redução significativa na proporção de MSC como o primeiro sintoma (4,6%) e uma menor incidência de recorrência de arritmia durante o seguimento (5%).

Arritmias letais geralmente ocorrem durante o repouso ou dormindo, sugerindo uma associação com bradicardia ou efeito vagal. Episódios febris também foram frequentemente associados com sintomas. Esses geralmente se iniciam na idade adulta, com uma média de apresentação de 41 ± 15 anos, embora também possam ser em crianças e idosos.

Critérios Eletrocardiográficos do Padrão de Brugada

- **Padrão Tipo 1 (*coved type* – diagnóstico):** Elevação em cúpula do segmento ST em uma ou mais das derivações precordiais direitas (V1 a V3) de pelo menos 2 mm seguida de um descenso de r' côncavo ou retificado, o qual cruza a linha de base e produz uma onda T invertida e simétrica (**Figura 16.3**)
- **Padrão Tipo 2 (*em sela* – não diagnóstico):** Presença de r' ≥ 2 mm, segmento ST ≥ 0,5 mm em comparação com a linha de base, do tipo descendente e com convexidade para baixo, seguido de onda T positiva em V2 e de morfologia variável em V1

Para facilitar a diferenciação de ECGs não tipo 1 altamente indicativos de

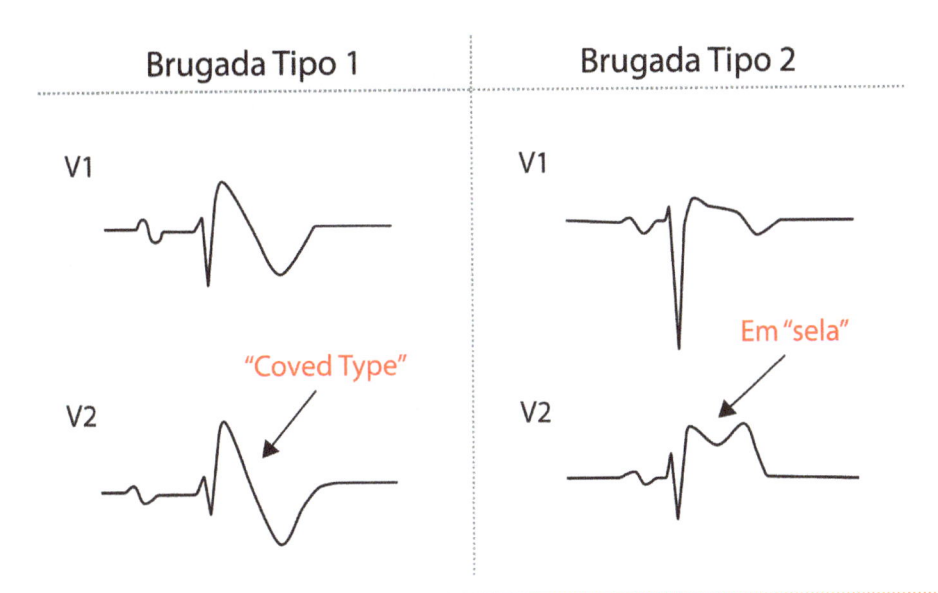

Figura 16.3. Padrões eletrocardiográficos de Brugada tipo 1 e tipo 2.

síndrome de Brugada de outros padrões semelhantes, como atletas, pectus escavatum e cardiomiopatia arritmogênica, critérios adicionais foram sugeridos (**Figura 16.4**):

- **Ângulo β (ou de Chevalier):** um valor de corte de 58° apresenta os melhores valores preditivos (VPP = 73%; VPB = 87%
- **Comprimento da base do triângulo 5 mm abaixo do pico da onda r':** um valor de corte ≥ 4 mm em pacientes com síndrome de Brugada demonstrou 96% de especificidade e 85% de sensibilidade (VPP de 95% e VPN de 88%)

Outros achados clínicos e eletrocardiográficos frequentemente observados na síndrome de Brugada incluem:

- Duração prolongada da onda P, intervalo PR e/ou do complexo QRS, particularmente em pacientes com a mutação SCN5A, bem como disfunção

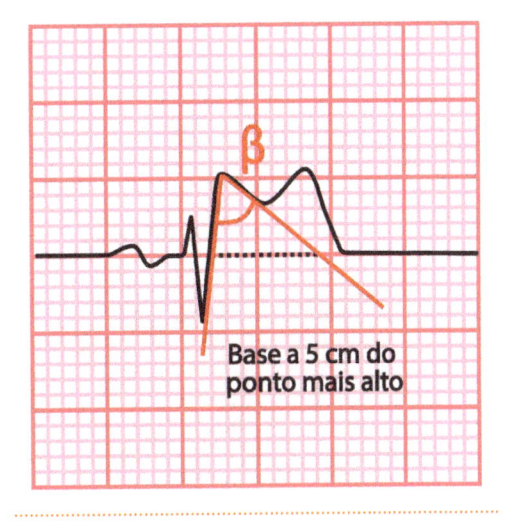

Figura 16.4. Ângulo B ou de Chevallier, Sua medida indireta pode ser feita através do comprimento da base do triângulo 5 mm abaixo do pico da onda r'. Assim, mede-se o intervalo entre a porção ascendente da onda S até a tangente imaginária criada pela porção descendente inicial do segment ST. Será desenhado um triangulo imaginário e se sua base possuir ≥ 4 mm, estará dado o diagnóstico de padrão de Brugada tipo 2.

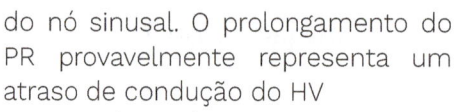

do nó sinusal. O prolongamento do PR provavelmente representa um atraso de condução do HV
- O intervalo QT é geralmente normal, mas ocasionalmente pode ser ligeiramente prolongado nas derivações precordiais direitas
- Anormalidades de repolarização nas paredes inferior e lateral foram relatadas em até 11% dos pacientes, as quais estão aparentemente relacionadas a um fenótipo mais grave
- Em até 20% dos casos, pode haver arritmias supraventriculares, tendo destaque a FA, embora a reentrada nodal e WPW também tenham sido descritas em relatos de casos isolados, provavelmente como achados coincidentes

> **Box 16.5**
> **Posicionamento de Eletrodos na Síndrome de Brugada**
>
> A colocação dos eletrodos das derivações precordiais direitas em posições craniais (no 2º e 3º EICs) aumenta a sensibilidade em alguns pacientes devido à correlação anatômica variável entre a VSVD e posição padrão de V1 e V2 (**Figura 16.5**). A identificação de um padrão espontâneo tipo 1 nos EICs superiores conferiu um prognóstico semelhante para indivíduos com o mesmo encontrado na posição habitual.

Desmascarar um Padrão Típico de Brugada

Quando há suspeita clínica da doença, um teste farmacológico com bloqueadores dos canais de sódio pode ser realizado para desmascarar a doença. O

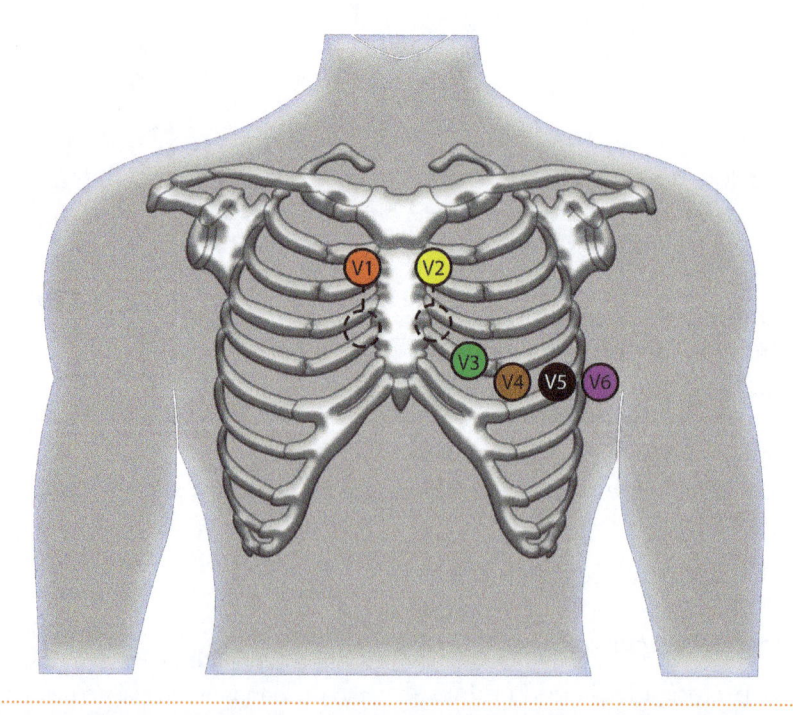

Figura 16.5. Posicionamento de eletrodos precordiais para o desmacaramento da Síndrome de Brugada. A elevação dos eletrodos para o 2º e 3º espaços intercostais pode aumentar a sensibilidade do teste.

teste deve ser realizado sob monitoramento contínuo de ECG, e é considerado positivo quando um padrão tipo 1 é identificado durante a infusão. Alargamento do QRS > 130% da sua duração basal, bem como o aparecimento de ectopias ventriculares frequentes ou arritmias ventriculares complexas devem ser um sinal de alarme para interromper a administração. É importante ressaltar que quase 25% dos testes podem ser falso-negativos, o que deve ser levado em consideração, por exemplo, em pacientes com MSC abortada, nos quais a sua repetição torna-se recomendada sempre que possível.

Existem também fatores moduladores que podem desmascarar ou exacerbar um padrão típico de Brugada, devido aos efeitos nas correntes iônicas transmembrana, em indivíduos geneticamente predispostos. Bradicardia e tônus vagal podem diminuir a corrente de Ca^{+2} e, consequentemente, contribuem para a elevação do segmento ST e para o efeito pró-arrítmico.

No caso de fármacos, múltiplas correntes iônicas podem ser afetadas (diminuição nas correntes de Na^+/Ca^{+2} e/ou aumento em correntes de K^+). Além dos de bloqueadores do canal de Na^+, muitos outros medicamentos foram descritos como precipitantes do padrão tipo 1 incluindo propofol, antidepressivos tricíclicos, fluoxetina, lítio, anti-histamínicos e cocaína. Esta indução é descrita como uma "forma adquirida de Brugada." Ainda não se sabe se a forma adquirida é devido à suscetibilidade individual resultante de uma disfunção latente de canais iônicos. Assim, seu uso deve ser sempre em condições controladas e evitando outros fatores que são conhecidos por terem potencial indutor de arritmias.

A inativação prematura do canal de Na^+ é acentuada em temperaturas elevadas altas em algumas mutações SCN5A, sugerindo que estados febris podem desmascarar o padrão de Brugada em certos pacientes ou aumentar temporariamente o risco de arritmias. A febre é um gatilho particularmente importante entre as populações pediátricas.

> **Box 16.6**
> **Fenocópias de Brugada**
>
> Um ECG que imita um padrão de Brugada tipo 1, desencadeado por outros fatores, foi denominado fenocópia de Brugada. As etiologias deste achado afetam principalmente ou exclusivamente o VD e, em particular, a via de saída. Exemplos incluem isquemia do VD, TEP ou compressão mecânica da VSVD. Os achados que suportam a suspeita de fenocópias incluem a presença de uma condição subjacente identificável, desaparecimento do padrão com resolução da mesma, ausência de história familiar de MSC ou padrão de Brugada tipo 1 em parentes de primeiro grau, ausência de sintomas como síncope, convulsões ou respiração agônica noturna, e um teste com bloqueador de canal de sódio negativo.

Estratificação de Risco

Identificação precisa e tratamento de indivíduos em alto risco de MSC são os principais desafios no manejo de pacientes com síndrome de Brugada. Síncope, padrão tipo 1 espontâneo no ECG, período refratário ventricular < 200 ms e fragmentação do complexo QRS são preditores de alto risco de eventos. Tradicionalmente, o EEF é utilizado para estratificação em pacientes assintomáticos com padrão de Brugada tipo 1 espontâneo e, a indução de FV, especialmente nos 2 primeiros extra-estímulos, configura fator de risco nos portadores da patologia.

Vários marcadores não invasivos de risco arrítmico na síndrome de Brugada também foram sugeridos e incluem elevação do segmento ST durante a recuperação no TE, presença de FA (a qual ocorre espontaneamente em até 30% dos pacientes), PRP nas derivações inferior e/ou lateral (pode estar presente em 10% a 15% dos portadores da síndrome). Adicionalmente, um intervalo T pico-fim prolongado, disfunção do nó sinusal, duração da onda S em D1 (≥ 0,1 mV e/ou ≥ 40 ms), o "sinal de aVR" (onda R ≥ 0,3 mV ou R/q ≥ 0,75 nessa derivação), presença de padrão tipo 1 em derivações do plano frontal, alternância da onda T e potenciais tardios avaliados por ECG de alta resolução. Apesar de estarem associados a um pior prognóstico, são derivados de estudos observacionais e requerem validação em séries maiores.

SÍNDROME DE REPOLARIZAÇÃO PRECOCE (SRP)

A SRP é uma entidade que faz parte de "síndromes das ondas J", que inclui também a síndrome de Brugada, doença com a qual compartilha várias características em comum e a própria isquemia miocárdica.

O PRP tradicionalmente tem sido considerado como uma variante da normalidade. Este padrão "benigno" tem sido encontrado, sobretudo em adultos jovens, indivíduos saudáveis, sendo mais frequentes em pessoas com bradicardia, predominantemente do sexo masculino (70% dos casos), afrodescendentes e atletas com baixo índice de massa corporal.

A definição clássica e antiga do PRP era a elevação do segmento ST ≥ 1 mm evidenciada em pelo menos duas derivações precordiais contíguas. O PRP clássico (benigno) caracteriza-se pela elevação difusa do segmento ST de concavidade superior seguido de uma onda T positiva, ampla, de polaridade concordante com o QRS precedente e com tendência à simetria de V2 a V4 ou V5-V6, estando associado a um entalhe no final do QRS (*notch*) ou um alentecimento da condução na parte final do ramo descendente da onda R (*slurr*).

Contudo, desde a publicação inicial sobre a associação de FV idiopática e a presença de PRP no ECG, descrita originalmente em uma série de casos publicados em 2008 por Michel Haissaguere *et al*, tem-se cada vez mais reconhecido as variantes que podem conferir maior risco de evolução com arritmias ventriculares malignas (TV e FV) e MSC, ganhando importância seu estudo nos dias atuais. A **Tabela 16.9** resume os diferentes tipos de PRP descritos por Antzelevitch e Yan.

> **Critérios Eletrocardiográficos do PRP**
> - Presença de um *notch* ou *slurr* nos últimos 50% (metade final) da fase descendente de uma onda R (**Figura 16.6**)
> - O ponto Jp (pico de um *notch* ou início de um *slurr*) deve estar a ≥ 1 mm da linha de base em pelo menos duas derivações contíguas, excluindo-se V1-V3 (**Figura 16.7**)
> - QRS ≤ 120 ms
> - O supradesnivelamento do segmento ST deve ser escrito como horizontal, ascendente ou descendente

Tabela 16.9. Padrões de repolarização precoce segundo Antzelevitch e Yan		
Tipo 1	Presente apenas nas precordiais laterais	Considerado benigno e altamente prevalente entre atletas do sexo masculino
Tipo 2	Presente na parede inferior ou inferolateral	Maior risco de MSC em pessoas de meia idade
Tipo 3	Presente nas paredes inferior, lateral e anterior	Elevado risco de arritmias malignas
Tipo 4	Elevação do ponto J e do segmento ST de convexidade superior seguido de onda T negativa	Corresponde ao padrão tipo 1 da síndrome de Brugada

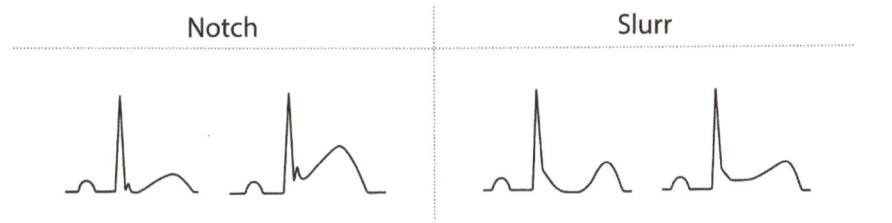

Figura 16.6. Repolarização precoce. Aspecto morfológico da onda J ao final do complex QRS. Notch: entalhe ao final do QRS. Slurr: empastamento na parte final do ramo descendente da onda R. A elevação do segmento sem a presença de notch ou slurr não deve ser laudada como repolarização precoce.

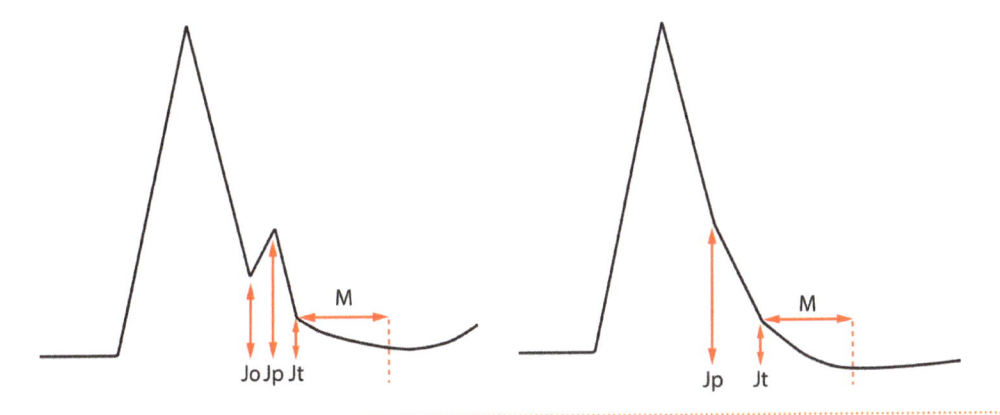

Figura 16.7. Pontos e medidas proprostos para padronizar a descrição do padrão de repolarização precoce. Jo (J onset): determina o início da onda J. Jp (P peak): determina o pico da onda J (notch) ou o início do empastamento (slurr). Jt (J termination): determina o término da onda J. Intervalo M: inicia-se em Jt, tem duração de 100 ms e permite a classificação do segment ST em ascendente (amplitude Jt < amplitude do ST ao término do intervalo M), horizontal (amplitude Jt = amplitude do ST ao término do interval M) e descendente (amplitude Jt > amplitude do ST ao término do interval M). Adapatado de Macfarlane PW, Antzelevitch C, Haissaguerre M, et al. The Early Repolarization Pattern: A Consensus Paper. J Am Coll Cardiol 2015; 66:470.

> **Box 16.7**
> **Padrão eletrocardiográfico de repolarização precoce x Síndrome de RP**
>
> O termo "padrão eletrocardiográfico de repolarização precoce" se refere somente à presença dos achados característicos no ECG mencionados anteriormente. A denominação SRP deve ser empregada somente caso o paciente apresente arritmias sintomáticas ou história de FV documentada, associadas aos achados eletrocardiográficos típicos de tal entidade.

Diagnóstico da SRA

- O Escore de Shanghai pode ser utilizado para auxiliar no diagnóstico da SRP (Tabela 16.10)

Caracterização Eletrocardiográfica da Repolarização Precoce Benigna

- Bradicardia sinusal frequente
- Eixos dos QRS, segmento ST e onda T orientados na mesma direção no plano frontal

Tabela 16.10. Escore de Shanghai para SRP*

História Clínica	
Parada cardíaca não explicada, FV ou TV polimórfica documentada	3
Síncope com suspeita arrítmica	2
Síncope de mecanismo/etiologia não explicada	1
ECG	
Repolarização precoce ≥ 0,2 mV em 02 ou mais derivações inferiores ou laterais com supradesnivelamento do ST horizontal ou descendente (A)	2
Mudanças dinâmicas na elevação do ponto J (≥ 0,1 mV) em 02 ou mais derivações inferiores ou laterais	1,5
Repolarização precoce ≥ 0,1 mV em 02 ou mais derivações inferiores ou laterais com supradesnivelamento do ST horizontal ou descendente	1
Holter	
Extrassístoles com intervalo de acoplamento curto e fenômeno R sobre T	2
História Familiar	
Parentes com SPR definida	2
Duas ou mais parentes com ECG do padrão descrito em A	2
Um parente de 1º grau com ECG com padrão descrito em A	1
Morte súbita não explicada em familiar de 1º ou 2º grau < 45 anos	0,5
Teste Genético	
Mutação em gene suscetível de SRP	0,5

*≥ 5 pontos: SRP provável ou definida; 3 a 4,5 pontos: SRP possível; < 3 pontos: não diagnóstico
Adaptado de Antzelevitch C, Yan GX, Ackerman MJ, et al. J-wave syndromes expert consensus conference report: emerging concepts and gaps in knowledge. Heart Rhythm. 2016;13:e295–e324.

- Frequentes ondas Q profundas e estreitas seguidas de ondas R de grande voltagem elétrica nas derivações precordiais esquerdas
- Entalhe ou empastamento terminal do ramo descendente da onda R na transição entre o QRS e o início do segmento ST.
- Rotação horária da zona de transição (progressão pobre da onda R nas derivações precordiais)
- Elevação do ponto J e do segmento ST > 1 mm em duas ou mais derivações adjacentes usualmente < 2 mm de concavidade superior nas derivações precordiais médias e/ou esquerdas
- Ausência de imagem recíproca ou em espelho (com exceção de aVR)
- Ondas T amplas, simétricas e de polaridade concordante com o QRS precedente em pelo menos duas derivações contíguas

- Ondas J de grande amplitude em múltiplas derivações
- PRP nas derivações inferiores com elevação de segmento ST > 2 mm
- Característico aumento transitório bastante acentuado da amplitude da onda J precedendo a deflagração dos eventos de taquiarritmia (TV/FV)

Box 16.8
Diferenciação eletrocardiográfica entre pericardite aguda x repolarização precoce

Uma boa dica para realizar o diagnóstico diferencial entre pericardite aguda e a repolarização precoce no ECG é a razão ST/T.

- Razão ST/T em V6 ≥ 0,25 sugere pericardite aguda e não repolarização precoce
- Razão ST/T ≥ 0,24 em V4, V5 ou em D1 é altamente sugestiva de pericardite aguda

Risco de Arritmias Malignas - Onda J Patológica (ou Maligna)

- PRP + elevação do segmento ST na parede lateral, inferior ou inferolateral
- Pior prognóstico: segmento ST horizontal ou descendente (maior risco de arritmias malignas)

TAQUICARDIA VENTRICULAR POLIMÓRFICA CATECOLAMINÉRGICA (TVPC)

A TVPC é uma doença hereditária, com prevalência estimada de 1/10.000 indivíduos e ocorre com frequência semelhante em ambos os gêneros, mas os homens são mais propensos a apresentar em uma idade mais precoce (na infância ou na adolescência), enquanto as mulheres, em uma idade mais avançada (por volta dos 20 anos). Aproximadamente 30% dos probandos têm história familiar de síncope relacionada ao estresse, convulsão ou MSC antes dos 40 anos. A maioria dos pacientes com TVPC não tratada desenvolve sintomas (síncope, TV ou FV) até os 40 anos e a mortalidade geral é de 30% a 50%. MSC pode ser a primeira manifestação da doença em uma proporção significativa de casos.

Mutações em genes que codificam as proteínas regulatórias do metabolismo do Ca^{+2} são responsáveis pela patogênese na maioria dos casos: uma forma autossômica dominante com alto grau de penetrância (descrita em torno de 80% na literatura), resultante de mutações com ganho de função no gene que codifica o receptor de rianodina cardíaco (RyR2), que media o acoplamento excitação-contração e é o principal canal de liberação de cálcio do retículo sarcoplasmático, responde por 50-70% dos pacientes; e uma forma autossômica recessiva que deriva de mutações no gene da calsequestrina cardíaca (CASQ2), a qual desempenha um papel no controle da manutenção de Ca+2 no retículo, que resultam em diminuição de sua expressão ou disfunção, representando menos de 5% dos casos de índice TVPC. Outras mutações também estão implicadas na fisiopatologia da doença, dentre as quais podemos citar a calmodulina (CALM1) e triadina (TRDN).

Manifestações Clínicas e Diagnóstico

- As manifestações clínicas geralmente ocorrem na primeira década de vida (idade média entre 7 e 9 anos) e são induzidas pelo estresse físico/emocional. Sob estimulação simpática, os canais mutantes se tornam disfuncionantes durante a diástole, resultando em acúmulo de Ca^{+2} no citosol nos cenários mencionados acima
- O diagnóstico é feito com base em sintomas (síncope ou MSC abortada), histórico familiar e TV polimórfica ou bidirecional inexplicável, no cenário de coração estruturalmente normal. Pacientes afetados podem ter histórico familiar de MSC juvenil ou síncope induzida pelo estresse
- Arritmias ventriculares podem ser documentadas (utilizando uma combinação de holter, TE e/ou provocativo com isoproterenol) em mais de 80% dos pacientes
- O EEF não tem valor no diagnóstico ou estratificação de risco em pacientes com TVPC, dado que arritmias raramente são induzidas por estimulação elétrica em portadores da patologia

Achados Eletrocardiográficos na TVPC
- ECG normal em repouso
- Bradicardia sinusal e ondas U proeminentes podem ser encontradas em alguns pacientes
- Surgimento de extrassístoles ventriculares em FC entre 110 e 130 bpm, geralmente isoladas, intermitentes, bigeminadas e pareadas
- Arritmia ventricular bidirecional induzida pelo esforço ou isoproterenol

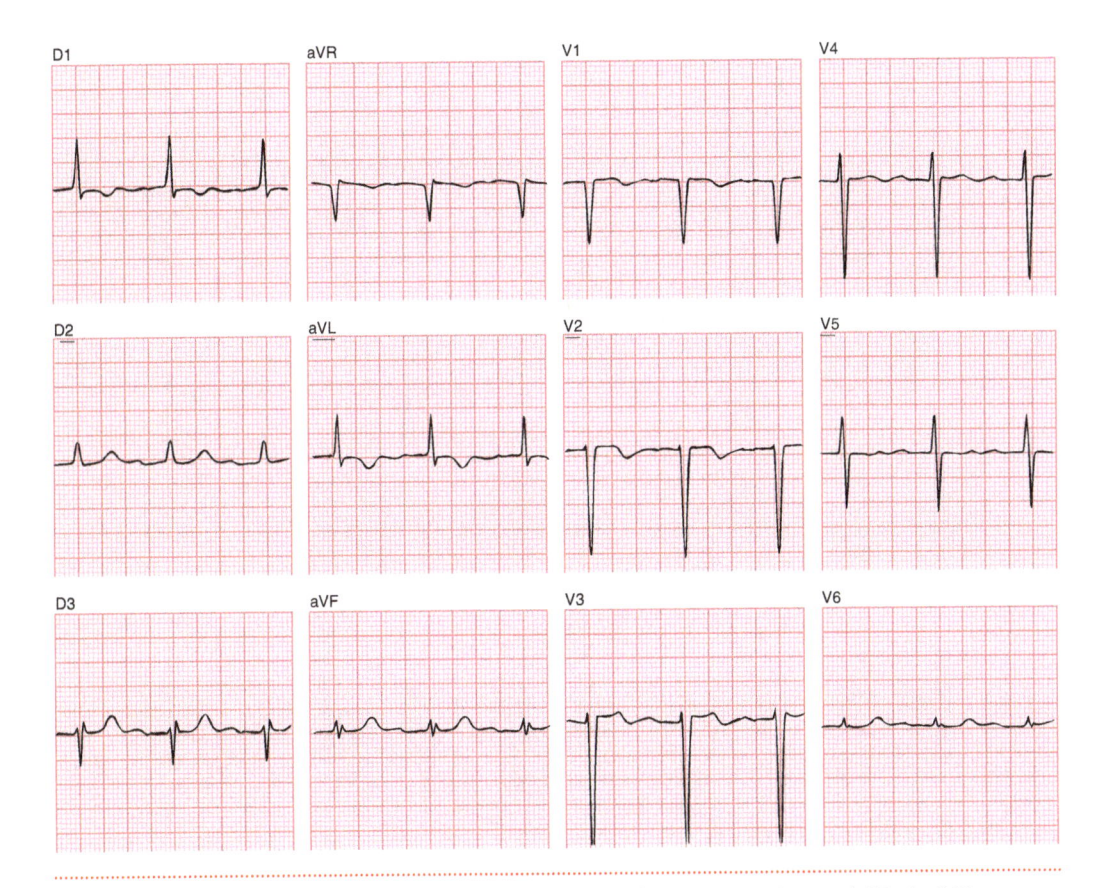

ECG 16.1. Qt longo. ECG demonstrando intervalo QT de 440 ms e interval RR de 800 ms em D2. Com as fórmulas de correção pela FC obtemos: QTcB = 492 ms, QTcFri = 474 ms, QTcFr = 471 ms e QTcH = 466 ms.

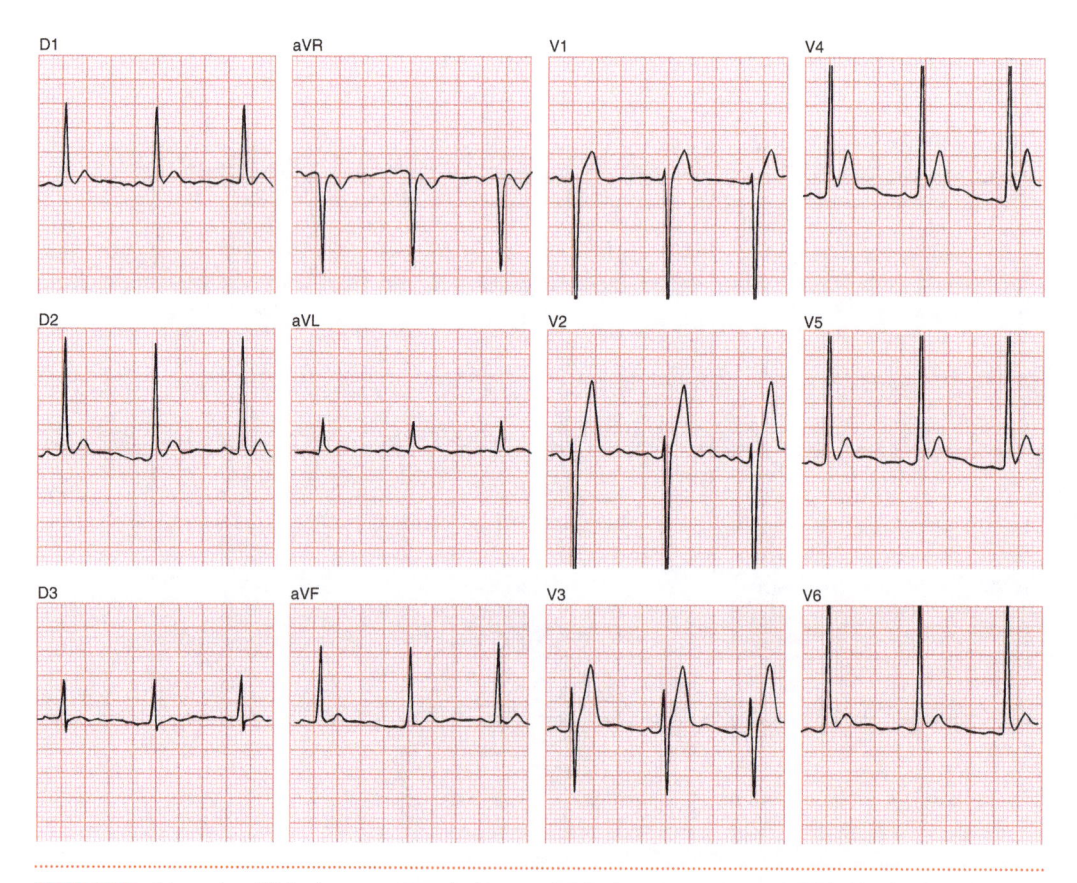

ECG 16.2. Qt curto. ECG demonstrando interval QT de 280 ms e interval RR de 760 ms em D2. Com as fórmulas de correção pela FC obtemos: QTcB = 321 ms, QTcFri = 307 ms, QTcFr = 317 ms e QTcH = 313 ms.

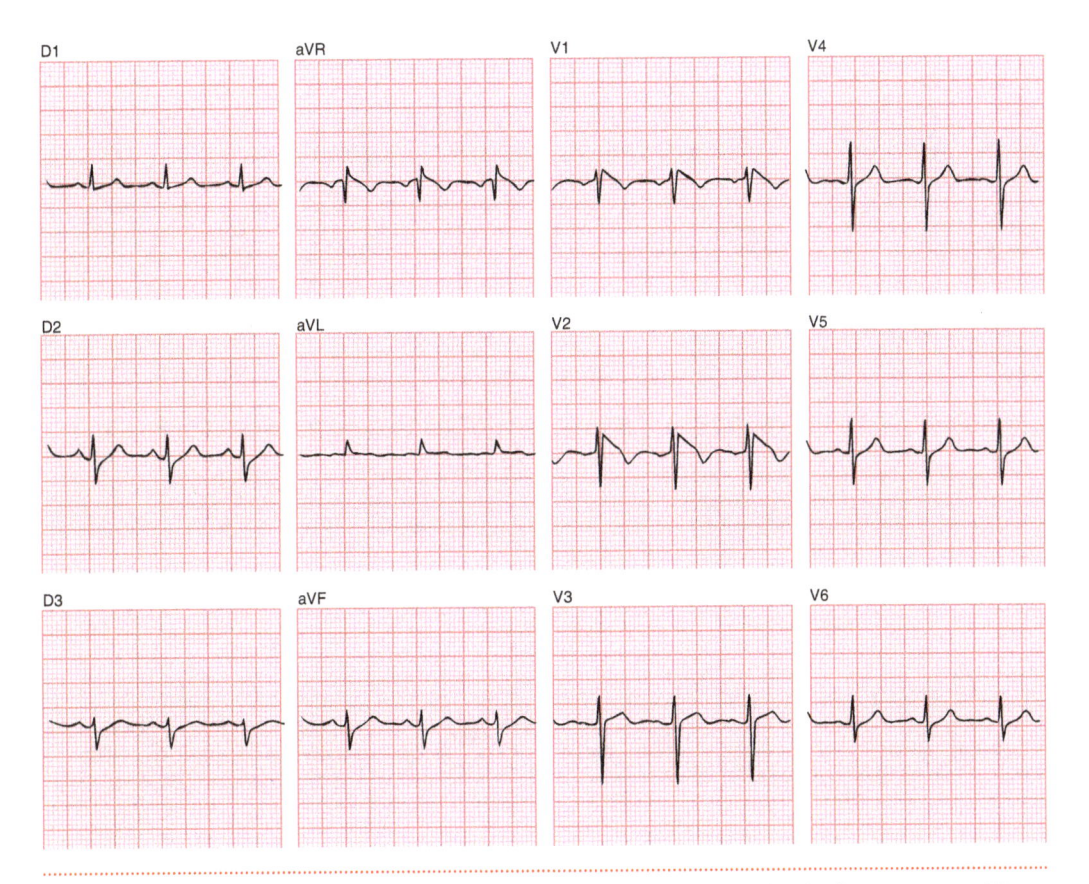

ECG 16.3. Padrão de Brugada tipo 1. Observamos a elevação em cúpula do segmento ST em V1 e V2 > 2 mm seguida de um descenso de r' retificado terminando com uma onda T invertida e simétrica.

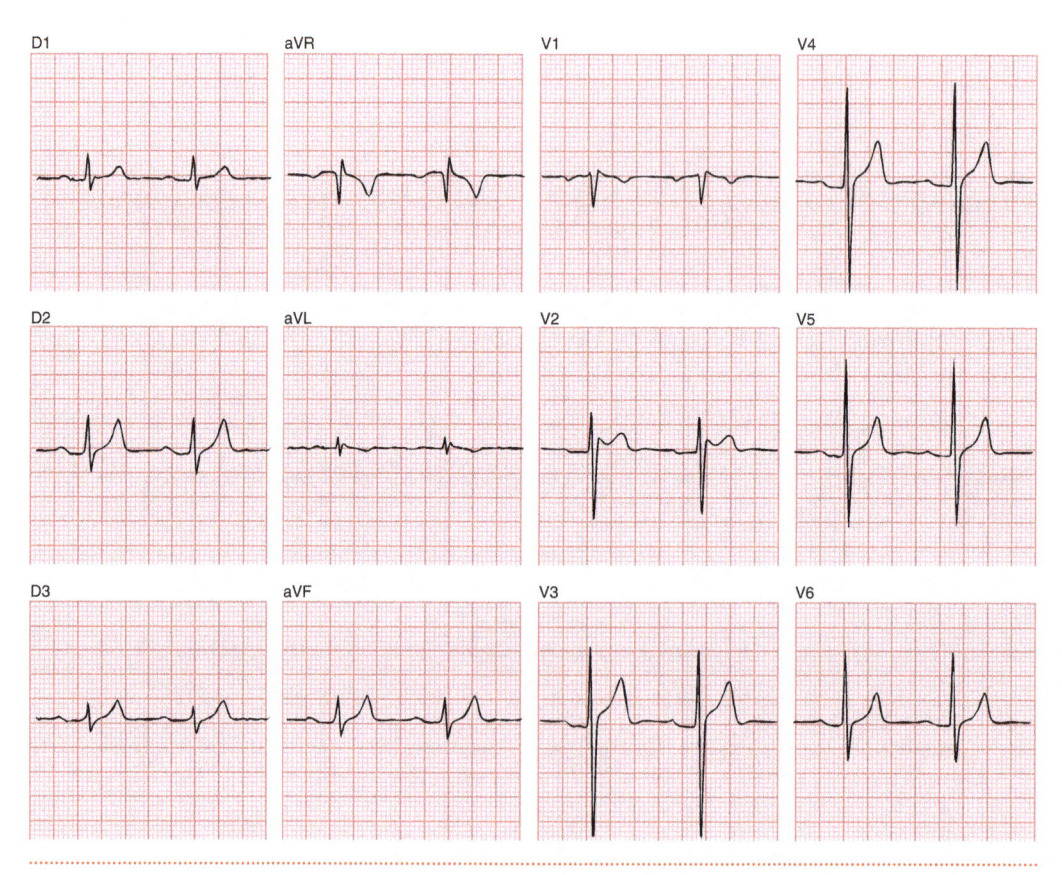

ECG 16.4. Padrão de Brugada tipo 2. Presença de r' ≥ 2 mm em V2, seguido de segmento ST ≥ 0,5 mm em comparação com a linha de base do tipo descendente e com convexidade para baixo. A onda T é positiva em V2 e de morfologia variável em V1.

Canalopatias

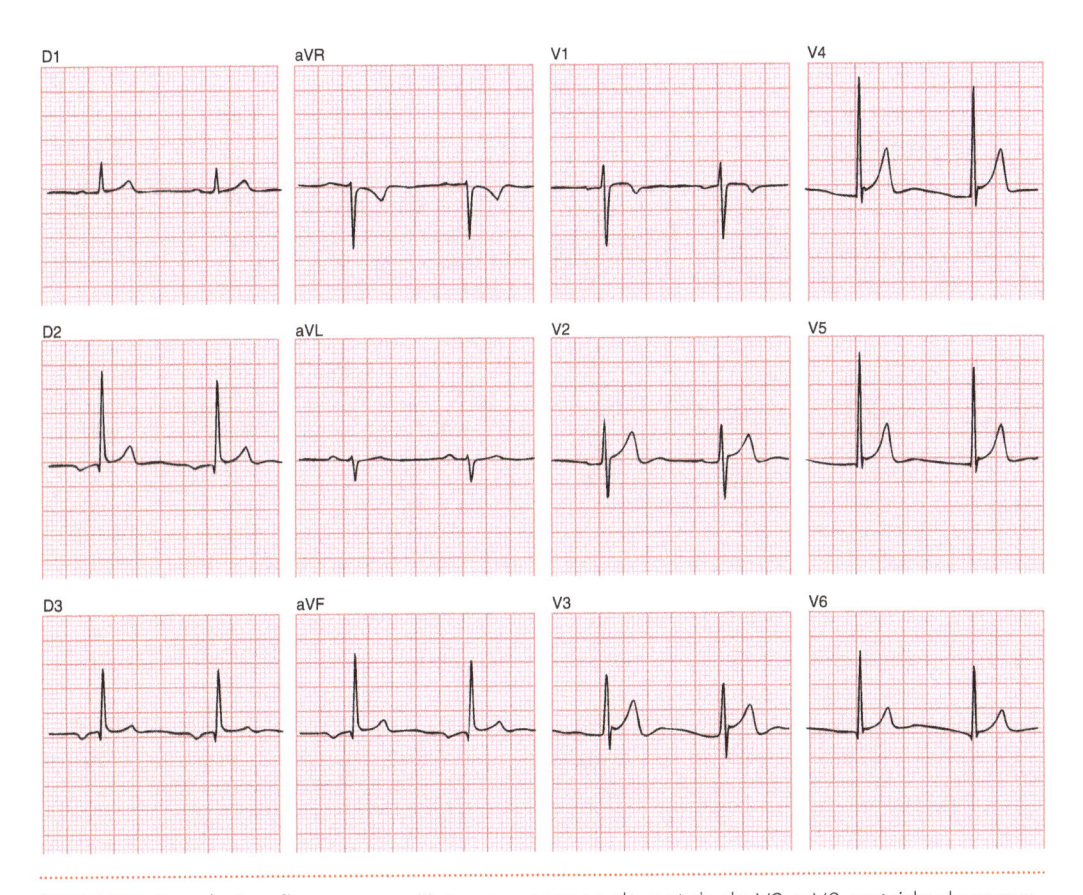

ECG 16.5. Repolarização precoce. Notar a presença de notch de V3 a V6 seguido de supra-desnivelamento do segmento ST. Em D2, D3 e aVF também observamos a presença de slurr.

Referências Bibliográficas

1. Gussak I, Brugada P, Brugada J, et al. Idiopathic short QT interval: a new clinical syndrome? Cardiology. 2000;94(2):99-102.
2. Bjerregaard P. Diagnosis and management of short QT syndrome. Heart Rhythm. 2018;15(8):1261-1267.
3. Gollob MH, Redpath CJ, Roberts JD. The short QT syndrome: proposed diagnostic criteria. J Am Coll Cardiol. 2011;57(7):802-12.
4. Antzelevitch C, Yan GX. J wave syndromes. Heart Rhythm. 2010;7(4):549-58.
5. Patel C, Yan GX, Antzelevitch C. Short QT syndrome: from bench to bedside. Circ Arrhythm Electrophysiol. 2010;3(4):401-408.
6. Schwartz PJ, Ackerman MJ. The long QT syndrome: a transatlantic clinical approach to diagnosis and therapy. Eur Heart J. 2013;34(40):3109-16.
7. Camm AJ, Janse MJ, Roden DM, Rosen MR, et al. Congenital and acquired long QT syndrome. Eur Heart J. 2000; 21(15):1232-7.
8. Moss AJ. Long QT Syndrome. JAMA. 2003;289(16):2041-4.
9. Taggart NW, Haglund CM, Tester DJ, Ackerman MJ. Diagnostic miscues in congenital long-QT syndrome. Circulation. 2007; 115(2):2613-20.
10. Giudicessi JR, Wilde AAM, Ackerman MJ. The genetic architecture of long QT syndrome: A critical reappraisal. Trends Cardiovasc Med. 2018;28(7):453-64.
11. Pacia SV, Devinsky O, Luciano DJ, Vazquez B. The prolonged QT syndrome presenting as epilepsy: a report of two cases and literature review. Neurology. 1994;44(8):1408-10.
12. Brugada P, Brugada J. Right bundle branch block, persistent ST segment elevation and sudden cardiac death: A distinct clinical and electrocardiographic syndrome. J Am Coll Cardiol. 1992;20(6):1391–6.
13. Miyazaki T, Mitamura H, Miyoshi S, Soejima K, et al. Autonomic and antiarrhythmic drug modulation of ST segment elevation in patients with Brugada syndrome. J Am Coll Cardiol. 1996;27(5):1061–70.
14. Nademanee K, Veerakul G, Nimmannit S, Chaowakul V, et al. Arrhythmogenic Marker for the Sudden Unexplained Death Syndrome in Thai Men. Circulation. 1997;96(8):2595–600.
15. Priori SG, Blomström-Lundqvist C, Mazzanti A, Blom N, et al. 2015 ESC Guidelines for the management of patients with ventricular arrhythmias and the prevention of sudden cardiac death: The Task Force for the Management of Patients with Ventricular Arrhythmias and the Prevention of Sudden Cardiac Death of the European Society of Cardiology (ESC) Endorsed by: Association for European Paediatric and Congenital Cardiology (AEPC). Eur Heart J. 2015;36(41):2793–867.
16. Quan XQ, Li S, Liu R, Zheng K, Wu XF, Tang Q. A meta-analytic review of prevalence for Brugada ECG patterns and the risk for death. Medicine. 2016;95(50):e5643.
17. Milman A, Andorin A, Gourraud J-B, Postema PG, et al. Profile of patients with Brugada syndrome presenting with their first documented arrhythmic event: Data from the Survey on Arrhythmic Events in BRUgada Syndrome (SABRUS). Heart Rhythm. 2018;15(5):716–24.
18. Casado-Arroyo R, Berne P, Rao JY, Rodriguez-Mañero M, et al. Long-Term Trends in Newly Diagnosed Brugada Syndrome. J Am Coll Cardiol. 2016;68(6):614–23.
19. Michowitz Y, Milman A, Sarquella-Brugada G, Andorin A, et al. Fever-related arrhythmic events in the multicenter Survey on Arrhythmic Events in Brugada Syndrome. Heart Rhythm. 2018;15(9):1394–401.
20. Antzelevitch C, Brugada P, Borggrefe M, Brugada J, et al. Brugada Syndrome: Report of the Second Consensus Conference: Endorsed by the Heart Rhythm Society and the European Heart Rhythm Association. Circulation. 2005;111(5):659–70.
21. Smits JPP, Eckardt L, Probst V, Bezzina CR, et al. Genotype-phenotype relationship in Brugada syndrome: electrocardiographic features differentiate

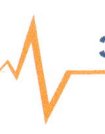

SCN5A-related patients from non–SCN5A-related patients. J Am Coll Cardiol. 2002;40(2):350–6.
22. Pitzalis MV, Anaclerio M, Iacoviello M, Forleo C, et al. QT-interval prolongation in right precordial leads. J Am Coll Cardiol. 2003;42(9):1632–7.
23. Bayés de Luna A, Brugada J, Baranchuk A, Borggrefe M, et al. Current electrocardiographic criteria for diagnosis of Brugada pattern: a consensus report. J Electrocardiol. 2012;45(5):433-42.
24. Shi S, Liu T, Barajas-Martinez H, Pfeiffer R, et al. Atrial fibrillation associated with Wolff-Parkinson-White syndrome in a patient with concomitant Brugada syndrome. Heart Rhythm Case Rep. 2017; 3(1):13–7.
25. Yap YG, Behr ER, Camm AJ. Drug-induced Brugada syndrome. Europace. 2009; 11(8):989–94.
26. Alencar Neto JN de. Manual de ECG. 1a ed. Salvador: Sanar; 2019. 718 p.
27. Baranchuk A, Nguyen T, Ryu MH, Femenía F, et al. Brugada phenocopy: new terminology and proposed classification. Ann Noninvasive Electrocardiol. 2012;17(4): 299–314.
28. Anselm DD, Baranchuk A. Terminological clarification of Brugada Phenocopy, Brugada Syndrome, and the Brugada ECG pattern. Int J Cardiol. 2014;171(2): 288.
29. Priori SG, Gasparini M, Napolitano C, Della Bella P, et al. Risk Stratification in Brugada Syndrome. J Am Coll Cardiol. 2012;59(1):37–45.
30. Takagi M, Aonuma K, Sekiguchi Y, Yokoyama Y, et al. The prognostic value of early repolarization (J wave) and ST-segment morphology after J wave in Brugada syndrome: Multicenter study in Japan. Heart Rhythm. 2013;10(4):533–9.
31. Kawata H, Morita H, Yamada Y, Noda T, et al. Prognostic significance of early repolarization in inferolateral leads in Brugada patients with documented ventricular fibrillation: A novel risk factor for Brugada syndrome with ventricular fibrillation. Heart Rhythm. 2013;10(8):1161–8.
32. Priori SG, Wilde AA, Horie M, Cho Y, et al. HRS/EHRA/APHRS Expert Consensus Statement on the Diagnosis and Management of Patients with Inherited Primary Arrhythmia Syndromes. Heart Rhythm. 2013;10(12):1932–63.
33. Sumitomo N. Current topics in catecholaminergic polymorphic ventricular tachycardia. Journal of Arrhythmia. 2016; 32(5):344–51.
34. Priori SG, Napolitano C, Memmi M, Colombi B et al. Clinical and molecular characterization of patients with catecholaminergic polymorphic ventricular tachycardia. Circulation. 2002;106(1):69–74.
35. Issa Z, Miller J, Zipes D. Clinical Arrhythmology and Electrophysiology: A Companion to Braunwald's Heart Disease. 3a ed. Philadelphia: Elsevier; 2019. 752 p.
36. Patton KK, Ellinor PT, Ezekowitz M, Lubitz SA, et al. Electrocardiographic Early Repolarization: A Scientific Statement From the American Heart Association. Circulation 2016;133:1520-29.
37. Haïssaguerre M, Derval N, Sacher F, Jesel L, et al. Sudden cardiac arrest associated with early repolarization. N Engl J Med. 2008;358(19):2016-23.
38. Nam GB, Kim YH, Antzelevitch C. Augmentation of J waves and electrical storms in patients with early repolarization. N Engl J Med. 2008;358(19):2078-79.
39. Antzelevitch C, Yan GX, Viskin S. Rationale for the use of the terms J-wave syndromes and early repolarization. J Am Coll Cardiol. 2011;57(15):1587-90.
40. Rosso R, Glikson E, Belhassen B, Katz A, et al. Distinguishing "benign" from "malignant early repolarization": the value of the ST-segment morphology. Heart Rhythm. 2012;9(2):225-9.
41. Macfarlane PW, Antzelevitch C, Haissaguerre M, Huikuri HV, et al. The Early Repolarization Pattern: A Consensus Paper. J Am Coll Cardiol. 2015;66(4):470-7.

17

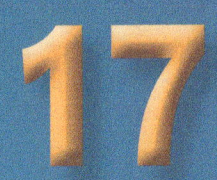

Natália Marcusso Massoni
Antonio Tito Paladino Filho
José Nunes de Alencar Neto

Cardiopatias Arritmogênicas

INTRODUÇÃO

Cardiomiopatias arritmogênicas são doenças genéticas ou adquiridas que afetam os miócitos cardíacos, levando a inflamação e fibrose e que tem grande potencial de gerar arritmias fatais. Algumas delas possuem achados eletrocardiográficos específicos que auxiliam no *screening* diagnóstico e na avaliação prognóstica da doença. Neste capítulo, serão discutidos os achados eletrocardiográficos mais relevantes da CAVD, de cardiopatia chagásica e da cardiomiopatia hipertrófica.

CARDIOMIOPATIA ARRITMOGÊNICA DO VENTRÍCULO DIREITO (CAVD)

A CAVD é uma doença genética autossômica dominante caracterizada pela mutação de genes que codificam os desmossomos. Como consequência, ocorre substituição dos miócitos do VD por tecido fibrogorduroso, inicialmente em via de entrada do VD, via de saída e ápice, com progressão global com o avançar da doença. Essas regiões de infiltração lipomatosa levam a disfunção de VD e a atraso na despolarização ventricular e são responsáveis por arritmias malignas e MSC. Eventualmente o VE também é acometido.

Seus critérios – *Task Force Criteria* (TFC) – foram revisados em 2010 com aumento da sensibilidade do diagnóstico (**Tabela 17.1**).

O ECG apresenta-se alterado na grande maioria dos pacientes, podendo preceder as arritmias e é importante ferramenta no diagnóstico da doença. Em até 12% dos pacientes o ECG pode ser normal ou apresentar apenas alterações inespecíficas. As derivações de Fontaine podem melhoras a sensibilidade em encontrar ondas épsilon (ver Capítulo 1).

Alterações da Despolarização

- **Distúrbios de condução:** É comum o achado de BRD nos pacientes com CAVD, de graus leve a moderado ou avançado, especialmente naqueles com maior acometimento estrutural do miocárdio, e tal achado compromete a interpretação das anormalidades da despolarização ventricular
- **Onda Épsilon:** Melhor visualizada nas derivações precordiais direitas (V1 – V3), é uma onda de baixa amplitude que aparece após o QRS e antes da onda T e representa a ativação tardia do VD (pós-excitação) (**Figura 17.1**). A presença da onda épsilon tem relação com a gravidade, muitas vezes aparecendo em fases tardias da doença. Constitui-se em critério maior para o diagnóstico de CAVD e tem maior especificidade do que a inversão de onda T nas derivações precordiais direitas. Pode ser ainda mais difícil a visualização da onda épsilon se o paciente apresentar BRD parcial ou avançado
- **Atraso da ativação terminal (TAD):** Presente em 5 a 20% dos casos. Definida pelo prolongamento do tempo do nadir da onda S até o final com complexo QRS em V1 a V3 (≥ 55ms)
- **Índice de Nassir:** Soma da duração dos complexos QRS de V1 a V3 dividido pela soma da duração dos QRS de

Tabela 17.1. Critérios eletrocardiográficos revisados da *Task Force Criteria* 2010 para diagnóstico de CAVD*

Alterações estruturais e disfunção global ou regional

Maiores
- Ecocardiograma
  - Acinesia, discinesia ou aneurisma regional do VD associada a uma das medidas da diástole a seguir:
    - PLAX VSVD ≥ 32 mm (PLAX/ASC ≥ 19 mm/m2) ou
    - PSAX VSVD ≥ 36 mm (PSAX/ASC ≥ 21 mm/m2) ou
    - Mudança de área fracionada ≤ 33%
  - RMC
  - Acinesia ou discinesia regional do VD ou dissincronismo da contração do VD associado a uma das medidas a seguir:
    - VD VDF ASC ≥ 110 mL/m2 (masc.) ou ≥ 100 mL/m2 (fem.)
    - Fração de ejeção do VD ≤ 40%
  - Ventriculografia direita
  - Acinesia, discinesia ou aneurisma do VD

Menores
- Ecocardiograma
  - Acinesia, discinesia do VD ou dissoncronismo da contração do VD e uma das medidas da função diastólica a seguir:
    - PLAX VSVD ≥ 29 a < 32 mm (PLAX/ASC ≥ 16 a < 19 mm/m2) ou
    - PSAX VSVD ≥ 32 a < 36 mm (PSAX/ASC ≥ 18 a < 21 mm/m2) ou
    - Mudança de área fracionada > 33% ≤ 40%
  - RMC
  - Acinesia ou discinesia regional do VD ou dissincronia da contração do VD e uma das medidas a seguir:
  - VD VDF ASC ≥ 100 a 110 mL/m2 (masc.) or ≥ 90 a 100 mL/m2 (fem.)
  - Fração de ejeção do VD > 40 a ≤ 45%

Aspectos teciduais

Maiores
- Contagem de miócitos residuais < 60% por análise morfométrica (ou < 50%, se estimada), com substituição fibrosa da parede livre do VD em ≥ 1 amostra, com ou sem substituição gordurosa do tecido da biópsia endomiocárdica

Menores
- Contagem de miócitos residuais de 60% a 75% por análise morfométrica (ou 50% a 65% se estimada), com substituição fibrosa da parede livre do VD em ≥ 1 amostra, com ou sem substituição gordurosa do tecido da biópsia endomiocárdica

Anormalidades da repolarização

Maiores
- Ondas T invertidas nas precordiais direitas (V1, V2 e V3) ou se estendendo além de V3 em indivíduos > 14 anos de idade (na ausência de BRD-QTC ≥ 120 ms)

Menores
- Ondas T invertidas em V1 e V2 em indivíduos > 14 anos de idades (na ausência de BRD)
- Ondas T invertidas em V1, V2, V3 e V4 em indivíduos > 14 anos de idades (na presença de BRD)

(Continua)

	Tabela 17.1. Critérios eletrocardiográficos revisados da *Task Force Criteria* 2010 para diagnóstico de CAVD* (*continuação*)
Anormalidades da despolarização	**Maiores** • Onda épsilon nas derivações precordiais direitas (V1 a V3) **Menores** • Potenciais tardios no ECG-AR em pelo menos um dos três parâmetros na ausência de QRS ≥ 110 mg no ECG de 12 derivações 　• Duração QRS filtrada (fQRS) ≥ 114 ms 　• Duração de sinais tardios com amplitude < 40 mcV ≥ 38 ms 　• Raiz quadrada da voltagem nos últimos 40 ms ≤ 20 mcV • Duração da porção final do QRS ≥ 55 ms em V1, V2 ou V3
Arritmias	**Maiores** • TV não sustentada ou sustentada com morfologia tipo BRE e eixo superior **Menores** • TV não sustentada ou sustentada com morfologia sugestiva de VSVD (morfologia tipo BRE e eixo inferior ou indeterminado) • > 500 ectopias ventriculares em 24 horas (holter)
História familiar	**Maiores** • CAVD em parente do primeiro grau que preencha critérios do TFC 2010 • CAVD confirmada patologicamente em parente do primeiro grau (autopsia ou biópsia) • Identificação de mutação patogênica classificada como associada ou provavelmente associada com CAVD no paciente sob avaliação **Menores** • História de CAVD em parentes de primeiro grau • História de CAVD em parente de primeiro grau para o qual não é possível determinar se compre os critérios do TFC • Morte súbita prematura (< 35 anos de idade) com suspeita de CAVD em parente de primeiro grau • CAVD confirmada patologicamente ou pelo TFC em parente de segundo grau

*O diagnóstico é dado quando se somam 4 pontos, sendo que os critérios maiores somam 2 pontos e os menores 1 ponto. Paciente com 3 pontos são "prováveis" portadores de CAVD e pacientes com 1 ou 2 pontos tem seu diagnóstico excluído.
Adaptada de Marcus FI, McKenna WJ, Sherrill D, Basso C, Bauce B, Bluemke DA, et al. Diagnosis of arrhythmogenic right ventricular cardiomyopathy/dysplasia: Proposed Modification of the Task Force Criteria. Eur Heart J. 2010;31(7):806–14.

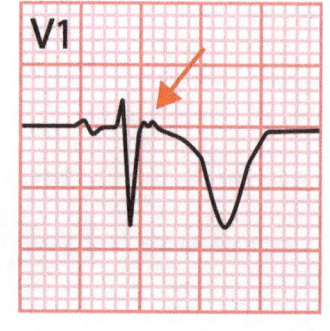

Figura 17.1. Onda Épsilon. Pequeno entalhe após o QRS e antes da onda T.

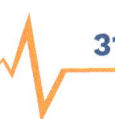

V4 a V6. Indica a diferença de tempo de ativação entre as derivações direitas e esquerdas. Quando essa razão está acima de 1,2 indica que a ativação do VD está mais lenta do que o VE
- **Fragmentação do QRS:** Presença de 4 ou mais deflexões no QRS. Pode aparecer no início do QRS, na onda R ou mesmo no nadir da onda S, na ausência de BRD. Apesar de comum na CAVD, tem baixa especificidade. Presente em outras condições que apresentam tecido fibrótico como miocardiopatia isquêmica ou dilatada. Este achado é preditor independente de mortalidade

> **DDx**
> **Onda Épsilon**
> - Cardiomiopatia arritmogênica do ventrículo direito
> - Infarto do ventrículo direito
> - Infarto lateral
> - Miocardite de células gigantes
> - Pós-operatório de tetralogia de Fallot
> - Sarcoidose
> - Síndrome de Brugada

Alterações da Repolarização

- **Inversão da onda T:** Considerada apenas em pacientes acima de 14 anos, já que abaixo dessa idade este pode ser um achado normal. Presente em até 80% dos pacientes. Vários artigos apontam como este sendo o achado mais comum nos pacientes com CAVD, portanto, quando presente de V1 a V3, constitui-se em critério maior na TFC 2010 e se presente em V1 e V2, é critério menor. Essa alteração ocorre pelas alterações estruturais do VD. Quando se estende além de V3, denota pior prognóstico e estágio mais avançado da doença, com dilatação do VD e acometimento concomitante do VE. Apresenta maior especificidade se onda T invertida e profunda (≥ 3mm em V1)
- Também podem ser encontradas alterações inespecíficas do segmento ST, podendo ter elevação deste segmento nos casos de acometimento do VE

Arritmias

- A TV é responsável pela MSC e o mecanismo eletrofisiológico é a reentrada. Tem origem em base ou VSVD, com padrão de BRE em V1 e eixo inferior (positivo) – quando origem na VSVD, ou superior (negativo) – quando originada na base do VD – em D2, D3 e aVF
- Quando a arritmia ventricular apresenta morfologia de BRE associada a eixo inferior, se faz necessário o diagnóstico diferencial com taquicardia idiopática da VSVD, que tem prognóstico muito melhor. Para diferenciação diagnóstica, a morfologia do QRS é crucial, sendo que é mais comum na CAVD a duração > 120 ms e a presença de fragmentação do QRS. O *score* do Hoffmayer auxilia no diagnóstico diferencial (Tabela 17.2)
- Quando a arritmia ventricular possui eixo superior e morfologia de BRE, ou seja, com origem em base do VD, a principal suspeita é CAVD, sendo considerado um critério maior na TFC para diagnóstico
- As arritmias atriais estão mais presentes nos pacientes com CAVD do que na população geral, sendo que a FA pode aparecer precocemente nestes pacientes

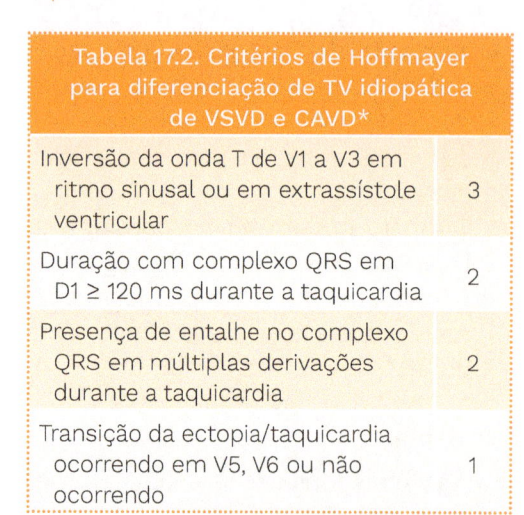

Tabela 17.2. Critérios de Hoffmayer para diferenciação de TV idiopática de VSVD e CAVD*	
Inversão da onda T de V1 a V3 em ritmo sinusal ou em extrassístole ventricular	3
Duração com complexo QRS em D1 ≥ 120 ms durante a taquicardia	2
Presença de entalhe no complexo QRS em múltiplas derivações durante a taquicardia	2
Transição da ectopia/taquicardia ocorrendo em V5, V6 ou não ocorrendo	1

*Usar quando o paciente apresentar TV com padrão de BRE em V1 e eixo inferior. Uma pontuação ≥ 5 tem 83,3% de sensibilidade e 100% de especificidade para o diagnóstico de CAVD
Adaptada de Hoffmayer KS, Machado ON, Marcus GM, Yang Y, et al. Electrocardiographic Comparison of Ventricular Arrhythmias in Patients With Arrhythmogenic Right Ventricular Cardiomyopathy and Right Ventricular Outflow Tract Tachycardia. J Am Coll Cardiol. 2011;58(8):831–8.

- Outra possível complicação da doença é que a infiltração fibrogordurosa no sistema de condução pode evoluir com BSA e BAV, com menor prevalência

ECG de Alta Resolução (ECG-AR)
- O ECG-AR detecta ativações tardias na despolarização, os chamados pós-potenciais, que são substrato de taquiarritmias reentrantes. Os parâmetros que detectam pós-potenciais na CAVD são úteis e atualmente entram como critérios diagnósticos menores do TFC

DOENÇA DE CHAGAS

A doença de Chagas é causada pelo contato com o protozoário Trypanossoma cruzi, presente nas fezes do vetor Triatoma infestans, popularmente conhecido como bicho barbeiro. O contágio humano ocorre quando o inseto, após a picada, evacua. O prurido causado pela lesão de pele promove o contato das fezes com o sangue, olhos ou boca do indivíduo, ocasionando a infecção. Atualmente tem sido comum também a forma de contágio oral, sendo que o consumo de açaí tem se mostrado relacionado à infecção. Além dessas, há outras formas de transmissão da doença de Chagas: vertical, transplante ou transfusão sanguínea.

A doença de Chagas apresenta fase aguda e crônica, sendo que na forma crônica, a doença pode acometer diferentes órgãos, que acabam definindo, em uma divisão didática, as diferentes formas da doença.

A forma aguda da doença geralmente é assintomática, ou pode se manifestar com febre, inflamação no local da inoculação, sinal de Romaña (quando a porta de entrada é a conjuntiva), linfadenopatia e hepatoesplenomegalia. Nessa fase, o diagnóstico é feito através de exames parasitológicos, uma vez que a parasitemia é alta.

A forma crônica é diagnosticada através de testes sorológicos e dividida da seguinte forma:
- Forma indeterminada – 70 a 80% dos pacientes com a forma crônica se encontram assintomáticos, essa é a forma indeterminada da doença. Parte dos pacientes pode ficar assintomática por até 20 anos, antes de começarem a manifestar sintomas
- Forma determinada cardíaca – 20 a 30% dos pacientes, a cardiopatia chagásica crônica pode se manifestar

- com IC, eventos tromboembólicos, arritmias e MSC
- Forma determinada gastrintestinal – 10% dos pacientes

Forma Cardíaca

A forma cardíaca da doença de Chagas ocorre por uma inflamação crônica, de intensidade leve, porém incessante, que culmina em cardiomiopatia dilata. Ocorre necrose celular e fibrose, com dilatação progressiva do coração, falência ventricular e aneurisma. Esse processo inflamatório afeta diversas partes do coração, dentre eles, o sistema condutor (nó sinusal, nó AV, feixe de His e seus ramos – especialmente ramo direito e fascículo anterossuperior), dessa forma, são comuns nessa forma de acometimento da doença de Chagas a presença de bradicardia, bloqueios de ramo, doença do nó sinusal e BAV avançado.

Há também focos de fibrose principalmente nas regiões inferolateral e posterior que podem ser substrato de arritmias por reentrada, principal mecanismo eletrofisiológico das taquiarritmias ventriculares malignas, com risco de MSC. Estão presentes desde ectopias ventriculares isoladas, pareadas à TV sustentadas e FV.

Alterações Eletrocardiográficas na Doença de Chagas

Na fase aguda, o ECG pode ser normal em até 60% dos pacientes, e, caso se mantenha sem alterações nos primeiros 5 a 10 anos, há melhor prognóstico, sendo uma excelente ferramenta de acompanhamento destes pacientes na identificação de acometimento cardíaco. Ainda na fase aguda, os casos mais graves podem se apresentar com miocardite, sendo encontrados no ECG taquicardia sinusal, complexos QRS de baixa amplitude nas derivações precordiais, prolongamentos dos intervalos QT e PR, alterações de repolarização ventricular, ectopias ventriculares, FA e BRD.

Ao longo de 10 anos (fase crônica), quase 90% dos pacientes com Chagas terão alterações no ECG. As alterações eletrocardiográficas mais comuns são:

- BRD
- BDAS
- BRD + BDAS (achado bastante específico da doença de Chagas)
- Alterações de repolarização ventricular
- BAV avançado, devido à fibrose no sistema de condução, que, após acometer o ramo direito e a divisão anterossuperior, progride para a divisão posteroinferior, com consequente BAVT
- Arritmias atriais como FA e FLA
- Arritmias ventriculares como ectopias isoladas ou pareadas, TV não sustentada e sustentadas e FV
- BRE é incomum para doença de Chagas, não tendo maior prevalência nos portadores de doença de Chagas quando comparados a outras cardiopatias e geralmente está associado a falência ventricular e pior prognóstico

CARDIOMIOPATIA HIPERTRÓFICA

A cardiomiopatia hipertrófica é uma doença genética autossômica dominante, que se caracteriza por desarranjo das fibras dos cardiomiócitos, com aumento da massa do VE e hipertrofia na ausência de causas secundárias que justifiquem a magnitude deste achado (ex:

HAS, valvopatias). Não tem predileção por raça, sexo ou etnias, e pode se apresentar de forma simétrica, acometendo o VE globalmente, ou, mais comumente, assimétrica, com predomínio septal (mais comum) ou de outras regiões (por exemplo, o ápice).

A isquemia miocárdica é um processo fisiopatológico importante e frequente no processo da doença, causada por disfunção microvascular, trajetos arteriais intramurais anômalos, desequilíbrio entre oferta e demanda de oxigênio devido aumento de massa cardíaca, anormalidades estruturais e anatômicas das coronárias e elevação da pressão diastólica do VE.

Todas essas alterações geram um substrato elétrico subjacente bastante instável e propenso a arritmias atriais e/ou ventriculares, podendo, inclusive, ser a primeira manifestação em um paciente assintomático. O risco de MSC estende-se até a meia-idade, e é significativamente menos comum em pacientes acima de 60 anos.

O ECG é uma ferramenta fundamental no diagnóstico da doença, sendo alterado em quase 90% dos pacientes, o que se justifica pelo desarranjo das fibras e pela fibrose miocárdica secundária à isquemia.

O diagnóstico é feito através do achado do aumento da espessura da parede ventricular, por algum método diagnóstico de imagem. Nos adultos, o achado da espessura de parede ≥ 15 mm em um ou mais segmentos do VE (em qualquer método de imagem – ecocardiografia; ressonância ou tomografia computadorizada) ou ≥ 13 mm em paciente com história familiar de cardiomiopatia hipertrófica em parentes de primeiro grau.

Alterações Eletrocardiográficos na Cardiomiopatia Hipertrófica
- Critérios de voltagem para SVE
- Ondas Q rápidas e profundas na parede inferolateral do VE < 35 ms em D1, aVL, V4 a V6 e onda R ampla em V1 e V2
- O achado de ondas Q maiores que 40 ms sugere presença de fibrose
- A presença de elevação do ponto J em duas derivações contíguas se relaciona com maior risco de MSC
- Inversão de onda T em derivações inferolaterais (≥ 3 mm de V3 a V6, D1 aVL e ≥ 5 mm em D2, D3 e aVF) é muito característica e quando são encontradas ondas T profundas (> 10 mm) deve-se pensar na forma assimétrica apical da doença, também conhecida como síndrome de Yamaguchi

Arritmias
- FA é causada por aumento de pressão e volume atrial esquerdo, secundária a disfunção diastólica do VE. É mais comumente encontrada em pacientes com a forma obstrutiva
- Arritmias ventriculares que se relacionam com o desarranjo dos miócitos, fibrose intersticial, isquemia miocárdica e alterações no ciclo do cálcio intracelular. Tais arritmias são encontradas em até 75% dos pacientes hipertróficos. Há associação direta com espessura do septo interventricular, extensão da hipertrofia e presença de fibrose miocárdica quantificada pela ressonância magnética cardíaca. Essas arritmias podem se apresentar como extrassístoles ventriculares isoladas (80 a 90% dos casos), pareadas, bigeminismo ou arritmias mais complexas (arritmia ventricular lenta,

arritmias ventriculares sustentadas e não sustentadas). A TVNS se manifesta em até 25% dos casos, sendo, muitas vezes, assintomáticas

> **Box 17.1**
> **Diagnóstico diferencial da CMH com "Coração de Atleta"**
>
> Exercício físico intenso também pode levar a hipertrofia do coração, algumas vezes podendo apresentar valores entre 13 e 14 mm. Levando-se em consideração que a cardiomiopatia hipertrófica é a principal causa de MSC em atletas, esse é um diagnóstico diferencial muito importante. De maneira geral, o aumento da espessura ventricular é mais observado em atletas do sexo masculino e negros. Os pacientes são geralmente assintomáticos, não apresentam outras alterações eletrocardiográficas além daquelas típicas do treinamento físico (ver Capítulo 2), não demonstram outras alterações ao ecocardiograma, nem histórico de MSC familiar. O descondicionamento físico provoca redução da espessura da parede (entre 2 a 5 mm), ao contrário da cardiomiopatia hipertrófica que se mantem sem alteração.

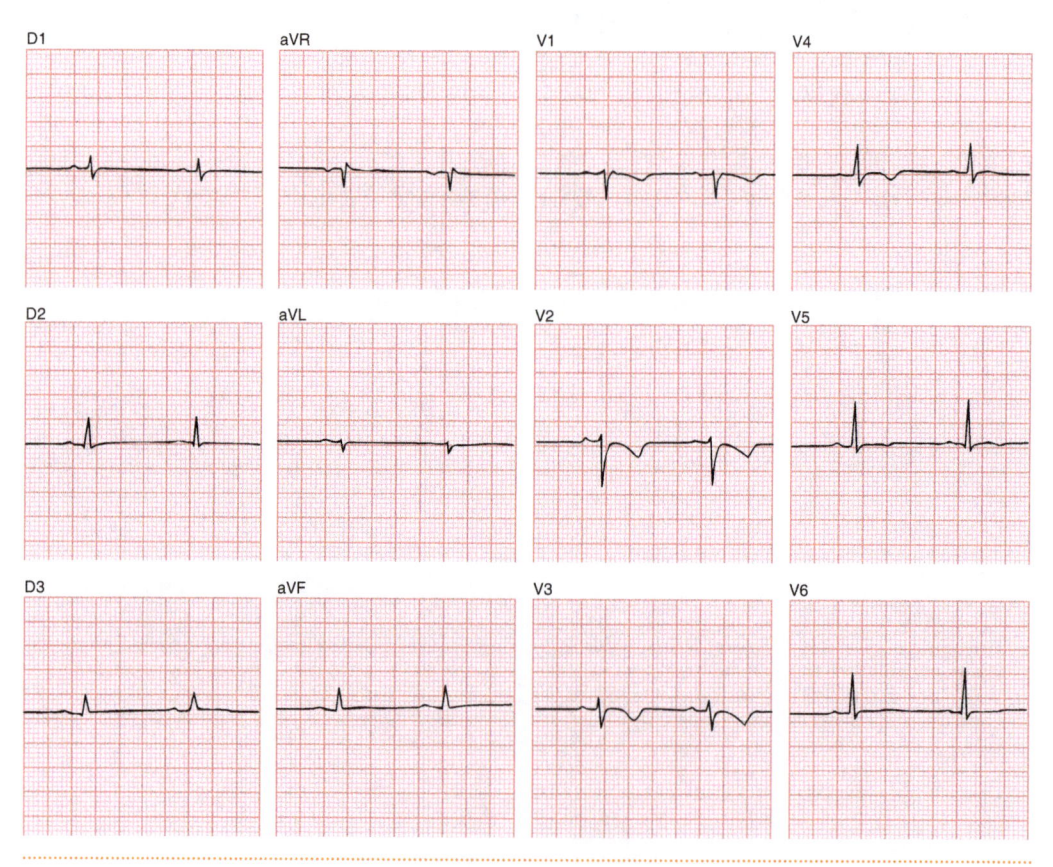

ECG 17.1. Cardiomiopatia arritmogênica do ventrículo direito. Observar a presença de uma onda de pequena amplitude após o QRS em V1 (onda Épsilon), além do prolongamento do tempo do nadir da onda S até o final do QRS em V2 (atraso da ativação terminal) e inversão da onda T de V1 a V5.

Cardiopatias Arritmogênicas

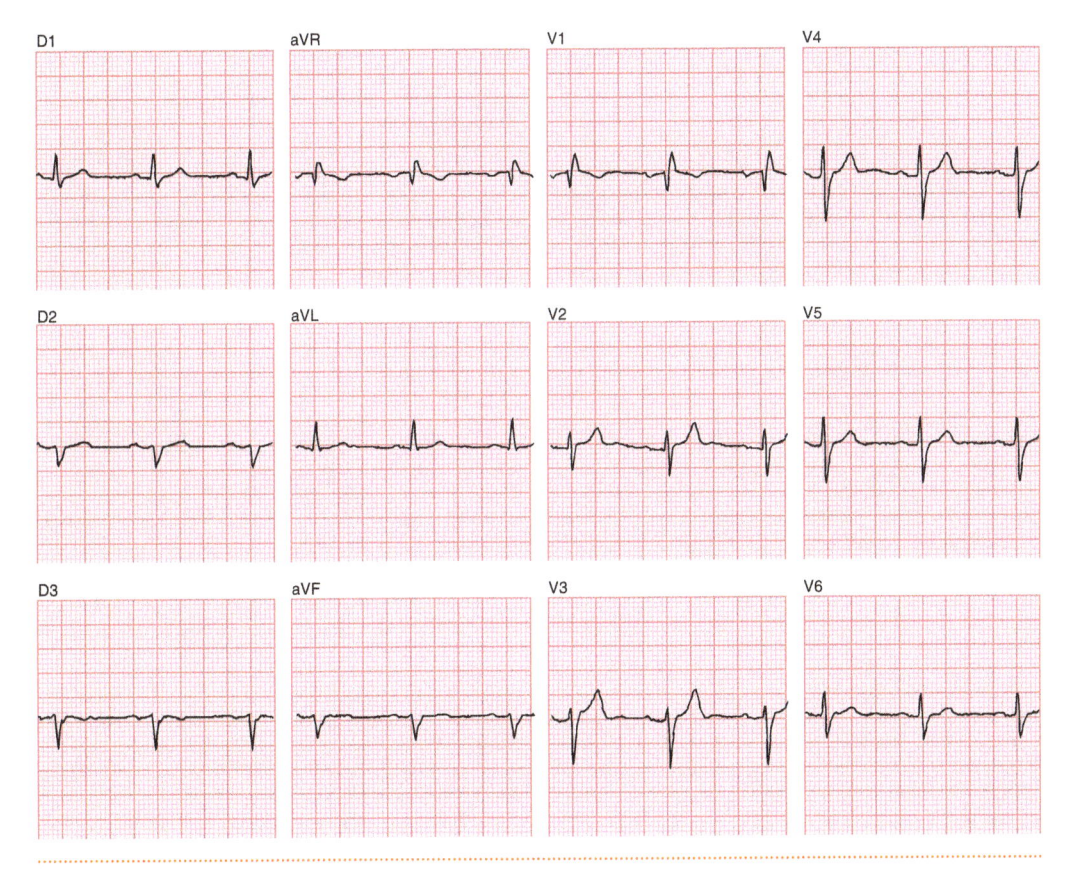

ECG 17.2. Doença de Chagas. O achado de BRD associado a BDAS é bastante específico da doença de Chagas.

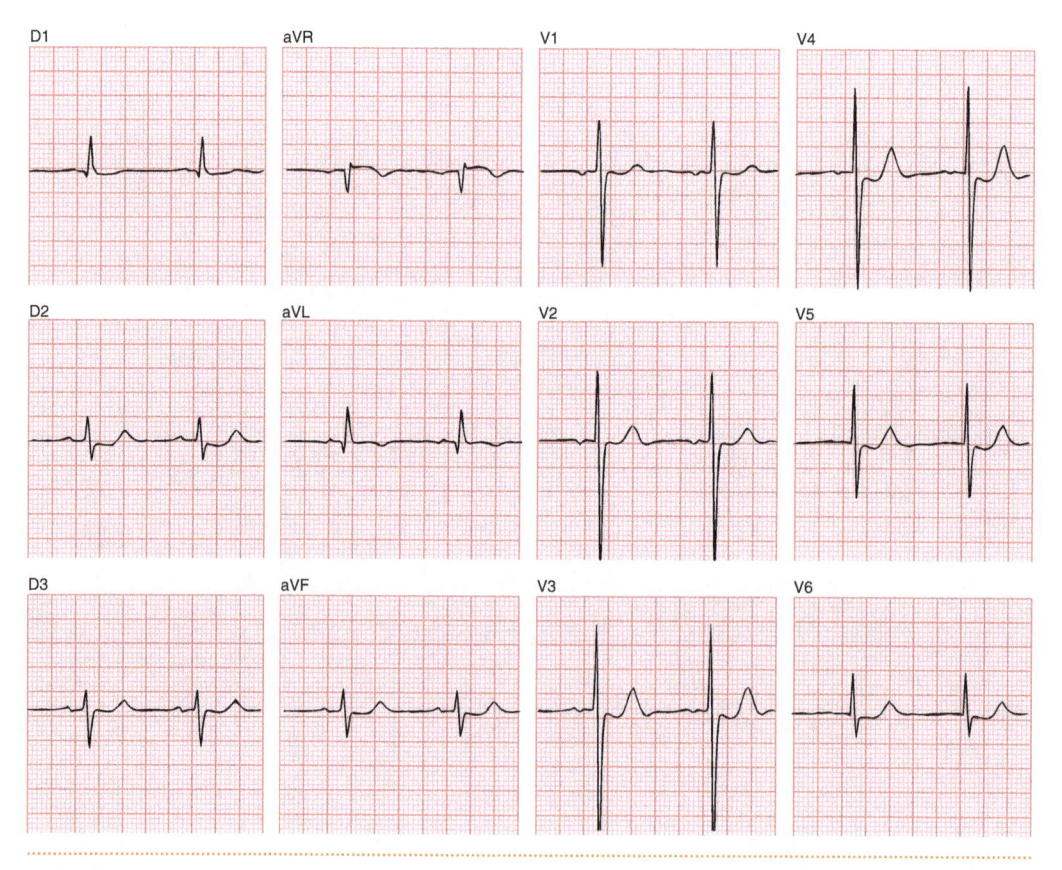

ECG 17.3. Cardiomiopatia hipertrófica - forma septal assimétrica. Paciente do sexo feminino apresentando critérios de voltagem para SVE além de ondas R amplas em V1 e V2 pela hipertrofia septal.

Cardiopatias Arritmogênicas

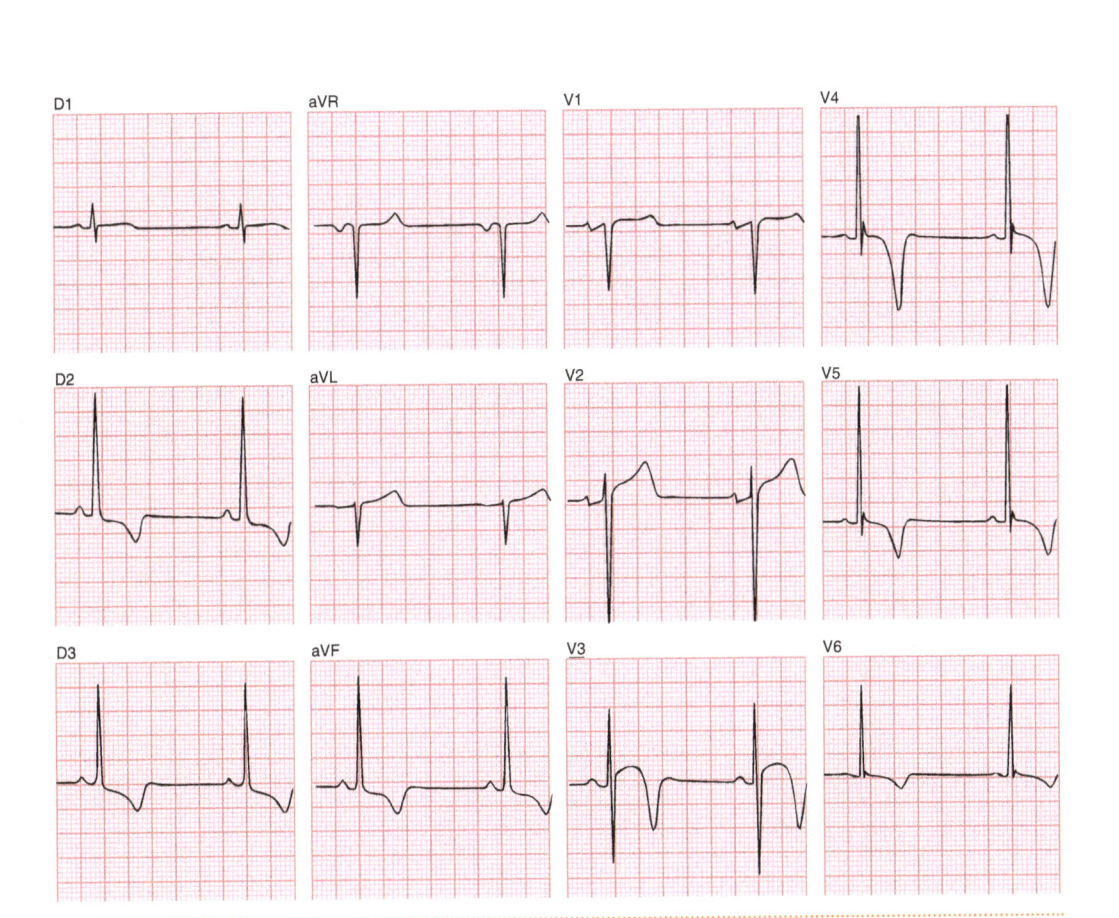

ECG 17.4. Cardiomiopatia hipertrófica – forma apical. Observamos a presença de critérios de voltagem para SVE e ondas T negativas e profundas nas derivações precordiais.

Referências Bibliográficas

1. Alencar Neto JN de. Manual de ECG. 1ª ed. Salvador: Sanar; 2019. 718 p.
2. Issa Z, Miller J, Zipes D. Clinical Arrhythmology and Electrophysiology: A Companion to Braunwald's Heart Disease. 3ª ed. Philadelphia: Elsevier; 2019. 752 p.
3. Jain R, Dalal D, Daly A, Tichnell C, et al. Electrocardiographic Features of Arrhythmogenic Right Ventricular Dysplasia. Circulation. 2009;120(6):477–87.
4. Nasir K, Bomma C, Tandri H, Roguin A, et al. Electrocardiographic Features of Arrhythmogenic Right Ventricular Dysplasia/Cardiomyopathy According to Disease Severity. Circulation. 2004;110(12):1527–34.
5. Marcus FI, Fontaine G. Arrhythmogenic Right Ventricular Dysplasia/Cardiomyopathy: A Review. Pacing Clin Electrophysiol. 1995;18(6):1298–314.
6. Gottschalk B, Gysel M, Barbosa-Barros R, Rocha RP de S, et al. The Use of Fontaine Leads in the Diagnosis of Arrhythmogenic Right Ventricular Dysplasia. Ann Noninvasive Electrocardiol. 2014;19(3):279–84.
7. Hoffmayer KS, Machado ON, Marcus GM, Yang Y, et al. Electrocardiographic Comparison of Ventricular Arrhythmias in Patients With Arrhythmogenic Right Ventricular Cardiomyopathy and Right Ventricular Outflow Tract Tachycardia. J Am Coll Cardiol. 2011;58(8):831–8.
8. McKenna WJ, Thiene G, Nava A, Fontaliran F, et al. Diagnosis of arrhythmogenic right ventricular dysplasia/cardiomyopathy. Task Force of the Working Group Myocardial and Pericardial Disease of the European Society of Cardiology and of the Scientific Council on Cardiomyopathies of the International Society. Heart. 1994;71(3):215–8.
9. Marcus FI, McKenna WJ, Sherrill D, Basso C, et al. Diagnosis of arrhythmogenic right ventricular cardiomyopathy/dysplasia: Proposed Modification of the Task Force Criteria. Eur Heart J. 2010;31(7):806–14.
10. Brito BO de F, Ribeiro ALP. Electrocardiogram in Chagas disease. Rev Soc Bras Med Trop. 2018;51(5):570–7.
11. Kelly BS, Mattu A, Brady WJ. Hypertrophic cardiomyopathy: electrocardiographic manifestations and other important considerations for the emergency physician. Am J Emerg Med. 2007;25(1):72–9.

18

Thaysa Louzada Carvalho
Italo Menezes Ferreira
Louis Nakayama Ohe

ECG nas Doenças Clínicas

INTRODUÇÃO

O ECG é um exame amplamente utilizado na cardiologia, pois é de baixo custo, não invasivo e de fácil realização. Seu uso não está restrito a interpretação de desordens cardíacas, mas pode trazer diversas informações em diferentes cenários clínicos, auxiliando no diagnóstico e possibilitando rápido manejo clínico. A clássica alteração da onda T em tenda, encontrada na hipercalemia e a baixa voltagem do QRS identificada nos pacientes com derrame pericárdico, são alguns dos exemplos que ratificam o importante papel do ECG na prática clínica. Por outro lado, podemos encontrar alterações do ritmo cardíaco, como taquiarritimias (ex: FA), que deverá, dentro de um contexto clínico, levantar a hipótese de distúrbios endocrinológicos, como alterações da glândula tireoide. Por isso, é de suma importância o conhecimento das alterações eletrocardiográficas que podem estar presente nas diferentes patologias. Neste capítulo estão resumidos os principais achados eletrocardiográficos de diversas doenças clínicas:

DISTÚRBIOS HIDROELETROLÍTICOS

Alterações hidroeletrolíticas influenciam as características das diferentes fases do potencial de ação das células cardíacas, provocando alterações na morfologia do ECG. Alterações nas concentrações séricas de potássio, como a hipo e hipercalemia, provocam alterações muito distintas na repolarização. Já as alterações da concentração sérica do cálcio apresentam modificações eletrocardiográficas apenas em situações extremas.

Hipercalemia (Figura 18.1)
- Onda T em tenda (apiculada simétrica e de base estreita)
- Encurtamento do intervalo QTc
- Alargamento do QRS
- Redução da amplitude da P até seu desaparecimento e aumento do intervalo PR
- Ritmo sinusoidal e arritmias

Hipocalemia
- Achatamento progressivo da onda T
- Aumento da amplitude da onda U (Figura 18.2)
- Aumento do intervalo QTc
- Aumento da amplitude e duração do QRS
- Infradesnivelamento do segmento ST
- Aumento da duração e amplitude da onda P
- Arritmias e BAV

Hipocalcemia
- Aumento do intervalo QTc

Hipercalcemia
- Encurtamento e eventual desaparecimento do segmento ST
- Encurtamento do intervalo QTc

DOENÇAS ENDOCRINOLÓGICAS

A infiltração miocárdica no mixedema provoca bradicardia, redução da voltagem do QRS e alterações da onda T. No hipertireoidismo é comum o surgimento de arritmias supraventriculares.

ECG nas Doenças Clínicas

Normal

K^+ = 5,5 mEq/L
- Onda T apiculada
- Redução da onda P
- Aumento do intervalo PR

K^+ = 5,5 a 7,0 mEq/L
- Alargamento do QRS

K^+ = 7,0 a 8,8 mEq/L
- Grandes deformações do QRS e onda T

K^+ = > 8,8 mEq/L
- Onda sinusoidal

Figura 18.1. Alterações eletrocardiográficas da hipercalemia conforme o nível sério de potássio.

Onda U proeminente

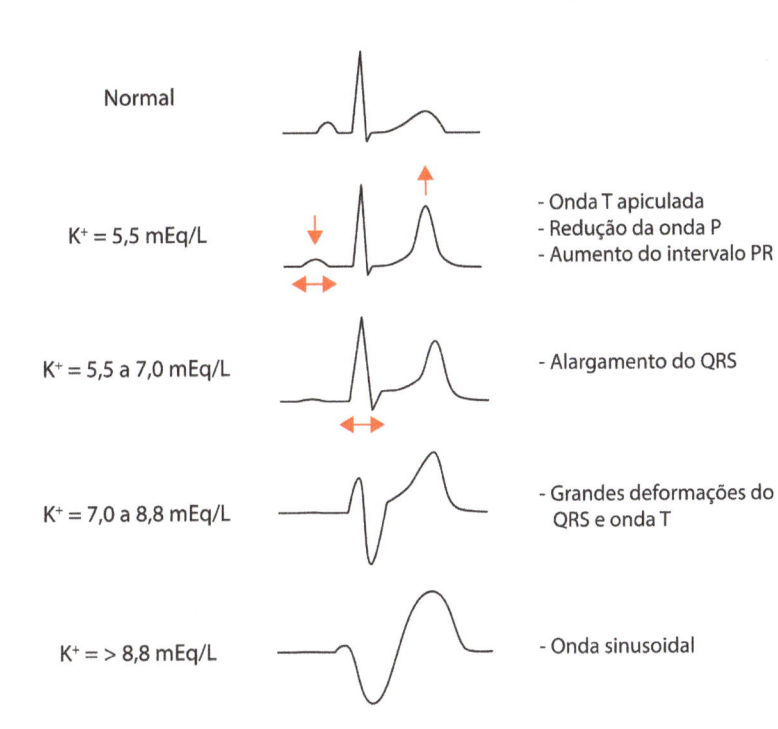

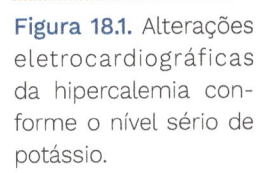

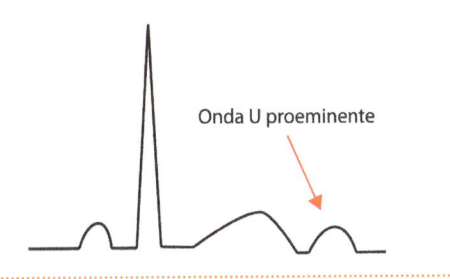

Figura 18.2. Onda U proeminente da hipocalemia.

Hipotireoidismo
- QRS de baixa voltagem difuso
- Bradicardia sinusal
- Redução da amplitude e inversão de T
- Infradesnivelamento do segmento ST
- BAV
- Aumento do intervalo QTc

Hipertireoidismo
- Taquiarritmias: Taquicardia sinusal, TA, FA ou FLA

DISTÚRBIOS DA TEMPERATURA

Hipotermia moderada a grave produz alterações típicas no ECG. Ela reduz a despolarização espontânea das células marcapasso, prolonga a duração do potencial de ação, reduz a velocidade de condução miocárdica e resulta em alterações da repolarização.

Hipotermia
- Entalhe no final do QRS de convexidade superior – ondas J de Osborn (**Figura 18.3**)
- Bradicardia sinusal
- Arritmias atriais e ventriculares
- Prolongamento dos intervalos PR, QRS e QTc
- Artefato de tremor

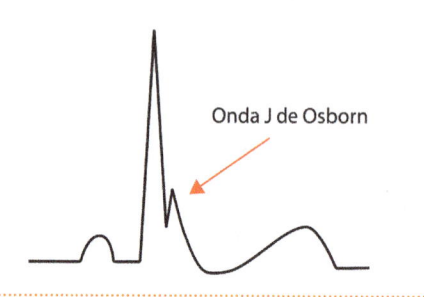

Figura 18.3. Onda J de Osbourn.

- Redução da amplitude do QRS
- Desvio do eixo elétrico do QRS para direita
- Desvio da zona de transição precordial do QRS para a esquerda (rS de V1 a V6)
- TAM
- Padrão S1, S2, S3

LESÕES CEREBRAIS AGUDAS

Lesões cerebrais agudas, particularmente a hemorragia subaracnóide, frequentemente provocam alterações difusas da repolarização com surgimento de ondas T negativas e profundas, além do aumento do intervalo QTc.

Lesões Cerebrais Agudas
- Ondas T invertidas e profundas > 10 mm ("T cerebrais")
- Aumento do intervalo QTc

DOENÇAS RESPIRATÓRIAS

A DPOC modifica o registro da atividade elétrica do coração devido a hiperinsuflação pulmonar, rebaixamento do diafragma, verticalização do coração e desenvolvimento de hipertensão arterial pulmonar. As alterações eletrocardiográficas do TEP estão relacionadas ao tamanho do êmbolo e do período evolutivo da doença.

Doença Pulmonar Obstrutiva Crônica (DPOC)
- Desvio do eixo da onda P para a direita, próximo de +90° (onda P *pulmonale*)

Tromboembolismo Pulmonar (TEP)
- Taquicardia sinusal
- Padrão S1Q3T3 – sinal de McGinn-White (**Figura 18.4**)
- Atraso de condução pelo ramo direito
- Desvio do eixo elétrico do QRS para direita
- Negativação de ondas T na parede anterior

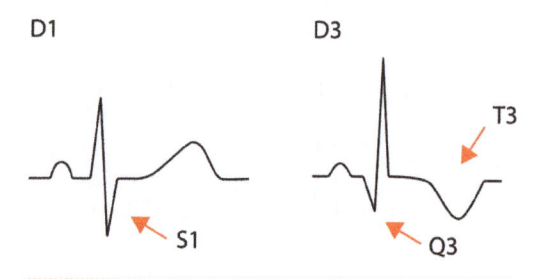

Figura 18.4. Tromboembolismo pulmonar com padrão de S1Q3T3.

DOENÇAS DO PERICÁRDIO

As alterações eletrocardiográficas provocadas pela pericardite apresentam maior correlação com o período evolutivo da doença e se apresentam em quatro estágios evolutivos (**Figura 18.5**). Neste cenário, o supradesnivelamento difuso do segmento ST está relacionado a alterações difusas da repolarização, não havendo correlação com a anatomia coronária.

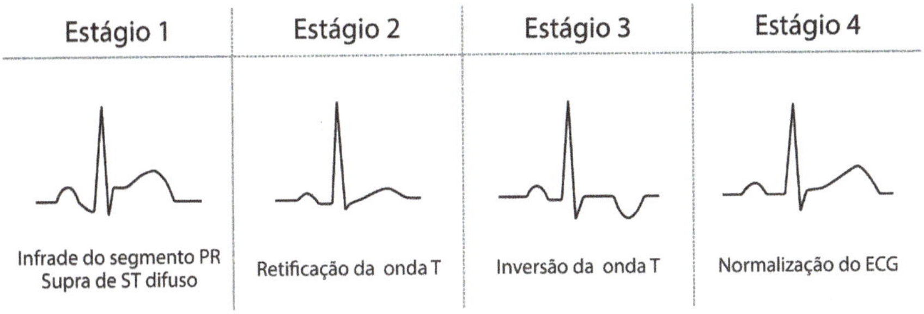

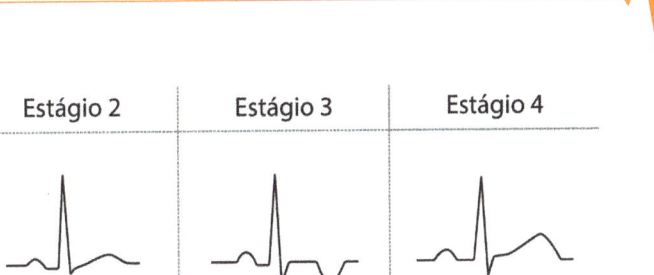

Estágio 1	Estágio 2	Estágio 3	Estágio 4
Infrade do segmento PR Supra de ST difuso	Retificação da onda T	Inversão da onda T	Normalização do ECG

Figura 18.5. Estágios evolutivos da pericardite aguda.

Pericardite Aguda

- Estágio 1 (dias a 2 semanas)
    - Supradesnivelamento difuso do segmento ST com concavidade para cima (exceto em V1 e aVR que podem apresentar infradesnivelamento)
    - Infradesnivelamento do segmento PR nas derivações supradas (exceto V1 e aVR que podem apresentar supradesnivelamento do PR)
    - Sinal de Spodick: Ausência de linha isoelétrica do segmento TP, havendo um final de onda T supradesnivelado em relação a próxima onda P, dando a impressão de que há uma "ladeira" na linda de base (**Figura 18.6**)
- Estágio 2 (1 a 3 semanas)
    - Normalização do segmento ST e início da retificação da onda T
- Estágio 3 (> 3 semanas)
    - Inversão da onda T
- Estágio 4 (> 3 meses)
    - Normalização do ECG

Derrame Pericárdico

- Baixa voltagem do QRS
- Taquicardia sinusal
- Alternância elétrica (**Figura 18.7**)

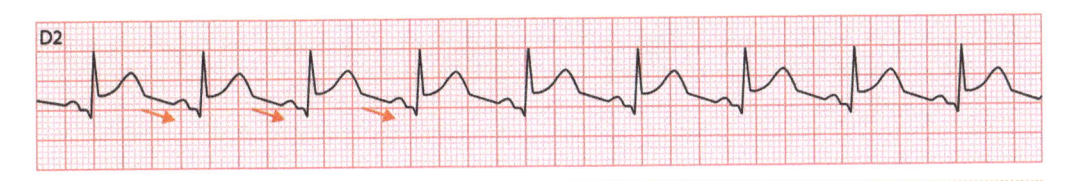

Figura 18.6. Sinal de Spodick.

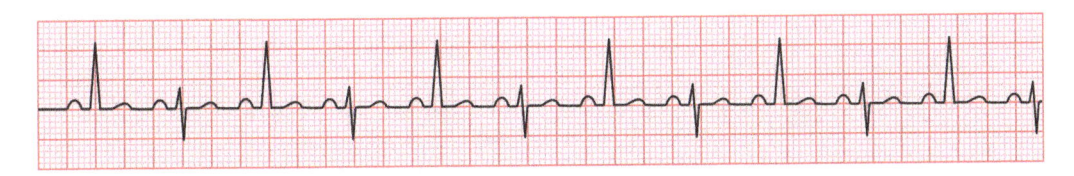

Figura 18.7. Alternância elétrica no tamponamento cardíaco. Variação da amplitude dos complexos QRS e ondas T.

DDx
Baixa Voltagem do QRS

- Amiloidose
- Anasarca
- Cardiomiopatias dilatada, hipertrófica ou restritivas
- Derrame pleural
- Doença pulmonar obstrutiva crônica
- Hipotireoidismo/mixedema
- Infarto extenso
- Insuficiência adrenal
- Miocardite aguda ou crônica
- Pericardite constritiva
- Pericardite/tamponamento
- Pneumotórax esquerdo
- Transplante cardíaco (especialmente com rejeição aguda ou crônica)
- Variante da normalidade

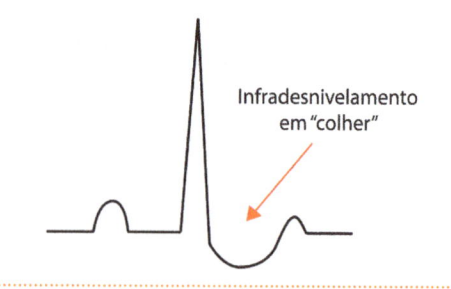

Figura 18.8. Infradesnivelamento do segmento ST "em colher" característico da intoxicação digitálica.

Amiodarona
- Bradicardia sinusal, BSA e parada sinusal
- Aumento do intervalo PR
- Aumento da duração do QRS
- Aumento do intervalo QTc
- Alargamento e entalhe da onda T
- Aumento da amplitude da onda U

ALTERAÇÕES MEDICAMENTOSAS

Muitas drogas provocam alterações na morfologia do ECG. De forma geral, as alterações ocorrem na despolarização (amiodarona e digitálicos), nas conduções AV e intraventricular (agentes antiarrítmicos e digitálicos) e no nó sinusal (betabloqueadores).

Aumento do QTc por Fármacos
- Uma variedade de drogas pode prolongar o intervalo QT e predispor ao surgimento de *Torsades de pointes*
- As drogas mais comuns estão listadas na Tabela 18.1

Digitálicos
- Infradesnivelamento do segmento ST e redução da amplitude da onda T (infradesnivelamento em colher) **(Figura 18.8)**
- Encurtamento do intervalo QTc
- Arritmias: TJ, extrassístoles atriais, TA com BAV variável, TV, extrassístole ventricular bigeminada, extrassístole ventricular polimórfica

Tabela 18.1. Drogas que podem predispor a *Torsades de pointes*
Drogas frequentemente envolvidas
Disopiramida
Ibutilida
Procainamida
Quinidina
Sotalol
Outras Drogas
Amiodarona
Cisaprida
Claritomicina e eritromicina
Clorpromazina, haloperidol
Domperidona
Metadona

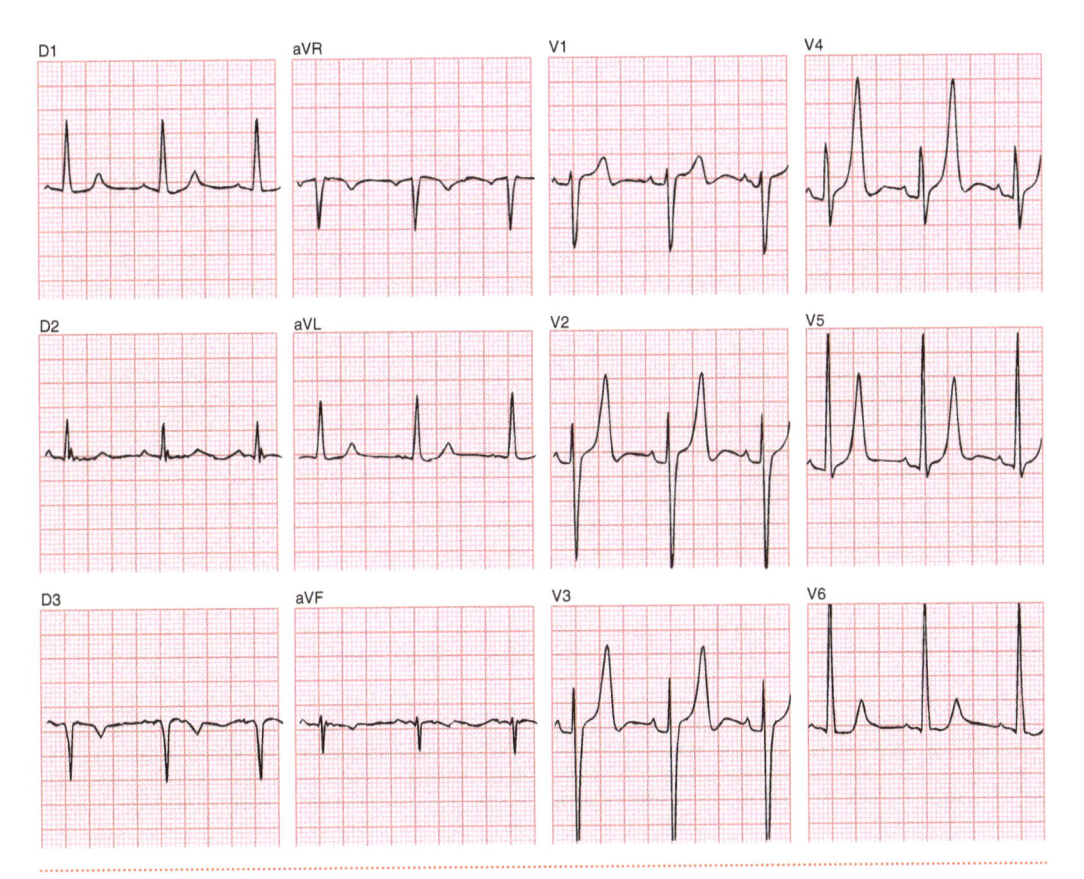

ECG 18.1. Hipercalemia. Paciente com K+ sérico de 6,2 e ECG demonstrando ondas T de base estreita, apiculadas e simétricas nas derivações precordiais.

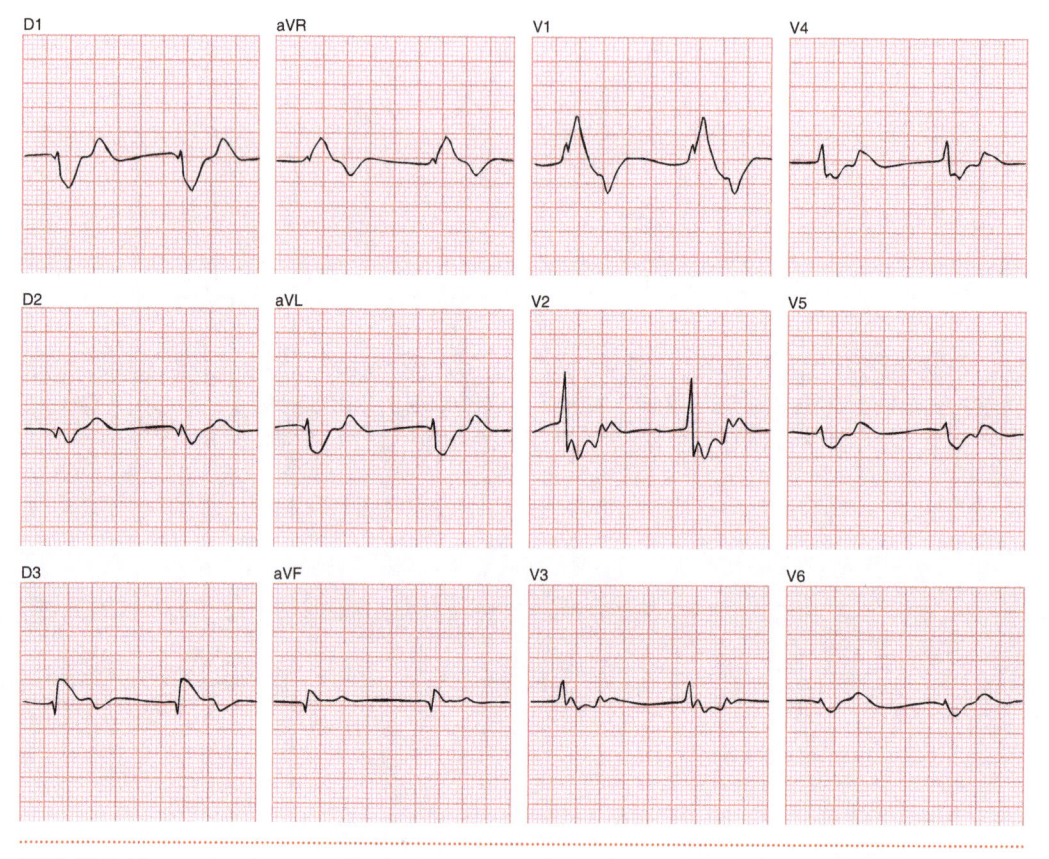

ECG 18.2. Hipercalemia grave. Paciente com K⁺ sérico de 8,5 e ECG demonstrando o desaparecimento da onda P e complexo QRS alargado e de morfologia bizarra.

ECG nas Doenças Clínicas

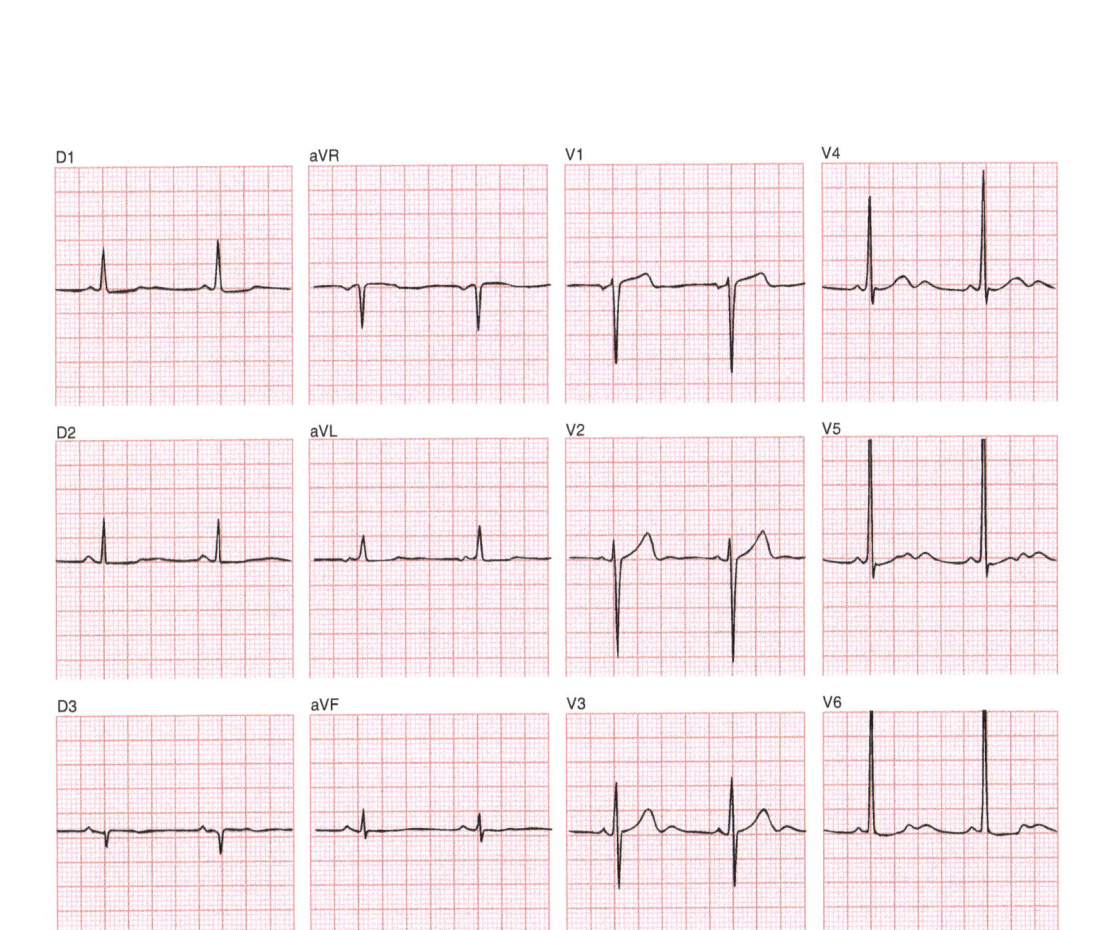

ECG 18.3. Hipocalemia. Observamos o achatamento da onda T e aumento da amplitude da onda U, visível de V2 a V6.

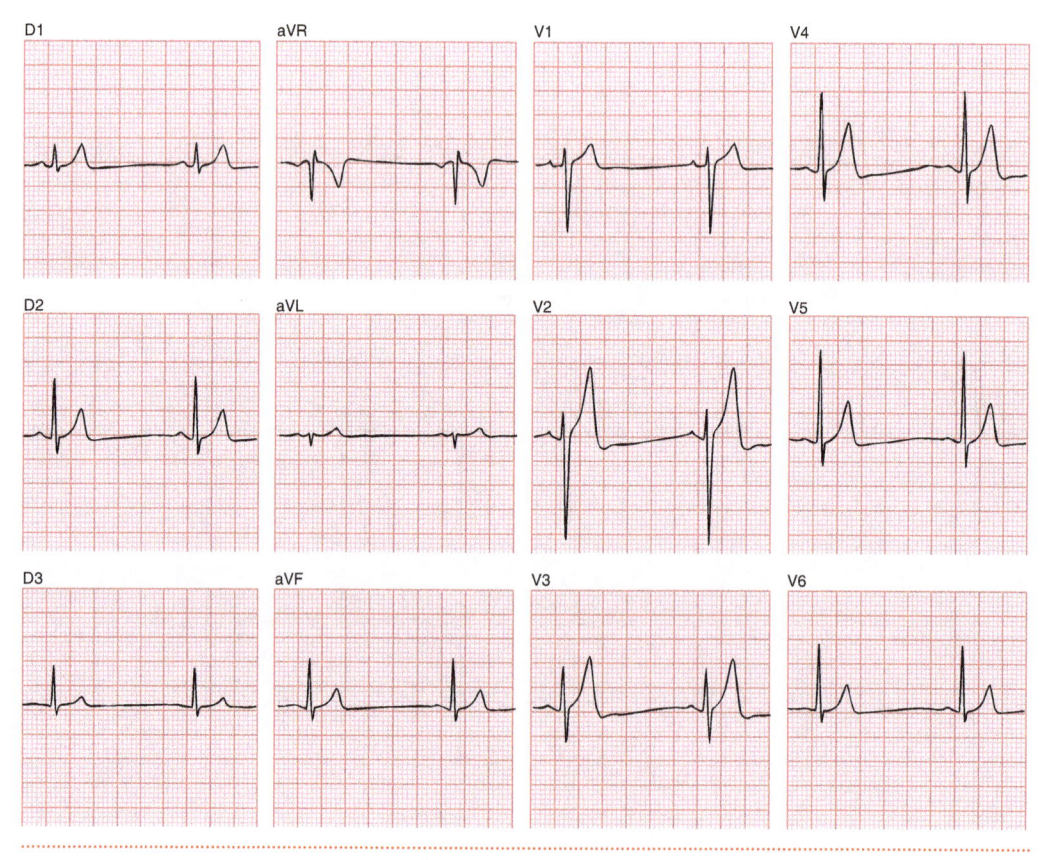

ECG 18.4. Hipercalcemia. Na hipercalcemia ocorre o encurtamento do intervalo QT e eventual desaparecimento do segmento ST.

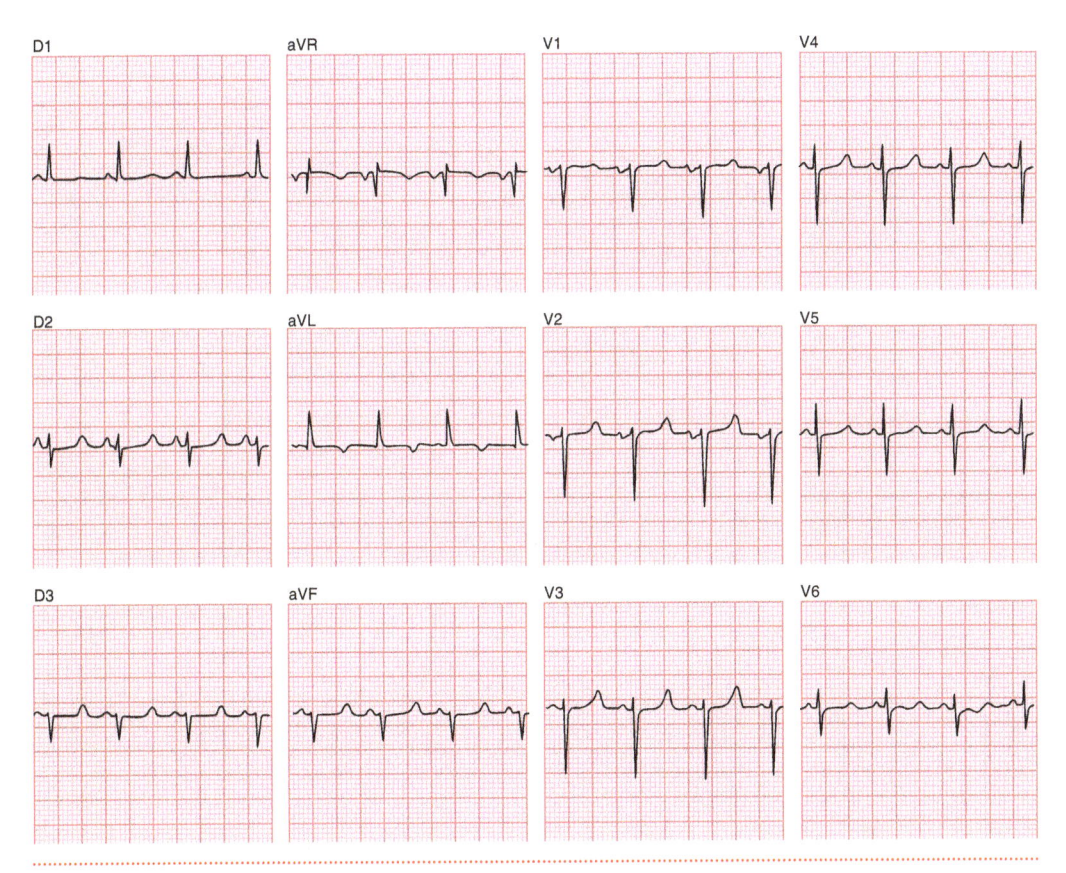

ECG 18.5. Hipocalcemia. Paciente com quadro grave de hipocalcemia com ECG demonstrando evidente aumento do intervalo QT.

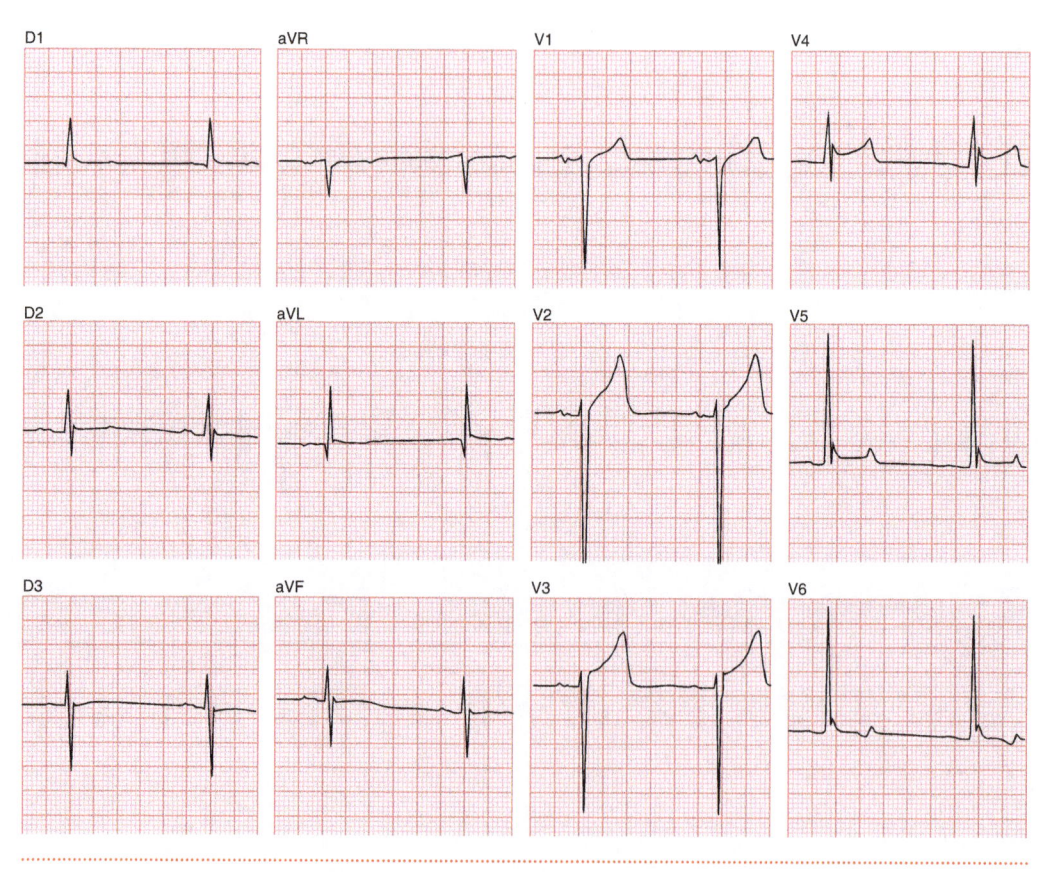

ECG 18.6. Hipotermia. Paciente hipotérmica apresentando bradicardia sinusal, BAV de 1º grau e supradesnivelamento do segmento ST com onda J de Osborn nas derivações precordiais.

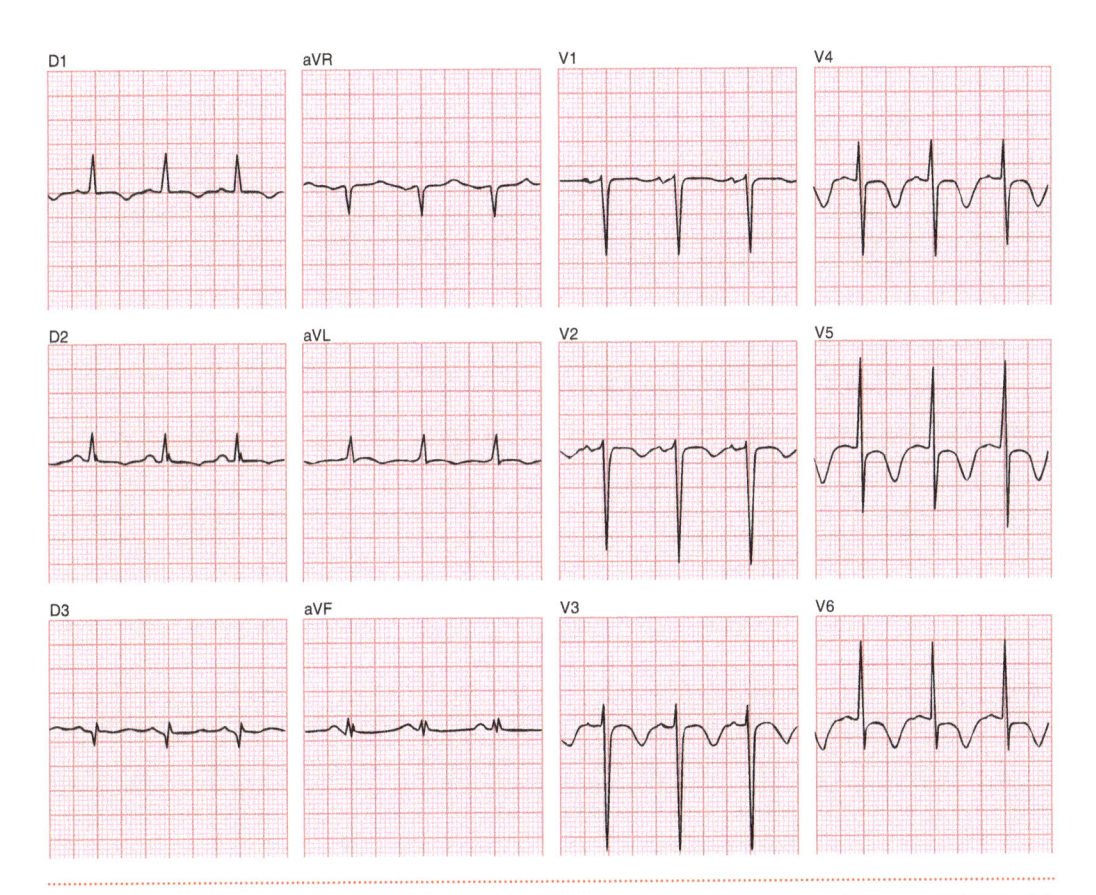

ECG 18.7. Lesão Cerebral Aguda. Paciente de 47 anos com quadro neurológico agudo e ECG demonstrando ondas T negativas em V3 a V6, além de prolongamento do intervalo QT. TC de crânio confirmou hemorragia intraparenquimatosa.

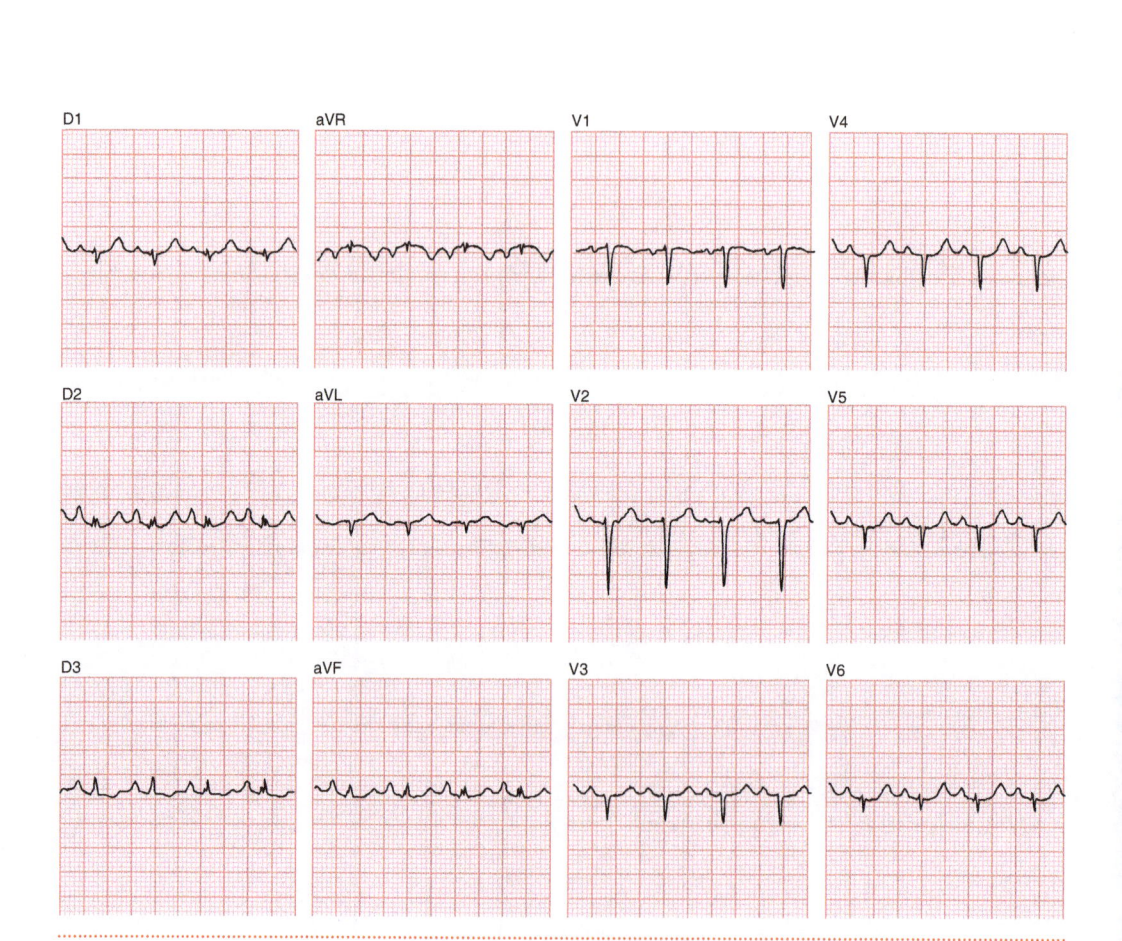

ECG 18.8. Doença pulmonar obstrutiva crônica. Observamos o aumento da amplitude da onda P na parede inferior (onda P *pulmonale*), redução da amplitude do QRS no plano frontal, desvio do eixo elétrico do QRS para a direita e morfologia rS de V1 a V6.

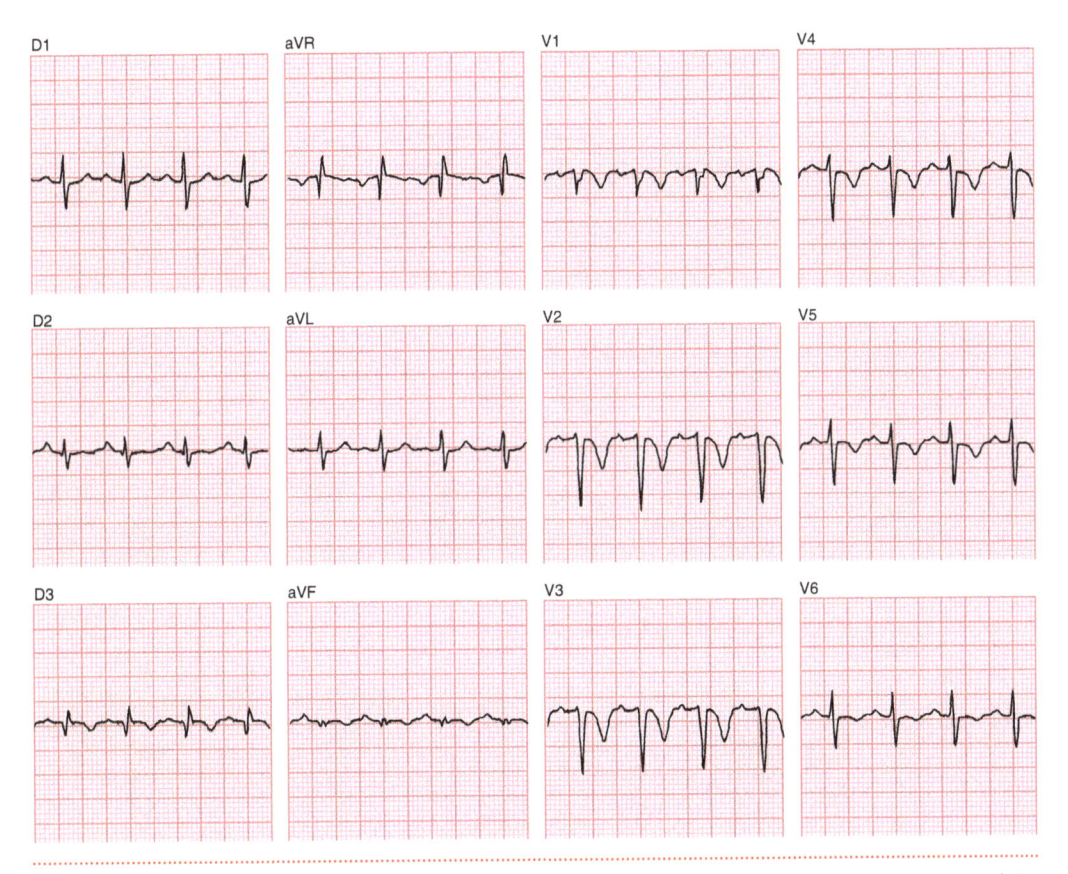

ECG 18.9. Tromboembolismo pulmonar. ECG demonstrando taquicardia sinusal e padrão S1Q3T3 (onda S proeminente em D1, onda Q em D3 e inversão da onda T em D3), além da negativação de ondas T na parede anterior.

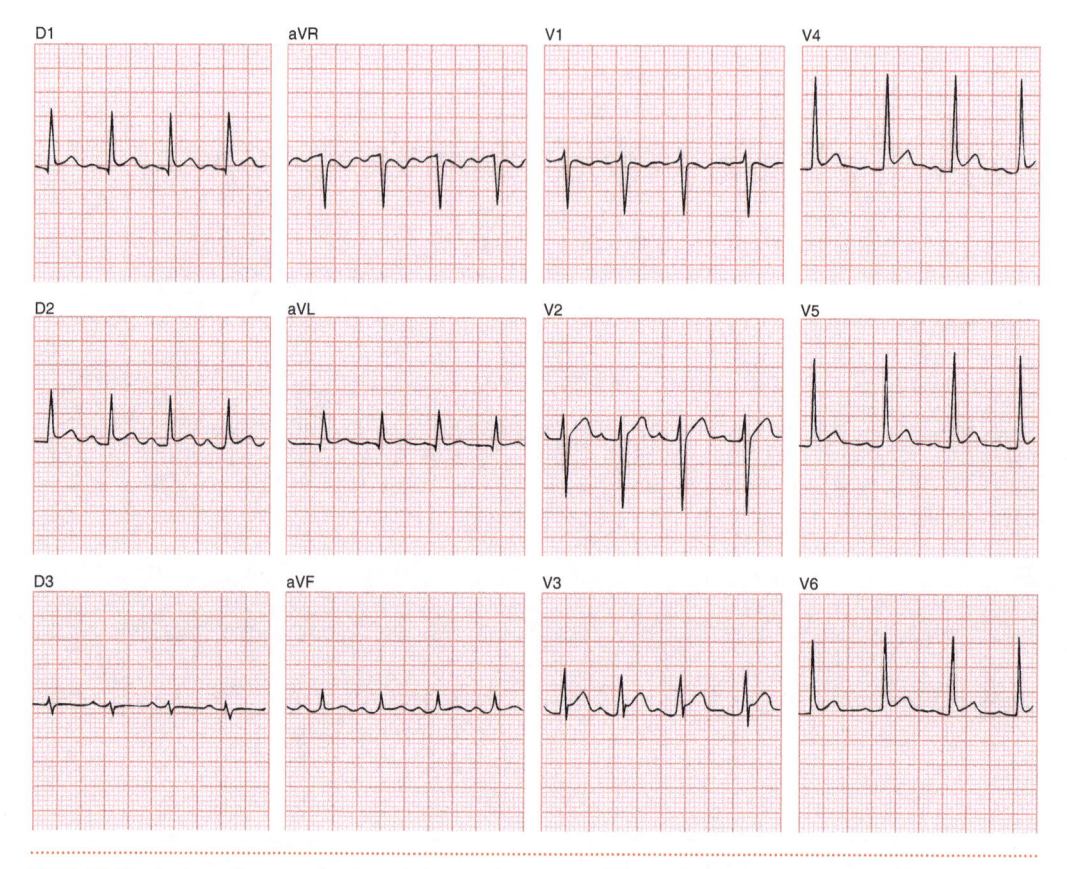

ECG 18.10. Pericardite aguda. Supradesnivelamento difuso do segmento ST associado a discreto infradesnivelamento do segmento PR.

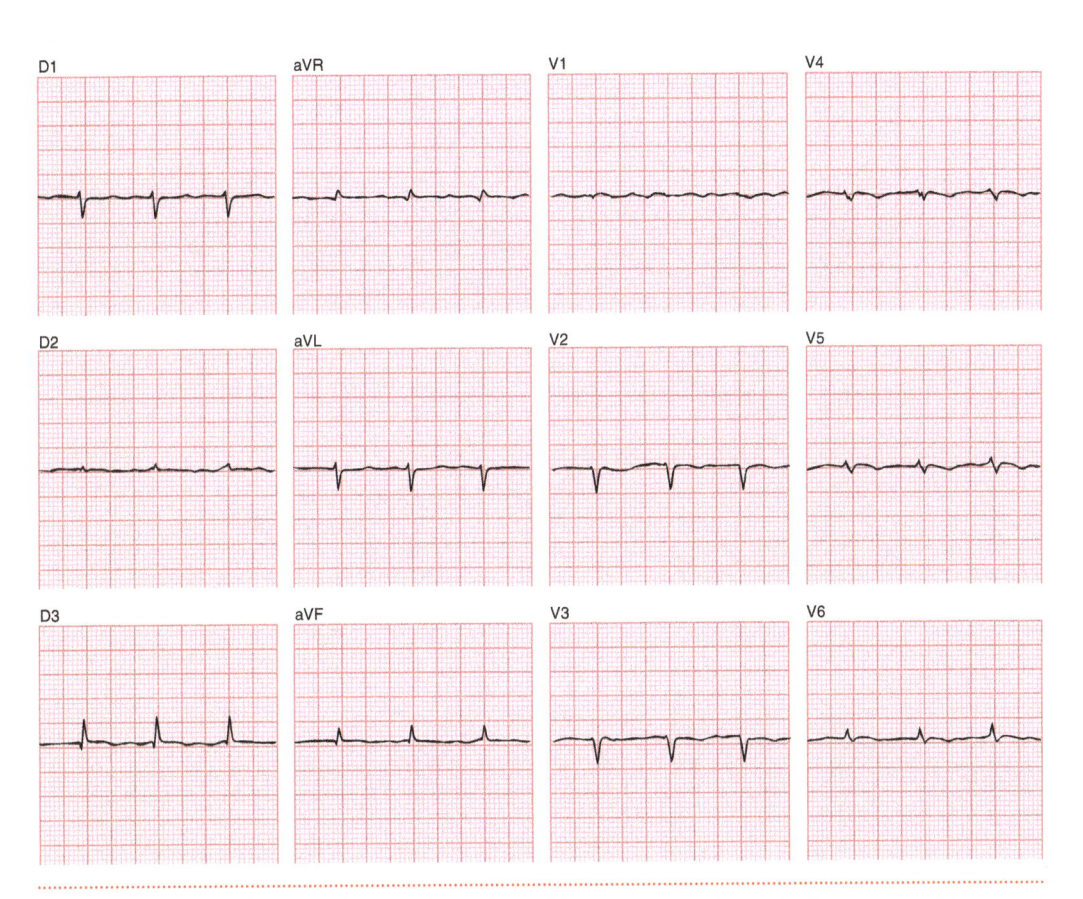

ECG 18.11. Baixa voltagem do complexo QRS. Observar complexos QRS com amplitude < 5 mm no plano frontal e < 10 mm no plano horizontal.

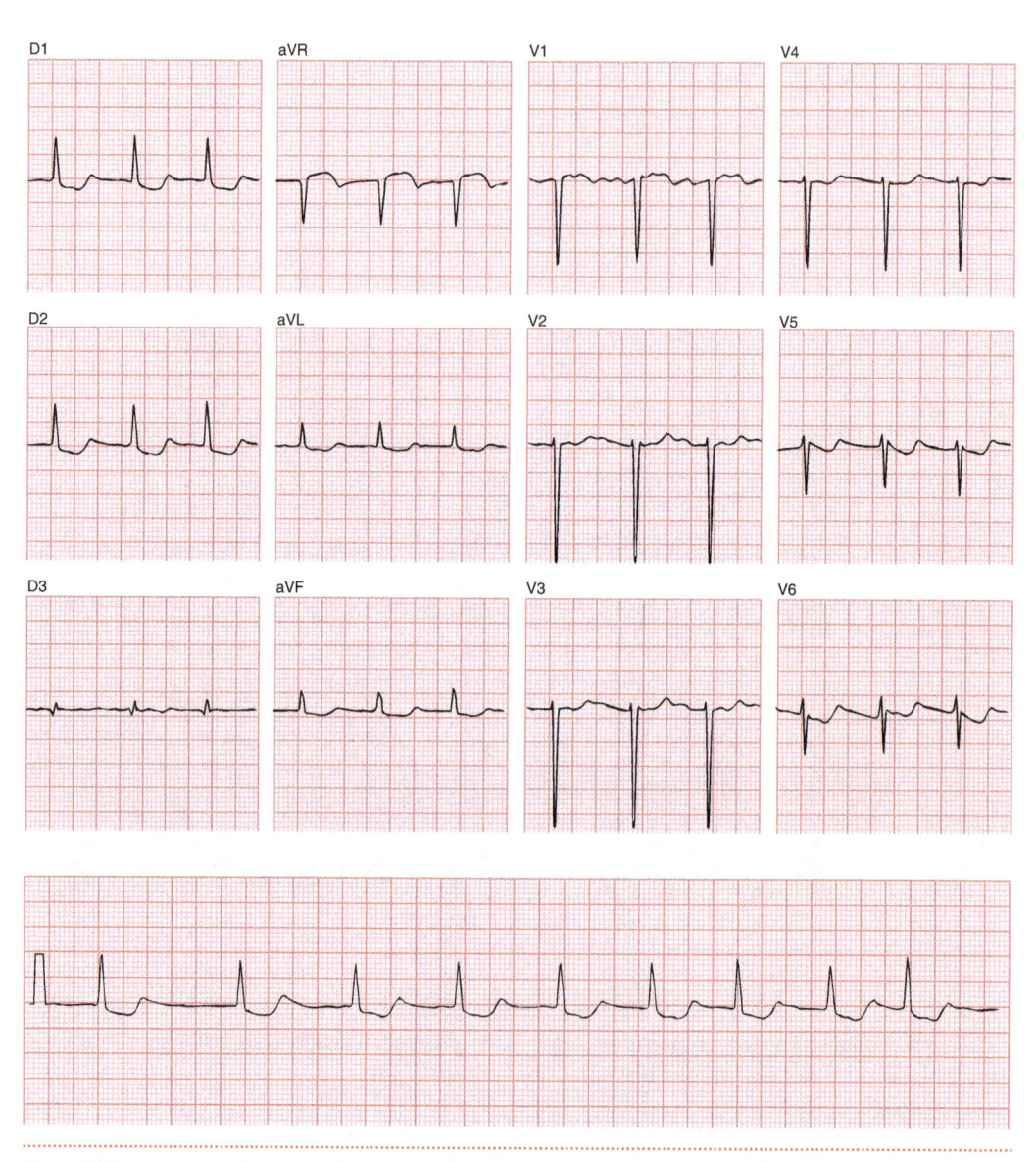

ECG 18.12. Intoxicação digitálica. Paciente em ritmo de FA e fazendo uso de amiodarona. Observamos o infradesnivelamento "em colher" do segmento ST e redução da amplitude da onda T (mais visíveis em D1, D2, aVF, V5 e V6).

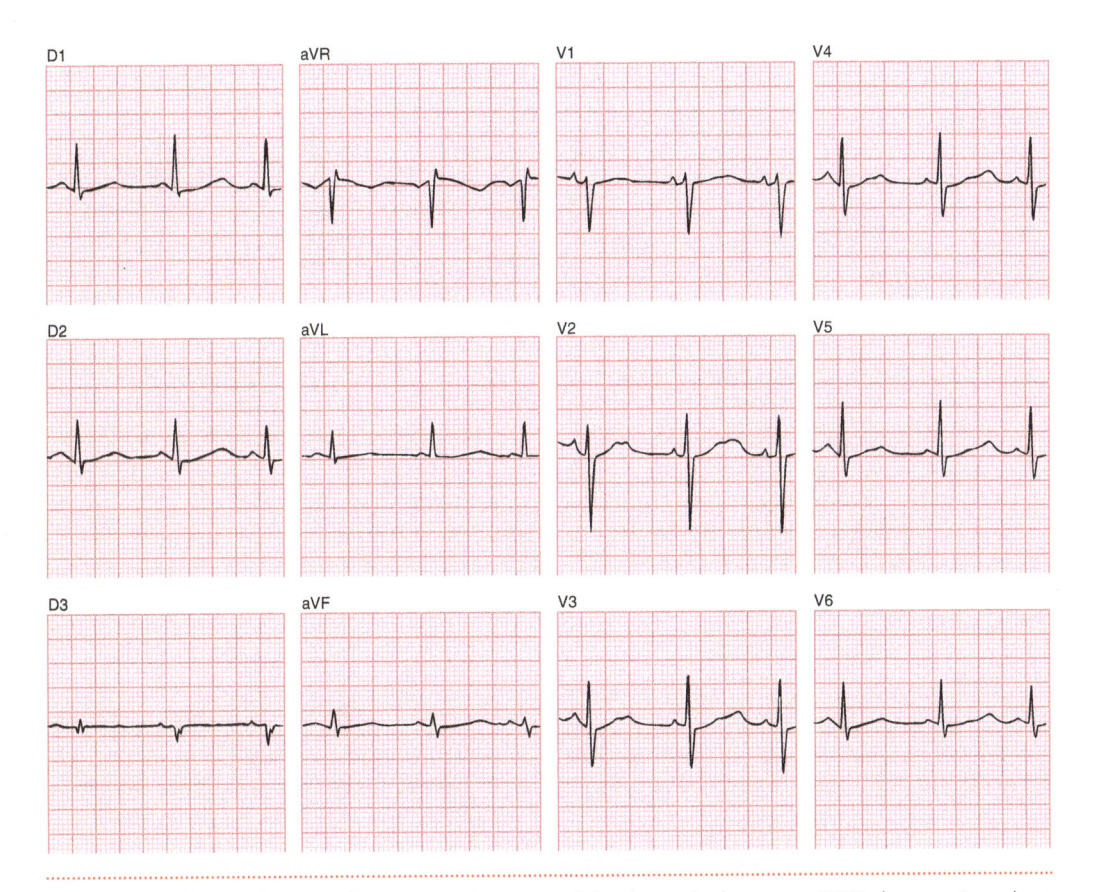

ECG 18.13. Efeitos da Amiodarona. Paciente usuário de amiodarona e ECG demonstrando o prolongamento do intervalo QT e onda T alargada e com entalhes.

Referências Bibliográficas

1. Alencar Neto JN de. Manual de ECG. 1a ed. Salvador: Sanar; 2019. 718 p.
2. Sanches PCR, Moffa PJ. Eletrocardiograma - Normal e Patológico - Tranchesi. 1a ed. São Paulo: Roca; 2001. 936 p.
3. Pastore CA, Pinho JA, Pinho C, Samesima N, et al. III Diretrizes da Sociedade Brasileira de Cardiologia sobre análise e emissão de laudos eletrocardiográficos. Arq Bras Cardiol. 2016;106(4 Supl.1):1–23.
4. Bayés de Luna A. Clinical Electrocardiography: A Textbook. 4a ed. Wiley-Blackwell; 2012. 553 p.
5. Diercks DB, Shumaik GM, Harrigan RA, Brady WJ, et al. Electrocardiographic manifestations: electrolyte abnormalities. J Emerg Med. 2004;27(2):153–60.
6. Aslam AF, Aslam AK, Vasavada BC, Khan IA. Hypothermia: Evaluation, Electrocardiographic Manifestations, and Management. Am J Med. 2006;119(4):297–301.
7. Mattu A, Brady WJ, Perron AD. Electrocardiographic manifestations of hypothermia. Am J Emerg Med. 2002;20(4):314–26.
8. Khechinashvili G, Asplund K. Electrocardiographic Changes in Patients with Acute Stroke: A Systematic Review. Cerebrovasc Dis. 2002;14(2):67–76.
9. Digby GC, Kukla P, Zhan Z-Q, Pastore CA, et al. The Value of Electrocardiographic Abnormalities in the Prognosis of Pulmonary Embolism: A Consensus Paper. Ann Noninvasive Electrocardiol. 2015;20(3):207–23.
10. Goudis CA, Konstantinidis AK, Ntalas I V., Korantzopoulos P. Electrocardiographic abnormalities and cardiac arrhythmias in chronic obstructive pulmonary disease. Int J Cardiol. 2015;199:264–73.
11. Spodick DH. Diagnostic Electrocardiographic Sequences in Acute Pericarditis. Circulation. 1973;48(3):575–80.
12. Wang K, Asinger RW, Marriott HJL. ST-Segment Elevation in Conditions Other Than Acute Myocardial Infarction. N Engl J Med. 2003;349(22):2128–35.
13. Makaryus JN, Makaryus AN, Boal B. Spodick's Sign. Am J Med. 2008;121(8):693–4.
14. Chiabrando JG, Bonaventura A, Vecchié A, Wohlford GF, et al. Management of Acute and Recurrent Pericarditis. J Am Coll Cardiol. 2020;75(1):76–92.
15. Ariyarajah V, Spodick DH. Acute Pericarditis. Cardiol Rev. 2007;15(1):24–30.
16. Dan G-A, Martinez-Rubio A, Agewall S, Boriani G, et al. Antiarrhythmic drugs–clinical use and clinical decision making: a consensus document from the European Heart Rhythm Association (EHRA) and European Society of Cardiology (ESC) Working Group on Cardiovascular Pharmacology, endorsed by the Heart Rhythm Soci. EP Eur. 2018;20(5):731–732an.
17. Roden DM. Drug-Induced Prolongation of the QT Interval. Wood AJJ, editor. N Engl J Med. 2004;350(10):1013–22.
18. Schwartz PJ, Woosley RL. Predicting the Unpredictable. J Am Coll Cardiol. 2016;67(13):1639–50.

19

Otávio Ricardo Muniz Filho
Marcel Enne Corrêa da Silva
Rica Dodo Delmar Buchler
Louis Nakayama Ohe

ECG no Esforço

INTRODUÇÃO

O TE é um método complementar útil em diagnóstico de doenças cardiovasculares, determinação prognóstica, avaliação terapêutica e de tolerância ao exercício, bem como sintomatologia e arritmias associadas ao esforço, com alta reprodutibilidade e de baixo custo no Brasil. É um procedimento onde o indivíduo é submetido a esforço físico programado e tem a finalidade de avaliar resposta clínica, capacidade funcional e condição aeróbica, comportamento hemodinâmico no esforço e recuperação (FC e PA) e alterações eletrocardiográficas.

Este capítulo tem por objetivo descrever os achados do ECG no esforço.

SISTEMA MASON-LIKAR DE DERIVAÇÕES

A monitorização eletrocardiográfica durante o esforço é realizada pelo sistema de Mason-Likar, que em 1966 sugeriram a transferência dos eletrodos dos membros para o tórax visando diminuir a interferência do movimento na análise do ECG (**Figura 19.1**). Tal adaptação causa um desvio do eixo do vetor cardíaco para direita, que reflete em alterações

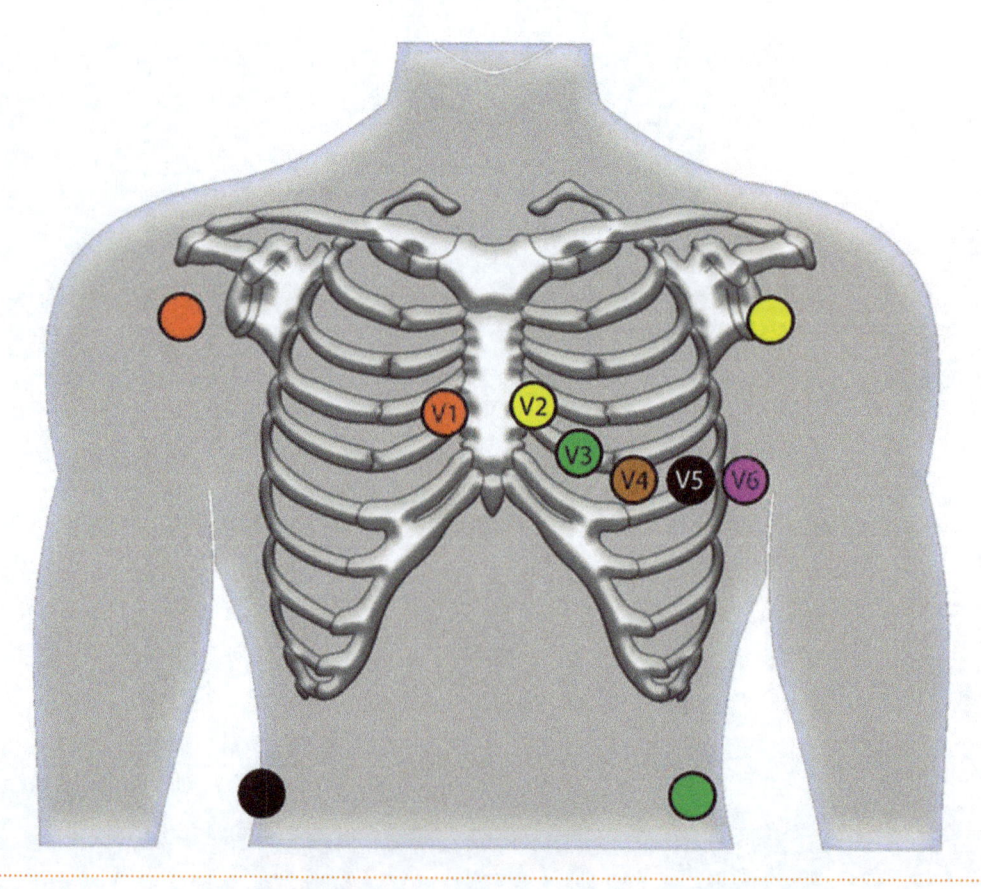

Figura 19.1. Sistema de 12 derivações eletrocardiográficas de Mason-Likar.

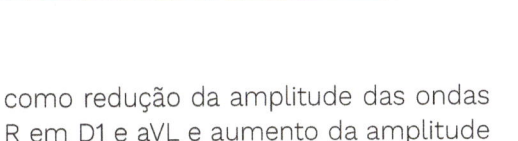

como redução da amplitude das ondas R em D1 e aVL e aumento da amplitude de R em D2, D3 e aVF.

Outras alterações provocadas pela alteração do posicionamento dos eletrodos são resumidas a seguir:

- Aumento da amplitude da onda P nas derivações dos membros, podendo simular SAD
- Inversão da polaridade em aVL
- Progressão lenta da onda R nas derivações precordiais
- Critérios de voltagem inapropriados para diagnóstico de SVE (Cornel, Sokolow, etc)

Além do clássico sistema descrito acima, no ECG de esforço, há a adição de uma derivação chamada MC5, que é formada por um eletrodo posicionado no manúbrio esternal e que servirá de polo negativo para o eletrodo de V5. A derivação bipolar resultante é a mais sensível no que tange à detecção de isquemia esforço-induzida durante o TE.

ACHADOS NORMAIS DURANTE O ESFORÇO

As seguintes alterações são consideradas normais durante o esforço:

- **Onda P:** Apresenta aumento de amplitude, principalmente nas derivações inferiores
- **Intervalo PR:** Diminui com aumento da FC e pode ser notado depressão do segmento PR, devido surgimento da repolarização atrial (onda Ta)
- **Complexo QRS:** De menor duração, com aumento das ondas Q e S e diminuição da amplitude da onda R
- **Segmento ST:** Pode sofrer infradesnivelamento com padrão ascendente rápido. Mesmo o infradesnivelamento com ascensão lenta é considerado fisiológico, desde que esteja na linha de base após 80 ms do ponto J. A retificação do segmento ST é inespecífica
- **Onda T:** Diminui de amplitude na fase inicial, podendo aumentar no pico do esforço. A inversão da onda T é inespecífica
- **Intervalo QT:** Reduz com o incremento da FC

Box 19.1
Limitações para Análise Eletrocardiográfica Durante o Esforço

A interpretação do ECG no esforço é limitada para finalidade diagnóstica de DAC nos casos em que o ECG basal demonstre:

- Bloqueio de ramo esquerdo
- Depressão do segmento ST ≥ 1 mm
- Pré-excitação ventricular
- Ritmo de Marcapasso
- Sobrecarga ventricular esquerda
- Uso de digitálicos

ACHADOS ANORMAIS DURANTE O ESFORÇO

Antes de descrevermos os critérios eletrocardiográficos de positividade para isquemia no TE, devemos lembrar que a análise do ECG no esforço é somente uma parte no diagnóstico de DAC através do TE.

Desnivelamentos do Segmento ST

Os principais critérios eletrocardiográficos envolvidos no diagnóstico de isquemia são a presença de infradesnivelamento do segmento ST e supradesnivelamento do ST. Estes são identificados a partir da análise da relação da junção PQ com os pontos J e Y, definindo diferentes morfologias (**Figura 19.2**).

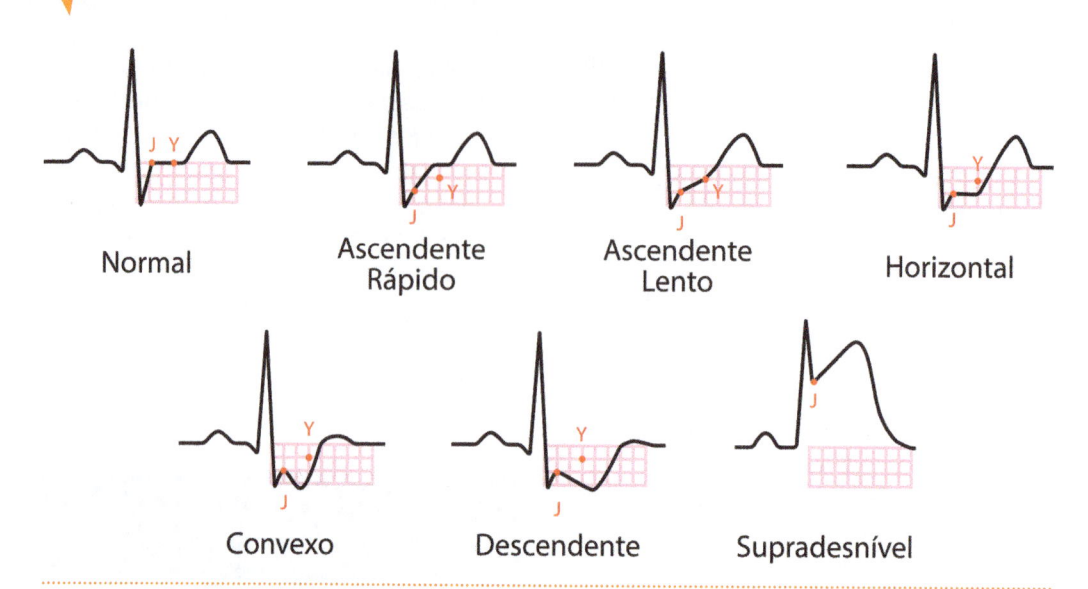

Figura 19.2. Possibilidades de respostas eletrocardiográficas durante o teste de esforço.

Conforme a III Diretriz da Sociedade Brasileira de Cardiologia (SBC) sobre TE, consideram-se sugestivas de isquemia induzida pelo esforço as alterações de ST na fase de esforço ou recuperação que são demonstradas na **Tabela 19.1**.

Tabela 19.1. Critérios de Positividade para Isquemia Miocárdica no TE
1. Infradesnivelamento do segmento ST com morfologia horizontal ou descendente ≥ 1 mm; aferido no ponto J
2. Infradenivelamento do segmento ST com morfologia ascendente lenta ≥ 1,5 mm em indivíduos de risco moderado ou alto de DAC; ≥ 2,0 mm em indivíduos de risco baixo de DAC; aferido no ponto Y
3. Supradesnivelamento do segmento ST ≥ 1,0 mm na ausência de onda Q em derivações não AVR e V1

Adaptada de Meneghelo RS, Araújo CGS, Stein R, Mastrocolla LE, et al. III Diretrizes da Sociedade Brasileira de Cardiologia sobre teste ergométrico. Arq Bras Cardiol. 2010;95(5 Supl.1):1–26.

- Nos infradesnivelamentos de ST, as morfologias horizontal e descendente são as mais importantes no diagnóstico de isquemia miocárdica, ao passo que a morfologia ascendente lenta possui comparativamente menor valor, assim como a morfologia com convexidade superior, que em indivíduos de baixo risco cardiovascular tem pouca relevância
- O desaparecimento do infradesnivelamento basal de segmento ST e/ou inversão da polaridade de ondas T (pseudonormalização) possuem baixa acurácia na identificação de isquemia
- Os supradesnivelamentos de ST, por sua vez, em derivações sem onda Q no ECG de repouso, representam isquemia transmural, enquanto a presença de supradesnivelamento na presença de área inativa com onda Q é controversa, podendo estar relacionada a discinesia, acinesia ou zona aneurismática

- Diferente dos infradesnivelamentos do ST, os supradesnivelamentos guardam relação topográfica com a parede miocárdica acometida. Alguns estudos ainda correlacionam a presença de supradenivelamento em aVR + infradesnivelamento em V5 com lesões obstrutivas proximais de artéria descendente anterior
- É interessante destacar que o ECG de esforço em mulheres apresenta maior potencial de resultados falso-positivo, o que pode ser justificado pela menor prevalência de DAC obstrutiva, maior prevalência de prolapso de valva mitral, disfunção microvascular e influências hormonais. O estrogênio, assim como os digitálicos, pode induzir alterações no segmento ST, consequentemente prejudicando a sua análise

Outras alterações eletrocardiográficas

- **Onda U:** A inversão da onda U durante o esforço relaciona-se com a presença de DAC, porém é um achado raro e de difícil identificação, sobretudo após o aumento da FC
- **BRD:** Impede a avaliação de isquemia pela análise do segmento ST nas derivações V1-V3. A indução de BRD no esforço é rara, geralmente benigna em adultos saudáveis e pode apresentar correlação com coronariopatia obstrutiva quando em FC < 105 bpm
- **BRE:** Limita a análise morfológica do segmento ST para diagnóstico de isquemia. A presença de BRE de 1º grau com duração limítrofe do QRS também pode prejudicar a avaliação. A indução de BRE no esforço ocorre em 0,5% dos pacientes submetidos ao TE e tem baixa especificidade para coronariopatia, mas pode sugerir presença de lesão obstrutiva quando acontece em FC < 125 bpm, segundo Vasey et al, ou FC < 140 bpm conforme Grady et al.

ARRITMIAS DURANTE O ESFORÇO

O TE pode ser indicado para avaliar indução de arritmias no esforço, sintomas associados, origem, complexidade, frequência e controle de terapêutica, além de correlação com isquemia miocárdica, função ventricular, canalopatias e indicação de implante de marcapasso ou CDI. A predição de morte súbita também pode ser avaliada, como por exemplo em pacientes com cardiomiopatia hipertrófica.

Taquiarritmias

- *Taquicardia sinusal* é a arritmia predominante, justificada pelo estímulo adrenérgico com diminuição do tônus vagal e que é refletido com aumento da frequência sinusal e da condução AV
- A documentação de *extrassístoles supraventriculares* frequentes no esforço pode estar associada ao desenvolvimento de FA no futuro e presença de extrassístoles ventriculares frequentes (≥ 7/min) e/ou polimórficas ou TV sustentada estão correlacionadas a pior prognóstico. TVNS induzida no esforço tem prevalência baixa (3,7%) e não apresentou valor preditivo para mortalidade no trabalho de Marine *et al* com 2099 indivíduos hígidos
- A indução de *arritmias ventriculares* na fase de recuperação também apresenta relação com maior mortalidade

e deve receber atenção especial, uma vez que é no início da recuperação em que é observado os maiores níveis de noradrenalina sérica

Bradiarritmias

- No que diz respeito às indicações, o TE é classe I, pela III Diretriz da SBC sobre TE, para avaliação do cronotropismo e da resposta eletrocardiográfica do BAVT congênito e na doença do nó sinusal
- Indivíduos mais vagotônicos, como atletas, podem iniciar o exame com alterações consideradas normais, como bradicardia sinusal, ritmo juncional, BAV 1º grau e BAV 2º grau Mobitz I (ver Capítulo 2). A indução de bradiarritmia no esforço é incomum, principalmente pelo estímulo adrenérgico próprio do exame e a ocorrência de BAV 2º grau Mobitz II ou BAVT é indicativo de interrupção da prova e pode ter relação com degeneração do sistema de condução, DAC ou estenose da válvula aórtica

Pré-excitação ventricular

- O TE pode ser utilizado na avaliação de pacientes com síndrome de WPW para estudo de comportamento da condução pela via acessória e do potencial arritmogênico induzido pelo esforço
- A perda súbita da pré-excitação durante o exercício é consistente com o bloqueio na via acessória e está associado a um longo período refratário efetivo (> 300 ms), porém apresenta baixa sensibilidade
- A condução AV acelerada durante o exercício pode mascarar uma pré-excitação persistente. Desta forma, apenas a perda completa e abrupta da pré-excitação está associada com um longo período refratário

Referências Bibliográficas

1. Meneghelo RS, Araújo CGS, Stein R, Mastrocolla LE, et al. III Diretrizes da Sociedade Brasileira de Cardiologia sobre teste ergométrico. Arq Bras Cardiol. 2010;95(5 Supl.1):1–26.
2. Fletcher GF, Ades PA, Kligfield P, Arena R, et al. Exercise Standards for Testing and Training. Circulation. 2013;128(8):873–934.
3. Alencar Neto JN de. Manual de ECG. 1a ed. Salvador: Sanar; 2019. 718 p.
4. Consolim-Colombo FM, Saraiva JFK, Izar MC de O. Tratado de Cardiologia SOCESP. 4a ed. Barueri: Manole; 2019. 1616 p.
5. Uchida A, Neto AM, Chalela WA. Ergometria: Teoria e Prática. 1a ed. Barueri: Manole; 2013. 176 p.
6. Moreira M da CV, Montenegro ST, Paola AAV de. Livro-Texto da Sociedade Brasileira de Cardiologia. 2a ed. Barueri: Manole; 2015.
7. Stein R, Nguyen P, Abella J, Olson H, et al. Prevalence and Prognostic Significance of Exercise-Induced Right Bundle Branch Block. Am J Cardiol. 2010;105(5):677–80.
8. Vasey C, O'Donnell J, Morris S, McHenry P. Exercise-induced left bundle branch block and its relation to coronary artery disease. Am J Cardiol. 1985;56(13):892–5.
9. Grady TA. Prognostic Significance of Exercise-Induced Left Bundle-Branch Block. JAMA. 1998;279(2):153–6.
10. Marine JE, Shetty V, Chow G V., Wright JG, et al. Prevalence and Prognostic Significance of Exercise-Induced Nonsustained Ventricular Tachycardia in Asymptomatic Volunteers. J Am Coll Cardiol. 2013;62(7):595–600.
11. Perillo MP, Ghorayeb N. Interpretação do ECG do Atleta: uma Revisão Sistemática. RevDERC. 2020;26(2):91–9.
12. Issa Z, Miller J, Zipes D. Clinical Arrhythmology and Electrophysiology: A Companion to Braunwald's Heart Disease. 3a ed. Philadelphia: Elsevier; 2019. 752 p.

20

Renan Teixeira Campelo
José Nunes de Alencar Neto

ECG em Marcapasso

INTRODUÇÃO

O ECG de uma pessoa portadora de DCEI é uma ferramenta fundamental para a análise do seu funcionamento e o estabelecimento da programação mais adequada. O manuseio desses dispositivos deve ser realizado por especialistas na área de estimulação, porém o reconhecimento de falhas de comando e sensibilidade, programação inadequada, ou mesmo a identificação do funcionamento adequado naquele momento, pode ser realizado por não-especialistas ao analisarem o ECG. Para isso é necessário o entendimento dos mecanismos que envolvem as bradiarritmias e as taquiarritmias, o conhecimento básico dos tipos de dispositivos, e a compreensão dos modos de estimulação e funções avançadas presentes nesses aparelhos.

Os avanços científicos e tecnológicos ocorridos nos últimos anos permitiram o surgimento de novas formas de estimulação e de dispositivos com funções inovadoras, promovendo a ampliação das indicações para além das bradi e taquiarritmias, abrangendo também pacientes com IC avançada e distúrbio de condução ventricular, no caso dos ressincronizadores. Dessa forma, é preciso estar em constante atualização sobre as novas técnicas de estimulação e sobre as tecnologias lançadas para o reconhecimento adequado através do ECG.

Reconhecer o funcionamento adequado de um DCEI é um passo importante para a manutenção dos benefícios que tais dispositivos oferecem, que se baseiam nos seguintes princípios: *prevenção de MSC, incremento em sobrevida e melhora da qualidade de vida.*

ESTRUTURA BÁSICA E TIPOS DE DISPOSITIVOS

Os DCEI podem ser *marcapassos, cardioversores desfibriladores* ou *ressincronizadores*. São constituídos basicamente de um gerador usualmente localizado na região infraclavicular ou abdominal e cabos de eletrodos. São facilmente identificáveis pela radiografia de tórax observando-se características particulares de cada um (**Figura 20.1**).

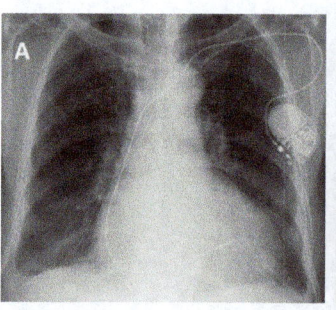

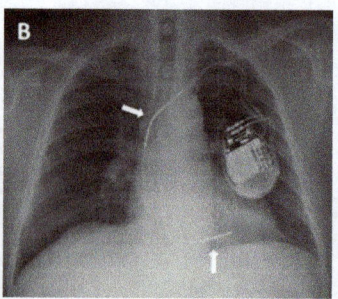

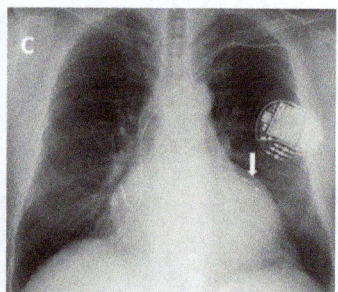

Figura 20.1. Dispositivos cardíacos eletrônicos implantáveis. (**A**) Marcapasso endocárdico unicameral em VD. (**B**) Cardioversor desfibrilador implantável endocárdico bicameral duplo coil, eletrodo em AD e VD. Coil (seta): estrutura mais espessa responsável pela descarga do choque. (**C**) Ressincronizador associado a CDI (TRC-D) endocárdico. Presença de eletrodo em AD, eletrodo de choque (coil) em VD, e eletrodo de VE em seio coronário (*seta*).

Quanto à posição dos eletrodos podem ser classificados em *endocárdicos* quando implantados via transvenosa, ou *epimiocárdicos* quando implantados via toracotomia e fixados no epicárdio. Também podem ser designados *unicamerais* quando existe apenas um eletrodo em uma câmara cardíaca, normalmente AD ou VD, ou *bicamerais* (dupla-câmara) quando apresentam eletrodos em átrio e ventrículo.

A expressão da estimulação artificial no ECG se dá por meio de uma linha vertical denominada espícula que precede a onda P e/ou o QRS a depender da câmara estimulada. Ela é bem visível no ECG quando a estimulação está programada no modo *unipolar*, modo que promove um dipolo elétrico da ponta do eletrodo à carcaça do gerador. Devido à distância entre os dois polos a espícula gerada apresenta amplitude elevada. Por outro lado, quando se estimula no modo *bipolar*, no qual o dipolo ocorre entre a ponta e o anel do eletrodo (estrutura localizada poucos milímetros acima da ponta do eletrodo, ambas dentro do coração), se forma uma espícula de baixa amplitude, muitas vezes imperceptível ao ECG, e que pode gerar confusão na diferenciação do ritmo de base (**Figura 20.2** e **20.3**).

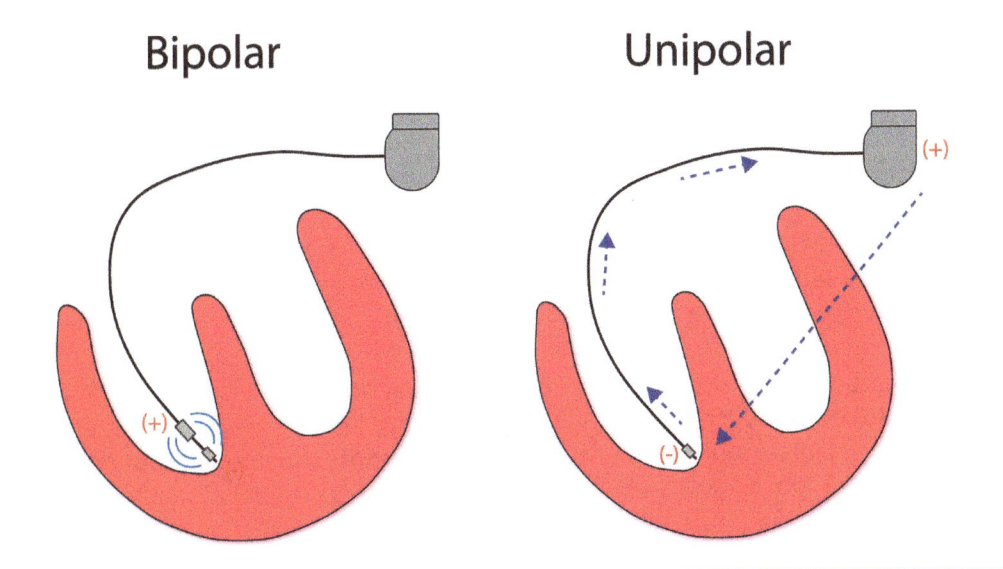

Figura 20.2. Representação esquemática da estimulação e sensoriamento em unipolar e bipolar.

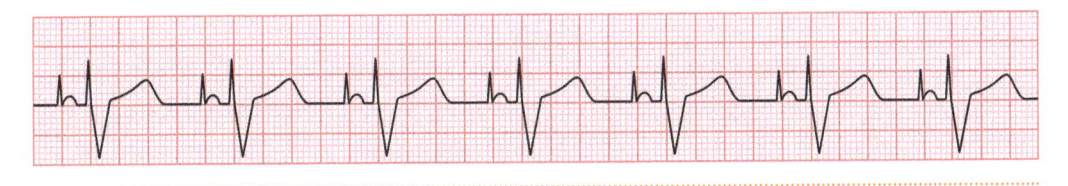

Figura 20.3. Exemplo de estimulação atrial e ventricular em modo unipolar, sendo possível observar espícula precedendo a onda P atrial e o complexo QRS.

O POTENCIAL EVOCADO E TIPOS DE ESTIMULAÇÃO

A resposta ou potencial evocado representa o complexo QRS completamente comandado pelo estímulo básico. Esse QRS pode apresentar diversas morfologias a depender do local de estimulação no ventrículo e da distância desse ponto ao sistema de condução.

O mais comum no implante de um dispositivo de estimulação cardíaca é a fixação do eletrodo ventricular na região da ponta do VD. Dessa maneira, a despolarização do VD ocorre primeiro, percorrendo miócito a miócito, seguindo em direção ao VE que tem localização posterior, no sentido oposto à derivação V1. Portanto, *usualmente o QRS estimulado terá morfologia de BRE (alargado e negativo em V1) e positividade em D1*. Não sendo encontrado esse padrão, deve-se pesquisar alterações como a perfuração de septo ou parede de VD com estimulação de VE, posicionamento no seio coronário, entre outras situações nas quais observamos o inverso, isto é, um padrão de BRD (QRS alargado e positivo em V1) com negatividade em D1.

Quanto mais próximo o ponto de fixação estiver do sistema de condução normal do coração, mais estreitos e fisiológicos serão os complexos QRS. Esse é o princípio de algumas formas de estimulação que ganharam força nos últimos anos, como a estimulação do feixe de His e do ramo esquerdo.

- **Captura ou comando:** despolarização artificial gerada pelo MP. A presença de espícula sem resposta evocada caracteriza falha de captura
- **Limiar de comando:** a menor energia necessária para gerar uma despolarização na câmara estimulada
- **Sensibilidade:** capacidade de reconhecimento de eventos elétricos espontâneos atriais ou ventriculares. A falha de sensibilidade atrial ou ventricular é percebida quando há estimulação atrial ou ventricular independente da ocorrência de eventos espontâneos. A detecção de eventos não pertencentes à despolarização atrial ou ventricular pode gerar inibição inapropriada do estímulo atrial ou ventricular o que é denominado *oversensing*
- **Limiar de sensibilidade:** o menor valor de sensibilidade capaz de sentir um evento elétrico espontâneo
- **Fusão:** ocorre fusão quando o QRS ou a onda P são despolarizados em parte pelo estímulo artificial e em parte pelas vias normais de condução gerando morfologias híbridas desses complexos
- **Pseudofusão:** ocorre quando a estimulação artificial acontece, porém esta não gera uma onda de despolarização, pois ocorreu simultaneamente à despolarização espontânea cardíaca. Observa-se espícula dentro do QRS espontâneo (**Figura 20.4**)

CONCEITOS BÁSICOS

A interpretação do ECG de MP requer o conhecimento dos seguintes conceitos básicos e entendimento dos ciclos temporais:

NOMENCLATURA E MODOS DE PROGRAMAÇÃO

Os MPs apresentam modos de estimulação conforme a variedade de câmaras estimuladas e sentidas e suas funções

Fusão

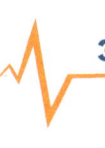

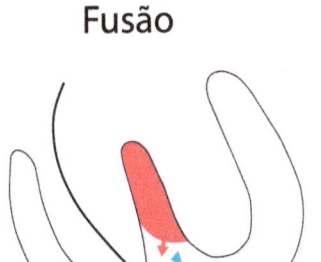

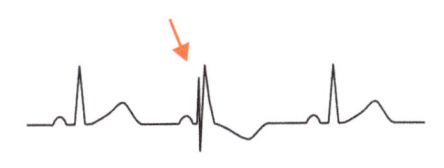

Estímulo ventricular resultando em alteração da morfologia do QRS

Pseudofusão

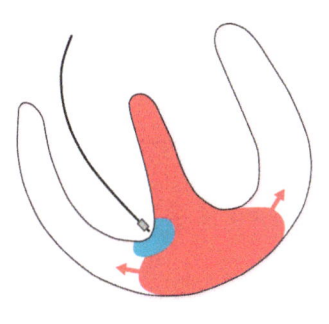

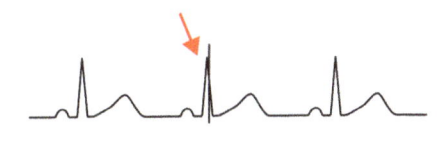

Estímulo ventricular não provoca alterações na morfologia do QRS

Figura 20.4. Fusão e pseudofusão.

básicas. Esses modos recebem uma nomenclatura padrão atualizada em 1987 pela "North American Society of Pacing and Electrophysiology" (NASPE) e pelo "British Pacing and Electrophysiology Group" (BPEG), que é composta por um código de 5 letras (Tabela 20.1). A 1ª letra é a câmara estimulada, a 2ª é a câmara sentida e a 3ª indica qual a resposta a eventos sentidos nessa câmara. A 4ª letra informa sobre a capacidade de modular a frequência cardíaca por meio de sensores e a 5ª letra indica se há mais de um sítio estimulado em determinada câmara, por exemplo, o modo DDDRV representa um modo de ressincronização cardíaca pois há mais de um sítio de estimulação nos ventrículos (um no VD e outro no VE), enquanto a letra O nessa posição denota estimulação em não mais do que um sítio em cada câmara.

Os modos de estimulação básicos em MPs unicamerais são o AAI e o VVI (Figura 20.5), e nos bicamerais são o DDD, DDI, DVI E VDD (Figura 20.6).

CICLOS TEMPORAIS BÁSICOS

Os MPs apresentam ciclos temporais que condicionam a resposta a eventos sentidos e ditam a frequência de estimulação. Variam de acordo com o modo de estimulação:

Tabela 20.1. Código de cinco letras para marcapassos				
1ª letra: câmara estimulada	2ª letra: câmara sentida	3ª letra: resposta à sensibilidade	4ª letra: modulação de FC	5ª letra: estimulação multisítio
O = Nenhuma	O = Nenhuma	O = Nenhuma	O = Nenhuma	O = Nenhuma
A = Átrio	A = Átrio	T = *Triggered*, deflagrado	R = Modulação de FC	A = Átrio
V = Ventrículo	V = Ventrículo	I = Inibido		V = Ventrículo
D = Ambas (A + V)	D = Ambas (A + V)	D = Ambas (T + I)		D = Ambas (A + V)

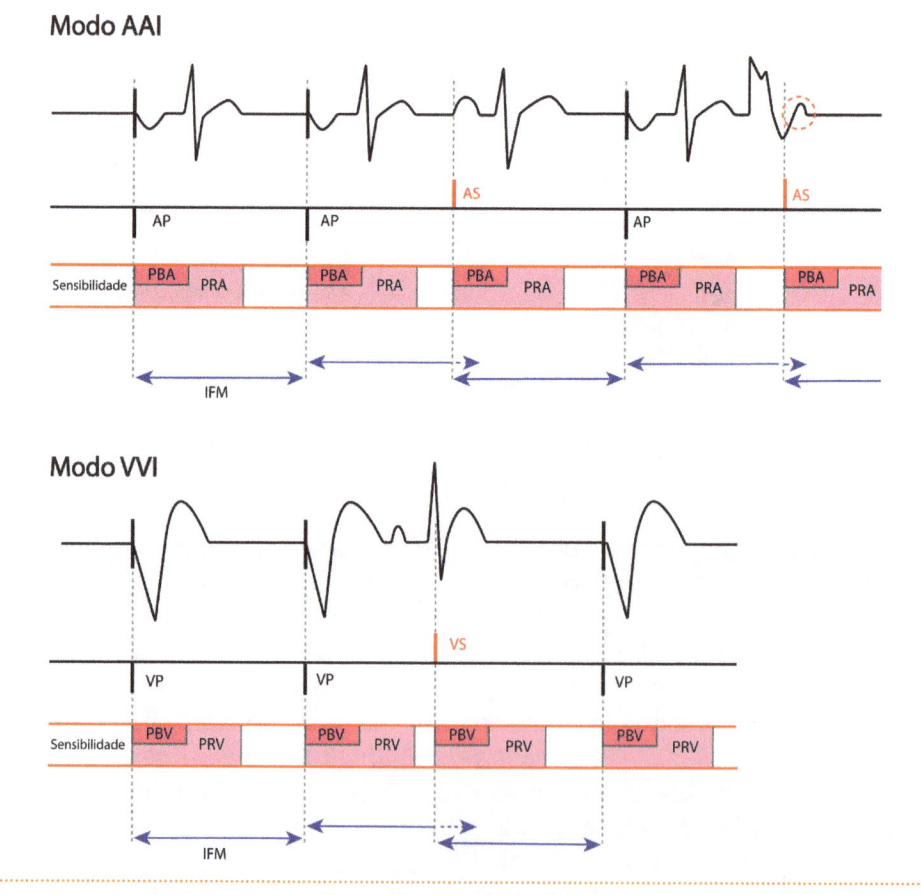

Figura 20.5. Estimulação em AAI e VVI e seus ciclos temporais. Em AAI, eventos atriais sentidos fora do período de blanking atrial e refratário atrial resetam o intervalo de frequência mínima. Em VVI, eventos ventriculares fora do período de blanking ventricular e refratário ventricular resetam o intervalo de frequência mínima. AP: pace atrial; AS: sense atrial; VP: pace ventricular; VS: sense ventricular; PBV: período de blanking ventricular; PRV: período refratário ventricular; IFM: intervalo de frequência mínima. Adaptado de Ellenbogen KA, Wilkoff BL, Kay GN, Lau CP, Auricchio A. Clinical Cardiac Pacing, Defibrillation, and Resynchronization Therapy. 5ª ed. 2017.

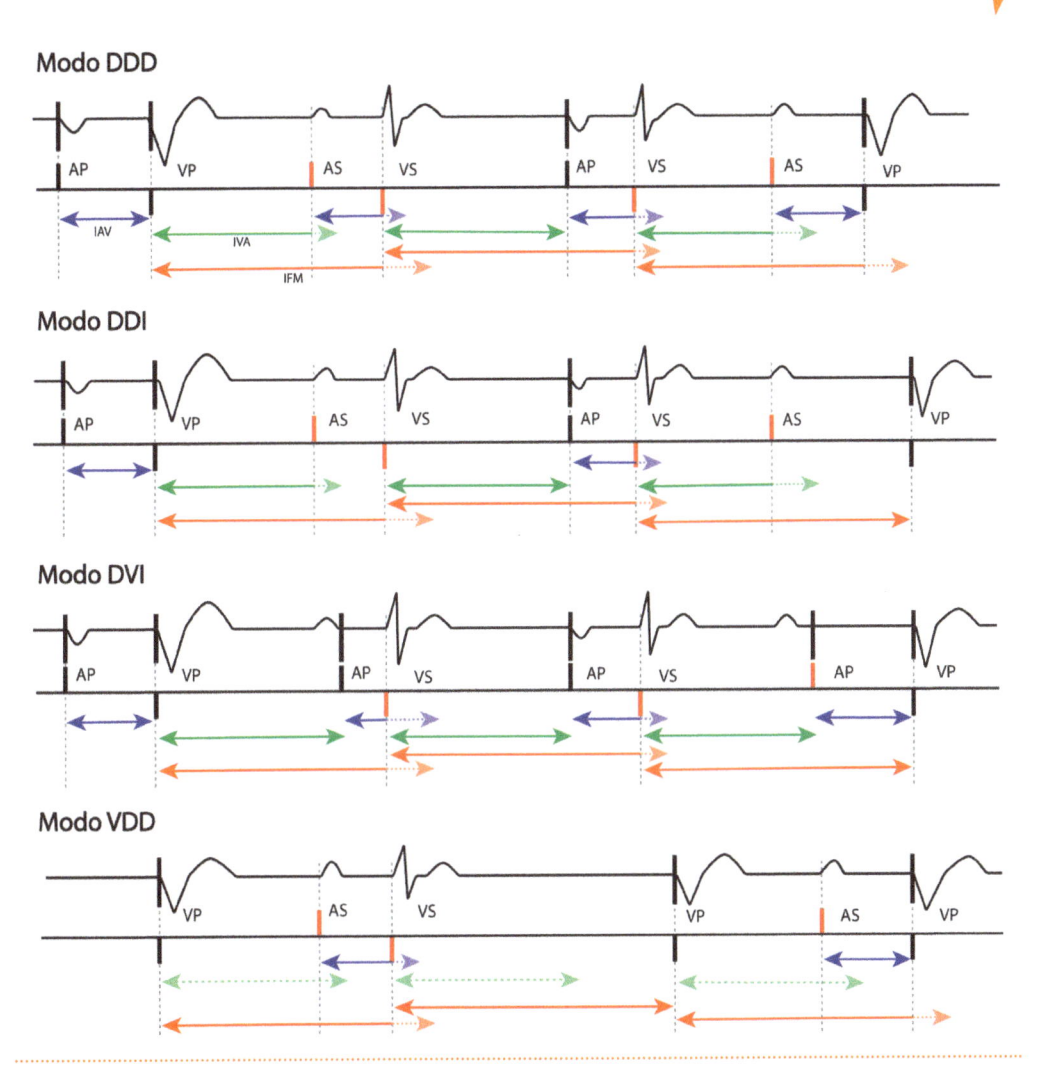

Figura 20.6. Modos de estimulação em marcapassos bicamerais. Os modos DDD e VDD seguem os eventos atriais deflagrando no ventrículo após ondas P sentidas. Os modos DDI e DVI são modos que não sincronizam ondas P sentidas com os eventos ventriculares. AP: pace atrial; AS: sense atrial; VP: pace ventricular; VS: sense ventricular; IAV: intervalo atrioventricular (setas azuis); IVA: intervalo ventrículo-atrial (setas verdes); IFM: intervalo de frequência mínima (setas laranjas). Adaptado de Ellenbogen KA, Wilkoff BL, Kay GN, Lau CP, Auricchio A. Clinical Cardiac Pacing, Defibrillation, and Resynchronization Therapy. 5ª ed. 2017.

- **Intervalo de frequência mínima (IFM):** intervalo máximo entre dois QRS determinado pela FC mínima programada. Uma FC básica de 60 bpm gera intervalo máximo de 1000 ms entre dois QRS

- **Intervalo atrioventricular (IAV):** intervalo entre o início da onda P sentida ou estimulada até o próximo QRS programado para ser estimulado. Pode ser variável conforme a frequência atrial se eleva e pode ser

programado conforme o evento atrial sentido (IAV pós-*sense*) ou o evento atrial estimulado (IAV pós-*pace*)
- **Intervalo ventrículo-atrial (IVA):** ou intervalo de escape atrial, é o intervalo entre o início do QRS estimulado ou sentido até a próxima onda P programada para ser estimulada. É representado pela subtração do IFM pelo IAV (IVA: IFM − IAV). Esse intervalo é resetado por eventos ventriculares fora do período refratário ventricular e terminado por evento atrial sentido fora do período refratário atrial
- **Períodos refratários:** são períodos nos quais um evento sentido não deflagra uma resposta pelo MP:
  - **Período refratário ventricular (PRV):** período iniciado por um evento ventricular sentido ou estimulado, que previne o sensoriamento repetitivo do próprio QRS ou do potencial evocado, além de prevenir o *sense* da onda T e de potenciais de polarização.
- **Período refratário atrial pós-ventricular (PRAPV ou PVARP):** presente no modo DDD, é o período após um evento ventricular sentido ou estimulado no qual o canal atrial fica não responsivo a eventos sentidos. É particularmente importante em pacientes com condução VA, para evitar que onda P retrógrada deflagre nova resposta ventricular, ou para evitar nova estimulação ventricular quando há *oversensing* da onda R no canal atrial
- **Período refratário atrial total (PRAT):** é a soma do IAV com o PVARP (PRAT = IAV + PVARP). É iniciado com um evento atrial sentido ou estimulado
- *Blanking* ou cegamento: porção inicial dos períodos refratários onde a sensibilidade é praticamente desligada no canal em questão. Existem o período de *blanking* ventricular (PBV), o período de *blanking* atrial (PBA), e o período de *blanking* atrial pós-ventricular (PBAPV) (**Figura 20.7**)

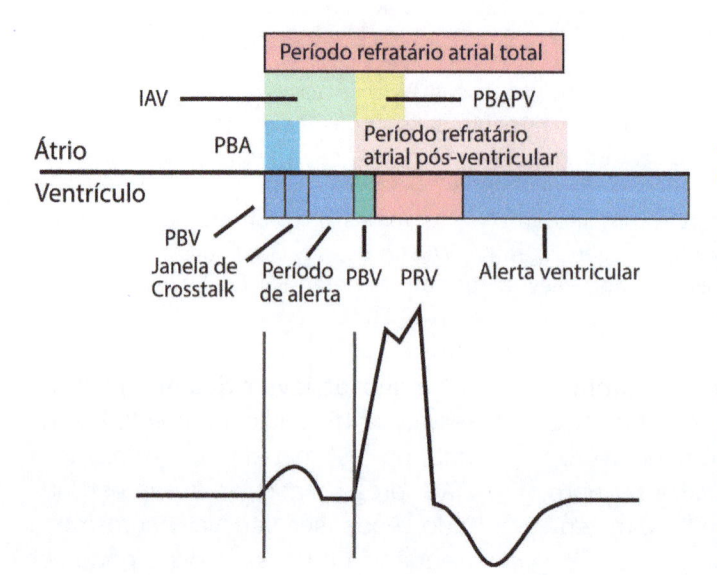

Figura 20.7. Representação dos ciclos temporais em marca-passos bicamerais no modo DDD. O modo DDD engloba todos os ciclos temporais presentes nos outros modos de estimulação. IAV: intervalo atrioventricular; PBAPV: período de blanking atrial pós-ventricular; PBA: período de blanking atrial; PBV: período de blanking ventricular; PRV: período refratário ventricular.

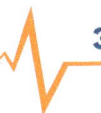

FALHAS DO MARCAPASSO

As falhas mais comuns de serem observadas no ECG de MP são as falhas de captura e as de sensibilidade. Muitas vezes é difícil identificar a causa básica para o comportamento inadequado, mas é possível levantar suspeitas que serão esclarecidas com a telemetria.

As *falhas de captura* são facilmente visíveis quando não observamos QRS ou onda P estimulados após espícula do MP. Quando a programação está em bipolar pode ser suspeitada pela presença de pausas ou dissincronia AV. Podem ser intermitentes ou persistentes e as causas são variadas (Tabela 20.2).

Já as *falhas de sensibilidade* também são percebidas no ECG como pausas por inibição de *pace*, ou pela presença de ciclos estimulados precoces ou tardios, por vezes não sincronizados

Tabela 20.2. Causas de falhas dos marcapassos	
Falha de captura	
Energia de saída abaixo do limiar	Alterações na interface eletrodo-miocárdio Saída programada abaixo do limiar de estimulação
Deslocamento de eletrodos	
Ruptura do isolante do eletrodo ou fratura de eletrodo	
Conexão inadequada entre o cabeçote e o eletrodo	
Falha funcional de captura (*undersensing* ou *pacing* assíncrono)	
Falha de comando	
Corrigidas por um ímã ou programação em modo assíncrono	*Oversensing* de sinais fisiológicos e não fisiológicos
Não corrigida por um ímã ou programação em modo assíncrono	Falha do gerador de pulsos Fratura de eletrodos
Conexão inadequada entre o cabeçote e o eletrodo	
Estimulação em frequência divergente da frequência programada	
Intervalo de escape mais curto do que o esperado	*Undersensing*
Intervalo de escape mais longo do que o esperado	*Oversensing*
Desgaste da bateria	
***Pacing* rápido não previsto**	
Taquicardia mediada pelo marcapasso	
Estimulação ventricular inapropriada, seguindo frequências atriais rápidas sentidas, interferência eletromagnética ou miopotenciais	
Pacing induzido pelo sensor não relacionado com atividade do paciente	

Adaptada de Zipes DP, Libby P, Bonow RO, Mann DL, et al. Braunwald's Heart Disease: A Textbook of Cardiovascular Medicine. 11th ed. Philadelphia: Elsevier; 2018. 2128 p.

com o ritmo intrínseco do paciente. São classificadas conforme o nível de sensibilidade em:

- **Undersensing:** quando o MP está com sensibilidade reduzida para eventos espontâneos. Pode levar ao fenômeno de R sobre T e indução de arritmias malignas
- **Oversensing:** quando o MP está sentindo além da despolarização da câmara em questão, podendo promover inibição ou deflagração indevida do *pace*. Por exemplo, sentir porções do complexo QRS, a onda T, potenciais de polarização (pós-potenciais), o próprio estímulo de *pace*, o potencial evocado, ruído de eletrodos com anormalidades, miopotenciais e interferências eletromagnéticas (**Figura 20.8**)

Em MPs dupla-câmara é possível um canal sentir eventos de outra câmara cardíaca, e a isso denominamos o eletrograma de *far-field*. Por exemplo, o eletrodo atrial quando fixado em posição próxima da valva tricúspide pode sentir a despolarização do ventrículo (onda R), situação designada *far-field* de R no canal atrial ou *crossensing*, uma forma de *oversensing*. Já quando o eletrodo de uma câmara detecta o estímulo de *pace* de outra câmara cardíaca, a isso denominamos *crosstalk*. Essa forma de *oversensing* é perigosa e pode levar a assistolia em quem não possui escape ventricular. Os períodos refratários e de *blanking* atriais e ventriculares servem para impedir a ocorrência desses eventos de *oversensing* e assim, evitar complicações. Além disso, existe um algoritmo denominado *Ventricular Safety Pacing* (VSP) que previne a inibição de *pace* por *crosstalk* e a captura ventricular durante período vulnerável. Ele atua fornecendo estímulo atrial e ventricular com um IAV mais curto que o programado quando sente qualquer estímulo no canal ventricular no final do PBV.

USO DO IMÃ NA AVALIAÇÃO DO MARCAPASSO

Função do Imã em Marcapassos

O imã é um instrumento muito útil na avaliação da funcionalidade do MP em um paciente que vai ao pronto-socorro, simplesmente colocando-o sobre o gerador e registrando o ECG. A função do imã é tirar o poder de sensibilidade do MP, impedindo-o de reconhecer eventos espontâneos. Dessa forma, o MP entra em um modo assíncrono (AOO, VOO ou DOO) sendo possível ser avaliado a presença de espícula comandando átrio e/ou ventrículo caso a estimulação esteja em unipolar, com uma frequência em geral acima da programada denominada frequência magnética (FM).

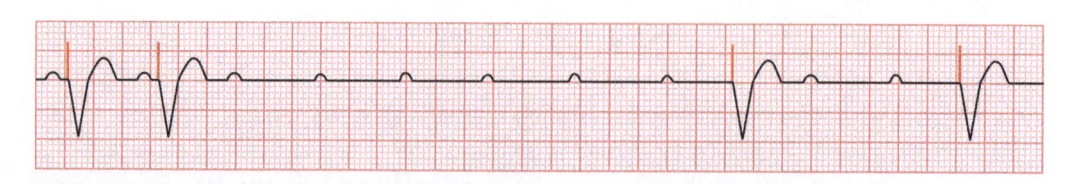

Figura 20.8. Inibição de pace por *oversensing* de miopotenciais. Ocorre principalmente quando a sensibilidade é unipolar.

É importante saber que alguns MPs, como os da Boston, Sr. Jude/Abbot e Biotronik, apresentam a opção de desativar a FM. Sendo assim, caso quem tenha programado desativou esta opção, não teremos a função assíncrona do MP vista no ECG ao utilizar um ímã. Alguns MP da marca Biotronik ainda possuem a opção de habilitar a FM em modo síncrono, assíncrono ou automático. No modo síncrono, ao se colocar o ímã, o MP fica em DDD com a frequência básica programada e no automático ele ainda fornece 10 ciclos em modo assíncrono (DOO) com frequência de 90 bpm, seguindo para o modo síncrono DDD com a frequência básica.

É importante ter o conhecimento dessa função do ímã, pois o MP pode sofrer interferências externas (eletromagnética, *oversensing* de miopotenciais, ruído por microfraturas etc.) que levam o paciente a apresentar sintomas de tonturas e vertigem por inibição do *pace*, revertidos ao se colocar no modo assíncrono por meio do ímã. É o que ocorre por exemplo no uso do bisturi elétrico em cirurgias, ou quando existe interferência eletromagnética externa, por exemplo nos procedimentos de ressonância magnética.

Situação também útil é quando ocorrem sintomas de palpitações por uma taquicardia por reentrada eletrônica, e neste caso ela é cessada com o uso do ímã ao promover inibição da sensibilidade, impedindo que a onda P retrógrada perpetue a taquicardia.

Outra função do ímã está relacionada a capacidade da FM informar sobre o status da bateria. Assim que o dispositivo alcança o parâmetro de troca ocorre uma diminuição da FM para um valor que varia conforme o modelo e a marca do dispositivo. Dessa maneira é possível saber se a bateria ainda está em bom estado, se já atingiu o ponto de indicação de troca, ou se já está no fim do tempo de funcionamento. Cada desenvolvedor apresenta valores próprios da FM para cada estágio, que podem ser encontrados no manual técnico do aparelho. Por exemplo, MP da marca Boston em geral apresentam FM de 100 bpm no início de vida ("BOL": *beggining of life*), 90 bpm quando próximo de indicar a troca ("ERN": *elective replacement near*), e 85 bpm quando indicado ("ERT": *elective replacement time*) (Tabela 20.3).

Fato interessante e recorrente se dá em alguns MPs, principalmente os da marca Medtronic, os quais mudam o modo de estimulação de bicameral para unicameral quando atingem o indicativo de troca. Eles mudam automaticamente o modo para VVI 65 bpm ao chegarem nesse ponto, e isso leva a dissincronia AV em quem estava programado em modo síncrono, promovendo a *síndrome do MP*. Portanto, muitas vezes o paciente chega ao pronto-socorro com queixa de dispneia de início recente, às vezes sabe identificar o dia exato que iniciou, sendo possível identificar pelo ECG que se encontra em VVI 65, ou até mesmo VVI 50 quando o desgaste da bateria já está mais avançado, sendo essa então a principal justificativa para os sintomas do paciente.

Função do Imã em CDI

É importante saber que em aparelhos de CDI o ímã tem uma função diferente da comentada anteriormente. Em vez de alterar a sensibilidade ele tem a função de interromper a detecção e

Tabela 20.3. Resumo das mudanças ocorridas ao posicionar o ímã sobre o marcapasso de diferentes marcas

Boston Scientific®	Medtronic®	Sr. Jude/Abbott®	Biotronik®
3 batimentos com IAV de 100 ms e terceiro com pulso 50% da duração	3 pulsos a 100 bpm para teste de captura seguidos por pace assíncrono contínuo	31 espículas assíncronas, sendo as primeiras 16 para teste de bateria e as últimas para teste de captura	Podem ser síncronos, assíncronos ou automáticos, de acordo com a programação
BOL: 100 bpm	BOL: 85 bpm	Nas primeiras 16:	Caso assíncrono ou automático:
ERN: 90 bpm	ERI: 65 bpm	BOL: 100 bpm	BOL: 90bpm
ERT: 85bpm		ERI: 85 bpm	ERI: 80bpm
Atenção: avaliação com ímã perde a previsibilidade caso EOL			

BOL: beggining of life; ERI: elective replacement indicative. ERN; elective replacement near; ERT: elective replacement time; EOL: end of life.
Adaptada de Alencar Neto JN de. Manual de ECG. 2019.

a terapia de eventos de taquicardia. O período em que essa função é desativada com o ímã varia de dispositivo para dispositivo, alguns permanecem inativos mesmo após algumas horas da retirada do ímã, outros apenas durante a sobreposição do ímã, e outros desligam permanentemente essa função, necessitando nova ativação por meio da telemetria. Portanto, é importante ter o conhecimento dessa função, pois você pode se deparar com pacientes apresentando choques ou terapias sucessivas inapropriadas ou ineficazes, que podem ser cessadas apenas com a colocação do ímã.

Consultar o manual técnico do aparelho para se informar por quanto tempo a terapia antitaquicardia ficará desligada após uso do ímã ajuda a manejar esses pacientes em locais onde não temos programadores disponíveis para telemetria.

TAQUICARDIAS RELACIONADAS AO MARCAPASSO

As taquicardias em portadores de MP podem ser de três tipos:

- **Taquicardia induzida pelo MP:** corresponde as arritmias malignas induzidas pelo *pace* inapropriado, por exemplo, o fenômeno de R sobre T levando a TV e/ou FV (**Figura 20.9**)
- **Taquicardia conduzida pelo MP:** ocorre em portadores de MP bicameral programados em modos de estimulação que seguem os eventos atriais, como o DDD. Nesse caso, qualquer taquicardia supraventricular (sinusal, TA, FA ou FLA) sentida no canal atrial irá deflagrar estímulo no ventrículo na mesma frequência, porém, limitado apenas pela FC máxima programada. Para evitar isso os MPs possuem uma função programável

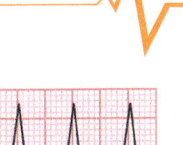

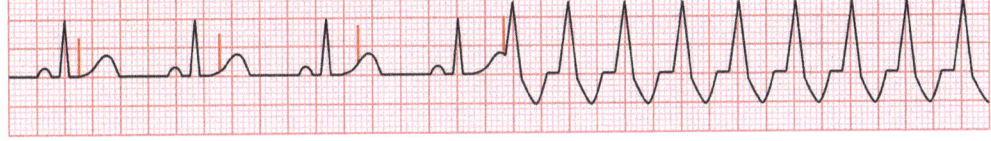

Figura 20.9. Taquicardia ventricular induzida por estimulação inapropriada durante repolarização ventricular (fenômeno R sobre T).

denominada de *auto mode switch* (AMS) que reconhece quando os átrios estão com frequência acima de um valor determinado (em geral 150 – 160 bpm) e realiza a mudança de modo de estimulação para um modo que não segue os eventos atriais, em geral o modo DDI (**Figura 20.10**)

- **Taquicardia mediada pelo MP (TMP):** ocorre também em portadores de MP bicameral programados em modos de estimulação que seguem os eventos atriais, como o DDD, em pessoas com a propriedade de condução retrógrada VA, seja pelo nó AV ou por via anômala. Nesse caso, a taquicardia, também denominada taquicardia por reentrada eletrônica, ocorre quando ondas p retrógradas são sentidas pelo canal atrial fora do PVARP e desencadeiam nova estimulação ventricular, que por sua vez gera nova onda P retrógrada seguida por nova deflagração no ventrículo, formando assim um *looping* que estimula o ventrículo na frequência máxima programada. Ela é desencadeada por extrassístoles ventriculares que geralmente conduzem retrogradamente para os átrios, ou por falhas de captura atrial. Fato interessante é que como o *looping* depende da capacidade de sentir ondas P retrógradas, colocar um ímã irá encerrar a taquicardia por perda da sensibilidade atrial, ou o aumento do PVARP pode também encerrar a taquicardia pois ondas P sentidas nesse período não deflagram estímulos no ventrículo (**Figura 20.11**)

Box 20.1
Wenckebach Eletrônico

Ocorre quando o ritmo sinusal supera a FC máxima programada, dessa maneira o marcapasso progressivamente alonga o intervalo P-espícula na tentativa de manter a FC máxima, semelhante ao que ocorre no Wenckebach clássico (**Figura 20.12**), porém, se a frequência sinusal continuar subindo, chega um momento em que a onda P irá cair dentro do PVARP não promovendo nova deflagração no ventrículo, assim, a cada duas ondas P, uma estará bloqueada, formando um bloqueio 2:1. Quando isso acontece, pode desencadear sintomas durante o esforço físico, sendo necessário a reprogramação dos intervalos temporais do MP para evitar que ocorra esse fenômeno naquela FC.

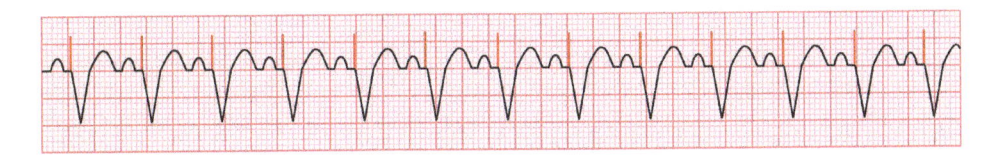

Figura 20.10. Taquicardia atrial conduzida pelo marcapasso.

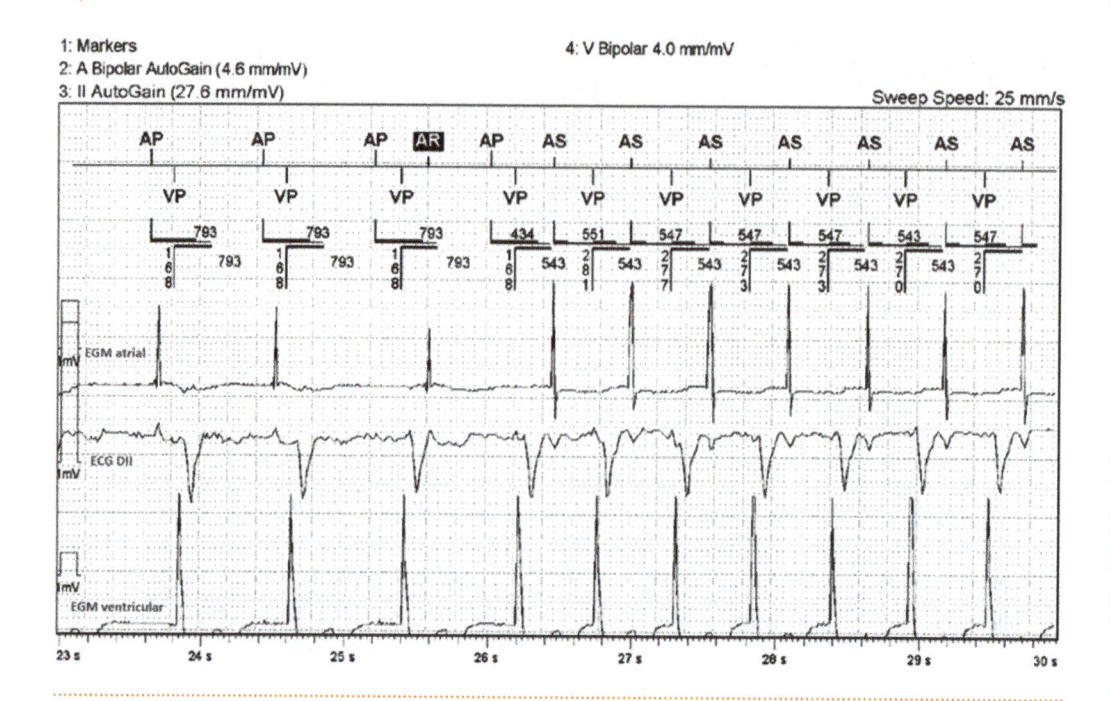

Figura 20.11. Taquicardia mediada pelo marcapasso. Telemetria mostrando TMP induzida por falha de comando atrial. A primeira onda P retrógrada cai no PVARP, porém a segunda já ocorre fora desse período iniciando o ciclo da taquicardia. EGM: eletrograma endocavitário; AP: pace atrial; VP: pace ventricular; AS: sense atrial.

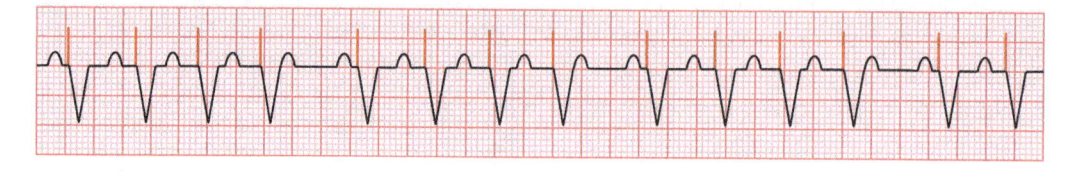

Figura 20.12. Exemplo de Wenckebach eletrônico ao atingir a FC máxima.

INFARTO EM PORTADORES DE MARCAPASSO

O diagnóstico de IAM em portadores de MP persiste como um desafio diagnóstico pois a estimulação artificial promove alterações no QRS e segmento ST que se confundem com as alterações habituais presentes nessa doença.

Em 1996, Sgarbossa et al elaboraram critérios para diagnóstico de IAM em ritmos de estimulação ventricular artificial. Desses o que apresentou significância estatística e mostrou ser altamente específico para o diagnóstico de IAM foi a presença de *supradesnivelamento de ST > 5 mm discordante do complexo QRS* (Tabela 20.4 e Figura 9.7). Esse critério foi validado em outro

Tabela 20.4. Critérios diagnósticos de IAM em ritmos ventriculares estimulados artificialmente			
Critério ECG	Sensibilidade	Especificidade	p
Supra de ST > 5 mm discordante	53%	88%	0,025
Supra de ST > 1 mm concordante	18%	94%	NS
Infra de ST > 1 mm em V1, V2 ou V3	29%	82%	NS

Adaptada de Sgarbossa EB, Pinski SL, Gates KB, Wagner GS, The GUSTO- Investigators. Early electrocardiographic diagnosis of acute myocardial infarction in the presence of ventricular paced rhythm. The American Journal of Cardiology. 1996;77(5):423–4.

estudo por Maloy et al. mostrando até 99% de especificidade.

Nos pacientes em que a condução AV é preservada e a estimulação está em AAI, as alterações de ST-T durante IAM são semelhantes as observadas em pacientes sem MP. Uma opção para se avaliar essas alterações durante uma possível SCA em pacientes com estimulação ventricular é a realização do ECG com o MP inibido. No entanto, isso só é possível caso o paciente possua ritmo de escape adequado.

Alterações de onda T também podem ser observadas em portadores de MP com estimulação ventricular intermitente. A despolarização anormal gerada pela estimulação artificial resulta em uma repolarização anormal, e essas alterações de repolarização se mantém após inibição do pace devido ao fenômeno de memória cardíaca. No contexto de uma SCA, podemos diferenciar alterações de memória cardíaca das alterações por isquemia observando o fato de que a seguinte combinação, *onda T positiva aVL + positiva ou isodifásica em D1 + máxima inversão de T nas precordiais > inversão de T em D3*, fala a favor de memória cardíaca com 92% sensibilidade e 100% especificidade segundo Shvilkin et al.

Na fase crônica do infarto as alterações observadas no ECG são ainda mais difíceis de diferenciar de alterações provocadas pela estimulação artificial. Sabe-se que padrões de *qR em D1, aVL, V5 e V6* e o *sinal de Cabrera* (entalhe ≥ 40ms na porção ascendente da onda S em derivações precordiais, geralmente V3 e V4) (**Figura 9.13**) sugerem infarto anterior, assim como o padrão *rS em aVR*, ou os padrões *Qr, QR ou qR em derivações inferiores* sugerem infarto inferior. Tais alterações não são válidas para a estimulação biventricular pois é comum a presença de complexos qR ou Qr e não significarem infarto. Por fim, a presença de um intervalo entre a espícula e o início do QRS (latência) sugere infarto associado devido provável estimulação em uma área de fibrose.

INTERVALO QT EM PORTADORES DE MARCAPASSO

O intervalo QT prologando aumenta o risco de arritmias malignas como TV polimórfica e *torsades de pointes*, especialmente quando presentes fatores de risco adicionais como bradicardia e hipocalemia. A sua monitorização é importante para estratificação do risco cardiovascular, e em pacientes com ritmo ventricular estimulado por MP isso se torna mais difícil devido ao QRS alargado com morfologia de BRE e alterações de ST-T inespecíficas da repolarização anormal, que prolongam o intervalo QT habitual.

Algumas fórmulas foram criadas para se ter uma boa estimativa do intervalo QT intrínseco na presença do **pace** ventricular direito. Elas se baseiam principalmente na subtração do prolongamento gerado pelo BRE, do QT medido. Uma das principais e mais usadas na prática clínica é a de Bogossian et al, na qual o QT mais longo de todas as derivações é medido, geralmente em V2 ou V3, e subtraído do percentual de prolongamento do QRS pela estimulação artificial (**Tabela 20.5**).

Tabela 20.5. Fórmula para cálculo do QTc em pacientes com QRS largo

Bogossian*	$QTm = QTb - 48,5\% \times QRSb$

QTm: Qt modificado; QTb: QT medido com pace ventricular; QRSb: QRS estimulado pelo MP
*Essa fórmula pode ser aproximada para QTb – 50% do QRSb para simplificar a estimativa, e o valor calculado pode ser ajustado para a FC pela fórmula de Bazett. É interessante saber que ela pode superestimar o QTc em pacientes com disfunção ventricular e quanto maior a FC (a partir de 70 bpm)

CARDIODESFIBRILADOR IMPLANTÁVEL (CDI)

O CDI é um dispositivo que além de possuir a função de estimulação cardíaca desempenhada por um MP convencional, ele ainda apresenta funções programáveis utilizadas para reconhecer e oferecer terapias para reversão de taquiarritmias (TV e FV). Essas funções são basicamente duas: o "Overdrive" ou ATP "antitachycardia pacing", e o choque.

O Overdrive ou ATP se baseia na estimulação cardíaca ventricular com um ciclo básico menor do que o ciclo da taquicardia, objetivando que o estímulo penetre no circuito reentrante da taquicardia e a encerre, evitando a necessidade de cardioversão por meio do choque. Não raro, pacientes portadores de CDI e com TV recorrente dão entrada em pronto-socorro recebendo diversas terapias por ATP, muitas vezes ineficazes e que são observadas em monitorização eletrocardiográfica.

Quando a sequência de ATPs programada para tentar reverter a taquicardia falha na reversão, o próximo passo é a cardioversão por meio do choque, caso programada (**Figura 20.13**).

TERAPIA DE RESSINCRONIZAÇÃO CARDÍACA (TRC)

A ressincronização cardíaca por meio de dispositivos de TRC constitui uma opção viável para pacientes com IC refratária ao tratamento clínico e com dissincronia avaliada pelo ECG, uma vez que esta está presente com frequência em pacientes com QRS ≥ 150ms e BRE.

Baseia-se na estimulação tanto em VD como em VE, este último por meio de eletrodo em seio coronário ou epicárdico. Com essas duas frentes de onda de despolarização é possível se adquirir uma ejeção mais sincronizada dos ventrículos e assim, uma melhor performance cardíaca. Visualizamos isso quando os potenciais evocados pelos estímulos se somam e geram um QRS mais estreito que o prévio.

ECG em Marcapasso

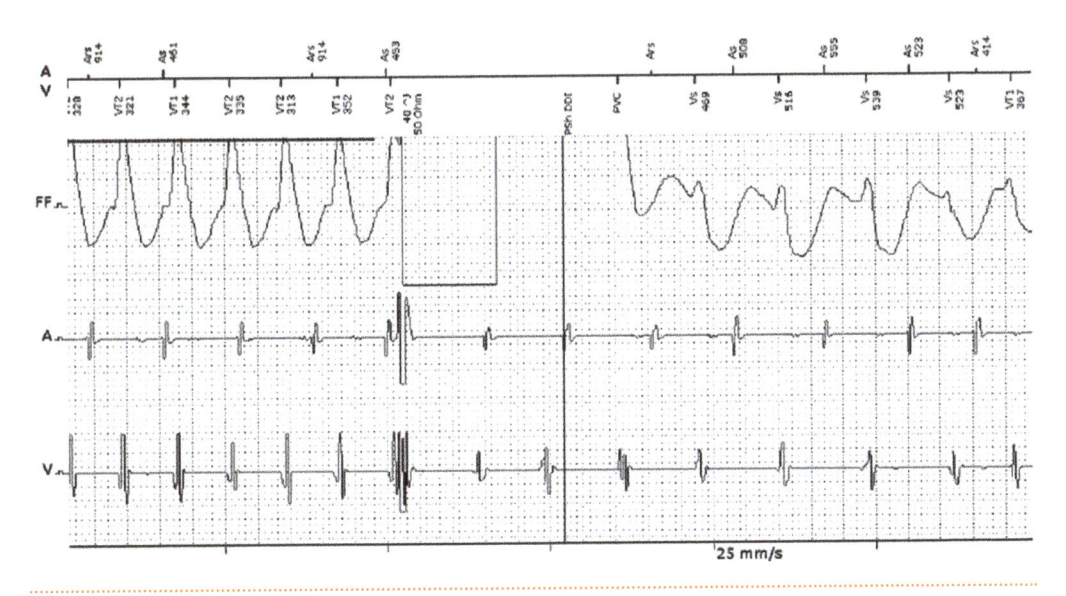

Figura 20.13. Registro de telemetria de episódio de TV detectada em zona de VT2 e reversão com choque de 40 J do CDI, havendo reversão para ritmo sinusal em seguida. A primeira linha mostra o canal de marcas (AS: sense atrial; ARS: sense atrial no refratário; PVC: ectopia ventricular precoce; VT1 e VT2: zona de TV 1 e 2; VS: sense ventricular); a segunda linha representa o eletrocardiograma formado pelo dipolo entre a carcaça do CDI e a ponta do eletrodo ventricular, denominado farfield (FF); terceira linha o eletrograma atrial (A); quarta linha o eletrograma ventricular (V).

Nos pacientes com esses dispositivos o ECG é fundamental para avaliar se a ressincronização cardíaca está sendo eficaz. Para isso é preciso analisar a morfologia do QRS estimulado e sua duração. Em geral, o QRS produzido pela estimulação biventricular apresenta *morfologia de BRD em V1*, com onda R mais proeminente, uma vez que as forças vetoriais formadas são mais intensas partindo da estimulação do VE, devido a maior espessura da sua parede. Além disso apresentam *negatividade inicial em D1 e aVL* devido a estimulação partir da parede lateral do VE (local mais comum de posicionamento do eletrodo do VE) e fugir dessas derivações. A perda da onda R dominante em V1 pode ocorrer nas situações dispostas na **Tabela 20.6**. O QRS biventricular também deve possuir duração inferior ao QRS intrínseco do paciente, para assim poder haver melhora da sincronia ventricular.

Não é incomum a ocorrência de perda de comando do eletrodo de VE e falha na ressincronização, uma vez que os eletrodos de seio coronário são mais propensos a deslocamentos e apresentam limiares mais elevados. Dessa forma, a visualização do ECG com morfologia de BRE (negativo em V1), mesmo apresentando duas espículas de estimulação, fala a favor que ocorreu falha no comando da estimulação do VE, e, portanto, a ressincronização está comprometida.

Tabela 20.6. Causas de ausência da onda R dominante em V1 no ECG de portadores de ressincronizador cardíaco
Variação da normalidade
Eletrodo de VD posicionado na VSVD
Posicionamento incorreto de V1 (3º ou 2º EICs)
Perda de captura do eletrodo de VE
Desimpactação do eletrodo de VE
Limiar de captura alto no VE / período de latência longo (bloqueio de saída, por exemplo, por fibrose)
Distúrbio de condução intramiocárdica do VE
Fusão do complexo marcapassado com o QRS nativo
Pace na veia cardíaca média ou interventricular anterior
Posicionamento inadvertido de dois eletrodos no VD
Troca inadvertida das conexões de VD e VE no gerador

Adaptada de Alencar Neto JN de. Manual de ECG. 2019.

ECG em Marcapasso

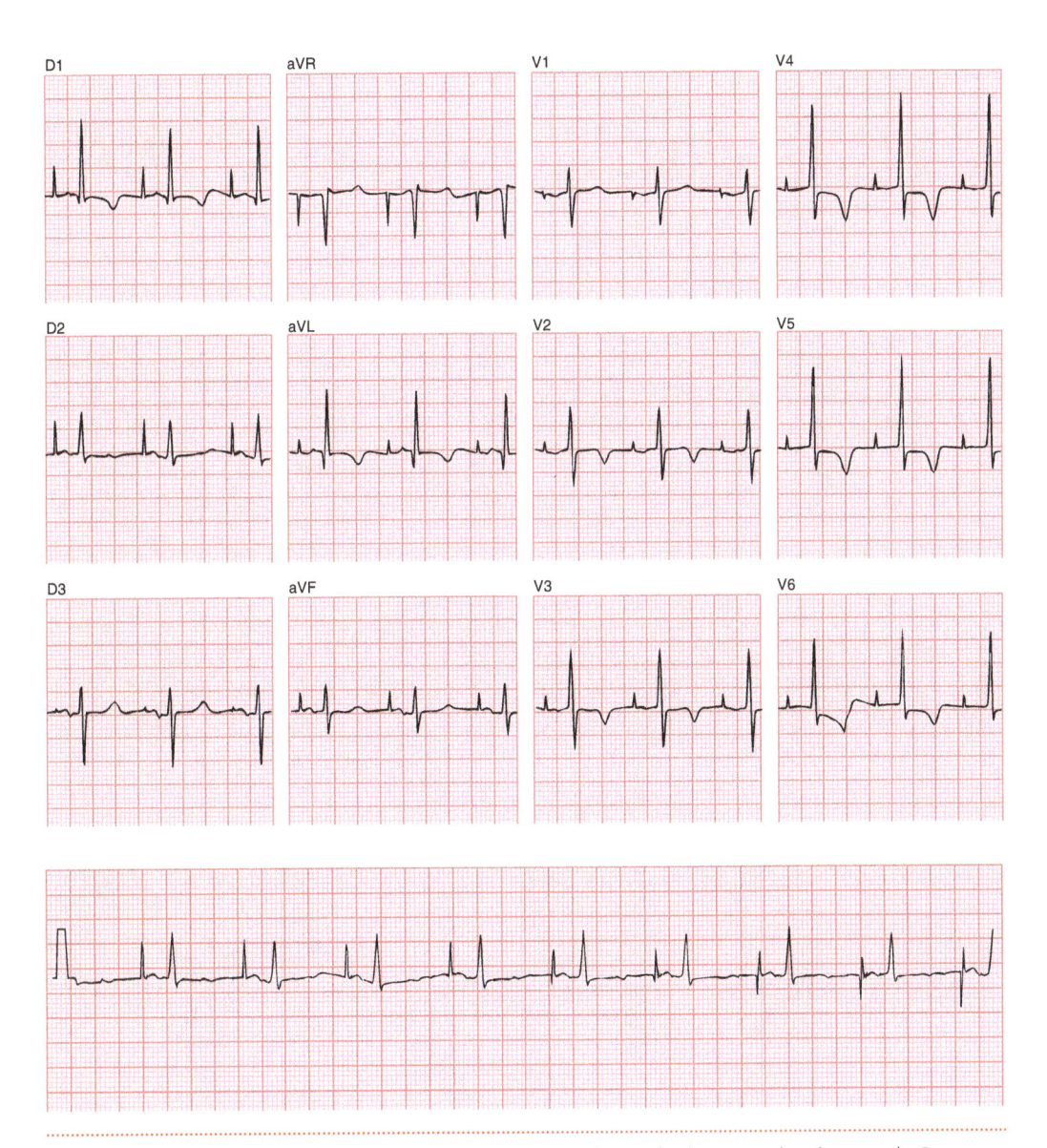

ECG 20.1. Marcapasso comandando átrio. Presença de espícula precedendo a onda P.

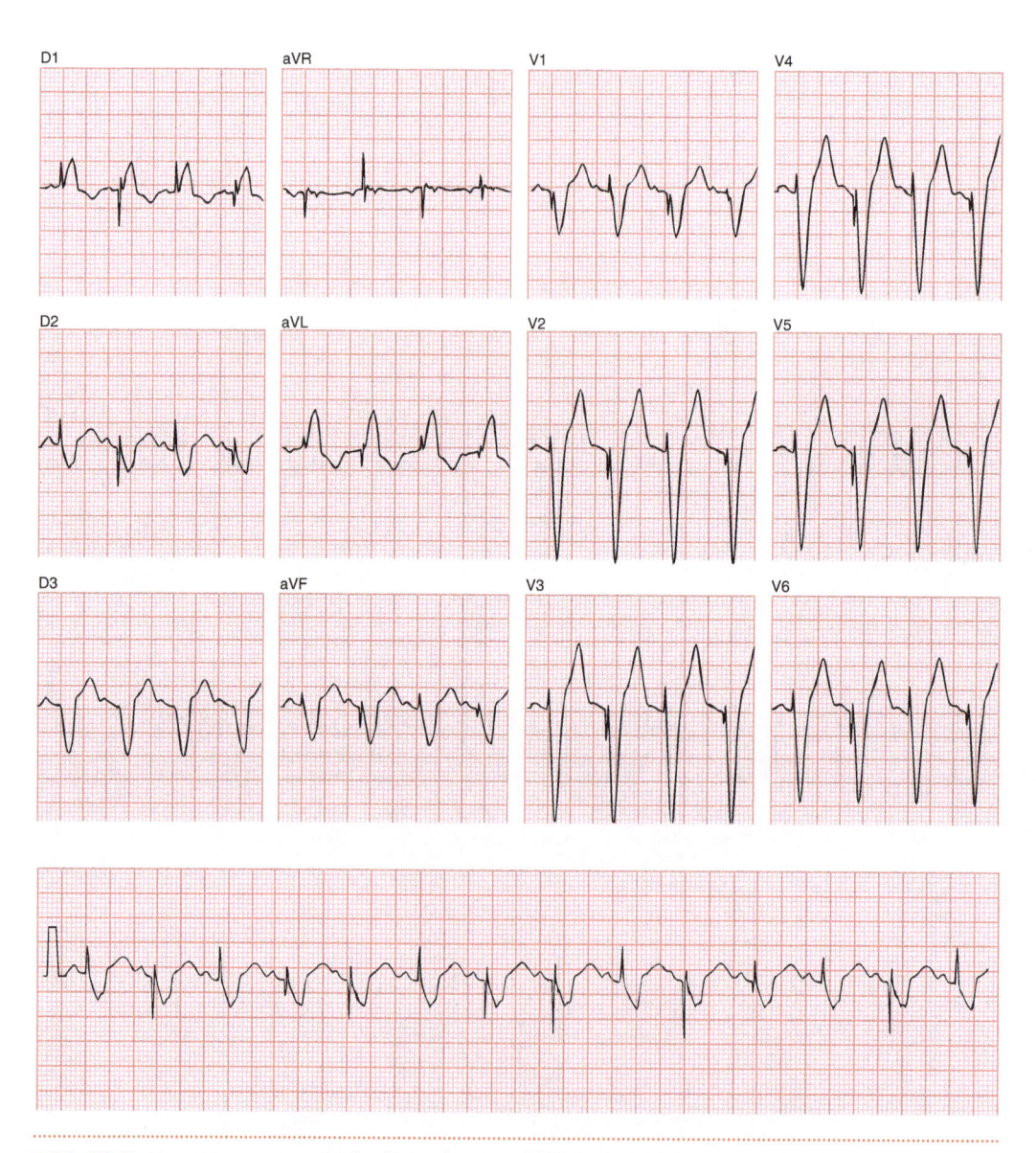

ECG 20.2. Marcapasso seguindo átrio e comandando ventrículo. Presença onda P própria e espículas precedendo os complexos QRS.

ECG em Marcapasso

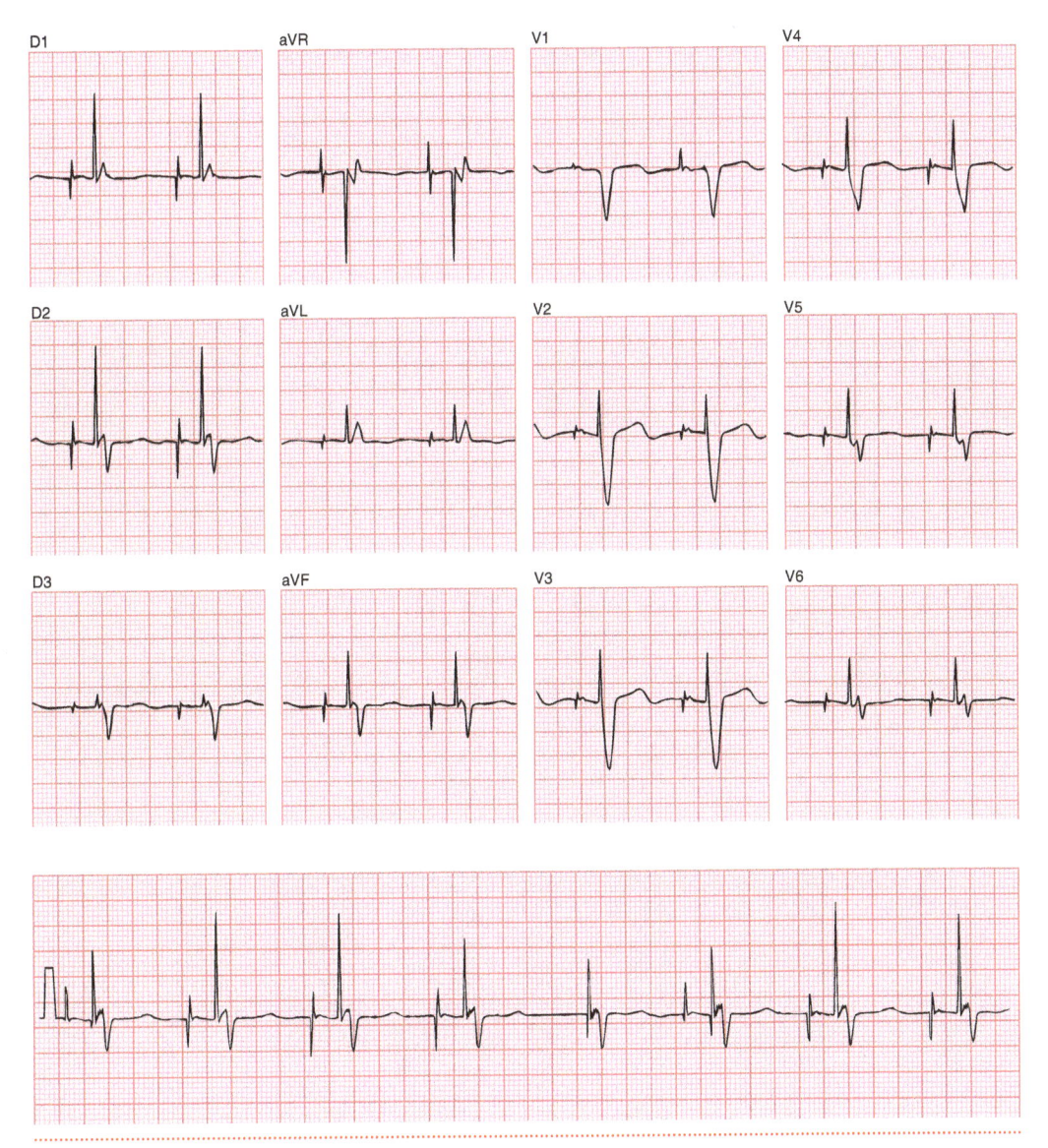

ECG 20.3. Marcapasso comandando átrio e ventrículo. Presença de espículas precedendo tanto as ondas P quanto os complexos QRS.

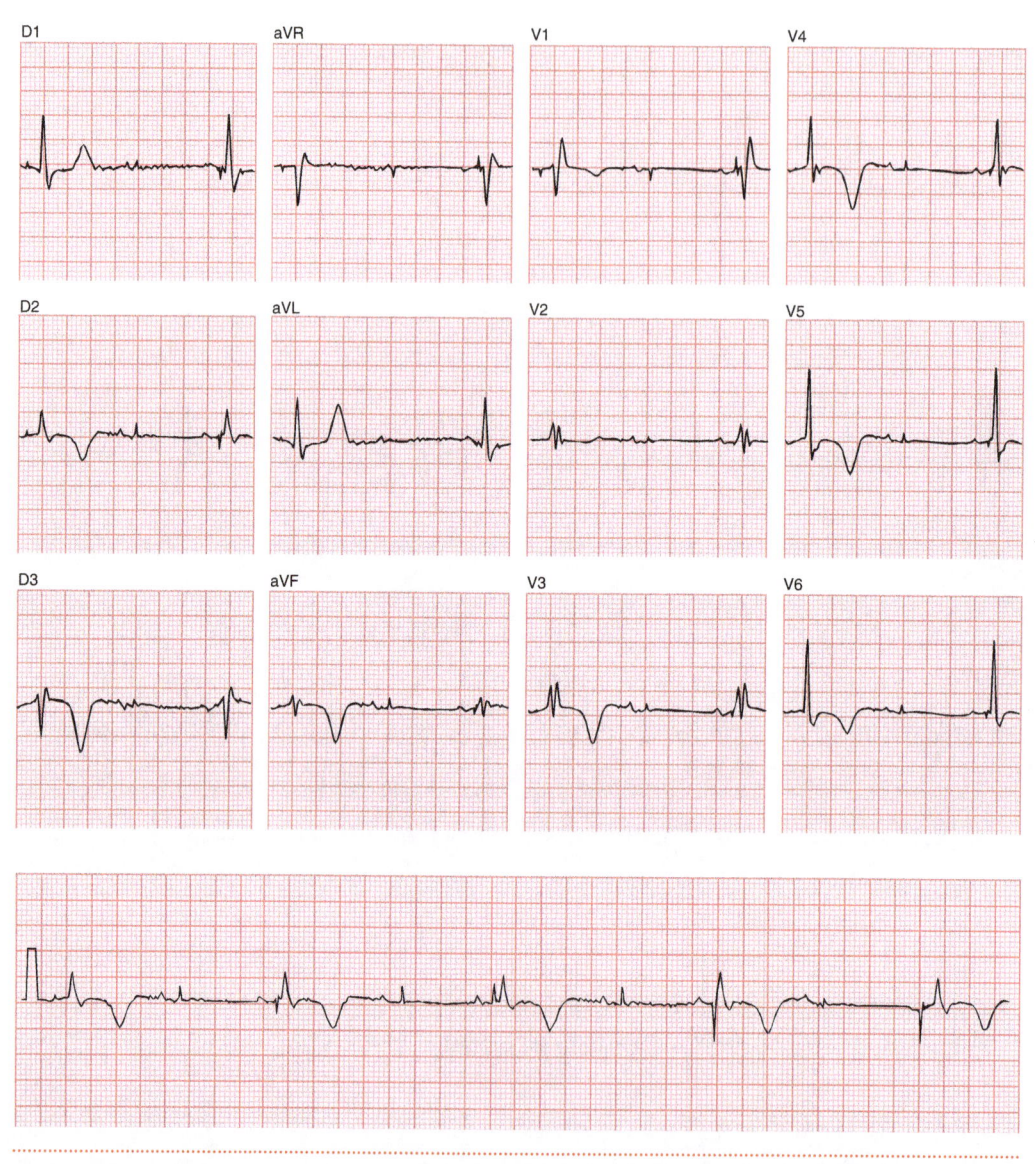

ECG 20.4. Marcapasso com falha de comando ventricular. Presença de espículas ventriculares que não são capazes de provocar a despolarização dos ventrículos (ausência de complexos QRS).

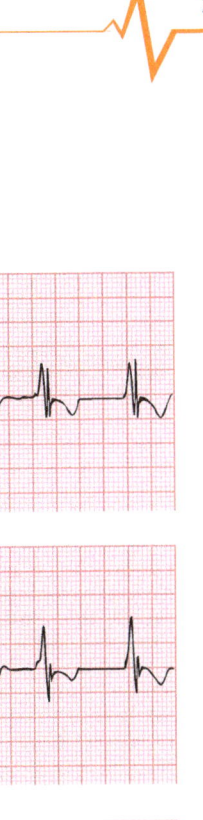

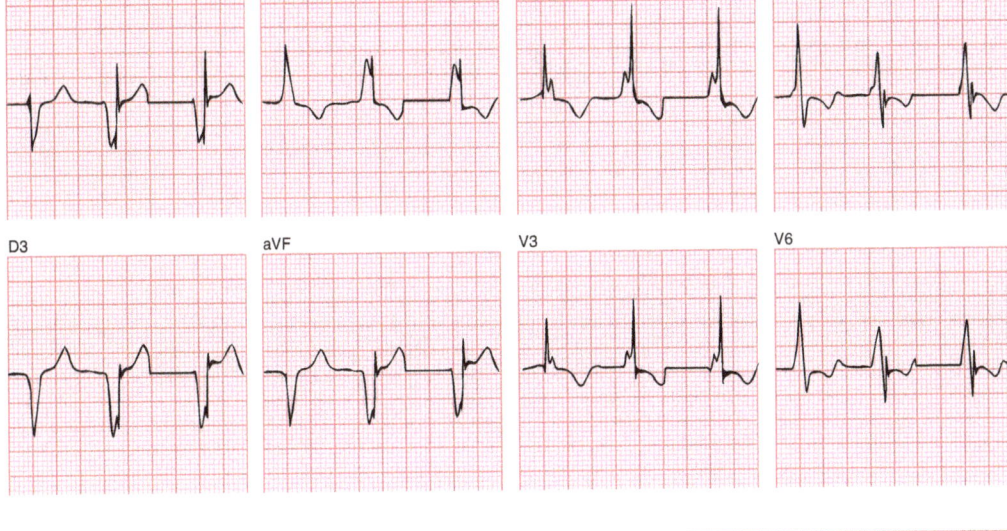

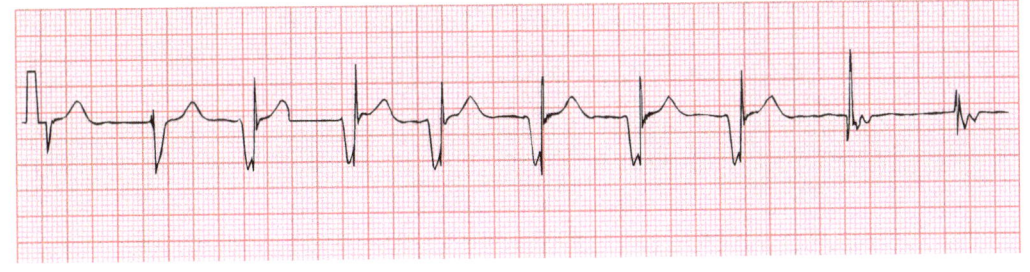

ECG 20.5. Marcapasso com falha de sensibilidade ventricular. Presença de complexos QRS não foram sentidos pelo marcapasso que produziu espículas dentro do QRS.

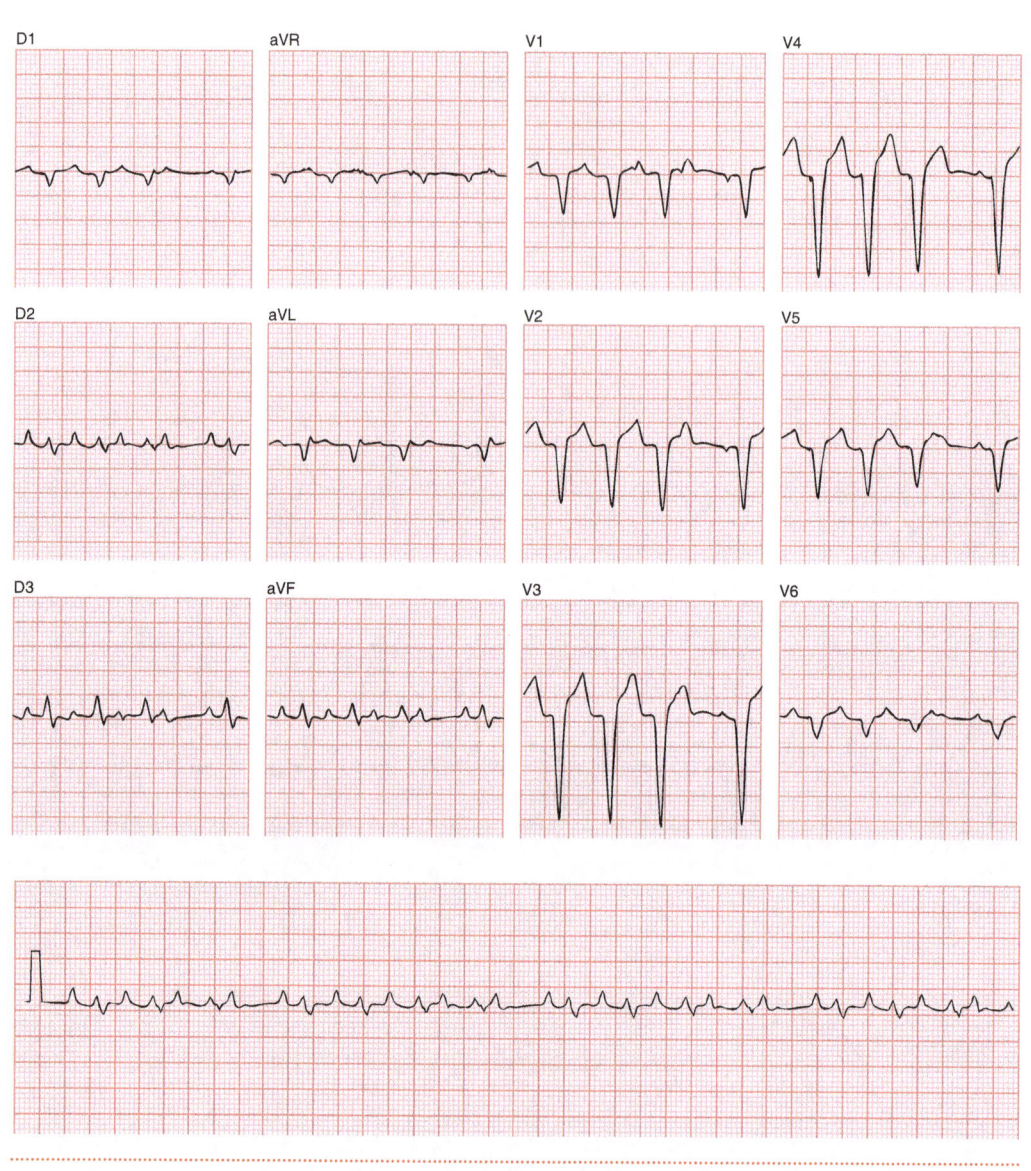

ECG 20.6. Taquicardia conduzida pelo marcapasso e Wenchbach eletrônico. Ritmo de taquicardia atrial em paciente portador de MP devido BAVT. O MP tenta sincronizar os eventos atriais com os ventrículos, produzindo uma espícula a cada onda P. Como a frequência atrial é superior a frequência máxima de estimulação programada, o MP retarda a estimulação ventricular provocando o aumento progressivo do intervalo PR até o momento em que vemos uma onda P que não é seguida de espícula (Wenckbach eletrônico).

ECG em Marcapasso

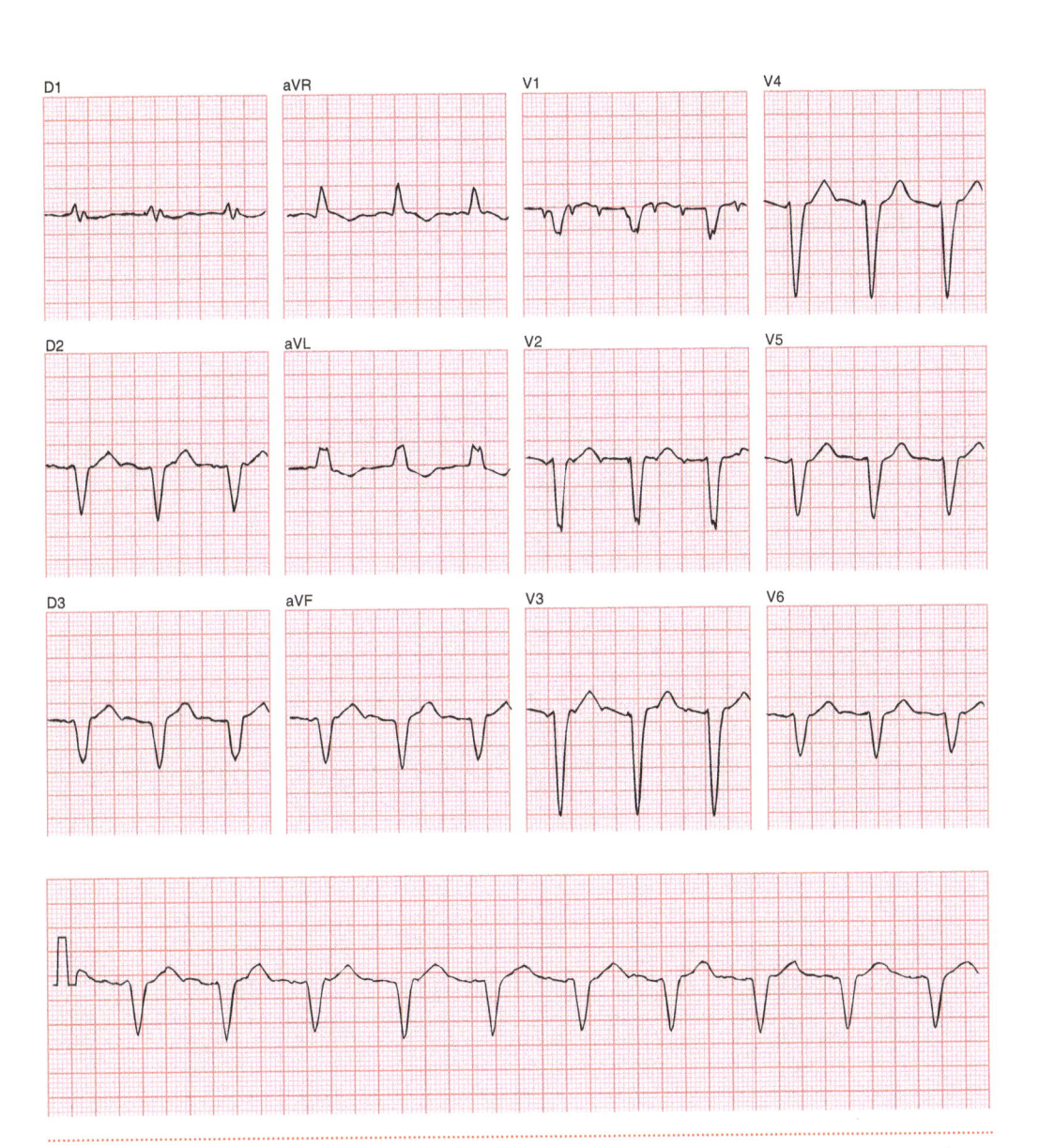

ECG 20.7. Taquicardia atrial e mudança automática do modo de funcionamento. O MP é capaz de perceber a frequência atrial elevada provocada pela TA e é capaz de mudar automaticamente seu modo de funcionamento para evitar a estimulação ventricular excessiva. Neste caso, ocorreu a mudança para o modo VVI e o MP deixou de seguir os átrios.

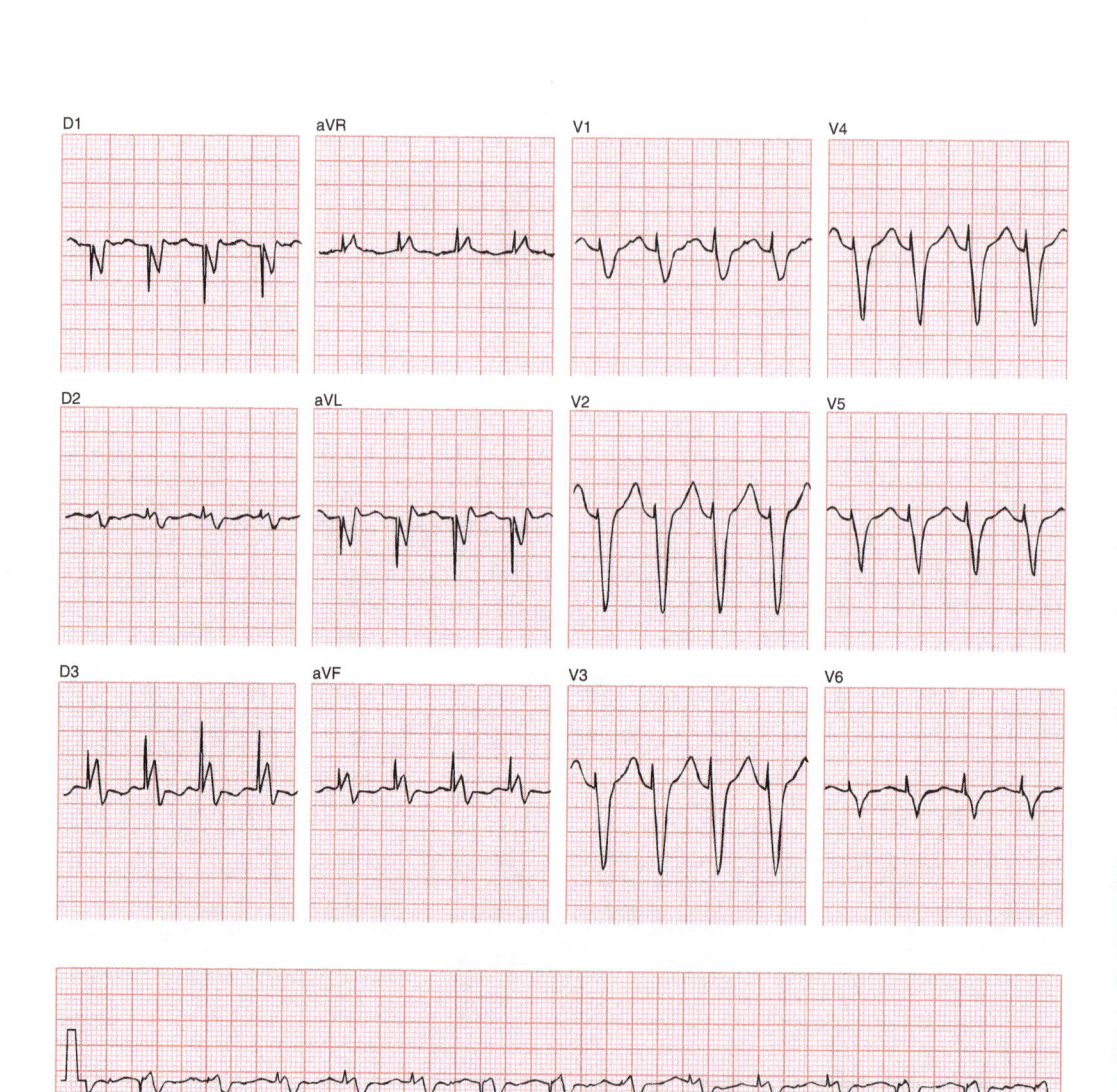

ECG 20.8. Taquicardia mediada pelo marcapasso. Ocorre em pacientes portadores de MP bicameral e com capacidade de condução retrógrada VA. É desencadeada por uma extrassístole ventricular que conduz retrogradamente para os átrios e é sentida pelo canal atrial que por sua vez desencadeia nova estimulação ventricular que irá gerar uma nova onda P retrógrada (visíveis em V1). Este looping estimula o ventrículo na frequência máxima programada e pode ser interrompido com o uso do imã.

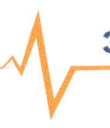

Referências Bibliográficas

1. 2013 ESC Guidelines on cardiac pacing and cardiac resynchronization therapy: The Task Force on cardiac pacing and resynchronization therapy of the European Society of Cardiology (ESC). Developed in collaboration with the European Heart Rhythm Association (EHRA). Eur Heart J. 2013;34(29):2281–329.
2. Sanches PCR, Moffa PJ. Eletrocardiograma - Normal e Patológico - Tranchesi. 1a ed. São Paulo: Roca; 2001. 936 p.
3. Alencar Neto JN de. Manual de ECG. 1a ed. Salvador: Sanar; 2019. 718 p.
4. Bayés de Luna A. Clinical Electrocardiography: A Textbook. 4a ed. Wiley-Blackwell; 2012. 553 p.
5. Zipes DP, Libby P, Bonow RO, Mann DL, et al. Braunwald's Heart Disease: A Textbook of Cardiovascular Medicine. 11th ed. Philadelphia: Elsevier; 2018. 2128 p.
6. Barold SS, Stroobandt RX, Sinnaeve AF. Cardiac Pacemakers and Resynchronization Therapy Step by Step: an Illustrated guide. 2ª ed. 2010. 480 p.
7. Ellenbogen KA, Wilkoff BL, Kay GN, Lau CP, Auricchio A. Clinical Cardiac Pacing, Defibrillation, and Resynchronization Therapy. 5ª ed. 2017. 1248 p.
8. Bernstein AD, Camm AJ, Fletcher RD, Gold RD, et al. The NASPE/BPEG generic pacemaker code for antibradyarrhythmia and adaptive-rate pacing and antitachyarrhythmia devices. Pacing Clin Electrophysiol. 1987;10(4 Pt 1):794–9.
9. Bernstein AD, Daubert J-C, Fletcher RD, Hayes DL et al. The revised NASPE/BPEG generic code for antibradycardia, adaptive-rate, and multisite pacing. North American Society of Pacing and Electrophysiology/British Pacing and Electrophysiology Group. Pacing Clin Electrophysiol. 2002;25(2):260–4.
10. Gillis AM, Russo AM, Ellenbogen KA, Swerdlow CD et al. HRS/ACCF Expert Consensus Statement on Pacemaker Device and Mode Selection. Heart Rhythm. 2012;9(8):1344–65.
11. Locati ET, Bagliani G, Testoni A, Lunati M et al. Role of Surface Electrocardiograms in Patients with Cardiac Implantable Electronic Devices. Card Electrophysiol Clin. Elsevier Inc. 2018;10(2):233-55.
12. Harper RJ, Brady WJ, Perron AD, Mangrum M. The paced electrocardiogram: Issues for the emergency physician. The American Journal of Emergency Medicine. 2001;19(7):551–60.
13. Safavi-Naeini P, Saeed M. Pacemaker Troubleshooting: Common Clinical Scenarios. Texas Heart Institute Journal. 2016;43(5):415–8.
14. Sharma PS, Vijayaraman P, Ellenbogen KA. Permanent His bundle pacing: shaping the future of physiological ventricular pacing. Nat Rev Cardiol. 2020;17(1):22–36.
15. Arnold A, Whinnett ZI, Vijayaraman P. His-Purkinje Conduction System Pacing: State of the Art in 2020. Arrhythmia & Electrophysiology Review. 2020;9(3):136–45.
16. Upadhyay GA, Cherian T, Shatz DY, Beaser AD et al. Intracardiac Delineation of Septal Conduction in Left Bundle-Branch Block Patterns: Mechanistic Evidence of Left Intrahisian Block Circumvented by His Bundle Pacing. Circulation. 2019;139(16):1876–88.
17. Wu S, Su L, Vijayaraman P, Zheng R et al. Left Bundle Branch Pacing for Cardiac Resynchronization Therapy: Nonrandomized On-Treatment Comparison With His Bundle Pacing and Biventricular Pacing. Canadian Journal of Cardiology. 2020; 37(2):319-328.
18. Ip JE, Markowitz SM, Liu CF, Cheung JW, et al. Differentiating pacemaker-mediated tachycardia from tachycardia due to atrial tracking: Utility of V-A-A-V versus V-A-V response after postventricular atrial refractory period extension. Heart Rhythm. 2011;8(8):1185–91.
19. Sgarbossa EB, Pinski SL, Gates KB, Wagner GS, The GUSTO- Investigators. Early electrocardiographic diagnosis of acute myocardial infarction in the presence of

ventricular paced rhythm. The American Journal of Cardiology. 1996;77(5):423–4.
20. Brandt RR, Hammill SC, Higano ST. Electrocardiographic Diagnosis of Acute Myocardial Infarction During Ventricular Pacing. Circulation. 1998;97(22):2274–5.
21. Barold SS, Herweg B, Curtis AB. Electrocardiographic Diagnosis of Myocardial Infarction and Ischemia during Cardiac Pacing. Cardiology Clinics. 2006;24(3):387–99.
22. Maloy KR, Bhat R, Davis J, Reed K, et al. Sgarbossa Criteria are Highly Specific for Acute Myocardial Infarction with Pacemakers. West J Emerg Med. 2010; 11(4):354–7.
23. Shvilkin A, Ho KKL, Rosen MR, Josephson ME. T-Vector direction differentiates postpacing from ischemic T-wave inversion in precordial leads. Circulation. 2005; 111:969–74.
24. Frommeyer G, Bogossian H, Pechlivanidou E, Conzen P, et al. Applicability of a Novel Formula (Bogossian formula) for Evaluation of the QT-Interval in Heart Failure and Left Bundle Branch Block Due to Right Ventricular Pacing: QT-Interval in Patients with Bundle Branch Block and Heart Failure. Pacing and Clinical Electrophysiology. 2017;40(4):409–16.
25. Bogossian H, Frommeyer G, Ninios I, Hasan F et al. New formula for evaluation of the QT interval in patients with left bundle branch block. Heart Rhythm. 2014;11(12):2273–7.
26. Tang JKK, Bennett MT, Rabkin SW. Assessment of QT interval in ventricular paced rhythm: Derivation of a novel formula. Journal of Electrocardiology. 2019; 57:55–62.
27. Rabkin SW, Szefer E, Thompson DJS. A New QT Interval Correction Formulae to Adjust for Increases in Heart Rate. JACC: Clinical Electrophysiology. 2017;3(7): 756–66.
28. Lee JM, Janardhan AH, Kang K-W, Joung B et al. Paced QT interval is a better predictor of mortality than the intrinsic QT interval: Long-term follow-up study. Heart Rhythm. 2014;11(7):1184–9.
29. Fazelifar A, Jorfi F, Haghjoo M. Electrocardiographic patterns in biventricular pacing delivered by second-generation cardiac resynchronization devices. Indian Pacing and Electrophysiology Journal. 2018;18(1):13–9.
30. Barold SS, Herweg B. Usefulness of the 12-lead electrocardiogram in the follow-up of patients with cardiac resynchronization devices. Part I. Cardiol J. 2011;18(5):476–86.
31. Barold SS, Herweg B. Usefulness of the 12-lead electrocardiogram in the follow-up of patients with cardiac resynchronization devices. Part II. Cardiol J. 2011;18(6):610–24.

21

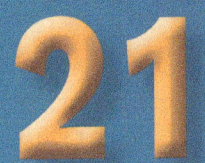

Raquel Silva Brito da Luz
Matheus Kiszka Scheffer
José Nunes de Alencar Neto

Artefatos e Problemas Técnicos

INTRODUÇÃO

Artefatos são anormalidades no ECG externas as produzidas pelo estímulo elétrico cardíaco. Elas podem ser relacionadas ao paciente ou à técnica. Sempre ao iniciar a análise de um ECG, deve-se verificar as condições nas quais ele foi realizado: configuração (N, 25mm/s, com filtro adequado), preparação da pele e posicionamento correto dos eletrodos.

FILTROS

Os eletrocardiógrafos são capazes de registrar sinal em uma ampla faixa de frequência, assim, além de registrar atividade elétrica cardíaca, podem detectar e registrar outros sinais, como miopotenciais, ruído de contato, movimentos respiratórios, etc. Por esta razão os aparelhos possuem filtros. A frequência dos componentes do ECG e dos artefatos e ruídos podem ser vistas nas **Tabelas 21.1 e 21.2**.

Os aparelhos eletrocardiográficos modernos registram frequências de 0,5 a 150 Hz ou mais. Apesar da frequência máxima do QRS ser 50 Hz, essa programação permite identificar ondas de alta frequência com importância clínica, como onda épsilon.

Tabela 21.1. Frequências em Hz dos componentes do ECG

FC	0,67 – 5 Hz (40 a 300 bpm)
Onda P	0,67 – 5 Hz
Complexo QRS	10 – 50 Hz
Onda T	1 – 7 Hz
Potenciais de alta frequência	100 – 500 Hz

Tabela 21.2. Frequências em Hz dos artefatos e ruídos no ECG

Muscular	5 – 50 Hz
Respiratório	0,12 – 0,5 Hz
Rede elétrica	60 Hz
Campos magnéticos	> 10 Hz

Low-pass Filters

- Atenua artefatos de alta frequência, como artefatos musculares e interferência externa, porém com alteração de componentes de alta frequência do impulso elétrico do QRS, reduzindo a amplitude das ondas R e eliminando a onda épsilon
- A sua configuração em 40Hz, por exemplo, exclui frequências acima desse valor

High-pass Filters

- Reduz os ruídos de baixa frequência, como a oscilação da linha de base devido a respiração e movimentação
- Atualmente, os aparelhos modernos podem ser configurados de 0,05 – 0,67 Hz
- Quando > 0,5 Hz podem resultar em distorção significativa do segmento ST, componente de baixa frequência, especialmente em V1 e V2, simulando isquemia e/ou padrão de Brugada

Notch Filter

- Filtro que exclui frequência de 59 – 61Hz para rejeitar sinal da rede elétrica (60Hz)

ARTEFATOS

Eletrodo Solto

- Maior fonte de interferência
- Eletrodo mal aderido à pele

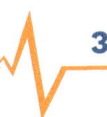

Linha de Base Oscilante

- Pode ser secundária a movimentação do tórax do paciente ou ambiente, como em ambulância
- Esse achado inviabiliza análise adequada do ECG, em especial do segmento ST

Tremor na Linha de Base

- Tremor da musculatura peitoral ou de membros ocorrem em frequência de onda de 5 a 50 Hz, dessa forma podem não ser neutralizados pelos filtros
- Podem produzir ondas na linha de base que simulam ritmo de FA ou FLA ou até mesmo TV
- Se medidas de conforto para o paciente não resolverem a interferência, o filtro de alta frequência (*low-pass filters*) pode ser reduzido para 40 Hz

Artefato Eletromagnético

- Artefatos de alta frequência causados por rede elétrica, aparelhos eletrônicos, como celulares, e/ou aterramento da rede do aparelho ou de aparelhos próximos
- Para resolução do problema, verificar aterramento das redes, desligar e desconectar da tomada aparelhos próximos ou configurar o *low-pass filter* para 40 Hz
- Quanto a interferência é causada por aparelhos eletrônicos, o ideal é manter uma distância de pelo menos um metro para reduzir interferências

Artefato de Equipamentos Médicos

- Neuroestimulador elétrico transcutâneo e estimulador nervoso periférico causam artefatos de alta frequência que podem simular espículas de marcapasso
- Máquinas de hemodiálise podem produzir artefato que simulam ondas F

Artefatos de Pulsação Arterial

- Posicionamento de um eletrodo de membro sobre uma artéria, pode causar distorções em ondas T devido a interferência causada pela pulsação
- Mais bem visto em derivações do plano frontal, mas também podem estar presentes em derivações precordiais uma vez que essas derivações são construídas a partir do terminal central de Wilson

TROCA DE ELETRODOS

Trocas de eletrodos dos membros são comuns e podem ocorrer com uma variedade de combinações diferentes. Alguns sinais podem ajudar na sua identificação. Eles são descritos a seguir e resumidos na Tabela 21.3.

Troca de Eletrodo de Membros Superiores

- É a troca mais comum na prática
- Onda P e complexo QRS negativos em D1 e positivos em aVR

Box 21.1
Diferenciação entre Dextrocardia e troca de eletrodos dos membros

Na dextrocardia, além de ondas P e complexos QRS negativos em D1 e aVL e positivos em aVR, que também ocorrem na troca de eletrodo dos membros superiores, há redução da amplitude do QRS de V1 a V6.

Tabela 21.3. Alterações eletrocardiográficas encontradas nas trocas de eletrodos	
Troca entre os membros superiores	• **D1 com ondas negativas** • Troca entre D2 e D3 • Troca entre aVR e aVL
Troca entre braço esquerdo e perna esquerda	• **Troca entre D1 e D2** • Inversão da polaridade de D3 • Troca entre aVL e aVF
Troca em braço direito e perna esquerda	• **Troca entre D1 e D3 e inversão de suas polaridades** • **Inversão da polaridade de D2** • Troca entre aVR e aVF
Troca entre braço direito e perna direita	• **D2 isoelétrico** • D1 e D3 em imagem espelho • D1 e aVL idênticas • Onda P invertida em D1
Troca entre braço esquerdo e perna direita	• **D3 isoelétrico** • D1 e D2 idênticas • aVL e aVF idênticas
Troca entre os membros superiores e inferiores	• **D1 isoelétrico** • D2, D3 e aVF idênticas • aVR e aVL idênticas

Troca de Eletrodo do Braço Esquerdo e Perna Esquerda

- Onda P em D1 mais ampla do que em D2 (sinal de Abdollah) – D1 se transforma em D2
- Inversão da polaridade de D3

Troca de Eletrodo do Braço Direito e Perna Esquerda

- Onda P negativa em D1, D2 e D3 - D1 se transforma em D3 negativo, D2 em D2 negativo e D3 em D1 negativo
- Onda P positiva em aVR
- Complexos QRS negativos na parede inferior
- Simula ritmo atrial ectópico e área inativa inferior

Troca de Eletrodo da Perna Direita pelo Braço Direito ou Esquerdo

- Por ser o eletrodo terra, a troca deste desfaz o triângulo de Einthoven e produz uma derivação com pseudo-assistolia - linha isoelétrica em D2 (braço direito), D3 (braço esquerdo)

Troca de Eletrodo dos Membros Superiores pelos Inferiores

- Linha isoelétrica em D1
- Derivações D2, D3 e aVF idênticas
- Derivações aVR e aVL idênticas

Mau Posicionamento de Eletrodos Precordiais

- A troca de eletrodos precordiais provoca alterações da progressão normal da onda R de V1 a V6
- Quando os eletrodos de V1 e V2 são posicionados acima do 4º EIC, produz uma onda P negativa ou *plus--minus* com predomínio do componente negativo, visto que estão superiores aos átrios, e um padrão de rSr'. A situação em que o posicionamento de eletrodos de V1 e V2 no 2º EIC deve ocorrer é para sensibilizar o exame para detectar um padrão de Brugada
- Não se sabe ao certo as variações no ECG e implicações da interpretação clínica do posicionamento de eletrodos sob ou sobre as mamas em mulheres, contudo, o recomendado é sob as mamas

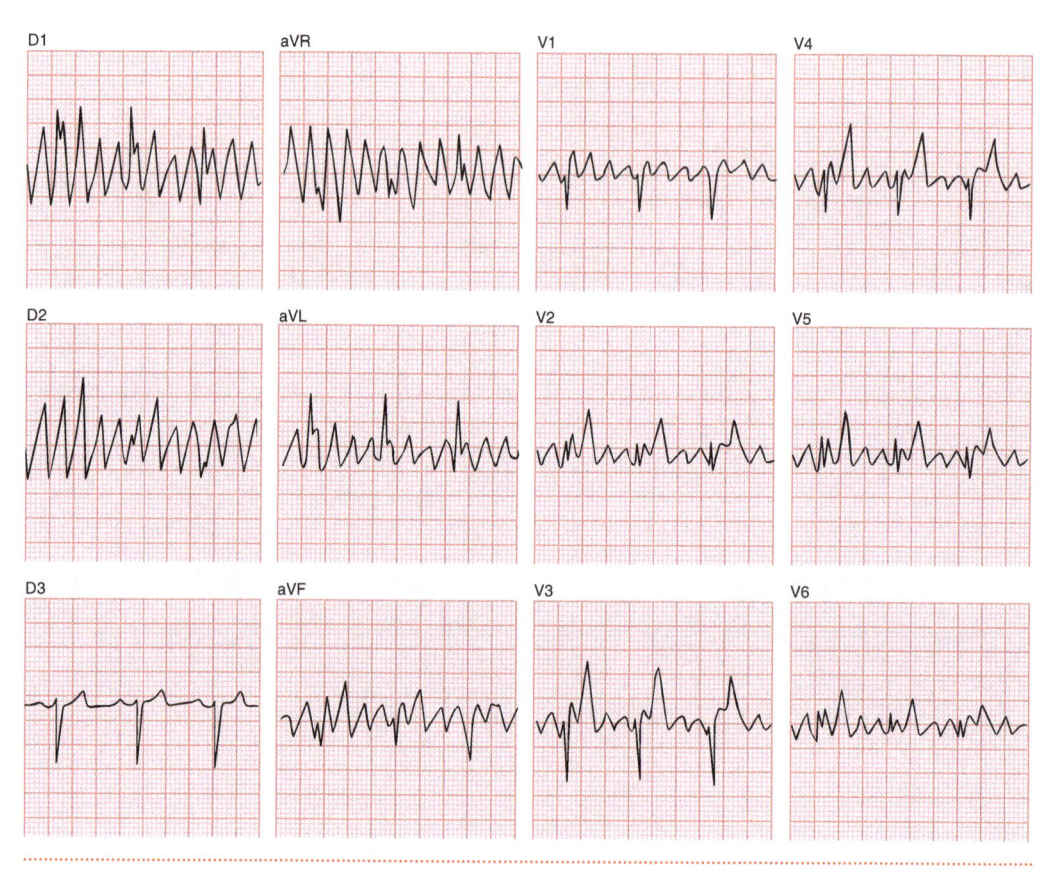

ECG 21.1. Tremor na linha de base. Paciente de 91 anos apresentando tremores intensos durante a aquisição do ECG.

Artefatos e Problemas Técnicos

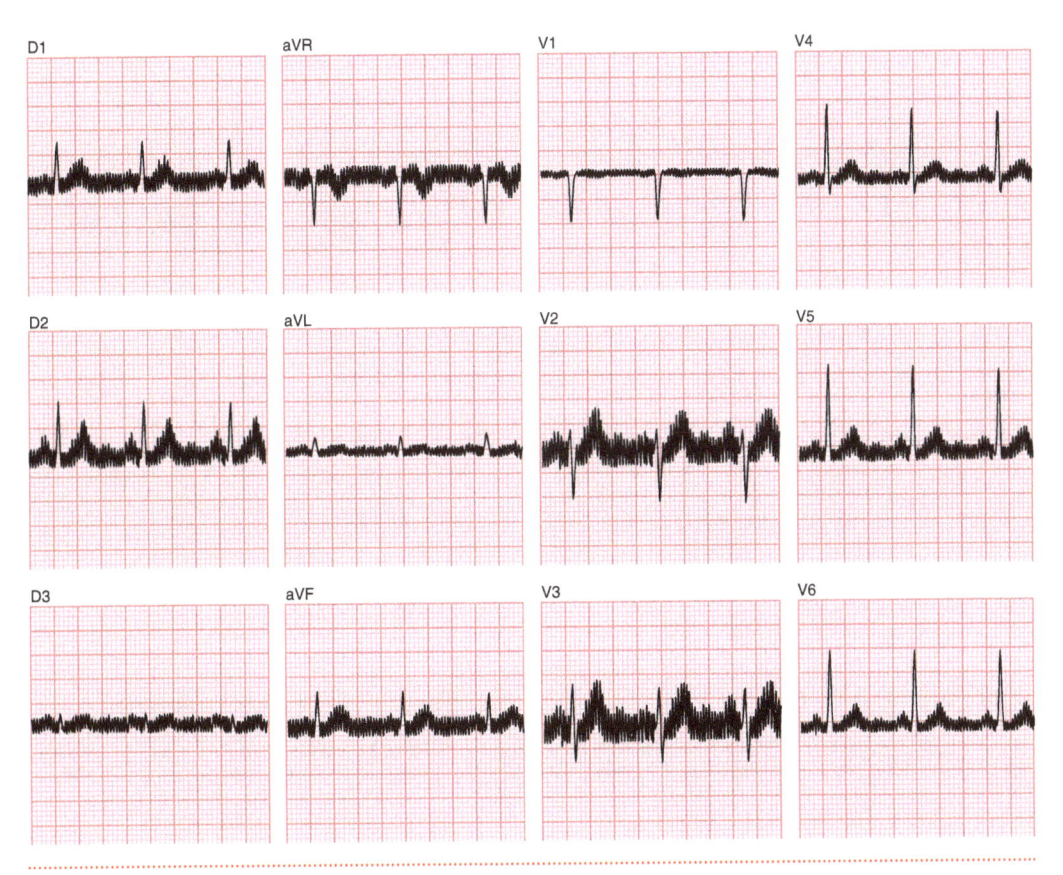

ECG 21.2. Artefato eletromagnético. Artefatos de alta frequência causados por rede elétrica.

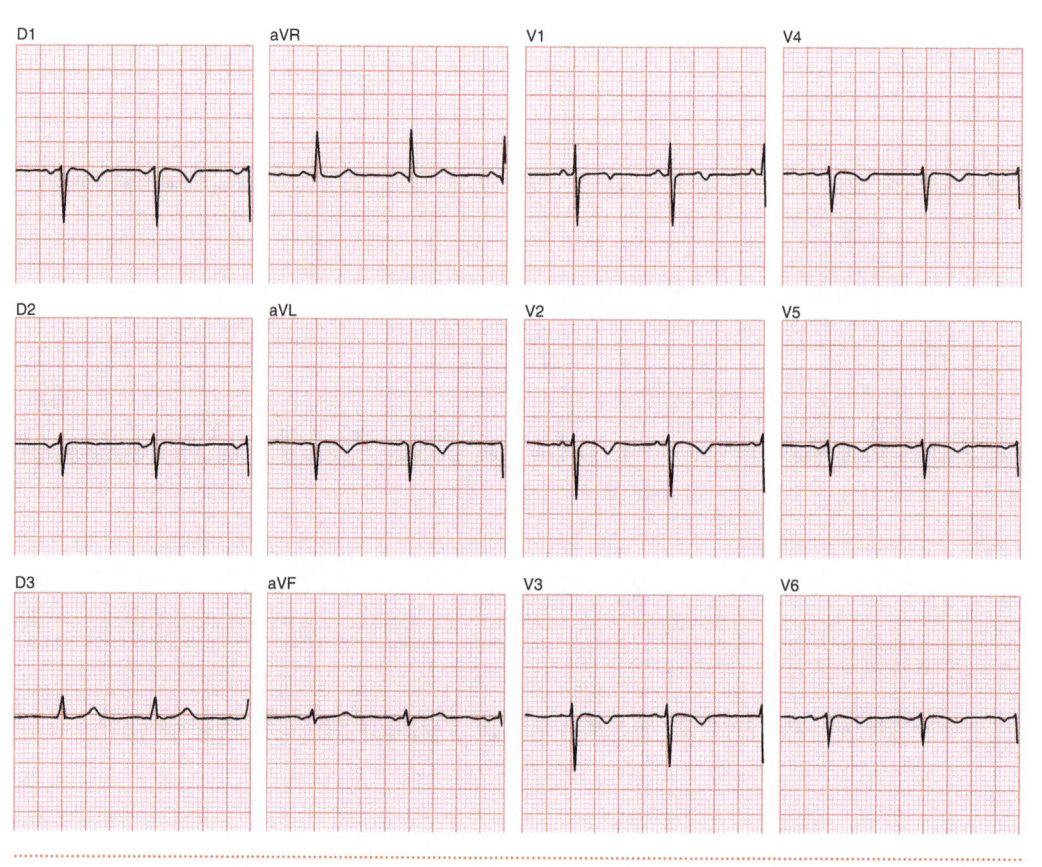

ECG 21.3. Dextrocardia. A Dextrocardia é um diagnóstico diferencial com a troca de eletrodo dos membros superiores. Na dextrocardia, além de ondas P e complexos QRS negativos em D1 e aVL e positivos em aVR, observamos há redução da amplitude do QRS de V1 a V6.

Artefatos e Problemas Técnicos

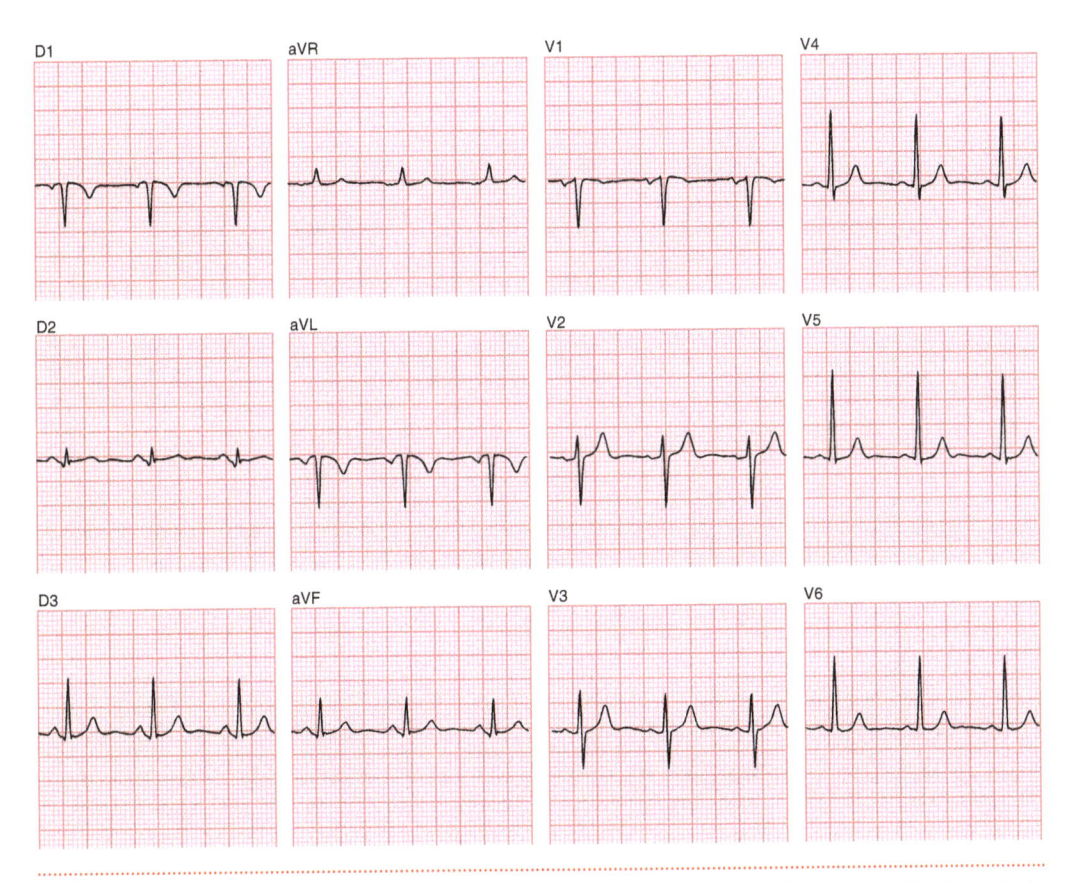

ECG 21.4. Troca de eletrodos dos membros superiores. O maior sinal é a inversão de polaridade de D1. Além disso, haverá troca entre as derivações D2 e D3, bem como entre aVR e aVL. Para diferenciar de Dextrocardia, as derivações V1 a V6 devem estar normais.

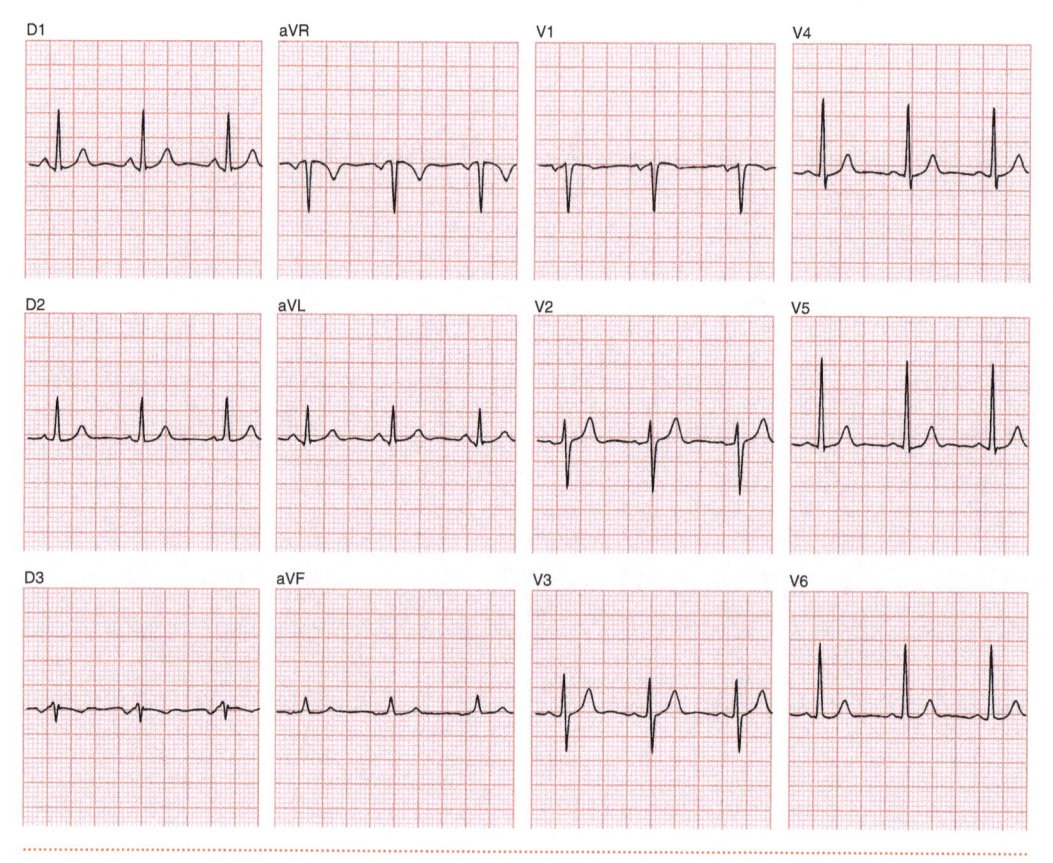

ECG 21.5. Troca de eletrodo do braço esquerdo pela perna esquerda. Há troca entre D1 e D2, tornando a onda P em D1 > D2 (sinal de Abdollah), bem como troca entre aVL e aVF e inversão de polaridade de D3.

Artefatos e Problemas Técnicos

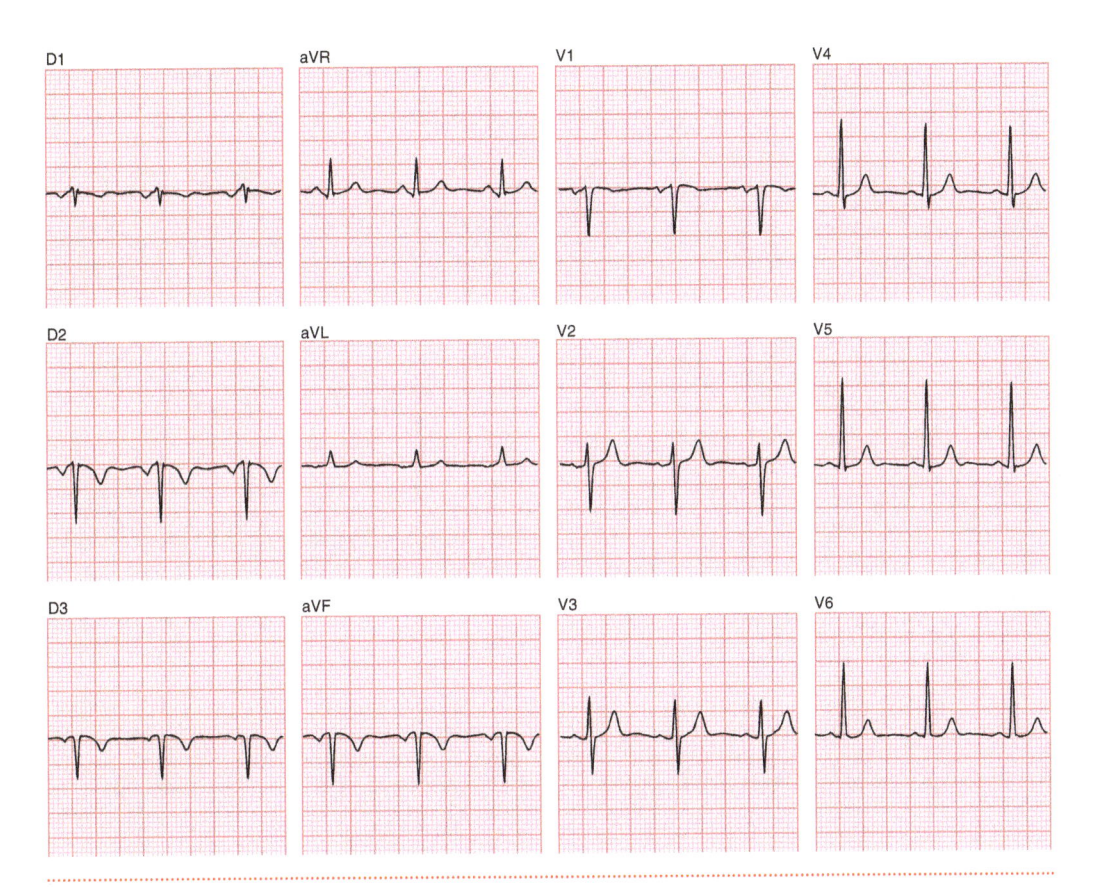

ECG 21.6. Troca de eletrodo do braço direito pela perna esquerda. Há troca entre D1 e D3 e inversão de suas polaridades, além da inversão de polaridade de D2. Além disso, aVR e aVF estão trocadas.

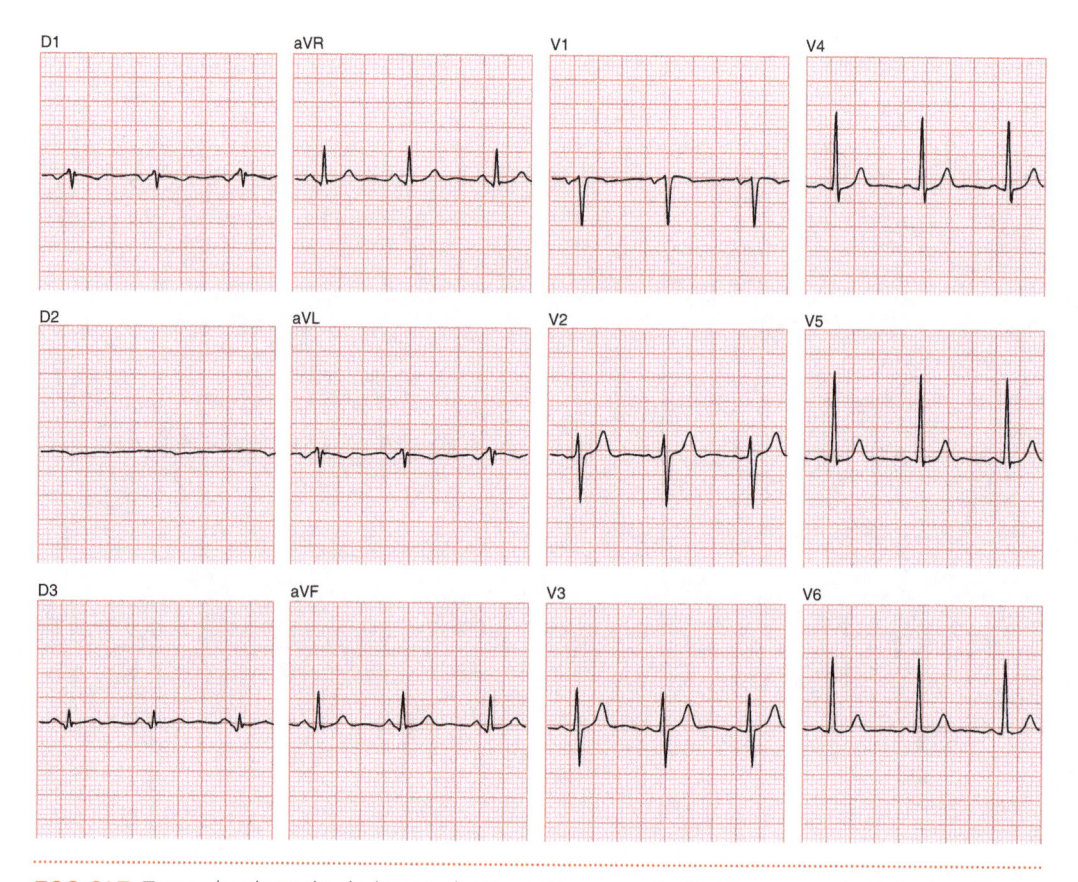

ECG 21.7. Troca de eletrodo do braço direito pela perna direito. Presença de linha isoelétrica em D2. As derivações D1 e D3 são imagens em espelho e D1 e aVL são idênticas.

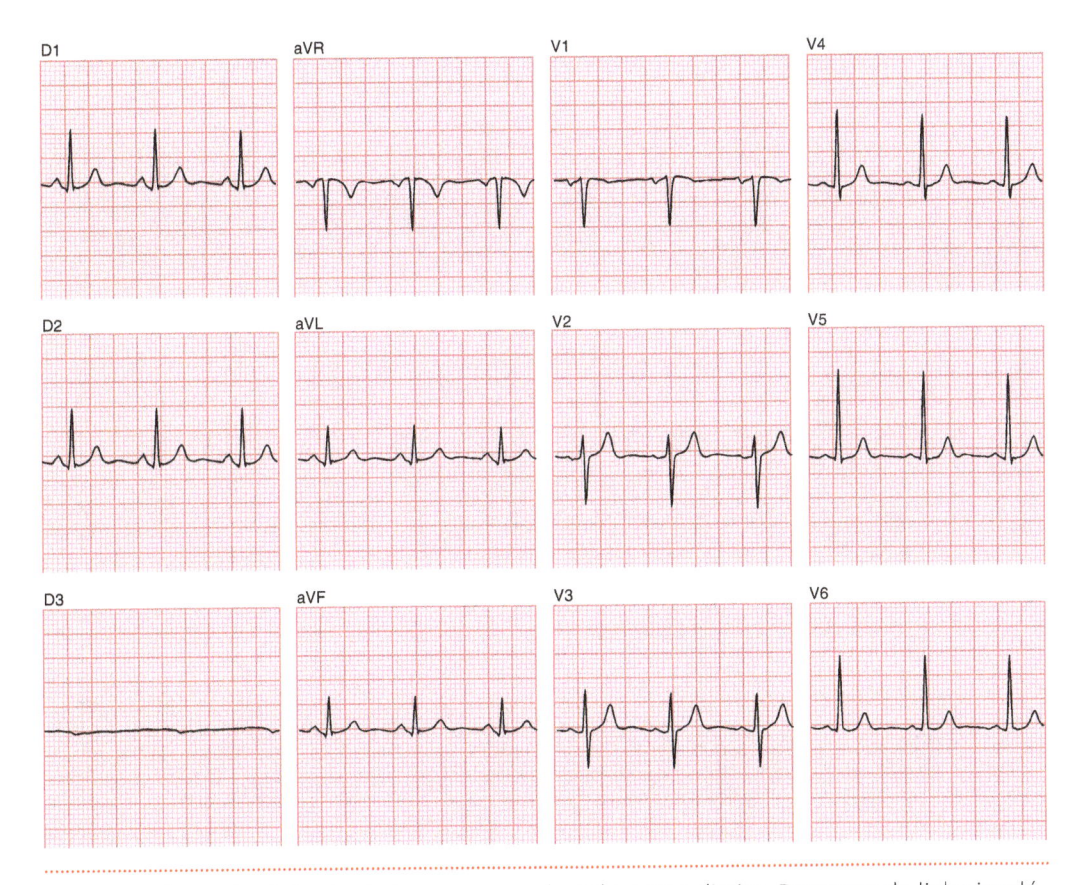

Artefatos e Problemas Técnicos

ECG 21.8. Troca de eletrodo do braço esquerdo pela perna direita. Presença de linha isoelétrica em D3. As derivações D1 e D2 são idênticas, bem como aVL e aVF.

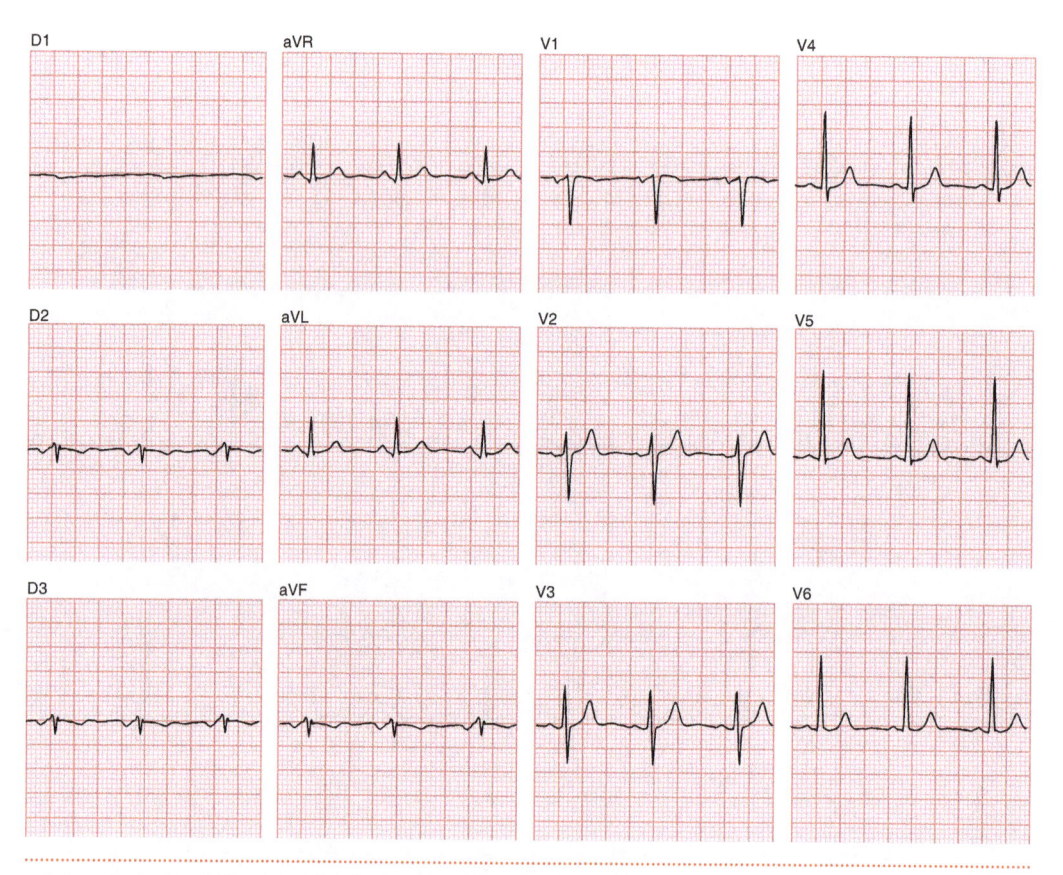

ECG 21.9. Troca de eletrodo dos braços pelas pernas. Presença de linha isoelétrica em D1. As derivações inferiores são idênticas, bem como aVR e aVL.

Artefatos e Problemas Técnicos

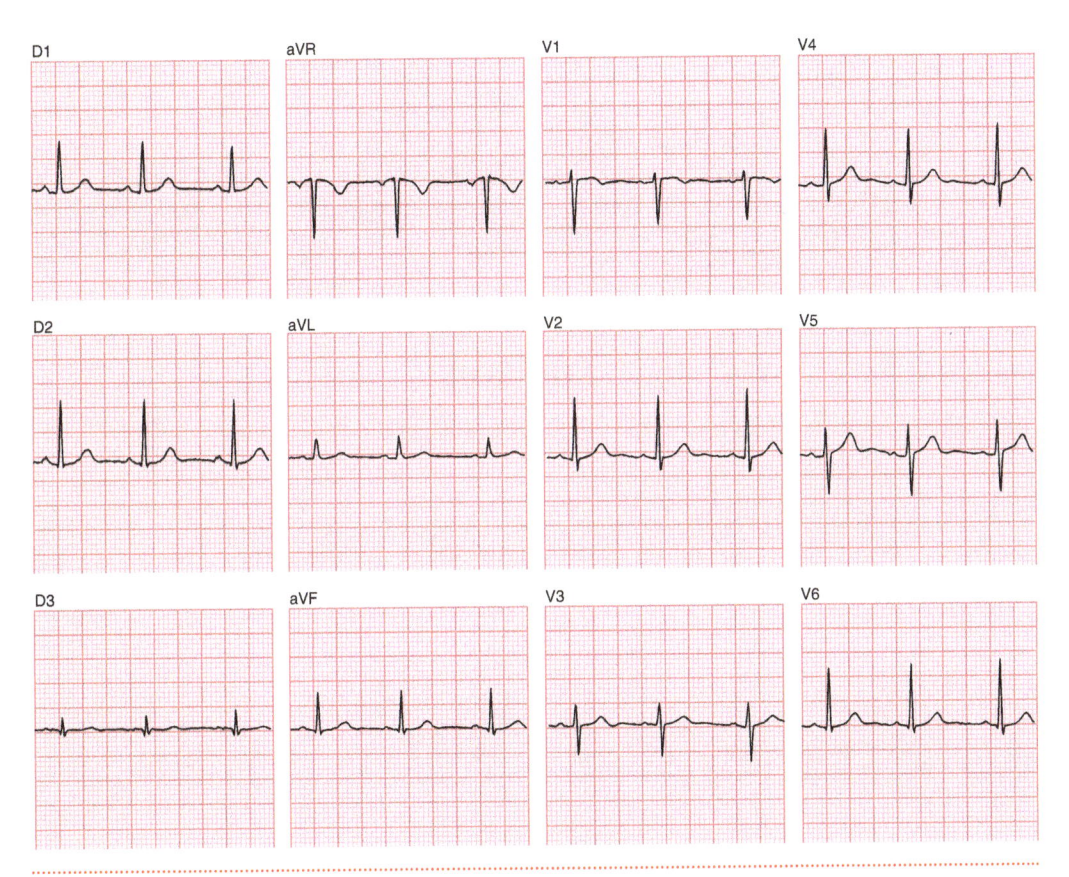

ECG 21.10. Mau posicionamento de eletrodos precordiais. Neste exemplo notamos a perda da progressão da onda R nas precordiais provocada pela troca de eletrodos entre V2 e V5. Notar que a onda R aumenta de amplitude de V1 para V2 e volta a reduzir em V3.

Referências Bibliográficas

1. Alencar Neto JN de. Manual de ECG. 1a ed. Salvador: Sanar; 2019. 718 p.
2. Buendía-Fuentes F, Arnau-Vives MA, Arnau-Vives A, Jiménez-Jiménez Y, et al. High-Bandpass Filters in Electrocardiography: Source of Error in the Interpretation of the ST Segment. ISRN Cardiol. 2012;2012:1–10.
3. Burri H, Sunthorn H, Shah D. Simulation of anteroseptal myocardial infarction by electrocardiographic filters. J Electrocardiol. 2006;39(3):253–8.
4. García-Niebla J, Serra-Autonell G, Bayés de Luna A. Brugada Syndrome Electrocardiographic Pattern as a Result of Improper Application of a High Pass Filter. Am J Cardiol. 2012;110(2):318–20.
5. Surawicz B, Knilans TK. Chou's Electrocardiography in Clinical Practice. 6a ed. Philadelphia: Elsevier; 2008.
6. Pastore CA, Pinho JA, Pinho C, Samesima N, et al. III Diretrizes da Sociedade Brasileira de Cardiologia sobre análise e emissão de laudos eletrocardiográficos. Arq Bras Cardiol. 2016;106(4 Supl.1):1–23.
7. Mond HG, Garcia J, Visagathilagar T. Twisted Leads: The Footprints of Malpositioned Electrocardiographic Leads. Hear Lung Circ. 2016;25(1):61–7.
8. Batchvarov VN, Malik M, Camm AJ. Incorrect electrode cable connection during electrocardiographic recording. Europace. 2007;9(11):1081–90.

Índice Remissivo

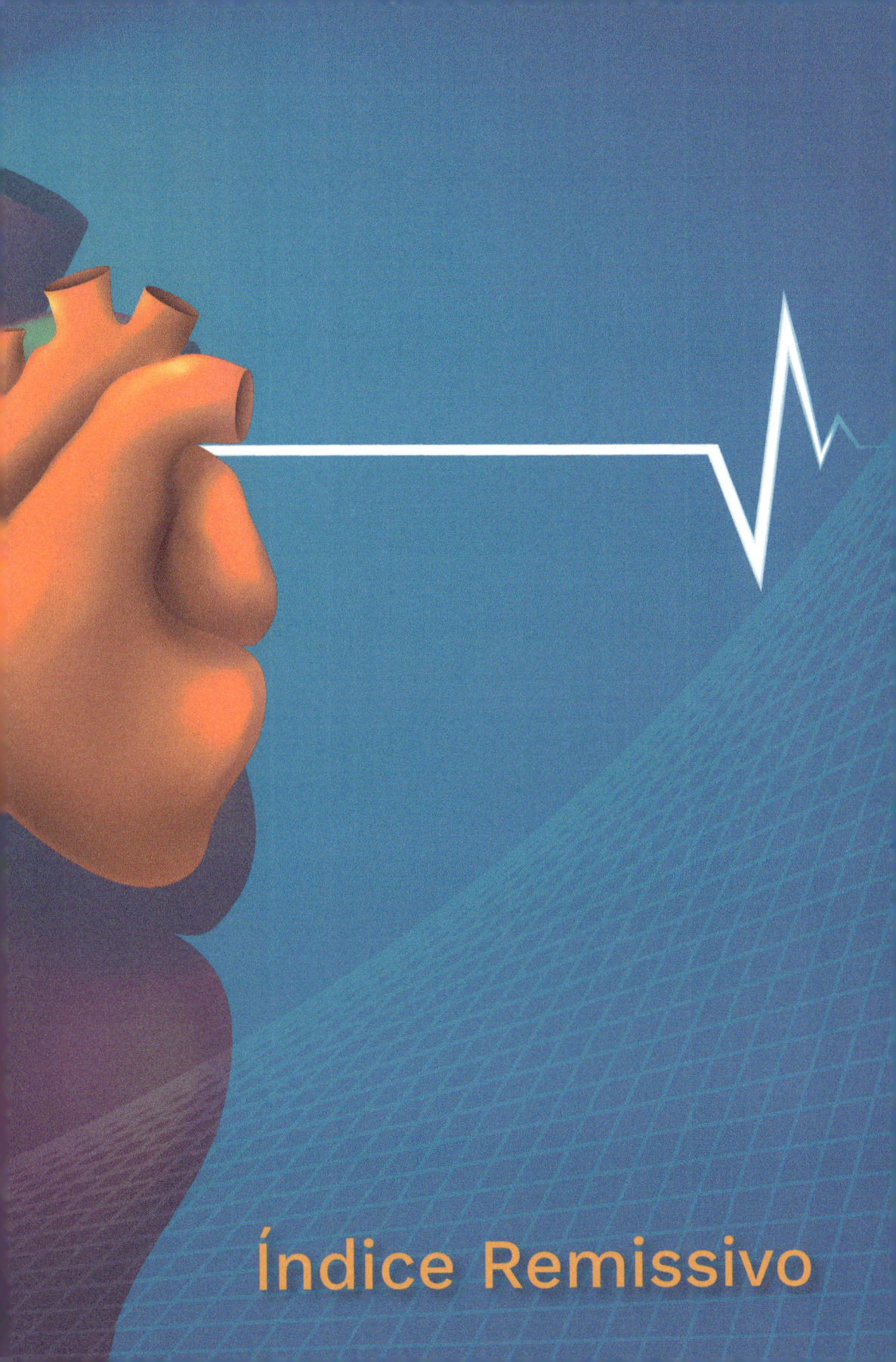

Obs.: números em *itálico* indicam figuras: números em **negrito** indicam quadros e tabelas.

A

Aberrância de condução, alterações sugestivas de TSV com, **243**
Achados eletrocardiográficos
  compatíveis com BDAS e BDPI no plano frontal, *105*
  compatíveis com bloqueio de ramo esquerdo avançado, *90*
  compatíveis com SVE e SVD no plano horizontal, *72*
  de alto risco, 142, **143**
  de pré-excitação ventricular, 271
  limítrofes em atletas, **29**
  na SQTC, **297**
  na TVPC, **306**
    normais em atletas, **29**
    sugestivos de sobrecargas ventriculares direitas e esquerdas em pediatria, **42**
    sugestivos de taquicardia ventricular, 240
Algoritmo
  acurácia na localização das vias acessórias, **276**
  de Arruda, 275
  de Barcelona, 141, **142**
  de Brugada, **243**
  de Chiang, 275
  de D'Ávila, 276
  de Griffith, **244**
  de Milstein, 274
  de Pava, **245**
  de Santos D12V16, 245
  de Taguchi, 277
  de Vereckei – aVR, 244
  limitações dos, **274**
  para determinar a localização da via acessória
    baseado na morfologia da onda P retrógrada durante a TRAV ortodrômica, 279
Alterações
  eleterocardiográficas
    na doença de Chagas, 321
    encontradas nas trocas de eletrodos, **386**
    na cardiomiopatia hipertrófica, 322
  medicamentosas
    amiodarona, 334
    digitálicos, 334
  recíprocas, 137
Amiodarona, 334
  efeitos da, ECG, *347*
Anel
  mitral, *273*
  tricuspídeo, *273*
Ângulo
  β, *299*
  de Chevallier, *299*
Anormalidades atriais, 52
  bloqueio interatrial, 56
  sobrecarga biatrial, 55
  sobrecarga atrial direita, 53
  sobrecarga atrial esquerda, 454
Antitachycardia pacing, 370
Área inativa
  ateroapical, ECG, *157*
  inferolateral, ECG, *158*, *159*
Arritmia(s), 322
  durante o esforço
    bradiarritmias, 354
    pré-excitação ventricular, 354
    taquiarritmias, 353
  localizadas nas vias de saída ventricular
    desenho esquemático para o entendimento da morfologia eletrocardiográfica das, *194*
  malignas, risco de, 305
  por reentrada AV, 278
  pré-excitadas, 279
  risco de morte súbita em, **280**
  sinusal, **19**
  sinusal fásica, *40*
  ventriculares, 353
Artefato(s), 383, 384
  de alta frequência causados por rede elétrica, *389*
  de equipamentos médicos, 385
  de pulsação arterial, 385
  eletrodo solto, 384

eletromagnético, 385
  ECG, *389*
linha de base oscilante, 385
tremor na linha de base, 385
Associações
  de bloqueios, critérios
    eletrocardiográficos para, **108**
  de BRD com BDAS, 113, *116*
  de BRD com BDAS e BDAM, *115*
  de BRD com BDPI, *114*
  e BRE com BDPI, *117*
Ativação
  atrial, 13, *13*
  ventricular, 13, *14*
Atividade elétrica rápida caótica e desorganizada, *260*
Atleta
  achados eletrocardiográficos limítrofes em, **29**
  achados eletrocardiográficos normais em, **29**
  coração de, 29
ATP, 370, 13
Auto mode switch, 367

B

Batimento(s), 171
  de escape atrial, 172
  de escape ventricular, 172
  de fusão e captura, **241**
  ectópico
    de origem atrial, *189*
    precoce, **190**, *191*
  prematuro, *190*
BAV
  causas de, **169**
  primeiro grau, *169*
  segundo grau Mobiz I, *169*
Bigeminismo
  atrial, ECG, *197*
  ventricular, *192*
    ECG, *206*
Blanking, 362
Bloqueio(s)
  associação de, 108
  atrioventricular
    2:1, **170**, *170*

ECG, *179*
avançado, **170**, *170*, 180
  ECG, *180*
de 1º grau, ECG, *176*
de 2º grau Mobitz I, ECG, *177*
de 2º grau Mobitz II, ECG, *178*
de 3ª grau ou total, ECG, *181*
de segundo grau, **169**
de terceiro grau, **170**
total, **170**
de condução interatriais, 52
de ramo
  áreas inativas na presença de, 145
  direito, 91
    avançado, ECG, *97*
    causas, **92**
    de primeiro grau, **93**
    de terceiro grau, **92**
    parcial, ECG, *98*
  esquerdo, 88, *89*
    avançado, ECG, *95*
    causas, *89*
    parcial, ECG, *96*
    de primeiro grau, **91**
    de terceiro grau, **91**
divisional(is), 103, *105*
  anteromedial, *112*
    critérios diagnósticos, **107**
    critérios eletrocardiográficos, **107**
  anterossuperior, 104, *110*
    critérios eletrocardiográficos de, **104**
    versus área eletricamente inativa na parede inferior, **106**
  das fibras médias, 107
  do ramo direito, 109
    critérios eletrocardiográficos de, **109**
  posteroinferior, 106, 111
    critérios eletrocardiográficos de, 196
  funcionais, 94
interatrial (is), 56
  critérios eletrocardiográficos de, **57**
  de 1º grau, ECG, *64*
mascarado, **93**
  ECG, *100*
sinoatrial, **167**
  de segundo grau tipo II, ECG, *174*

zonal(is), 109
  anterior, *118*
  posteroinferior do ramo direito, *119*
Bradiarritmias, 166, 354
Bradicardia sinusal, **166, 167**
  ECG, *173*
BRD criado a área inativa septal, ECG, *162*
BRE
  associado a área inativa septal, *162*
  criado a área inativa anterior, ECG, *161*
Brugada
  fenocópias de, **301**
  forma adquirida de, 301
  padrão típico, desmascarar um, 300
BSA
  de segundo grau tipo I, *167*
  de segundo grau tipo II, *167*
BSA (*v.tb.* Bloqueio sinoatrial)

C

Calmodulina, 306
Canalopatias, 292
Cardiomiopatia
  arritmogênica do ventrículo direito,
    ECG, *324*
  hipertrófica
    alterações eletrocardiográficas na, **322**
    forma septal , ECG, *327*
    forma septal assimétrica, ECG, *326*
  hipertrófica, *259*, 321
    alterações eletrocardiográficas na, **322**
  isquêmica, 258
    QRS fragmentado, *258*
Cardiopatia (s)
  adquiridas, 68
  arritmogênicas, 316
    do ventrículo direito, 316
      critperis eletrocardiográficos
        revisados da Task Force Criteria
          2010 para diagnóstico de, **317-318**
  estrutural, 257
Cardioversão elétrica, 258
Cardioversor desfibrilador implantável
  endocárdico bicameral duplo coil, *356*
CAVD onda épsilon, *259*
Cegamento, 362
Célula P, 12

Choque, 370
Cicatriz de pacientes com infarto, 257
Ciclo(s)
  temporal(is)
    básicos, 359
    temporais em marcapassos bicamerais
      no modo DDD, *362*
Código de cinco letras para
  marcapasso, **360**
Comando, limiar de, 358
Complexo
  com morfologia qR em V1 e V2, *162*
  QRS, 18, 24
    baixa voltagem do, ECG, *345*
    inversão da polaridade dos, *260*
    morfologias mais frequentes do, *25*
    polaridade do, *21*
    precedidos de onda P com morfologia
      sinusal, *220*
Concordância precordial positiva e
  negativa, *242*
Coração
  ativação elétrica do, 12
  de atleta, 29
    diagnóstico diferencial de CMH com, **323**
  estruturalmente normal, 256
  rotação horária do, *37*
  sistema de excito-condutor do, 12
Corrente de lesão, 136
Criança, eletrocardiograma normal em, 40
Critério (s)
  Brugada, para diferenciação entre TV e
    TSV pré-excitada, **245**
  Cornel, **69**
  de Bozzi, 70
  de Brugada, segundo passo dos, *243*
  de Gertsch, 70
  de Hoffmayer para diferenciação de TV
    idiopática de VSVD e CAVD, **320**
  de Pava, *245*
  de Romhilt-Estes, **70**
  de Sgarbossa, 141, **141**
  de Sgarbossa modificados, 141
  de Sgarbossa modificados por
    Smith, **141**, *141*
  de Vanderberg, 70
  de Verecki-aVR, *244*

eletrocardiográfico (s)
   da isquemia subendocárdica, **135**
   de áreas eletricamente inativas, **144**
   de BDAM, **107**
   de BDAS, **104**
   de BDPI, **106**
   de BIA, **57**
   de bloqueios divisionais do ramo direito, **109**
   de infarto do VD, **139**
   de lesão subendocárdica, **138**
   de reperfusão miocárdica, **142**
   de SAE, **55**
   de sobrecarga biventricular, **74**
   de SVD, **73**
   de SVE, **69**
   do PRP, **302**
   mais importantes de sobrecarga biatrial, **56**
   para associação de bloqueios, **108**
   sugestivos de SVD na presença de bloqueios ventriculares, **73**
   sugestivos de SVE na presença de bloqueios ventriculares, **70**
   Gubner-Underleiger, **69**
   para IAM com elevação do segmento ST, **137**
   Peguero-Lo Presti, **69**
   Sokolow-Lyon, **69**
   Sokolow-Lyon aVL, **69**
Critérios eletrocardiográficos do padrão de Brugada, **298**
Crosstalk, 364

D

Dente de serra, aspecto de, *214*
Derivação (ões)
   adicionais do plano horizontal, *9*
   de Fontaine, *9*
   de Lewis, *9*, *11*
   do plano frontal, *5*
   do plano horizontal V1 a V6, *8*
   e Fontaine, *11*
   eletrocardiográficas, *4*
   esofágicas, *9*
Derrame pericárdico, 333
Desnivelamento do segmento ST, 351

Desvio
   de eixo para direita, **107**
   do eixo para esquerda, **106**
Dextrocardia
   e troca de eletrodos dos membros, diferenciação entre, **385**
   ECG, *390*
Dilatação, 68
Dipolo, teoria do, *2*, *4*
Disfunção do nós sinusal, 166
   causas extrínsecas de, **166**
Dispositivos cardíacos eletrônicos implantáveis, *356*
Dissociação
   atrioventricular, **171**, 240, *241*
   isorrítmica, **171,** *171*
Distúrbio (s)
   de ramo esquerdo avançado ECG, *99*
   de temperatura, 331
   hidroeletrolíticos, 330
   inespecífico da condução intraventricular, *99*
Doença(s)
   de Chagas, 320
      alterações eletrocardiográficas na, 321
      ECG, *325*
      forma cardíaca, 321
   do pericárdio, 332
   endocrinológicas, 330
   pulmonar obstrutiva crônica, **332**
      ECG, *342*
   respiratórias, 332
Double Fire Tachycardia, **216**
Drogas que podem predispor a *Torsades de pointes*, **334**
Dupla via nodal, 215

E

ECG (*v.tb.*, Eletroencefalograma)
   alterações secundárias da repolarização ventricular, *129*
   análise sistemática do, 19
   área inativa anteroapical, *157*
   área inativa inferolateral, *158*, *159*
   artefato eletromagnético, *389*

artefatos e ruídos no, frequência em Hz dos, **384**
associação de BRD com BDAS e BDAM, *115*
associação de BRD com BDAS, *113*
associação de BRD com BDPI, *114*
associação de BRE com BDAS, *116*
associação de BRE com BDPI, *117*
associação de de BRE com BDAS, *116*
atrial com baixa resposta ventricular, *228*
atrioventricular avançado, *180*
atrioventricular de 3ª grau ou total, *181*
basal, alterações associadas a arritmias ventriculares e supraventriculares, *259*
bloqueio zonal anterior, *118*
bigeminismo atrial, *197*
bigeminismo ventricular, *206*
bloqueio atrioventricular 2:1, *179*
bloqueio atrioventricular de 1º grau, *176*
bloqueio atrioventricular de 2º grau Mobitz I, *177*
bloqueio atrioventricular de 2º grau Mobitz II, *178*
bloqueio de ramo direito avançado, *97*
bloqueio de ramo direito parcial, *98*
bloqueio de ramo esquerdo avançado, *95*
bloqueio de ramo esquerdo parcial, *96*
bloqueio divisional anteromedial, *112*
bloqueio divisional anterossuperior, *110*
bloqueio divisional posteroinferior, *111*
bloqueio mascarado, *100*
bloqueio sinoatrial de 2º grau tipo II, *174*
bloqueio zonal anterior, *118*
bloqueio zonal posteroinferior do ramo direito, *119*
bradicardia sinusal, *173*
BRD associado a área inativa septal, *162*
BRE associado a área inativa anterior, *161*
componentes do, frequências em Hz dos, **384**
de alta resolução, 320
de doenças clínicas, 329
  alterações medicamentosas, 334
  distúrbios da temperatura, 331
  distúrbios hidroeletrolíticos, 330
  doenças do pericárdio, 332
  doenças endocrinológicas, 330
  doenças respiratórias, 332
  lesões cerebrais agudas, 332
de portadores de ressincronizador cardíaco
  causas de ausência da onda R dominante em V1 no, **372**
dextrocardia, *390*
distúrbio inespecífico da condução intraventricular, *99*
em marcapasso, 355
extrassístole atrial bloqueada, *196*
extrassístole atrial isolada, *195*
extrassístole juncional, *198*
extrassístole supraventricular com aberrância de condução, *200*
extrassístole supraventricular pareada, *199*
extrassístole ventricular
  isolada, *201*
  pareadas, *205*
  polimóficas, *204*
  da via de saída do ventrículo direito, *202*
  da via de saída do ventrículo esquedo, *203*
fibrilação atrial, *225, 226*
  com alta resposta ventricular, *227*
flutter atrial típico anti-horário com condução 2:1, *229*
flutter atrial típico anti-horário com condução AV variável, *229*
flutter atrial típico horário, *231*
fragmentação do QRS, *160*
IAM na presença de BRE, *152*
infarto anterior extenso, *146, 147*
infarto anteroapical, *148*
infarto do ramo 1ª diagonal da ADA, *154*
infarto inferior, *150*
infarto inferolateral, *151*
infarto lateral, *149*
Interatrial de 1º grau, *64*
isquemia circunferencial, *155*
lista de, XVII-XXII
marcapasso atrial mutável, *185*
marcapasso com falha de comando ventricular, *376*
marcapasso com falha de sensibilidade ventricular, *377*

marcapasso comandando átrio, *373*
marcapasso comandando átrio e ventrículo, *375*
marcapasso seguindo átrio e comandando ventrículo, *374*
mau posicionamento de eletrodos precordiais, *397*
no esforço, *349*
onda T negativa, *130*
papel milmitrado do, representação, *3*
parada sinusal, *175*
ritmo atrial ectópico, *184*
ritmo de escape idioventricular, *183*
ritmo de escape juncional, *182*
ritmo idioventricular acelerado, *153*
síndrome de Wellens, *156*
sobrecarga atrial direita, *58, 59*
sobrecarga atrial esquerda, *60*
sobrecarga biatrial, *61, 62*
sobrecarga biventricular, *84*
sobrecarga ventricular direta, *82*
   associada a BRD, *83*
sobrecarga ventricular esquerda, *75, 76, 77*
   associada a BDAS, *81*
   associada a BDR, *79*
   associada a BRE, *80*
   com strain, *78*
taquicardia atrial com condução 1:1, *221*
taquicardia atrial com condução 3:1, *222*
taquicardia atrial com condução AV variável, *223*
taquicardia atrial multifocal, *224*
taquicardia de Coumel, *235*
taquicardia juncional, *233*
taquicardia por reentrada atrioventricular ortodrômica, *234*
taquicardia por reentrada nodal, *232*
taquicardia sinusal, *220, 220*
taquicardia supraventricular com BRD, *252*
taquicardia ventricular com padrão de BRE com critérios de Brugada, *249*
taquicardia ventricular com padrão de BRD e concordância precordial positiva, *247*
taquicardia ventricular com padrão de BRD e critérios morfológicos, *248*
taquicardia ventricular com padrão de BRD, *250*
taquicardia ventricular com padrão de BRE, *246*
tremor na linha de base, *388*
trigeminismo ventricular, *207*
troca de eletrodo
   do braço direito pela perna direito, *394*
   do braço direito pela perna esquerda, *393*
   do braço esquerdo pela perna direita, *395*
   do braço esquerdo pela perna esquerda, *392*
   dos braços pelas pernas, *396*
   dos membros superiores, *391*
   variante da normalidade, *35*
Ectopia epicárdica, origem da, **194**
Eixo
   cardíaco, cálculo, exemplo, *22*
   desvios de, *23*
   elétrico, 20
      indeterminado, **22**
   médio cardíaco, método pra cálculo exato do, *21*
Eletrocardiografia, conceitos básicos em, 2-15
Eletrocardiógrafo, 2
Eletrocardiograma, 2 (*v.tb.*, ECG)
   localização da via acessória através do, 273
   normal, 18, 34
      em crianças, 40
         componentes do, 41
         padrão infantil, *46*
         padrão infantil (2 anos), *47*
         padrão infantil (3 meses), *46*
         padrão infantil (3 meses), *46*
         padrão infantil (9 anos), *48*
         padrão neonatal, *45*
         ritmo, frequência cardíaca e eixo elétrico, 40
         sobrecarga ventriculares ao, 42
   variante da normalidade, 28, 35-37
Eletrodo(s)
   endocárdicos, 357
   epimiocárdicos, 357
   posicionamento dos, 9, **10**
   precordiais
      mau posicionamento de, **387**
         ECG, *397*
      posicionamento correto dos, *10*
   solto, 384

troca de, 385
  alterações encontradas nas, **386**
  da perna direita pelo braço direito ou esquerdo, **386**
  do braço direito e perna esquerda, **386**
  do braço direito pela perna direito ECG, *394*
  do braço direito pela perna esquerda ECG, *393*
  do braço esquerdo pela perna direita ECG, *395*
  do braço esquerdo e perna esquerda, **386**
  do braço esquerdo pela perna esquerda, ECG, *392*
  dos braços pelas pernas, ECG, *396*
  dos membros superiores pelos inferiores, **386**
  dos membros superiores, **385**
    ECG, *391*
Eletrograma de *far-field*, 364
Escala
  do QTc, *28*
  proposta para o intervalo QTc, *28*
Escore
  de Gollob para diagnóstico da SQTC, **297**
  de Shanghai para SRP, **304**
Esforço
  achados anormais durante o, 351
  achados normais durante o, 351
  arritmina durante o, 353
  ECG no, 349
  limitações para análise eletrocardiográfica durante o, **351**
Espícula
  precedendo a onda P, *373*
  precedendo os complexos QRS, *374*
Estimulação
  atrial e ventricular em modo unipolar, 357
  e sensoriamento em unipolar e bipolar, representação esquemática da, 357
  em AAI e VVI e seus ciclos temporais, 360
  modos em marcapassos bicamerais, 361
  tipos de, 358
Estímulo atrial, 216
Extrassístole(s)
  atrial, 189
    bloqueada, ECG, *196*
    isolada, *195*
  juncional, 190
    ECG, *198*
  supraventricular(es), 189, 353
    com aberrância de condução, *200*
    com aberrância e extrassístole ventricular, diferenciação entre, **191**
    localização das, 190
    pareada, ECG, *199*
  ventricular(es), **191, 192**
    no D2 longo, *221*
    pareadas, ECG, *205*
    da via de saída do ventrículo direito, ECG, *202*
    da via de saída do ventrículo esquerdo, ECG, *203*
    isolada, *201*
    interpoada, *192*
    polimórfica, ECG, *204*

F
FA com BAVT, **171**
Feixe
  de Bauchmann, *12*
  de His, *273*
Fenocópias de Brugada, **301**
Fenômeno
  de Ashman, *213*, **214**
  de Katz-Wachtel, **74**
  de Wenckbach, *177*
Fibras de Purkinjie, *12*, 13, 18
Fibrilação
  atrial, *212, 213*
    com alta resposta ventricular, ECG, *227*
    com baixa resposta ventricular, ECG, *228*
    com fenômeno de Ashman, *213*
    com presença de ondas f, *213*
    ECG, *225, 226*
    pré-excitada com alto risco de morte súbita, ECG, *289*
    pré-excitada, ECG, *288*
  flutter ventricular e, 260
  ventricular, ECG, *260, 267*
Filtros, 384
Flutter
  atrial, *213, 214*

típico, **214**
típico anti-horário com condução AV variável, ECG, *230*
típico anti-horário com condução 2:1, ECG, *229*
típico horário, ECG, *231*
com condução 2: 1, *214*
com condução 3:1, *214*
ventricular, 260
Fórmula
de Bazett em ms, **27**
para cálculo de QTc, **27**
para cálculo do QTc em pacientes com QRS largo, **370**
Frequência
cardíaca, 19
cálculo através no número de quadrados grandes entre duas ondas R, **20**
cálculo de acordo com o número de quadrados grandes, **20**
e intervalo RR, **20**
métodos para o cálculo da, 19
pediátrica, valores de normalidade da, 41
Fusão, 358, *359*

H

Hemorragia intraparenquimatosa, *341*
High-pass Filters, 384
Hipercalcemia, 330
ECG, *338*
Hipercalemia, **330**
alterações eletrocardiográficas na, *331*
ECG, *335*
grave, ECG, *336*
Hipertireoidismo, 331
Hipertrofia ventricular, 68
Hipocalcemia, ECG, *339*
Hipocalemia, **330**
ECG, *337*
Hipotermia, 331
ECG, *340*
Hipotireoidismo, 331

I

IAM na presença de BRE, ECG, *152*
Ímã
em CDI, função do, 365

sobre o marcapasso de diferentes marcas, mudanças ocorridas ao posicionar o, **366**
uso na avaliação do marcapasso, 364,
Incompetência cronotrópica, **168**
Índice de Morris, 54, *55*
Infarto
agudo do miocárdio
anterior, algoritmo de Fiol para localização anatômica do, *140*
após uma oclusão coronária aguda, evolução eletrocardiográfica do, 134
com supradesnivelamento do segmento ST, fases evolutivas, *134*
na presença de bloqueios de ramo, 139
na presença de BRE, *152*
anterior, 145
extenso, ECG, *146, 147*
anteroapical, ECG, *148*
do ramo 1ª diagonal da ADA, *154*
do ventrículo direito, 139
cirtérios eletrocardiográficos de, 139
dorsal, **139**
identificação da artéria acometida, 139
inferior, ECG, *150*
inferolateral, ECG, *151*
lateral, *143*, 149
ECG, *149*
localização com base na ressonância magnética, 138
posterior, **139**
sem supra, 138
septal, 145
terminologia para localização com base na ressonância magnética, **138**
topografia do, *139*
topografia e identificação da artéria acometida, 138
Infiltração miocárdica no mixedema, 330
Infradesnivelamento
do segmento ST, 137, **138**
em colher do segmento ST, *334, 346*
em espelho, *137*
Intervalo
de acoplamento, 188
PP, 19
PR, 18, **217**

curto sem onda delta, ECG, *287*
diagnóstico diferencial baseaado no, *217*
QT, 19, 26
   alterações do, 128
   aumento do, *339*
   QT curto, causas secundárias de, **298**
   QT longo, causas adquiridas de, **296**
   RP, **217**
   RR, 19
   TP, 19
Intoxicação digitálica, *259*
   ECG, *346*
Isquemia
   circunferencial, ECG, *155*
   miocárdica, 322
      no TE, critérios de positividade, **352**
   subendocárdica, 135

J
Junção AV, 12

L
Lesão (ões)
   cerebral aguda, 332
      ECG, *341*
   corrente de, *136*
   transmural, 135
      critérios eletrocardiográficos de, **137**
Limiar
   de comando, 358
   de sensibilidade, 358
Linha de base
   oscilante, 385
   tremor de, 385
      ECG, *388*
Low-pass Filters, 384

M
Manobras eletrocardiográficas para o diagnóstico de SQTL, **295**
Máquina de hemólise, 385
Marcador de reperfusão miocárdica, 142
Marcapasso
   atrial
      mutável, **172**, *185*
         ECG, *185*
   código de cinco letras para, **360**

   com falha de comando ventricular, ECG, *376*
   com falha de sensibilidade ventricular, ECG, *377*
   comandando átrio, ECG, *373*
   comandando átrio e ventrículo, ECG, *375*
   ECG em, 356
   endocárdico unicameral em VD, *356*
   falhas do, 363
      de captura, 363
      de sensibilidade, 363
   função do ímã em, 364
   infarto em portadores de, 368
   intervalo QT em portadores de, 369
   seguindo átrio e comandando ventrículo, ECG, *374*
   taquicardias relacionadas ao, 366
Método
   para cálculo exato do eixo médio cardíaco, 21
   para o cálculo da frequência cardíaca, 19
Modo de estimulação em marcapassos bicamerais, *361*
Morfologia
   nas sobrecargas atriais, 52
   rsr' em V1, 35
   rsr' em V1 e V2, **93**
Morte súbita, risco em arritmias pré-excitadas, **280**
Mulher, onda T invertida de V1 a V3 em, 36

N
Neuroestimulador elétrico transcutâneo, 385
Nó
   atrioventricular, *12*
   sinusal, *12*
      disfunção do, 166
Normalidade
   variante da, 28
      ECG, 35, 36, 37
Notch Filter, 384
Notch, 302

O
Oclusão coronária aguda, evolução eletrocardiográfica da IAM após uma, 134

Onda
  delta
    exemplos de, *272*
    polaridade da, *272*
      algoritmo de Chiang baseado na, *275*
  épsilon, *324*
  F negativas, *229*
  J, 19
  J patológica, 305
  J de Osborn, 332
    nas derivações precordiais, *340*
  P, 18, 23
    aumento da duração da, **55**
    congenitale, 53, *59*
    em V1, porção negativa da, *60*
    morfologia da, *52*
    morfologias mais frequentes da, *24*
    não conduzidas, *222*
    própria, *374*
    pulmonale, 53, 332, *342*
    retrógrada, *232*
  Q, **144**
    de necrose, 135, 144, *145*
    patológicas, 135
  R
    amplas em V1 e V2, **108**
    nas derivações precordiais, progressão lenta da, **144**
    progressão lenta das, *37*
    progressão normal da, *26*
  S, 18
  T, 19, 26
    abortamento da, *337*
    alargada, *347*
    alterações da, 127
    anormalidades da, exemplos, *128*
    características nos diferentes tipos de, *293*
    da hipercalemia, 127
    hiperaguda, 127, 134, 135, *136*
    inversão da, 135
    invertida, 127
    invertida de V1 a V3 em mulheres, *36*
    negativa, *130*, **136**
      de origem primária não isquêmica, **127**
      ECG, *130*
    positiva, 127
    primária, 134, 135
  U, 19
    alterações da, 127
Overdrive, 370
Oversensing, 358, 364
  de miopotenciais, inibição de pace por, *364*

P

Padrão(ões)
  de Brugada tipo 1, ECG, *309*
  de Brugada tipo 2, ECG, *310*
  de repolarização precoce
    critérios eletrocardiográficos do, **302**
    segundo Antzelevitch e Yan, **303**
  eletrocardiográfico(s)
    de Brugada tipo 1 e tipo 2, *288*
    de repolarização precoce x síndrome de RP, **304**
Parada sinusal, **168**, *168*
  ECG, *175*
Parâmetros eletrocardiográficos
  em crianças de acordo com Rijnbeek, valores de referência dos, **44**
  em crianças nas diversas idades, valores de referência dos, **43**
  para pacientes de 1 a 29 anos, **30-31**
  para pacientes com mais de 30 anos, **32-33**
Parassístole, **188**
  ventricular, *189*
Pausa compensatória, 188
  incompleta, *189*
Pediatria
  frquência cardíaca em, valores de normalidade da, **41**
  sobrecargas ventriculares dieitas e esquerdas em, achados eletrocardioigráifcos sugestivos de, **41**
Pericardite aguda, **333**
  e repolarização precoce, diferenciação eletrocardiográfica entre, **305**
  ECG, *344*
  estágios evolutivos da, *333*

Potencial
 de ação e o ECG, relação entre, *124*
 evocado, 358,
Pré-excitação
 alternante, **273**
 em concertina, **273**
 inaparente, **272**
 intermitente, **273**
 simulando outros achados eletrocardiográficos, **272**
 ventricular
  achados eletrocardiográficos, 271
  onda delta, *259*
  via lateral esquerda, ECG, *281*
 ventricular, 270, *271*, **272**, 354
  via posterosseptal direita, ECG, *282*
  via anterosseptal, ECG, *283*
  via lateral direita, ECG, *284*
  via posterior/posteroseptal esquerda, ECG, *285*
  via mediosseptal, *286*
Problemas técnicos, 383
Pseudofusão, 358, *359*
Pseudonormalização, 352
Pseudo-P Pulmonale, **55**

Q
QRS
 aumento da amplitude do, **70**
 baixa voltagem do, **26, 334**
 concordância precordial do, 241
 duração do, 241
 eixo do, 241
 fragmentação do, **144**
  ECG, *160*
 morfologia do, 241
  com padrão BRD, 241
  com padrão de BRE, 243
 padrões em D3, *276*
QT
 curto, ECG demonstrando intervalo QT de 280 ms e interval RR de 760 ms em D2, *308*
 longo
  adquirido, 296
  ECG demonstrando intervalo QT de 440 ms e interval RR de 800 ms em D2, *307*
 intervalo de, causas adquiridas de, **296**
 valores sugeridos de QTc para o diagnóstico de, **27**
QTc
 aumento por fármacos, **334**
 em pacientes com QRS largo, fórmula para cálculo do, **370**
 fórmulas para cálculo do, **27**
Quadrante elétrico
 do vetor resultante, 21
 do fator resultante do QRS, **21**
 identificação do, *21*
Quick Standing Test, **295**

R
Registro eletrocardiográfico, 2
Reperfusão miocárdica, critérios eletrocardiográficos de, **142**
Repolarização
 alterações da, 124
  alteração do intervalo QT, 128
  alteração da onda T, 127
  alteração da onda U, 127
  primárias e secundárias, diferenciação entre, 124
 precoce, *303*
  ECG, 311
  benigna, caracterização letrocardiográfica da, 304
  pontos e medidas proprostos para padronizar a descrição do padrão de, *303*
 ventricular
  alterações secundárias da, exemplos, *125*
  alterações secundárias da, *129*
Resposta à infusão de adenosina, **219**
 nas TSV, 219
Ressincronização cardíaca, terapia de, 370
Ressincronizador
 associado a CDI, *356*
 cardíaco, causas de ausência da onda R dominante em V1 no ECG de portadores de, **372**
Ritmo
 atrial ectópico, *172*, *178*, *184*
  ECG, *184*
 cardíaco, 19

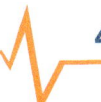

de escape, 171
  idioventricular, *172*
    ECG, *183*
  juncional, *172, 182*
    ECG, *182*
de PCR, 267
idioventricular acelerado, ECG, *153*
idioventricular de escape, 172
juncional de escape, 172
regular com QRS estreito e ausência de ondas P, *233*
sinusal, 19
ventriculares estimulados oficialmente, critérios diagnóstico de IAM em, **369**

S

Salto de onda, 210
Segmento
  PQ, 18
  PR, 18
  ST
    desnivelamentos do, 125
    em colher, *259*
    infradesnivelamento do, 125, **126**
    morfologias dos infras e supradesnivelamentos do, *126*
    normalização do, 135
    supradesnivelamento do, 127, **127**, 136
  ST, 26
Sensibilidade, 358
  limiar de, 358
Siglas, XXIII
Sinal
  de aVR, 302
  de Cabrera, *145*
  de Chapman, *145*
  de Peñaloza-Tranchesi, 53, *63*
  de Peñaloza-Tranchesi-Reeves, 54
  de Romaña, 320
  de Spodick, ECG, *333*
Síndrome (s)
  arrítmica na SQTL x epilepsia, **293**
  bradicardia-taquicardia, *168*, **168**
  coronarianas agudas, 133
  das ondas J, 302
  de bloqueio de ramo esquerdo doloroso, **91**

de Brugada, *259*, 298
  desmascaramento da, posicionamento de eletrodos precordiais para, *300*
  estratificação de risco, 301
  posicionamento de eletrodos na, **300**
de Jervell-Lange-Nielsen, 292
de Lown-Ganong-Levine, 271
de pré-excitação, 270
de repolarização precoce
  diagnóstico da, 304
  escore de Shanghai para, **332**
de repolarização precoce, *259*, 302
de Wellens, *144, 156*
do MP, 365
do QT curto
  achados eletrocardiográficos na, **297**
  escore de Gollob para diagnóstico da, **297**
  suachados eletrocardiográficos na, **297**
  subtipos, **296**
do QT longo, 292
  diagnóstico da, 295
  manifestações clínicas, 292
  tipos 1, 2 e 3, **294**
Wolff-Parkinson-White, 170
Sistema
  de eixos hexaxial de Bayley, 5
  de Mason-Likar, de derivações, 350, *350*
  excito-condutor, 12
    do coração, *12*
  hexaxial de Bailey, *7*
Slurr, 302
Sobrecarga(s)
  atrial(is), 52, 259
    direita, 53, *58, 59*
      critérios eletrocardiográficos de, **54**
      ECG, *58, 59*
    esquerda, 54
      critérios eletrocardiográficos de, **55**
      ECG, *60*
    biatrial, *61, 62*
      critérios eletrocardiográficos mais importantes de, **56**
      ECG, *61, 62*
      sinais indiretos de, ECG, *63*
  biventricular, 73, *84*
  diastólica, 68

siltólica, 68
ventricular(es), 68, 72
  direita, 71, 82
    associada a BRD, 83
  esquerda, 68, 75-77
    associada a BDAS, 81
    associada a BRD, 79
    associada a BRE, 80
    com *strain*, 781
    critérios eletrocardiográficos de, **69**
SQTC, 259, 296 (*v.tb.*, Síndrome do QT curto), 10
SQTL, 259, 292 (*v.tb.*, Síndrome do QT longo)
  armadilha diagnóstica na, 296, 10
  características da onda T nos diferentes tipos de, *293*
  características dos tipos mais frequentes de, **293**
  escore de Schwartz para diagnóstico da, **295**
  manobras eletrocardiográficas para o diagnóstico de, **295**
  principais genótipos da, **392**
  quando desconfiar de, *293*
Supradesnivelamento
  após IAM, persistência do, **135**
  difuso do segmento ST, *344*
  do segmento ST, 135, 136
  em lápide, 137

T

Tabela de Rijnbeek, 40
Tamponamento cardíaco, alternância elétrica no, *333*
Taquiarritmias, 353
Taquicardia(s)
  atrial, 212, **212**, *212*
    com condução 1:1, ECG, *221*
    com condução 3:1, ECG, *222*
    com condução AV variável, ECG, *223*
    conduzida pelo marcapasso, *368*
    e mudança automática do modo de funcionamento, ECG, *379*
    macroreentrantes, 215
    multifocal, **212**
      ECG, *224*
    conduzida pelo marcapasso e Wenchbach eletrônico, ECG, *378*
  de Coumel, **218, 235**
    ECG, *235*
  de QRS largo
    algoritmos para diagnóstico de, 243
    comparação da acurácia diagnóstica entre diferentes algoritmos de diferenciação de, **239**
    diagnóstico diferencial nas, 237
    possibilidades diagnósticas diante de uma, **238**
  induzida pelo MP, 366
  juncional, **216**, *233*
    ECG, *233*
  juncional recíproca permanente, **218**
  mediada pelo marcapasso, 367, *368*, *380*
  por duplo passo nodal, **216**
  por reentrada
    atrioventricular, 217
    AV antidrômica, **218**
    AV ortodrômica, **218**, *234*
      ECG, *234*
    nodal, *232*
      atípica, **216**
      ECG, *232*
      típica, **216**, *216*, 217
  relacionadas ao marcapasso, 366
  relacionadas ao nó AV, 215
  sinusal, 210, *211*, 220, 353
    ECG, *220*
    inapropriada, **210**
  supraventricular(es) 209, 210
    algoritmo simplificado para diagnóstico das taquicardias, *211*
    com BRD, *252*
    com BRE, *251*
  supraventricular com BRD, ECG, *252*
  supraventricular com BRE, ECG, *251*
  ventricular (es)
    achados eletrocardiográficos sugestivos de, 240
    bidirectional, ECG, *265*
    classificação das, **256**
    com padrão de BRD e concordância precordial, 247

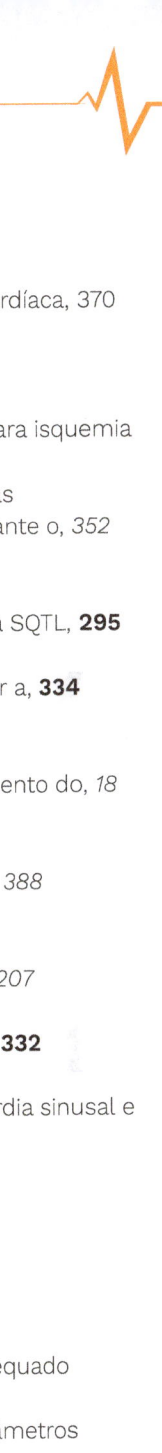

com padrão de BRD e critérios morfológicos, 248
com padrão de BRD, dissociação AV e critérios morfológicos, 250
com padrão de BRD, ECG, 250
com padrão de BRD e concordância precordial positiva, ECG, 247
com padrão de BRE, ECG, 246
com padrão de BRE com critérios de Brugada, ECG, 249
com padrão de BRE e concordância precordial, 246
com padrão de BRE e critérios de Brugada, 249
com QRS estreito, **240**
critérios mofológicos, 242
de via de saída, 257
de via de saída do ventrículo direito, ECG, 262
em coração estruturalmente doente, ECG, 264
fascicular, 257
  ECG, 263
focal, localização das, **257**
idiopática, 256
idiopática focal , 256
induzida por estimulação inapropriada, 367
monomórfica, 256
não sustentada, 256
não sustentada, ECG, 261
polimórfica, 258
polimórfica catecolaminérgica, 305
  achados eletrocardiográficos na, **306**
  manifestações clínicas e diagnóstico, 306
por reentrada, 257
ramo a ramo, 257
sensibilidade dos algoritmos diagnósticos de, **245**
sustentada, 256
verapamil sensível, 257
versus taquicardia supraventricular pré-excitada, 245,
Telemetria de episódio de TV detectada em zona de VT2, registro de, 371

Teoria
  do dipolo, 2, *4*
  tetrafascicular, 104
Terapia de ressincronização cardíaca, 370
Teste
  de adrenalina, **295**
  de esforço, 350
    critérios de positividade para isquemia miocárdica no, **352**
    possibilidades de respostas eletrocardiográficas durante o, 352
  de Viskin, **295**
  de adrenalina, **295**
  genético para diagnóstico da SQTL, **295**
Torsade de pointes
  drogas que podem predispor a, **334**
  ECG, 260, 266
Traçado eletrocardiográfico
  deflexões, intervalos e segmento do, 18
  elementos do, 18
Tratos internodais, 12
Tremor na linha de base, ECG, *388*
Triadina, 306
Triângulo de Einthoven, 5, *7*
Trigeminismo ventricular, *192*, 207
  ECG, *207*
Tromboembolismo pulmonar, **332**
  com padrão de S1Q3T3, *332*
  ECG demonstrando taquicardia sinusal e padrão S1Q3T3, *343*
Trypanossoma cruzi, 320

U
Undersensing, 364

V
V1 e V2, posicionamento inadequado de, **14**
Valores de referência dos parâmetros eletrocardiográficos em crianças de acordo com Rijnbeek, **44**
  nas diversas idades, **43**
Variante de Mahaim, 271
Vetor(es), 5
  da parede livre do VE, *14*
  das porções basais, *14*
  septal médio, *14*

Vi/Vt
　relação, conceito, **244**
　variação de voltagem, *244*
Via (s)
　acessória(s)
　　algoritmo para determinar a localização baseado na morfologia da onda P retrógrada durante a TRAV ortodrômica, *279*
　　localização através do eletrocardiograma, 273
　　　passo a passo, 277
　　　utilizando a polaridade da onda P retrógrada, 278
　　localização através do eletrocardiograna, 273
　　possíveis localizações através dos anéis AV, *273*
　　tipos de, 270
　atrioventriculares, localização das, **270**
Voltagem, configuração de, *3*

W

Wenckebach eletrônico, **367**
　exemplo, *368*